NEW

병원인적자원관리

문상식 · 최만규 · 정상진

보무각

NEW
병원인적자원관리

지은이 _ 문상식 · 최만규 · 정상진
펴낸이 _ 이호동

펴낸곳 _ 보문각
신 고 _ 302-2003-00085
주 소 _ 서울시 서초구 바우뫼로7길 8
전 화 _ (02)468-0457
팩 스 _ (02)468-0458
e-mail _ bomungak@naver.com
블로그 _ http://bomungak.blog.me

3쇄 발행 _ 2023년 9월 12일
초판발행 _ 2019년 3월 12일

값 28,000원

ISBN 978-89-6220-374-5 93510

머리말

'세상에서 가장 많은 것은 인간이고, 세상에서 가장 적은 것은 바로 인재'라는 말이 있다. 이는 병원경영에서 인재의 중요성을 의미한다. '사람은 많은데 쓸 만한 사람이 없다'라는 말과 일맥 상통한다고 볼 수 있다. 한 사람의 경영마인드와 전략에 따라 조직을 망하게 할 수도 있고 흥하게 할 수 있다는 사실은 주변에서 흔히 목격하는 바다.

병원조직은 일반 기업조직과는 다른 독특한 특성들을 가지고 있다. 즉 인간이 주된 서비스 대상이며 다양한 목표를 가지고 있고 직종 또한 다양하다는 점이다. 게다가 보건의료서비스 제공자와 소비자의 갈등, 통제와 조정의 어려움, 높은 자본비중 등의 특성도 가지고 있다. 따라서 본 교재는 병원을 경영하는데 있어 중요한 자원의 하나인 인적자원을 관리하는 원리와 기법, 인력의 활용, 인력관리 및 평가, 인력간 상호협력 및 발전 등에 초점을 맞추었다. 그리고 본서는 대학 등에서 한 학기 교재로서 사용할 수 있도록 집필하였다.

먼저 1장은 병원조직의 이해로서 조직의 개념, 병원조직의 운영원리, 조직이론의 전개과정, 공식적 조직과 비공식적 조직, 병원조직의 운영실제를 다루었다. 제2장은 인적자원관리의 이해로서 인적자원관리의 의의, 병원인적자원을 둘러싼 환경변화, 인적자원관리의 발전과정, 병원인적자원관리자의 역할과 자질, 병원인적자원관리의 주요 내용을 다루었다. 제3장은 직무관리로서 직무분석, 직무평가, 직무설계를 다루었다. 제4장은 채용관리로서 채용관리의 의의, 인력계획, 모집관리, 선발관리, 배치관리를 다루었다. 제5장은 교육훈련으로 교육훈련의 이해, 교육훈련 수요조사, 교육훈련 설계, 교육훈련 실시 방법, 교육훈련 평가, 병원 교육훈련의 방향을 제6장은 경력개발로서 경력개발의 의의, 경력개발 모형, 경력개발의 문제점과 개선방안을 제시하였다. 제7장 인사평가관리에서는 인사평가의 개요, 인사평가 방법, 인사평가의 문제점과 개선방안을, 제8장 인사이동 관리는 인사이동의 의의, 배치전환, 승진관리, 징계관리를 다루었다. 제9장 임금관리에서는 임금관리의 의의, 임금수준 관리, 임금체계 관리, 임금형태 관리, 우리나라 병원 임금관리의 개선방안을 제시하였다. 제10장 복리후생관리는 복리후생의 의의와 유형, 복리후생의 효율적 관리를 다루었다. 제11장 인적자원유지관리에서는 동기부여관리, 리더십 발휘, 갈등관리, 의사소통관리를 다루었다. 제12장 이직관리에서는 이직의 개념과 유형 및 관리를, 마지막으로 제13장 노사관계관리에서는 노사관계의 의의와 발전과정, 노동조합, 단체교섭과 단체협약, 노동쟁의와 쟁의행위, 부당노동행위, 병원조직의 노사관계를 다루었다.

이 책을 저술하는데 있어 가장 많은 도움을 준 분들은 앞서 저술한 인적자원관리 분야의 저자들이다. 저자는 다만 그분들의 책을 참고로 되도록 알기 쉽게 전달하려고 노력하였을 뿐이다. 아무튼 본 교재가 학생들이나 강의를 하시는 분들에게 미약한 도움이 되었으면 하고 바랄뿐이다. 끝으로 이 책을 집필하는데 많은 도움을 준 보문각의 이호동 사장님과 편집에 최선을 다해준 차동환 과장님께 진심으로 감사드린다.

2019년 2월

저 자 씀

Contents

Contents

Contents

Contents

Contents

Contents

Contents

Contents

Contents

도표목차

Contents

Contents

편지

안도현

우리 밤마다 하늘 꿈을 꾸어요
기쁨인 듯 기쁨인 듯
우리들의 가슴속에 쏟아지는
서너 줌의 별빛
오래 설레이던 마음을 열고
사랑을 뿌리는 노래 소리에
귀를 기울이기로 해요
긴 밤을 운명처럼 흐르는 은하,
우리들의 생각을 두 가슴으로 피우는 꽃밭,
모든 것이 당신의 귀가
반짝일 동안 아름다워지고
우리들의 꿈은 마냥 자라나는데
나는 당신에게 무엇을 주어야 할까요
그냥 바라보셔요
어둠을 밝히면서
메아리쳐 오는 노래의 비밀
우리들은 아무에게도 말하지 않기로 해요
밤마다
우리들은 별이 되기로 해요
밤마다 떠나는
별이 되기로 해요

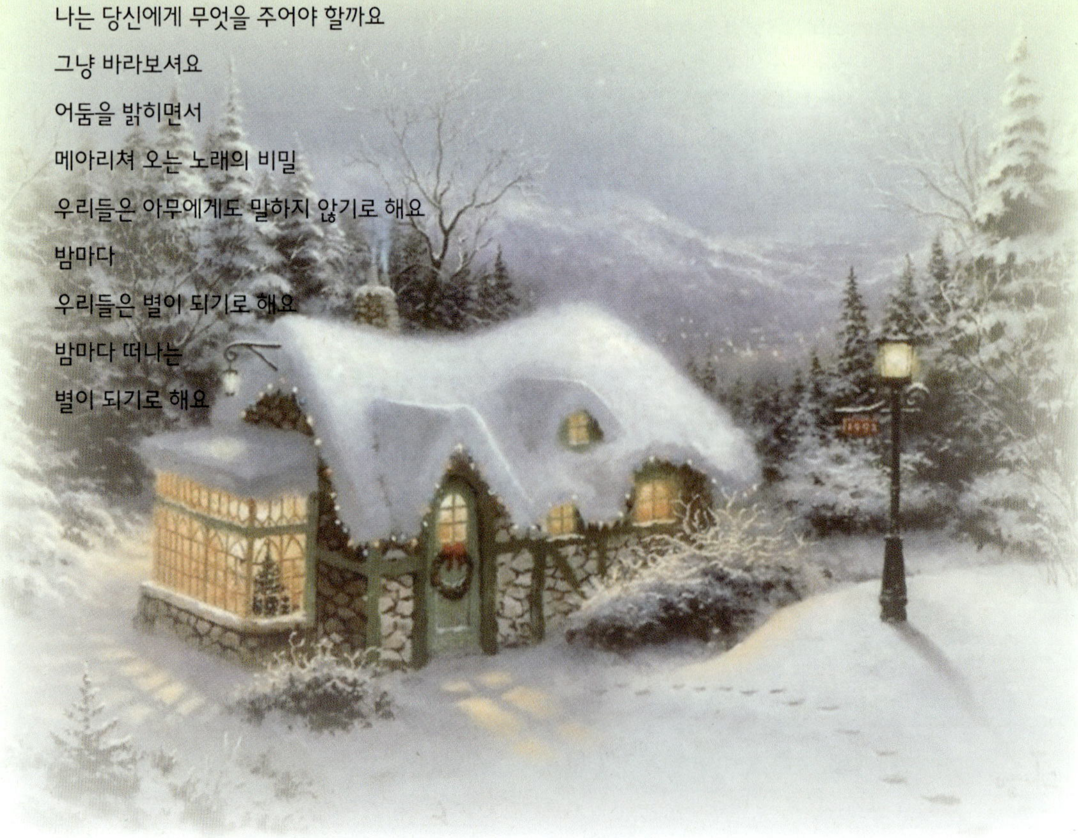

제1장
병원조직의 이해

병원인적자원관리라는 내용을 학습하면서 병원조직의 이해라는 분야를 굳이 공부해야 하는 이유는 뭘까? 라고 고민하는 사람들을 위해 이런 말은 어떨까 한다. 우리가 붕어빵을 만들기 위해서는 붕어 모양의 기계틀(조직)이 있어야 붕어빵 모양을 만들 수 있듯이, 병원에 종사하는 사람들을 관리하는 것이 병원인적자원관리라고 한다면 병원이라는 조직이 없으면 효율적인 인적자원관리는 불가능하다. 당연히 조직에는 사람들 혹은 집단들이 존재하기 마련이다. 사람이 없는 조직은 허상에 불과하기 때문이다. 따라서 인적자원관리라는 본격적인 내용을 검토하기에 앞서 병원조직의 개념과 운영원리, 조직유형과 기능 등을 가볍게 검토하고 넘어가는 것이 효과적인 학습을 위해 도움이 될 것이다.

I 조직의 개념

1. 조직의 정의와 특징

1) 조직의 정의

우리나라 대부분의 아이들은 병원 또는 의원이라는 의료기관 조직의 도움을 받고 태어나며 이들은 자라면서 유치원에서 대학에 이르기까지 교육기관으로부터 교육을 받으며, 또한 학교졸업 후 직장이라는 조직에 들어가 조직의 구성원으로서 역할을 수행한다. 이와 같이 현대조직은 인간의 일상생활에 중추적인 역할을 수행하며 사회적인 목적 뿐만 아니라 개인적인 목적을 달성하기 위한 중요한 수단이 되고 있다. 따라서 현대사회에서 개인은 태어나서 죽을 때까지 조직의 영향을 받으며 또 조직과 상호작용하면서 살아간다. 그래서 현대사회를 조직사회라고 하고 현대인을 조직인이라 부르고 있다. 병원조직과 관련된 인력도 병원조직의 경영전략, 제도, 분위기 등에 의해 영향을 받을 수 밖에 없다.

조직은 각각 다른 목적과 역할을 지니고 있으며 그러한 조직을 연구하는 학자들의 조직관, 즉 바라보는 시각도 역시 다양하기 때문에 한마디로 정의하기란 어렵다. Max Weber는 '특정한 목적을 가지고 그 목적을 달성하기 위하여 구성원 간에 상호작용하는 인간들의 협동집단'이라고 했고, Barnard는 '공동의 목표를 달성하기 위해 노력을 바칠 의욕을 지닌 두 사람 이상의 인간들이 상호 의사전달하는 집합체'라고 정의했다. 이러한 여러 정의들을 비교해 볼 때 조직은 '공동의 목표를 달성하기 위해 여러 사람들이 상호 협력하는 집단'이라고 해도 무난할 것 같다.

2) 조직의 특성

앞에서 살펴본 조직의 정의를 바탕으로 살펴보면 다음과 같은 조직의 특성 또는 속성이 있음을 발견 할 수 있다.

(1) 공동의 목표

어떤 목적을 이루는데 개인의 힘으로는 불가능하기 때문에 조직을 만든다. 즉 조직을 만든 본래의 목적이 공동의 목표를 달성하기 위해서이다. 조직의 공동목표는 한 사람의 힘이 아닌 여러 사람이 모여 협력해야만 가능하다. 궁극적으로 조직은 어떤 특정한 공동목표를 이룩하기 위한 수단적인 성격을 갖고 있다고 할 수 있다. 얼마 전 국내 S병원은 공동목표를 '모든 환자들이 와서 진료 받고 싶어 하는 세계 초일류 병원 만들기'로 정하여 추진 중에 있다.

(2) 업무의 분업

공동의 목표를 달성하기 위해서는 각자 맡아서 해야 할 업무를 가지고 있어야 한다. 목표의 최종 완성은 이들 각자의 활동결과가 합해져서 이루어진다. 병원이라는 조직도 크게는 진료부서, 간호부서, 진료지원부서, 행정부서 등으로 역할을 분담하고 해당 각 부서는 좀 더 세분화된 과나 팀, 계단위의 업무로 분업화하여 해당업무를 수행하고 있다.

(3) 구성원

병원이라는 조직은 건물도 있고 장비도 있고 의료서비스 절차와 규칙도 있지만 사람이 빠지면 조직이라고 할 수 없다. 건물이나 장비, 규칙 등은 목표달성을 위한 도구일 뿐이지 조직 자체라고는 볼 수 없다. 따라서 조직의 업무를 완수하는 사람이 진정한 주체라고 할 수 있다. 반면 동호회나 학회는 건물이나 장비가 없어도 어떤 목적을 가진 사람들의 모임이므로 조직이다. 즉 조직은 사람이 없으면 구성될 수 없는 것이다. 내용다지기 1-1

(4) 권한체계

조직 안에서는 사람들에게 일을 부여하고 지시하고 조정하고 통제하는 권한과 지휘체계가 존재한다. 병원장, 부원장이 있고 실장, 부장, 과장, 계장 등이 조직체계를 구성한다. 분권화된 조직이든 집권화된 조직이든 일정한 권한체계가 존재하기 마련이다.

내용다지기 1-1

99%와 1%

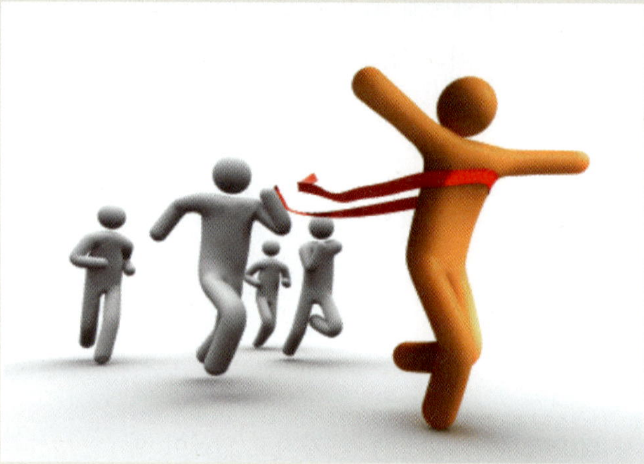

만 명이 넘는 CEO들에게 성공 노하우를 전수하는 일본 최고의 경영 컨설턴트, 간다 마사노리가 한 말이 있다. "미래로부터 역산해서 현재의 행동을 결정한다." 99%의 인간은 현재를 보면서 미래가 어떻게 될지를 예측하고, 1%의 인간은 미래를 내다보면서 지금 현재 어떻게 행동해야 될지를 생각한다. 물론 후자에 속하는 1% 인간만이 성공한다. 그리고 대부분의 인간은 1%의 인간을 이해하기 어렵다고 말한다. 1%의 인간은 미래에 이룰 모습을 생각하며, 오늘을 살아간다. 곧 자신이 목표로 하고 상상하는 것들을 이루기 위하여 지금 이 자리에서 내가 무엇을 해야 할지 생각하고 움직인다는 것이다.

(5) 환경적응

병원조직은 생물체와 마찬가지로 사회라는 환경속의 존재이다. 이러한 조직은 하나의 체제로서 그가 놓여있는 환경과 언제나 영향을 주고받는 상호작용을 한다. 예를 들면 병원조직은 환경적응을 위해 환자, 정부, 소비자, 경쟁병원 등과 계속 교류하면서 정보와 의료기술, 의료서비스 등을 공유하기도 하며 그들과 긴밀한 유대관계를 가지면서 생존하고 번영한다. 따라서 조직을 흔히 정태적인 것으로 착각하기 쉬우나 조직은 끊임없이 동태적으로 변하고 있다. 내용다지기 1-2

2. 병원조직의 특성

병원조직은 국민건강 향상과 병원경영 목적의 달성을 위해 의료인력을 비롯한 여러 구성인력들이 일정한 구조와 관리 체계하에서 서로 협동하여 환자진료, 의학교육, 의학연구와 공중보건활동을 수행하는 사회단위의 하나이다. 따라서 병원조직이 가지는 독특한 특성을 살펴볼 필요가 있다.

내용다지기 1-2

조직특성

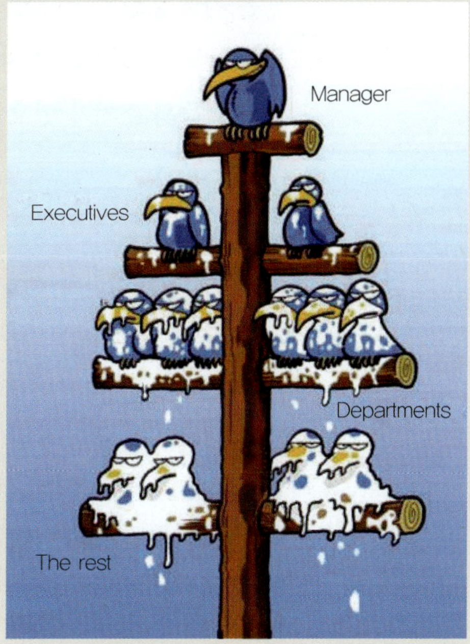

– 조직의 특성을 풍자한 그림 –
"When top level guys look down, they see only shit; When bottom level guys look up, they see only assholes..."

1) 인간이 주된 서비스 대상

병원조직도 다른 조직과 유사한 특성을 많이 갖고 있으나, 가장 독특한 차이는 병원조직의 취급대상이 인간이라는 점이다. 이러한 특성은 여러 가지 윤리적 이유 때문에 의료기술의 개발과 적용에 제약요인으로 작용할 뿐만 아니라 보건의료서비스의 전달 과정이 소비자들의 사회적 및 개인적 특성에 의해 영향을 받을 수 있다. 즉 서비스의 내용이 사람에 따라 각기 다를 뿐만 아니라 객관적인 평가가 어렵기 때문에 생산된 의료서비스의 적정관리가 어려운 점이 있다.

2) 다양한 목표

병원조직은 일반 사업조직의 이윤추구 등과 같은 영리조직이 아닌 비영리조직이 대부분이다. 따라서 병원은 사회적 역할을 다하기 위한 ① 환자의 진단과 치료, ② 의학 · 의료기술의 연구, ③ 의료인력의 교육과 훈련, ④ 공중보건기능이라는 목표를 수행해야 하는 책임이 있다. 그리고 병원의 이해관계집단의 요구를 수용하기 위해서 ① 환자에게는 양질의 의료를 제공하고, ② 병원직원에게는 직업생활의 질을 보장하며, ③ 경영자에게는 설립목적 달성과 투입자본의 안정성을 보장하면서, ④ 지역사회 또는 국가에 대해서는 의학발전, 의료인공급, 의료제도 개선 등의 임무를 수행해야하는 다양한 목적달성에 이바지해야 한다.

3) 다양한 직종

병원조직은 의사, 간호사, 약사, 의료기사, 일반관리직, 단순노무직 등 다양한 직종이 근무하고 있고, 구성원들의 전문성도 매우 다양하다. 교육 배경, 사회적 지위, 경제적 수준의 차이가 많아 협동적인 분위기 보다는 자기지향적인 성격이 강하다.

그리고 병원조직은 전문직의 권한이 일반 관리직보다 우세한 특성이 있다. 전문직은 자율성을 추구하고 지배적인 태도, 개인주의 성향, 창의성, 자기개발 욕구 등이 강한 반면, 관리직은 절차와 책임소재 등을 중시하는 경향으로 인해 두 집단 간에는 항상 갈등의 소지가 있고 이의 해소가 용이하지 않다.

4) 보건의료서비스 제공자와 소비자의 갈등

보건의료서비스 제공자와 소비자 간에는 대립적, 갈등적 요소가 많이 존재한다. 의료서비스가 응급을 요하고 지체할 수 없는 긴급성 등의 특징이 많으며, 소비자의 무지가 존재하고, 대규모 조직으로 인해 나타나는 관료적 특성 등 여러 가지 구조적 요인에 기인하는 경우가 많다.

5) 상호의존성

병원의 각 집단들은 상호의존성이 다른 어떤 조직보다 강하다. 환자진료에 있어 의사와 간호사의 협력 및 의존, 간호사와 약사, 의료기사, 원무과, 행정직 간의 상호의존성은 업무수행상 필수적이다. 즉 병원의 의료서비스는 착오나 실수에 대한 허용이 용납되기 어렵고 의료서비스 작업들이 상호의존적이며 다양한 전문가 집단 간의 조화를 필요로 하며 고도의 전문성이 요구되어 진다.

6) 통제와 조정의 어려움

병원은 응급성, 위기관리의 특성 등으로 인해 군대조직과 같은 일사 분란한 수직체계가 오래전부터 존재하고 있다. 또한 병원은 공식적 명령계통 외에 수평적 협력관계가 동시에 존재하는 매트릭스 조직이기 때문에 병원조직의 구성원들은 전문인들의 특성인 고도의 자율성을 추구하고 민주지향적이다. 따라서 병원관리자는 자율적이면서 통제적이어야 하며, 독재적이면서 민주적이어야 한다는 어려움이 있다.

7) 높은 자본비중

병원은 건물, 설비, 고가의료장비 등 투자비용이 높은 자본집약적 조직이므로 투자결정에 고도의 전문성이 요구된다. 또한 막대한 시설투자를 하여야 하나 투자회수율은 대체로 낮은 편이다. 높은 자본비중으로 인해 과잉투자가 된 조직은 운영이 힘들게 되고 결국 소비자 측에서도 부정적인 영향을 받게 된다. 그리고 대부분의 서비스는 전문적인 보건의료인력의 노동력에 의존하고 있다.

3. 조직의 유형

공공 및 민간조직의 구분 없이 조직일반의 유형을 여러 사람이 제각기 다른 기준에 따라 분류하고 있으나 이는 부분적이지 종합적인 것은 못된다. 하지만 조직일반을 이해하기 위해 주로 언급되는 유형, 즉 에치오니, 블라우와 스코트의 조직유형을 살펴보면 다음과 같다.

1) 에치오니(Amitai Etzioni)의 분류

조직에 속해 있는 사람이라면 자기마음대로 생활할 수는 없다. 조직의 규칙, 관습, 명령, 의사소통 등과 무관하게 움직인다면 조직은 유지될 수가 없다. 이처럼 조직은 구성원들에게 행동지침을 강요하고 그들의 행동을 통제해야 하는데 에치오니는 조직이 구성원에게 행동기준을 강요하고 통제하는 기본 원리, 즉 구성원들이 조직의 권위에 복종하는 형태(상하 간의 지배복종 관계)를 기준으로 강제적 조직(coercive organizations), 공리적 조직(utilitarian organizations), 규범적 조직(normative organizations)으로 분류하였다.

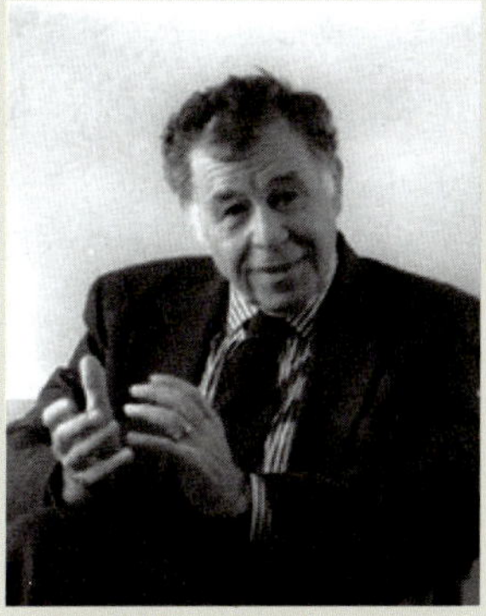

▲ 미국의 대표적 석학인 **아미타이 에치오니**(Amitai Etzioni)

(1) 강제적 조직

강제적 조직은 주된 통제의 수단이 강제적이고 구성원들이 고도의 소외의식을 가지게 된다. 즉 무력이나 형벌이 무서워서, 혹은 힘이 없어서 할 수 없이 떠밀려서 국가 같은 조직의 지시에 복종하는 경우이다. 이러한 대표적인 조직으로는 군대, 교도소, 감금정신병원, 강제수용소 등을 들 수 있다.

(2) 공리적(功利的) 조직

공리적 조직은 조직구성원이 조직으로부터 지급되는 보상(임금, 보호, 칭찬)이 있기 때문에 그것을 바라고 조직의 행동기준에 순종하고 지시에 따르는 조직을 말한다. 주된 통제의 수단이 승진, 보수와 같은 유인이 이용되고 따라서 직원은 다분히 타산적인 생각으로 일을 하게 되는 경우가 많다. 대표적인 조직으로는 기업, 경제단체, 이익단체 등이 있다.

(3) 규범적 조직

규범적 조직의 주된 통제수단은 카리스마나 존경스런 상사의 지시, 혹은 전통 · 문화적으로 당연히 순응해야 된다고 저절로 생각되기 때문에 따르는 조직을 말한다. 따라서 규범적 조직은 지도자 개인의 영향력에 의존하는 경우가 많고 비공식적 제재가 강한 특성을 지니고 있다. 이러한 조직의 대표적인 형태로는 종교단체, 이념정당 등을 들 수 있다.

2) 블라우와 스코트(Peter Blau & Richard Scott)의 분류

블라우와 스코트는 조직 산출물의 수혜자가 누구인가에 따라 네 가지로 유형화 하였다. 대체로 조직 산출물의 주요 수혜자는 다음 중의 한쪽이 될 것이다. 즉 ① 조직구성원, ② 조직의 소유주나 경영자, ③ 조직과 거래하는 이용자나 고객, ④ 일반사회의 대중으로 구분할 수 있다.

(1) 호혜적 조직(mutual benefit organizations, 결사단체): 조직구성원

등산동호회, 노동조합, 정당조직 등은 모두 구성원들이 서로 힘을 합해 상호도움을 얻으려고 조직을 구성하였으므로 구성원 자신들이 수혜자가 된다. 이러한 조직들은 주로 민주적으로 운영되면서 모든 구성원의 의견을 참여시키고 그들이 원하는 대로 그들 자신의 이익을 도모하기 위해 존재하는 조직이다. 이러한 대표적인 조직으로는 정당, 노동조합, 협회, 동창회, 동호회 등을 들 수 있다.

(2) 영리조직(profit organizations, 기업조직): 소유주나 경영자

회사는 사원들이 만든 것이 아니라 기업주나 주주들이 돈을 벌려고 만든 조직이므

로 수혜자는 당연히 소유주나 경영자가 된다. 이러한 조직은 이윤을 극대화하려고 하며 능률성을 강조하다 보니 조직 구성원인 사원들의 고용보장이나 임금인상에 있어서 갈등을 유발하기도 한다. 이러한 조직으로는 일반 민간기업, 은행, 보험회사 등을 들 수 있다.

(3) 서비스조직(service organizations, 봉사조직): 거래대상자

학교나 공공병원은 이익단체가 아니므로 조직의 수혜자는 조직구성원인 학교장이나 병원장이나 의사들이 아니라 학생과 환자들이 그 수혜대상이 된다. 이러한 봉사조직과 정규적으로 접촉하는 이용자는 대학의 경우 학생이며 군대의 경우 국민이 된다. 즉 이들 조직과 거래를 한다는 의미는 정규적으로 조직과 접촉한다는 의미이며 대학의 경우 주 이용고객은 학생이 된다. 이러한 조직으로는 병원, 학교, 사회사업기관, 법률상담소 등이 있다.

(4) 공익조직(commonwealth organizations, 대중복리조직): 일반대중

중앙부처나 우체국, 시청, 구청, 동사무소 등은 국가나 정부가 주인이며 이용자는 불특정다수의 국민들이 된다. 이러한 조직의 최대 수혜자는 조직내부 구성원이나 경영자도 아니며 그렇다고 조직과 정규적으로 접촉하는 특정한 거래자도 없다. 바로 조직을 이용하는 사회의 일반시민들이다. 이러한 조직들로는 행정기관, 소방서, 경찰서, 공영방송국 등을 들 수 있다.

위와 같은 조직유형의 분류에서 우리가 주의해야 할 것은 모든 조직이 위에서 제시한 유형으로 깨끗이 분류가 된다고 하는 것 보다는 실제적으로는 어느 조직이나 위의 유형들이 혼재하고 있다는 것이다. 다만 조직에 따라 정도상의 차이가 있을 따름이라는 것이다. 그러나 바람직한 조직이 되기 위해서는 에치오니의 분류를 참고해서 논의한다면 강제적 조직에 의한 통제보다는 공리적, 규범적 방법에 의해 운영되는 조직이 보다 바람직하다고 볼 수 있다.

Ⅱ 병원조직의 운영원리

조직의 원리는 과학적 관리론자에 의해 구체화된 이론으로서 오늘날까지 조직구성의 기본원리로 활용되고 있다. 조직원리란 복잡하고 거대한 조직을 합리적으로 구성하고 이것을 능률적으로 관리하여 조직의 목표를 달성하기 위하여 적용할 일반적이고 보편적인 원칙을 말한다. 이와 같은 조직의 원리는 고전적 조직이론에서 중시하던 이론이다. 일반적으로 제시되는 5가지 조직 원리는 다음과 같다.

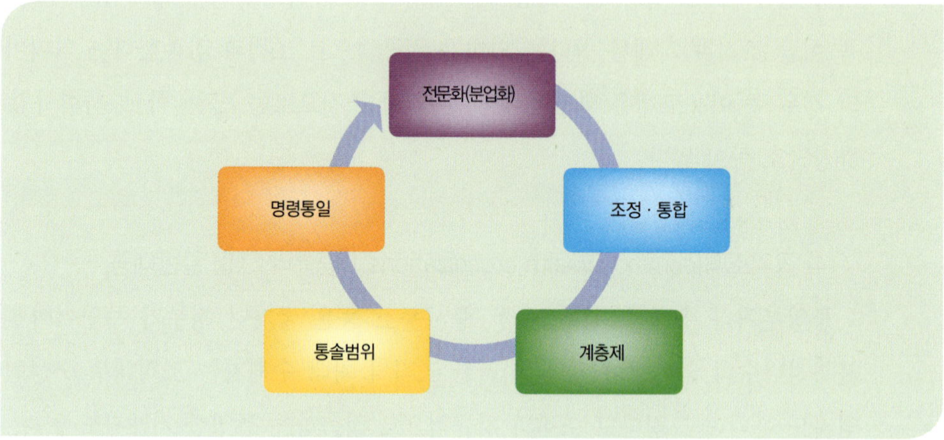

1. 전문화 · 분업의 원리

1) 개념

전문화란 업무를 성질별로 구분하여 가급적 한 사람에게 한 가지 업무를 분담시키는 것을 의미하며 분업 또는 무니(James D. Mooney)에 의해 주창된 '기능의 원리(functional principle)'와 같은 의미로 사용 할 수 있다. 병원조직은 각 부문별로 전문화되어 있으며 당연히 병원인력은 전문적 지식과 기술이 요구되고 있다.

내용다지기 1-3

내용다지기 1-3

아담스미스의 분업론

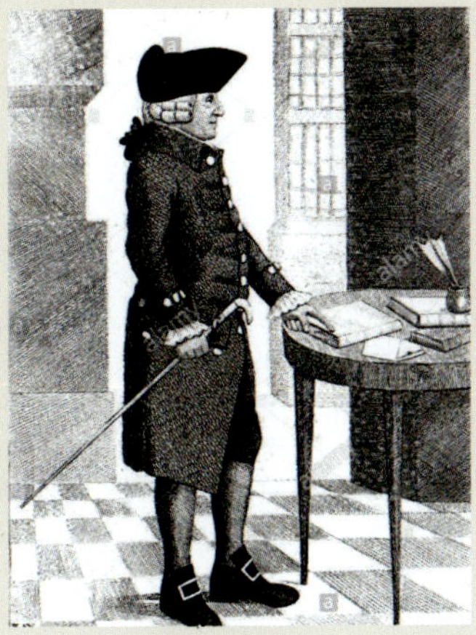

기존 중상주의자들이 국부의 원천을 금으로 본 것과 달리 아담스미스는 국부의 원천을 노동으로 보았고, 국민 1인당 생산량이 국가의 부를 결정하는 가장 중요한 요소로 보았다. 그렇다면 생산량을 늘리려면 어떻게 해야 하는가? 그가 찾은 답은 분업의 원리였다. 아담 스미스(Adam Smith)의 '국부론'에는 바늘 생산에 대한 유명한 예가 등장한다. 한 명의 노동자가 혼자서 바늘을 생산할 경우, 하루에 한 개의 바늘을 생산할 수 있다. 반면 바늘 생산 과정을 18개로 구별하고, 이 구별된 제작과정에 10명의 노동자가 참여할 경우, 하루 바늘 생산량은 4,800개로 증가하게 된다. 1명 대 1개 바늘에서 10명 대 4,800개 바늘이라는 도식에서 분업을 통한 노동 생산성 증대를 쉽게 이해할 수 있다. 때문에 노동분업은 근대 자본주의 탄생의 핵심 배경이 되었다고 볼 수 있다.

2) 유형

분업, 즉 전문화의 종류는 수평적 전문화와 수직적 전문화로 나눌 수 있다. 수평적 전문화는 각 부서 간의 분업 또는 부별, 과별 분업을 들 수 있으며 일반적 의미의 분업화를 가리킨다. 병원의 경우 내과부를 소화기내과, 호흡기내과, 심장내과, 종양내과, 내분비내과, 신장내과 등과 같이 구분하는 경우가 해당된다. 수직적 분업화는 중앙부처, 시 · 도, 시 · 군 · 구, 읍 · 면 또는 서울특별시의 경우 시본청 · 구청 · 동사무소, 병원의 경우 병원장, 부원장, 진료부장, 소아과장 등과 같이 수직적인 분업형태에서 볼 수 있다.

3) 장 · 단점

전문화 또는 분업의 원칙은 조직전체의 성과를 올리는 가장 중요한 방법이다. 능률적인 업무수행이 가능해지고 시간과 경비가 절약된다는 장점이 있다. 반면 지나친 분업화는 직원의 업무를 너무나 동질화시켜 직원의 능력발전에 지장을 초래한다. 또한 직원을 기계화하여 일에 대한 흥미를 잃게 하며 개인 간, 부서 간 할거주의가 야기되어 조정 · 통합을 어렵게 한다.

2. 조정 · 통합의 원리

1) 개념

조정이란 공동의 목표를 달성하기 위하여 하위체계 간의 노력의 통일을 기하기 위한 과정이라 할 수 있다. 현대 조직사회에서 조직의 규모증대는 응집력의 저하, 업무의 복잡화, 다양화, 이질성의 심화를 가져오고 이에 따라 전문화의 필요성은 증가하나 이와 동시에 할거주의가 야기된다. 이러한 할거주의를 해소하기 위한 방안이 조정 · 통합의 원리이다. 무니(J. D. Mooney)는 조정 · 통합의 원리를 중시하여 조정 · 통합의 원리는 현대조직의 최고 · 제일의 원리라고 하였다.

2) 조정의 저해요인

조정을 저해하는 요인들로는 업무의 다양화, 이질화, 복잡화와 그에 따른 전문화의 필요성이 증대되고 있고, 조직규모가 점점 대규모화되고 있다는 것이다. 자신이 소속된 기관의 이익만을 중심으로 생각하여 타조직에 대해 배타적 · 비협조적인 할거주의 현상, 권한책임의 불명확 및 의사전달의 미흡, 정치적 영향력에 의한 파벌 형성, 관리자 혹은 조직구성원의 조정능력 부족 등이 그 원인이 된다.

3) 조정의 방법

수평적이건 수직적이건 나누어진 업무들을 통합하고 조정하기 위해서는 다음 세 가지 수단을 강구하여야 한다. 첫째, 공식화에 의한 통합 · 조정이다. 공식화는 업무의 방식과 절차를 규정하여 따르게 하는 방식이다. 즉 각자에게 할 일의 분량, 수행일정, 수행방식, 생산품의 모양이나 색깔까지 미리 공식을 만들어 주고 이를 지키도록 하는 것이다.

두 번째는 표준화에 의한 방식이다. 이는 업무방식과 생산과정을 통일하는 것을 의미한다. 각 부서에서 작업하는 사람들의 행동양식, 전 · 후방의 연락방식, 사용하는 부품이나 최종 산출물 등의 유형 등을 통일시켜(표준화) 미리 정해준다면 서로 간의 조정과 협동은 저절로 될 것이다. 병원에서 의사들의 특정 부위의 수술방식에 대한 표준화가 이루어져 있지 않다면 심각한 오류에 빠질 것은 자명하다고 볼 수 있다.

마지막으로 상호조정에 의한 방식이다. 이는 당사자들이 상호 소통하면서 조정하도록 여건을 마련해 줌으로써 가능하다. 병원에서 외과과장이 내과과장에게 일방적인 권한 행사를 할 수 없다. 따라서 통합화를 위해서는 상호조정이 필요하다. 상호조정은 서로 다른 기능 간, 부서 간, 계층 간의 계속적인 비공식 의사소통에 많이 의존하게 되어 있다. 그러므로 조직은 항상 상호조정이 원활한 상태가 되도록 끝없는 노력을 기울여야 한다.

3. 계층제의 원리

1) 개념

계층을 흔히 수직적 분화라고 하는데 이는 과업의 분업화가 상하관계를 가지고 이루어지는 것을 말한다. 즉 계층제란 권한과 책임의 정도에 따라 직무를 등급화시킨 피라미드 구조이며 상하계층 간에 직무상 지휘 · 감독관계에 서게 하는 것을 말한다. 병원의 예를 들면 상층부의 병원장→부원장→부장→과장→계장 등의 지휘 · 감독관계를 들 수 있다.

2) 성격

관료제의 전형이며 조직의 수직적 차원에 적용된다. 명령일원화의 체제이며 조직의 모든 권한과 책임은 형식상 최고관리자에게 귀속된다. 조직규모의 증대, 전문화, 업무의 다양성, 구성원수의 증가는 계층의 수를 증가시킨다. 계층의 수는 뒤에 언급되는 통솔범위의 원리와는 상반관계에 있다. 즉 통솔범위가 넓어지면 계층의 수는 적어지고 통솔범위가 좁아지면 계층의 수는 많아진다. 그리고 계층이 낮을수록 정형적 업무나 구체적인 운영에 중점을 둔다.

3) 장 · 단점

장점으로는 업무분담 및 권한위임의 통로가 되며, 지휘 · 감독을 통한 질서와 통일성을 확보할 수 있다. 조직의 통솔 · 통합 · 조정 및 갈등의 해결에 기여하며 내부통제를 확보하는 수단이 된다. 또한 의사소통의 통로, 승진의 통로가 된다.

단점으로는 상하 간의 권력불균형은 오히려 근무의욕을 저하시키며 의사전달, 특히 상의하달이 늦거나 제약 또는 왜곡되어 정책결정이나 목표설정에 지장을 초래한다. 조직구성원의 의견수렴이 어려워지며 새로운 창의성, 문제해결, 위험부담을 수반하는 일은 하기 어려워지며 결국 조직이 생동하지 못하고 항상 최고책임자의 결정에만 의지하게 되어 합리적인 일을 하기 어려워진다. 조직의 경직화가 일어나고 계층간의 불신이 가중될 수 있다.

4. 통솔 범위의 원리

1) 개념

통솔의 범위란 한 사람의 상관이 몇 사람의 부하를 직접 적절하게 감독할 수 있는가를 의미한다. 이는 한 사람의 상관이 무제한적으로 통솔 할 수 없음은 물론 그렇다고 지나치게 적게 감독할 경우 계층의 수가 많아지고 이로 인한 부작용이나 역기능이 초래되기 때문에 적정수의 통솔범위가 중요하다.

이에 관한 연구를 하고 수학적 공식까지 제시한 그레이쿠나스(V. A. Graicunas)는 6인을 적정수로 제시하였다. 이와 같이 한 이유는 책임자가 직접 밀접하게 접촉할 수 있어야 감독이 잘 이루어질 수 있다고 생각한데 있다. 최근 들어 이를 약간 크게 잡아 10인으로 적정수로 보는 경향이 있다.

Davis는 육체활동의 통솔범위는 10~30명, 정신활동의 통솔범위는 3~6(9)명이 적합하다고 주장하였다.

병원조직의 경우 관리직보다는 의료전문직의 경우가 직무성질 등으로 볼 때 통솔범위의 수가 적은 것은 당연하다고 볼 수 있다.

2) 통솔범위의 결정요인

통솔범위의 수는 기계적, 획일적으로 어느 경우나 적용되는 것은 아니고 다음과 같은 사정에 따라 신축성 있게 고려되어야 한다.

① 직무의 성질: 직무의 내용이 비교적 동질적이고 단순한 것은 감독하기 쉬워 많은 인원을 감독할 수 있다.

② 시간적 요인: 조직의 창설이 오래된 기관이어서 비교적 관례적인 일을 감독

하게 되면 인원수가 늘어 날 것이고 계속 새로운 연구를 많이 요하는 사업이면 사정이 달라진다.

③ 공간적 요인: 동일 장소에 피감독자가 있지 않은 경우 아무래도 인원수의 제약을 받을 수밖에 없다. 그러나 최근 교통 · 통신의 발달로 어느 정도 극복하고 있다.

④ 인적요인: 감독자 자신의 능력과 성격은 물론 피감독자의 전문직업화의 정도에 따라서도 달라진다.

이러한 요인에 따른 경험적 조사에 의하면 대체로 하위생산직은 1:20정도이고, 복잡한 사무직의 경우는 1:5정도로 감소해 가고 있다고 주장하기도 한다.

5. 명령통일의 원리

1) 개념

명령통일의 원리란 한 사람의 업무담당자는 언제 어디서나 단일한 명령계통에 따라 바로 직속상관에게만 명령을 받아 복종하여야 한다는 것을 말한다. 따라서 명령통일의 원리는 계층제의 원리에 포함되는 것으로서 조직 내의 혼란을 방지하고 책임의 소재를 분명히 하고자 하는 데 목적이 있다. 관료제나 군대조직 등에서 엄격히 적용되는 원리이나 오늘날 조직의 분권화, 권한위임 등으로 인하여 이 원리의 중요성은 상대적으로 많이 약화되고 있는 경향이다. 병원조직의 계장은 자기의 직속과장으로부터, 과장은 직속 부장으로부터 지시와 명령을 받아야 함을 의미한다. 내용다지기 1-4

2) 장 · 단점

장점으로는 조직구성원들은 누구에게 보고하고 누구로부터 보고를 받는가를 명시해줌으로써 지위상의 안정감을 제공한다. 그리고 조직의 위계질서를 확립하여 조정기능을 촉진함으로써 갈등을 해소하는데 도움을 준다. 또한 부하로 하여금 한 사람의 상관의 명령에 복종하게 함으로써 누가 통제자인지 명확하게 할 수 있고, 판단이나 행동상의 잘못에 대한 책임을 명백히 함으로써 부하에 대한 통제를 가능하게 한다.

단점으로는 긴급한 상황에서 상관이 부재시 업무처리가 불가능하게 하는 등 명령

내용다지기 1-4

무기력한 조직이 내리는 열가지 명령

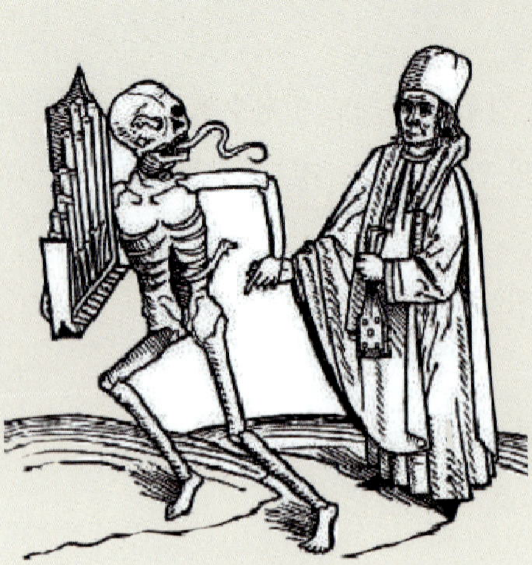

- 그건 불가능합니다.
- 여기선 그 일을 할 수 없습니다. 그건 우리에게 너무 급격한 변화 같네요.
- 전에도 그 일을 해보았지만 잘 안되었어요.
- 나는 좀 더 쉬운 일을 하고 싶어요.
- 그런 식으로 일하는 것은 규정에 어긋나는 것입니다.
- 여기서 조금만 지내보면 그게 이해될 것입니다.
- 누가 당신보고 이런 일을 하라고 했나요?
- 현실적으로 생각해 봅시다.
- 뭘 안다고 감히 우리가 하는 일에 끼어드나요?
- 당신이 나만큼 이 분야에서 오래 일해 봤다면 당신 제안이 말이 안된다는 사실을 알게 될 겁니다.

통일을 지나치게 고집하면 조직의 경직화로 환경변화에 신속하고 융통성 있는 적응이 어렵게 된다. 그리고 명령권이 없는 막료(기능적 전문가)들은 명령통일의 원리를 강조하게 되면 그 중요성과 영향력이 약화된다.

Ⅲ 조직이론의 전개과정

조직이론의 전개과정은 고전적 조직이론, 신고전적 조직이론, 현대이론의 세 가지 경향으로 구분할 수 있다.

1. 고전적 조직이론

1) 의의

고전적 조직이론은 산업화시대에 걸맞은 1900년대 초에 등장되어 1930년대에 완성을 본 이론이다. 즉 1900년대초 기업의 생산성을 높이고 노사문제를 해결하려던 일련의 연구팀들에 의해 시도된 주장들을 통틀어 고전적 조직이론이라고 한다. 이는 산업화의 기초인 과학적 관리법의 적용에 맞는 폐쇄조직을 전제로 한다. 조직의 공식적, 합리적 구조에 맞게 조직도를 작성하고, 조직의 합리적 관리를 위해 절약과 능률, 최고관리층에 의한 행정통제에 중점을 두었다. 이러한 고전적 조직이론에 속하는 학파는 테일러(Taylor)가 개척자로 되어 있는 과학적 관리학파, 최고관리자의 기능으로서 POSDCoRB와 조직의 원리를 제시한 귤릭(Gulick) 등이 주도한 행정관리학파, 합리적 · 합법적 관료제 이념형을 제시한 웨버(Weber)의 관료제이론 등이 그것이다. 여기서는 고전적 조직이론의 주요 특징과 과학적 관리법에 대해서만 설명한다.

2) 고전적 조직이론의 주요 특징

① 분업: 능력을 가장 적절하게 활용할 수 있게 조직구성원에게 일정한 업무를 배분하여 전문화와 능률성을 확보한다.

② 계층적 과정: 계층적 과정은 조직의 수직적 관계를 말하며, 명령통일, 권한과 책임의 위임 등이 따른다.

③ 구조: 조직의 여러 구성 요소 간에 효과적인 수직적 관계를 형성 · 유지하는 수단이다.

④ 통솔범위: 관리자가 효과적으로 감독 할 수 있는 부하의 수가 통솔범위이며, 감독자는 그 부하에 대한 지휘감독상 일정한 한계를 가진다.

3) 과학적 관리론(scientific management)

(1) 과학적 관리란?

최소한의 노동과 비용으로 최대의 생산효과를 확보할 수 있는 최선의 방법을 찾아내기 위한 관리이론이다. 과학적 관리론의 발전은 기업관리의 합리화를 위해 경영학자들에 의해 개발되어 기업생산성 향상에 크게 기여하였다. 구성원들을 기계의 부속품으로 취급한다고 해서 기계적 인간관에 기초하는 이론이다. 즉 조직을 목표달성을 위한 도구나 기계로 보는 관점인데 사람도 조직과 마찬가지로 기계적 관점의 집합으로 간주한다. 기계는 항상 동일한 방식으로 돌아가고 반복된다. 다만 그 방식은 처음에 가장 효율적으로 장치되고 다음부터는 그 방식을 되풀이한다. 따라서 예측도 가능하다. 이러한 사고방식은 비판을 받기도 하지만 약간 수정된 채로 지금까지도 학계나 산업계에서도 재생산되고 있다.

과학적 관리론의 내용을 보면 개개의 작업을 가장 간단한 요소동작으로 분해하고 근로자들의 동작, 작업순서, 작업시간에 관심을 둔 시간연구와 동작연구(time and motion study)로 표준시간 측정이 활발하게 진행되었다. 근로자는 하루의 작업량을 설정하여 소정의 목표를 초과달성하면 근로자들은 생산성이 오른 만큼 보너스를 더 받고 만족해하기도 했다. 즉 과업관리의 과학화를 성취해야 한다는 것이다. 일명 테일러리즘(Taylorism)이라고도 한다. 내용다지기 1-5

(2) 과학적 관리의 특성

1911년 테일러가 '과학적 관리법(The principles of scientific management)'을 출간한 이후, 포드(H. Ford)는 자동차 공장관리방식을 컨베이어벨트시스템을 사용한 소위 3S, 즉 간소화(simplification), 표준화(standardization), 전문화(specialization)를 실천하였는데 이는 과학적 관리의 꽃이라고 불린다. 과학적 관리법의 특성을 정리하면 다음과 같다.

내용다지기 1-5

테일러의 삽 실험

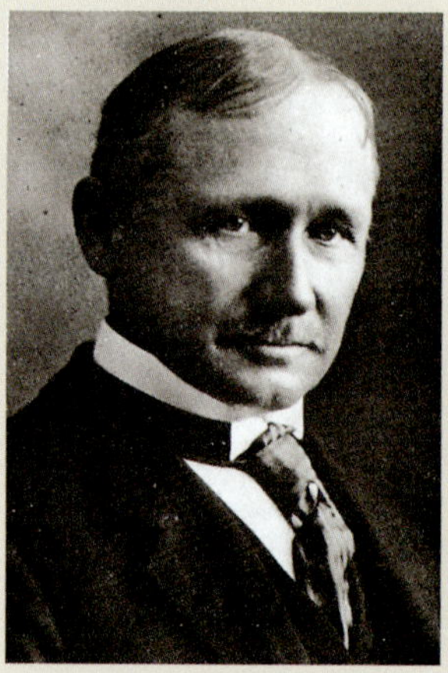

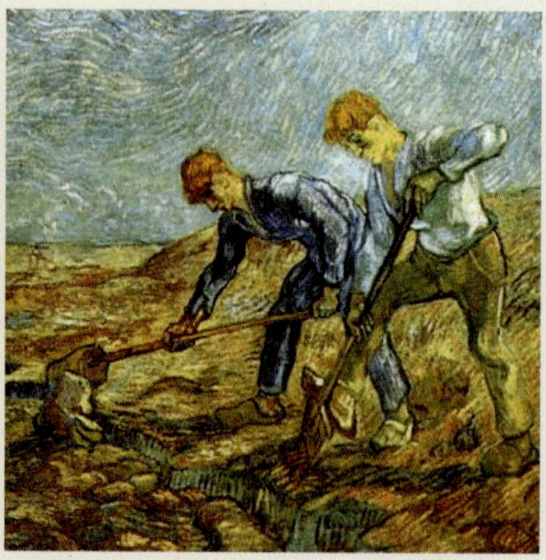

과학적 관리의 창시자인 테일러(F.W. Taylor: 1856~1915)는종업원들이 행하는 여러 작업을 일단 구성요소로 분석하여 측정해 봄으로써 가장 능률적인 속도를 결정할 수 있다는 사실을 깨달았다. 테일러는 1890년 베들레헴철강회사(Bethlehem Steel Company)에서 근무하게 되었는데 여기서 현장 인부들과 함께 흥미로운 실험을 했는데 그 중의 하나가 삽 실험이다. 테일러는 인부들이 광석과 석탄, 재 등을 삽으로 쌓아올리는 것을 유심히 관찰한 뒤, 그들이 각각 크기가 다른 삽을 가지고 작업을 하기 때문에 그들의 작업량도 현저한 차이가 있는 것이라고 생각하였다. 테일러는 시험적으로 34파운드의 중량을 운반할 수 있는 삽을 위시하여 점차적으로 30파운드, 25파운드, 23파운드의 무게를 퍼올릴 수 있는 크기로 줄이면서 작업량을 측정하였다. 그 결과 크기가 조금씩 줄어감에 따라 일당 작업량이 반비례적으로 증가해 갔는데, 21파운드에 이르렀을 때에 작업량은 절정에 달하였고 그 이하로 줄이는 경우에는 역효과를 나타낸다는 사실을 발견했다. 이 실험을 통하여 그는 모든 인부들이 사용하여야 할 이상적인 삽의 크기를 21.5파운드의 무게를 퍼낼 수 있는 것으로 결정하였으며, 효과적으로 1일 1인당의 생산량을 25톤으로부터 45톤으로 증가된 나머지 약 3분의 2의 현장인부를 다른 작업장으로 배치시킬 수 있었다.

① 과업관리: 작업의 기획과 설계를 맡은 경영자와 이를 실천하는 작업자가 서로 분리되어 경영의 전문화가 이루어져야 한다.

② 과학적 인사: 작업자의 선발과 훈련의 규정이 작업에 맞게 정해지고 지켜져야 한다.

③ 성과보상: 보상은 생산성이나 업적에 비례하여 주어져야 한다.

④ 감독기능의 전문화: 감독자의 관리기능도 감독업무, 훈련업무, 품질관리업무 등 각각의 기능별로 전문화되어야 한다.

⑤ 노사화합: 사용자는 노동자의 생산업적에 따라 정당한 보상을 하고 노동자는 사용자와의 협력을 통해 조직의 효율성을 높여야 한다.

(3) 과학적 관리의 비판

과학적 관리법은 오늘날도 조직 관리에 있어 중요한 부분을 차지하고 있는 것은 사실이나 비판도 만만치 않다. 인간을 기계 취급하면서 경영에서 상대적으로 인간적 요소를 등한시하여 인간의 경제적 욕구만 지나치게 강조했고, 고상한 상위욕구도 있음을 간과하였다. 동작연구나 시간연구에서 보는 것처럼 인간을 기계의 일부분으로 보아 인간의 감정, 정서를 무시하였다는 점과 나쁜 경영자들로 하여금 과학적 관리를 지나치게 확대 해석하여 돈벌이에 급급한 나머지 노동자를 로봇처럼 취급하여 강행군을 시키면서 착취하다보니, 기업가에게 유리한 관리방식처럼 억울하게 매도된 측면도 없지 않다.

2. 신고전적 조직이론

1) 의의

과학적 관리법이 지나치게 인간을 기계시하고, 작업을 세분화함으로써 인간소외, 흥미상실, 인간성의 무시로 인해 작업의 능률저하를 초래한다는 비판에서 제기된 이론이다. 과학적 관리론의 문제점을 파악하고 개선책을 강구하기 위해 하버드대학의 메이오(E. Mayo) 교수를 중심으로, 미국 시카고에 있는 서부전기주식회사 호오손 공장실험(Western Electronic Company, Hawthorne Plant Experiment)을 1927

년부터 1932년까지 진행하였다. 이 실험은 과학적 관리법에 의한 작업방법이 과연 생산성을 증대시키는지 검증해보기 위해 실시된 것이었다. 이 실험결과를 통해 많은 새로운 사실이 우연한 기회에 발견되었다. 처음에는 과학적 관리법에 따라 작업조건 개선에 신경을 쓰고, 동작연구에 의한 작업방법 개선과 표준화를 실험했고, 휴식시간, 보상제도의 변형 등을 통해 실험했는데 생산성 향상과 별 관계가 없음을 알아냈다. 예를 들면, 작업장의 조명도를 높인 경우 그 작업팀의 생산성은 올랐으나 조명도를 다시 원위치 시켜도 생산성은 계속 올랐는데, 그 이유는 자기 팀이 실험집단으로 선택되어 자부심을 가지고 열심히 일해서 생산성이 높아졌다는 것이었다. 즉 작업생산성은 작업환경 등 외부에 있는 것이 아니라 작업자 자신의 심리적, 내부적 요소와 더 밀접한 관련이 있음을 발견한 것이다. 계속된 실험을 통해 생산성을 좌우하는 것은 권한체계나 규정 준수가 아니라 상사, 동료와의 관계, 집단내의 분위기, 비공식 집단 등의 인간관계라는 사실을 발견하였다. 그리고 신고전적 조직이론은 구성원들을 인간으로 대접해야 한다는 것이므로 인간관계론(Human Relations)이라고도 불린다. 이는 조직구성원의 감정과 대인관계를 중시하고, 욕구 · 동기 · 태도를 중심으로 개인 간, 집단 간, 개인 · 집단과 조직 간에 형성되는 사회적 · 심리적 관계를 분석하려는 이론이다.

내용다지기 1-6

2) 인간관계론의 주요 내용

인간관계론은 처음으로 조직에 인간들의 상호작용이라는 시스템적 사고가 적용되었으며 조직운영이 비용중심에서 감정중심으로 이동된 것이 핵심이라고 볼 수 있다.

① 인간중심의 경영을 강조한다. 합리와 능률보다는 직무만족, 자율권 부여, 칭찬과 인정을 해 주는 관리가 조직성과를 좌우한다. 즉 인간의 동기부여의 문제에 관심을 가지게 되었다.

② 비경제적 요인의 우월성을 강조한다. 개인 행동은 경제적 욕구 뿐만 아니라 사랑, 미움, 소속감, 자부심 등 사회적 · 인간적 욕구에 의해 지배된다.

③ 비공식집단이 중요하다. 조직의 움직임 혹은 조직구성원의 행위는 규정과 제도에 의한 공식집단보다 비공식집단에 의해 정해지는 경우가 더 많다. 공식집단도 비공식 집단과 공존이 가능한지에 대한 관심도 가지게 되었다.

④ 의사소통 · 리더십과 참여의 중요성을 강조한다. 의사소통의 원활화, 민주적

내용다지기 1-6

성공하는 사람의 스트레스 대처법 7

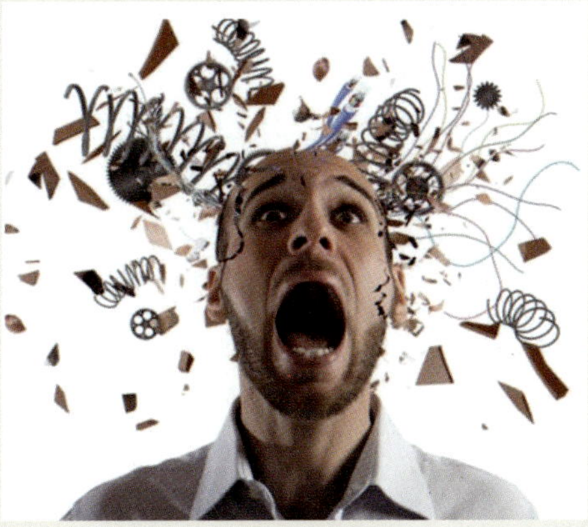

스트레스가 계속 쌓이면 육체적, 정신적으로 심각한 결과를 맞게 된다. 그렇다면 스트레스가 발생했을 때 사람들이 이를 누그러뜨리는 행동을 취하는 데 어려움을 겪는 이유는 무엇일까. 연구에 따르면, 심한 스트레스는 자제력과 관련된 뇌 영역에 있는 회색물질의 양을 감소시키기는 것으로 나타났다. 자제력을 잃게 되면 스트레스에 대처하는 능력도 잃게 된다. 이 때문에 스트레스 상황에서 더 벗어나기 어렵게 되고, 결국 사람을 기진맥진하게 만든다. 또 만성 스트레스는 고혈압이나 당뇨병 등의 병을 일으키기도 하며 우울증, 비만, 인지 수행 능력 퇴보와도 관련이 있다는 연구가 있다. 스트레스 상황에서도 감정을 다스리고 평정한 상태를 유지하는 능력이야말로 인생의 성공에 있어서도 중요하다. 미국의 경제 잡지 '포브스'는 '성공하는 사람들의 스트레스 대처법 7가지'를 소개했다.

① 가진 것에 감사한다
감사해야 할 것에 대해 생각하는 시간을 갖게 되면 스트레스 호르몬인 코르티솔이 23%나 감소해 기분이 좋아진다. 연구에 따르면, 매일 감사하는 태도를 갖는 사람은 기분이 좋아지고 활력이 넘치며 신체 건강이 좋은 것으로 나타났다.

② '아니오'라고 말한다
미국 캘리포니아 대학교 샌프란시스코 캠퍼스 연구팀에 의하면, 'No(아니오)'라고 말하는 게 어려울수록 스트레스와 극도의 피로, 우울증을 경험할 가능성이 큰 것으로 나타났다 '노'라고 말해야 할 때 현명한 사람들은 "내가 할 수 있을 것으로 생각하지 않는데요", "확실치는 않지만…" 등의 표현을 통해 거절 의사를 분명히 한다.

③ 걱정하는 말을 하지 않는다
"잘못되면 어쩌지…"라고 하는 말은 스트레스와 걱정에 불을 붙이는 꼴이 된다. 어떤 일은 수백만 가지의 다른 방향으로 진행될 수 있다. 가능성에 대해 걱정을 하는데 시간을 보내면 보낼수록, 마음에 안정을 찾고 스트레스를 조절할 수 있는 행동을 취하는 데 집중할 수 있는 시간이 줄어든다. 성공하는 사람들은 "잘못되면 어쩌지…"라고 말하는 것은 그들이 원하지 않거나 갈 필요가 없는 곳으로 이끈다는 사실을 잘 알고 있다.

④ 잠을 푹 잔다
잠자는 동안 뇌는 재충전된다. 그날의 기억 중에서 버려야 할 것과 간직해야 할 것을 구별함으로써 일어났을 때 머릿속을 깨끗하게 한다. 잠을 충분히 자지 못했을 때 자제력과 집중력, 기억력이 모두 감소된다. 수면을 박탈당하면 스트레스 호르몬이 증가한다. 시간이 모자를 정도의 스트레스를 주는 프로젝트를 처리할 때에도 시간을 내 숙면을 취하는 게 중요하다.

⑤ 원한을 품지 않는다
원한을 갖는 것과 같은 부정적인 감정은 스트레스 반응을 초래한다. 부정적 감정을 갖게 되면 신체를 투쟁-도피 반응 모드로 들어가게 한다. 투쟁-도피 반응은 긴박한 위험 앞에서 자동적으로 나타나는 생리적 각성 상태를 말한다. 위협이 임박했을 때는 이러한 반응은 생존을 위해 꼭 필요한 것이지만 위협이 다 지나간 일이 됐을 때는 스트레스가 생겨 건강에 큰 해를 끼친다. 부정적인 감정에 사로잡혀 있다는 것은 스트레스에 붙들려 있는 것이기 때문에 현명한 사람들은 결코 이런 감정을 갖지 않도록 노력한다.

⑥ 규칙적으로 운동한다.
10분만 신체 활동을 해도 스트레스를 누그러뜨리는 신경전달물질이 분비된다. 스트레스가 몰려올 때 바쁜 사람들이 가장 먼저 건너뛰는 게 운동이다. 하지만 운동은 기분을 좋게 하고 스트레스 수치를 감소시키는 데 도움이 되기 때문에 스트레스를 받을 때에는 일부러 시간을 내서 먼저 운동부터 하는 게 좋다.

⑦ 마음을 챙긴다
'마음 챙김(mindfulness)'은 명상의 한 가지 방법으로 다루기 힘든 생각이나 행동들을 통제할 수 있는 효과적인 방법이다. 화가 나거나 걱정, 우울이 밀려올 때 감정의 원인을 찾고 객관화시키면서 심호흡으로 마음의 평정을 찾는 것. 마음 챙김을 하는 사람들은 집중력이 강하다. 또한 이 방법은 자제가 안 된다는 느낌을 줄여줌으로써 스트레스를 감소시키는 데에도 도움을 주는 좋은 기법이다.

리더십의 발휘, 참여의 확대에 의한 심리적 욕구의 충족은 생산성 향상의 기본이다.

3) 인간관계론의 비판

인간관계론은 본질적으로 과학적인 타당성 없이 종업원의 만족이 높아지면 생산성이 증가한다고 주장하고 있어, 비공식적 조직의 중요성에 너무 치우치고 있다. 또한 인간관계론은 인간의 본성에 대한 가정에 문제를 불러일으키고 있다는 것이다. 즉 경영층이 기본적으로 해야 할 일은 갈등을 제거해서 종업원들이 행복하고 생산적이 되도록 유지하는 것이라는 주장을 함으로써 갈등에 대해 비현실적으로 이상적인 입장을 취하고 있다는 것이다. 과학적관리론이 '인간 없는 조직'이라는 비판을 받고 있는데 비해 인간관계론은 '조직 없는 인간'이라는 비판을 받기도 한다.

또한 인간관계론 학자들이 인간의 사회적 · 심리적 측면이 중요하다는 것을 인식했음에도 불구하고 인간내부의 복잡하고 미묘한 상태를 밝혀 낸 것도 별로 없으며, 이에 대한 체계적 지식이 부족하므로 인간의 감정적 요소와 조직의 성과를 연결시키지 못했다. 이와 같은 한계점으로 인해 인간에 대한 정교하고 과학적인 지식의 필요성을 절감하게 되는데 이러한 연구는 후에 행동과학이론으로 나타나게 되었다. 행동과학의 가장 핵심적인 두 가지 요소는 ① 하나는 인간의 행위를 연구대상으로 해야 하고, ② 또 하나는 '과학적' 접근을 적용해야 한다는 것이다. 특히 과학적이어야만 하는 이유는 개인의 주관이 개입되지 않는 객관적 방법으로 수집된 실증적 증거에 의하여 인간행위에 관한 일반화를 시도하는 것이 행동과학의 목적이기 때문이다.

3. 현대조직이론

1) 의의

현대조직이론은 고전적 조직이론과 신고전적 조직이론에서 설명하지 못하는 복잡하고 다양한 동태적 현대조직이론의 필요성에서 나온 이론이다. 하지만 명확하게 어떤 조류를 지정하지 못한 채 다양한 이론이 제시되고 있을 뿐 지배적 흐름은 찾기 어려워 이들을 총칭해서 현대조직 이론이라고 부른다. 이 중 관심을 끄는 이론인 체제 또는 시스템이론과 상황이론을 살펴보면 다음과 같다.

2) 체제이론(system theory)

체제 또는 시스템이란 개념이 적용되는 범위는 매우 광범위하다. 은하계 · 태양계처럼 우주생태를 표현하는 경우, 시계 · 자동차 · 컴퓨터처럼 기계적 장치에도 적용되고 다양한 식물이나 동물 · 인간과 같은 유기체 또는 생물에도 시스템 개념을 적용할 수 있다. 더 나아가 수많은 개인과 집단으로 구성되는 사회 및 교회 · 병원과 같은 조직에도 적용된다. 조직을 기계로 간주하는 이전의 개념에서 이제는 생물학적 유기체로 간주하게 되는데 유기체, 즉 조직의 가장 중요한 목표는 생존이 된다. 그리고 생존을 위해서는 환경에의 적응이 가장 중요한 이슈가 된다. 조직을 시스템으로 이해한다는 것은 살아 있는 유기체로 파악한다는 뜻인 동시에 다양한 이해관계자 집단이 상호작용을 하고 있음을 의미한다. 시스템은 일반적으로 4가지 속성을 가진다.

(1) 목표지향성

어떤 시스템이든 그것이 시스템으로 기능하기 위해서는 목표지향성을 가져야 한다. 생물시스템은 생존과 번식, 인간의 경우는 생존과 안전추구, 소속 및 애정, 존경, 자아실현 욕구 등의 목표를 가진다. 어떤 조직이든 그들의 고유 목표를 지향하고 있다.

(2) 환경적응성

시스템은 자신을 둘러싼 환경과 부단한 상호작용을 한다. 사람은 식사나 호흡을 통해 끊임없이 환경으로부터 에너지를 흡수하면서 환경의 영향을 받기도 하며, 반대로 환경에 영향을 미치기도 한다. 조직도 환경과의 상호작용 속에서 적응하지 못하면 생존의 위협에 직면하게 된다. 즉 조직은 환경과의 부단한 상호작용 속에서 환경적응성을 지니는 개방시스템이어야 하며, 환경과 상호작용하면서 동태적인 균형도 유지해야 한다. 시스템이 자신이 소비하는 것보다 더 많이 영향을 받는다면 시스템이 해체되거나 소멸될 수도 있기 때문에 균형을 유지하여야 한다.

(3) 분화와 통합성

시스템은 분화와 동시에 통합적인 성격을 갖고 있다. 인간은 골격, 근육기관, 소화기관, 순환기관 등으로 구성되어 있어 여러 개의 하위부분들로 구성되어 있다. 이러한 하위 시스템은 다시 하나의 전체로서 통합되는 속성이 있다. 즉 골격, 근육기관, 소화기관, 순환기관 등의 하위 시스템이 제대로 작동될 때 하나의 전체시스템(인간)으로서의 기능을 하게 된다. 하위 시스템은 자신을 포함하고 있는 전체시스템이 없을 경우에는 존재할 수 없고, 다른 하위시스템과의 밀접한 상호의존성을 토대로 전체시스템으로 통합되는 속성을 가지고 있다.

(4) 투입-전환-산출과정

시스템은 외부환경으로부터 투입물을 받아들여 내부변환 과정을 거쳐 산출물을 만들어내는 일련의 과정을 거친다. 식물은 빛과 이산화탄소와 물을 투입물로 받아들여 광합성이라는 전환과정을 거쳐 필요한 에너지와 산소라는 산출물을 만들어 낸다. 마찬가지로 병원이라는 조직은 보건의료인력 · 시설 · 장비 등의 투입물을 통해 환자진료와 치료라는 전환과정을 거쳐 의료서비스라는 산출물을 만들어 낸다. 그리고 외부로 배출된 산출물은 피드백(feedback, 출력을 입력쪽으로 되돌리는 것, 즉 되먹임) 과정을 통해 시스템의 다음번 순환과정을 위한 투입물이 된다.

도표 1-1 체제이론의 기본 모형

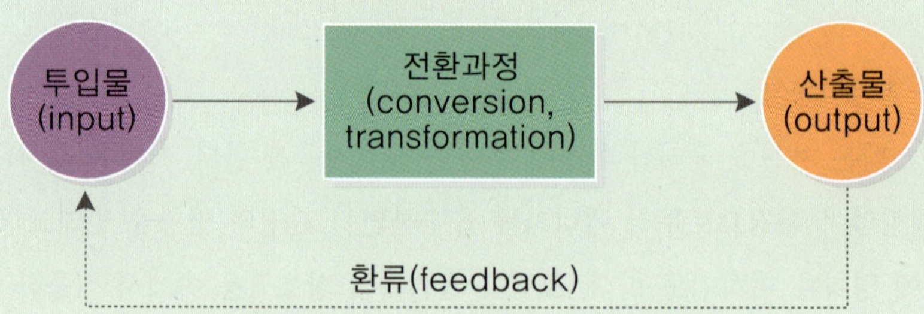
투입물
(input)
전환과정
(conversion,
transformation)
산출물
(output)
환류(feedback)

3) 상황이론(contingency theory)

모든 상황에 맞는 보편적이고 최선의 조직관리 전략은 없다는 전제에서 출발한다. 가장 훌륭한 조직화 전략은 결국 보편적 관리 원칙이 아닌 조직구조와 그것의 환경간의 적합여부에 달려있다는 이론이다. 어느 쪽도 옳지 않고, 어느 쪽도 그르지 않으며, 다만 각각의 상황에 따라 옳고 그르다는 점이다. 상황이론 주장의 핵심은 조직이 잘되기 위해서는 조직내 하위시스템 간의 적합과 조화가 이루어져야 한다는 것이다. 상황이론은 상황에 따라 다양한 이론을 적용시킬 수 있으며, 때로는 고전적 조직이론, 때로는 신고전적 조직이론을 적절히 활용해야 한다는 논리로서 독창적이라고 보기 어렵다. 그러나 상황요인을 정확히 분석해서 응용한다면 훌륭한 이론이 될 수 있다.

Ⅳ 공식적 조직과 비공식적 조직

1. 개념

1) 공식조직

공식조직이란 법률 · 규칙이나 직제에 의하여 형성된 인위적 · 제도화된 조직을 말한다. 즉 구체적인 과업수행이나 목표달성을 위해서 의도적으로 형성된 조직을 말한다. 예를 들어, 병원장실, 부원장실, 진료부, 행정지원부 등이 바로 공식조직이다. 따라서 공식조직은 일정한 목표를 달성하기 위하여 인위적으로 만들어진 분업체계이므로 조직의 구성원 간의 역할과 권한에 관한 법령이 마련되어 있다. 공식조직의 가장 중요하고 일차적인 목표는 자신에게 부여된 업무의 완수를 통해 조직의 목표달성에 기여하는데 있다. 공식조직은 효율의 논리가 지배하며 추구하는 목표가 상대적으로 명확하다.

2) 비공식조직

이에 비해 비공식조직은 조직목표의 달성 외의 다른 목표를 수행하기 위하여 결성된 조직을 말하는 것으로 조직을 이루는 구성원들의 이해와 요구에 의해 만들어 진다. 조직 내의 낚시회, 산악회, 조기축구회, 바둑동호회와 같은 취미모임 등이 비공식조직의 대표적인 예라고 할 수 있다. 비공식조직은 감정의 논리가 존재하며 추구하는 목표 또한 비교적 불분명한 경우가 많다. 비공식조직은 구성원 상호 간의 인간적 관계나 친근성으로 말미암아 자생적으로 형성되는 조직을 말하며 소집단의 성격을 지닌다.

비공식 조직이 발생하는 이유는 무엇인가? 이의 근본원인은 결국 공식적 조직만으

내용다지기 1-7

페이스북으로 '케빈 베이컨 법칙' 더 좁혀져
– 평균 6명 거치면 아는 사이가 3.57명으로 줄어들어

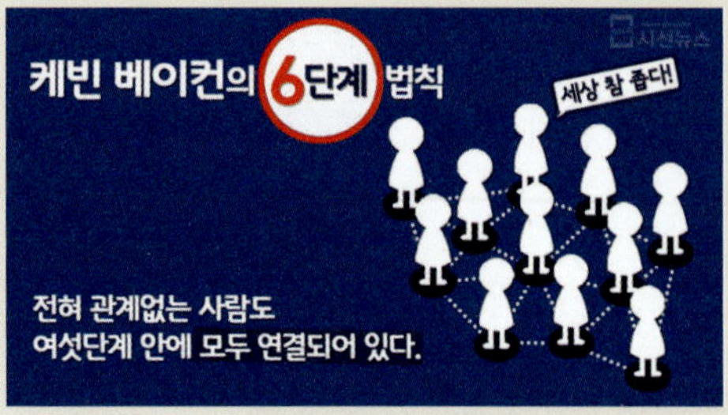

시선뉴스
케빈 베이컨의 6단계 법칙
세상 참 좁다!
전혀 관계없는 사람도
여섯단계 안에 모두 연결되어 있다.

모르는 사람과도 평균적으로 6명을 거치면 연결돼 있다는 '케빈 베이컨의 법칙'이 페이스북으로 더욱 좁혀졌다. 페이스북이 공개한 이번 조사 결과는 페이스북 사용자를 대상으로 한 것으로 페이스북 사용자는 평균 3.57명을 거치면 아는 사이라고 밝혀졌다. 케빈 베이컨의 법칙의 6명에 비해 크게 줄어든 것이다. 페이스북의 CEO 마크 저커버그는 평균 3.17명으로 타인과 연결돼 있으며, COO인 쉐릴 샌드버그는 2.92명이라고 밝혔다. "우리는 더 연결되고 있으며 무작위적인 두 사람 간의 거리도 짧아지고 있다"고 페이스북은 이번 조사결과에 대해 설명했다.이번 조사의 한계점은 페이스북 사용자 15억9000만 명만을 대상으로 했다는 것이다. 세계 인구가 70억 원인 지금 나머지 50억 명에 대해서는 설명할 수 없다. 또 인터넷을 정기적으로 쓰지 못하는 인구가 40억 명이란 점도 한계점이다.하지만 인터넷이나 페이스북을 이용하는 사람은 아는 사람이 기존 6단계보다 훨씬 좁아졌음을 이번 조사에서 확인할 수 있다. 더 자세한 조사 결과는 페이스북에서 확인할 수 있다.

로 거기서 근무하는 직원이 당면하는 문제해결 또는 욕구충족이 이루어지지 못하므로 이를 보완 · 해결하기 위한 것이라고 볼 수 있다. 즉 조직의 목표와 개개구성원의 목표 간의 일치가 언제나 이루어지면 가장 바람직하겠으나 실제에 있어서는 이의 일치가 어렵다고 하는데 원인이 있다. 공식적 조직의 비정서적 측면의 강조, 신축성 결여와 업무처리 지연, 일반적 · 포괄적 성격으로 인해 병원내의 비공식조직의 발생은 자연스럽게 발생하기 마련이다. 내용다지기 1-7

3) 공식조직과 비공식조직의 비교

공식적 조직과 비공식적 조직의 일반적인 특징을 서로 비교해 보면 다음과 같은 차이점을 발견할 수 있다.

도표 1-2 공식적 조직과 비공식적 조직의 비교

구 분	공식적 조직	비공식적 조직
- 조직의 생성	• 외면적, 인위적, 제도적, 합리적 조직	• 내면적, 자생적, 비제도적, 감정적 조직
- 목적	• 공적 목적 추구	• 사적 목적 추구
- 원리	• 능률의 원리가 지배	• 감정의 원리가 지배
- 질서	• 전체적 질서를 위해 활동	• 부분적 질서를 위해 활동(자생조직)
- 관리기법	• 과학적 관리	• 인간관계론
- 조직형태	• 계층적 조직, 관료제 조직	• 자생적 조직
- 특징	• 영속성, 경직성, 명확성	• 비영속성, 동태성, 불명료성

2. 비공식 조직의 순기능과 역기능

비공식적 집단의 구성원들 간의 행동의 특성은 무엇보다 상호 간의 의사전달이 활발하다는 것이며, 이의 결과 그들의 귀속감 · 일체감을 강하게 한다. 따라서 심리적인 안정감 · 만족감을 안겨 주는 것과 동시에 그들의 행동을 규율하는 집단규범이 탄생하고 이의 제약을 받게 된다. 비공식조직은 순기능과 역기능을 동시에 가지고 있다. 먼저 비공식조직의 순기능을 보면 다음과 같다.

① 공식조직의 경직성을 완화한다. 공식조직은 행동과 절차 및 용어에서의 융통성 결여로 구성원의 행태를 제약하게 되나, 비공식조직에서는 그러한 제약이 없으므로 공식조직의 경직성을 완화시켜 조직의 환경에 대한 적응성과 신축성을 확보할 수 있다.

② 공식적 리더십을 보완한다. 비공식조직의 인간관계를 통하여 공식적 지도자의 능력과 명령 및 지시의 결함으로 상당부분 보완할 수 있다.

③ 구성원의 심리적 안정감을 형성한다. 구성원의 욕구불만의 배출구가 되고 구성원이 공식조직에서 갖는 심리적 긴장과 불안을 해소시켜 준다.

④ 공식조직의 능률성을 제고한다. 구성원 상호 간의 협조와 경험의 공유를 통하여 업무의 능률적 수행을 돕는다.

⑤ 공식적 의사소통의 결함을 보완한다. 공식적 의사전달 방식은 융통성이 없고 속도가 느린 결함을 지니고 있는 바, 이러한 공식조직의 의사전달을 비공식적 의사전달 방식이 보완해 준다.

⑥ 쇄신적 분위기를 조성한다. 개인의 창의력과 쇄신을 고취하는 분위기를 조성하게 한다.

또한 비공식조직의 역기능 또한 무시할 수 없는데 다음과 같은 특징이 있다.

① 부분적 불만이 전체화될 수 있다. 공식조직에서 당한 개인적이고 부분적인 불만을 비공식조직에서 해소하게 됨으로써 개인적 불만을 전체화시켜 공식조직을 마비시킬 우려가 있다.

② 공식적 의사소통을 왜곡할 수 있다. 비공식적 의사전달이 왜곡되거나 근거 없는 정보를 유포하여 공식조직의 지시나 명령이 구성원에게 제대로 전달되지

못하게 되면 공식조직이 마비될 수 있다.

③ 정실개입의 통로가 된다. 비공식적 인간관계의 작용으로 지연, 혈연중심의 정실행위가 발생할 우려가 많다.

④ 이익집단으로 작용할 수 있다. 비공식조직이 공식조직을 상대로 압력을 행사하는 이익집단, 압력단체로 작용할 경우 공식조직은 마비가 일어 날 수 있다.

도표 1-3 공식조직과 비공식 조직

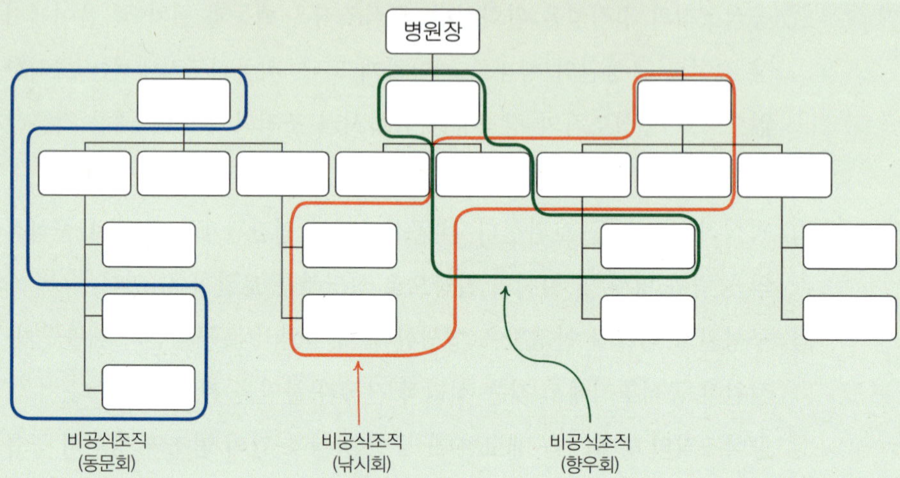

3. 비공식 조직의 통제

비공식적 조직은 공식적 조직을 보완하는 순기능과 그것을 저해하는 역기능을 동시에 가진다. 그러나 이러한 역기능이 있다고 하여 비공식적 조직을 제거한다는 것은 불가능하다. 그러므로 비공식적 조직의 존재를 인정하고 공식적 조직의 목적을 보다 효율적으로 달성하는데 기여하도록 이를 지도 · 통제 · 활용하도록 하여야 한다.

비공식적 집단에 대한 공식적 조직의 책임자가 이를 외면하거나 불순한 것으로 보아 억제하는 정책을 쓸 것이 아니라 이를 공식적 조직의 목표수행에 가급적 순기능적으로 움직이게끔 유도하여야 한다. 비공식적 조직의 통제방안으로 언급되고 있는 것들을 살펴보면 다음과 같다.

① 공식적 지도자는 조직내의 비공식조직의 실태, 즉 이들의 구성기준 · 목표 · 기

능을 파악하여야 한다. 일단 모든 비공식집단의 목표가 공식조직의 목표와 일치하게끔 이들과의 의사전달 · 참여 · 설득을 통해 노력하여야 한다.

② 공식적 조직 관리자는 비공식조직의 존재를 이해해줌으로써 양 조직 간의 대립과 알력을 해소하고 구성원의 불안감을 제거하여야 한다.

③ 직무에 대한 만족감과 공식적 조직에 대한 자부심을 갖도록 관리자는 민주적 리더십과 인간관계적 관리기술을 발휘해야 한다.

④ 비공식조직이 비강제적 방법으로 통제하기 어려울 정도로 강력할 때는 감독자가 적절한 강제적 조치를 취한다. 즉 작업내용을 변경하거나 구성원에 대한 인사 조치를 취한다. 예를 들어, 파벌조성의 리더를 다른 조직이나 지역으로 인사이동을 실시하거나 승진을 억제시키는 방법이 있다.

V 병원조직의 운영실제

1. 병원조직의 유형

조직구조는 조직을 구성하는 틀을 의미하는데 어느 조직이든 대체로 조직구조는 수직적으로는 계층제를 유지하고 있고, 수평적으로는 통솔범위가 설정되어 있다. 조직구조의 수직적인 관계를 보면 명령통일이 가능하도록 구성되어 있고 수평적으로는 전문성이나 분업에 따라 나누어져 있음을 알 수 있다. 수평적으로는 분업이나 전문성을 기초로 조직구조가 분화되어 있는 만큼 공동의 목표를 추진할 수 있도록 통합조정의 기능도 조직구조에 용해되어 있다. 즉 조직이 어느 정도 분업화, 공식화, 부문화, 집권화 되어 있느냐에 따라 조직의 유형을 분류한다면 수없이 많은 분류가 가능할 것이다. 시대가 변하거나 장소가 달라짐에 따라 조직의 유형은 지속적으로 변해왔다. 물론 어느 시대를 막론하고 최선의 조직형태는 없다는 점은 명백하다. 내용다지기 1-8

그러나 과거부터 지금까지 많이 쓰이고 있는 조직형태를 몇 가지 형태로 요약해 볼 수는 있다. 전통적으로 조직의 대표적인 구조는 계층제였다. 그러나 계층제 조직구조

내용다지기 1-8

서울성모병원 '스마트병원' 조직 신설… 앱 · AI · 빅데이터 활용 본격화

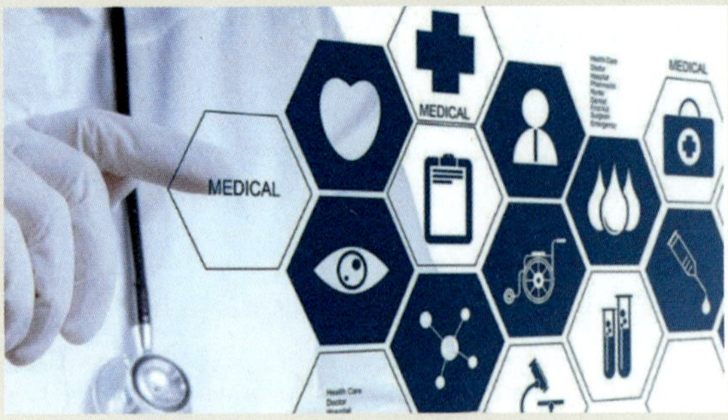

가톨릭학원은 4차 산업혁명에 따른 의료시장 패러다임 변화에 대응해 서울성모병원 내 스마트병원 조직을 신설했다고 밝혔다. 이와 함께 초대 스마트병원장으로 비뇨기암 분야 명의인 이지열(사진) 비뇨의학과 교수를 임명했다. 앞서 서울성모병원은 스마트병원을 선포하고 진료 편의성을 높인 환자용 모바일 앱 개발 · 의료진의 진료 안정성과 효율성 개선하는 모바일 전자의무기록(EMR) · 전자간호기록(ENR) 등을 개설했다. 이에 대한 시범 운영과 테스트 과정을 마치고 이를 본격적으로 가동하기로 했다. 서울성모병원 스마트병원은 △스마트인프라센터 △인공지능(AI)센터 △빅데이터(Big Data)센터 △원격의료센터 △스마트재활센터 등 총 5개의 전문센터로 구성, 운영된다. 스마트인프라센터는 환자용 앱과 모바일 EMR · ENR 개발 · 배포와 운영 활성화, 기능 고도화를 담당한다. 의료진은 모바일 EMR을 통해 환자 리스트와 검사결과, 임상관찰기록 등을 스마트폰으로 확인할 수 있고, 입원 환자 회진에 유용하다. 모바일 ENR을 통해 기존의 수기식 간호기록 대신 스마트폰으로 환자의 간호기록을 실시간 입력하고 간호에 필요한 모든 정보를 검색하고 공유한다. 향후에는 음성 녹음과 판독이 가능한 모바일 EMR · ENR 개발로 진료와 업무 효율성을 극대화할 계획이다. 이지열 스마트병원장은 "정보기술(IT)과 인공지능 기술을 의료에 적용해 환자들의 편의성을 높이고 치료 효과를 증진시키고자 스마트병원이 설립됐다"며 "의료정보를 스마트폰으로 보려는 환자들이 늘어나 진료 접수부터 투약, 수납까지 스마트폰 안에서 해결할 수 있는 모바일 서비스를 본격적으로 운영한다"고 말했다.

도 환경변화에 적응하는 과정을 거치면서 새로운 모습의 조직유형으로 나타나게 되었다. 여기서는 대표적인 조직유형인 라인조직, 라인스탭조직, 사업부조직, 매트릭스조직에 대해서만 살펴보기로 한다.

1) 라인조직(line organization)

라인조직은 전통적 조직구조이다. 라인조직이란 군대식조직으로서 업무의 결정과 실행을 담당하는 부서들만 있는 조직형태이다. 라인조직은 과업의 분화라든가 부문화가 진전되지 않은 매우 초보적인 조직형태이다. 계선조직이라고도 한다. 오늘날 창업단계에 있는 기업이나 중소기업, 소규모 병원에서 많이 볼 수 있다. 라인조직에서는 조직구성원들 간의 관계가 가족적이며 서로 협동하며 조직에의 사명감과 일체감을 갖고 목표를 달성하기 위해서 몰입하게 된다.

보통 라인조직의 목표는 비용절감과 같은 효율성의 제고 및 생산성 향상에 두게 된다. 주로 라인조직은 소규모이다 보니 구성원들이 직접적인 접촉 관계속에서 일을 하는 경우가 많아 비공식적이며 비관료적인 성격을 띠게 되고 의사소통도 비공식적인

도표 1-4 라인조직의 한 형태

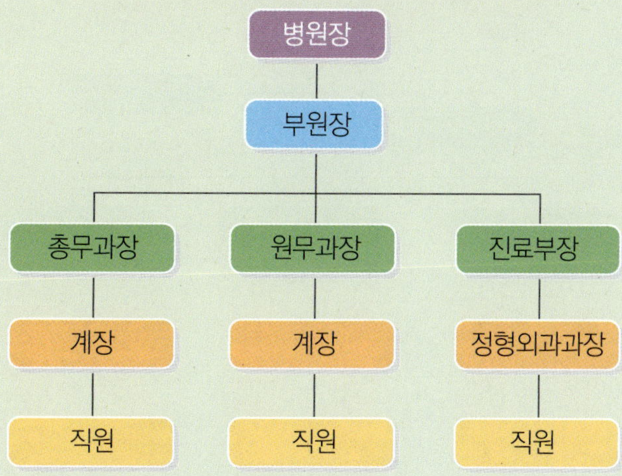

경로를 많이 이용한다. 또한 거의 모든 조직구성원들이 경영자와 개인적인 접촉을 가질 수 있을 정도로 관계가 밀접하기 때문에 구성원들은 경영자의 개인적 통제를 받게 된다. 즉 라인조직은 명령통일의 원칙, 전문화의 원칙, 통솔범위의 원칙, 권한과 책임의 원칙 등 전통적인 조직원칙이 충실히 지켜지는 조직이다.

라인조직의 장점은 신속한 기동성을 가지고 있으며 강력한 추진력을 가지고 있다는 점, 의사결정을 빨리 내릴 수 있다는 점, 관리자로서의 개인능력 발휘의 기회가 제공된다는 점, 조직의 안정성을 확보할 수 있다는 점, 제반경비의 절약을 기할 수 있다는 점, 소규모의 조직에 적합하다는 점, 일사 분란한 명령지휘가 가능하여 개별부서의 조정이 용이하다는 점 등을 들 수 있다.

반면, 외부환경변화를 탐지하는 능력에 한계가 있다는 점, 혁신적인 과업을 추진하는데 한계가 있다는 점, 대규모 조직이 갖출 수 있는 시너지 효과를 기대하기 힘들다는 점, 관리자의 독선적 행위를 배제하기 어려운 점, 직무범위가 광범위한 점, 하급관리자의 의욕상실과 창의력이 결여되기 쉽다는 점 등의 단점이 나타날 수 있다.

2) 라인스탭 조직(line staff organization)

라인(line)은 수직조직을 스탭(staff)은 수평조직을 의미한다. 조직이 성장하여 어느 정도 직원이 많아지게 되면 경영자는 혼자서 내부조직의 일들을 일일이 관여하기

도표 1-5 라인스탭 조직의 한 형태

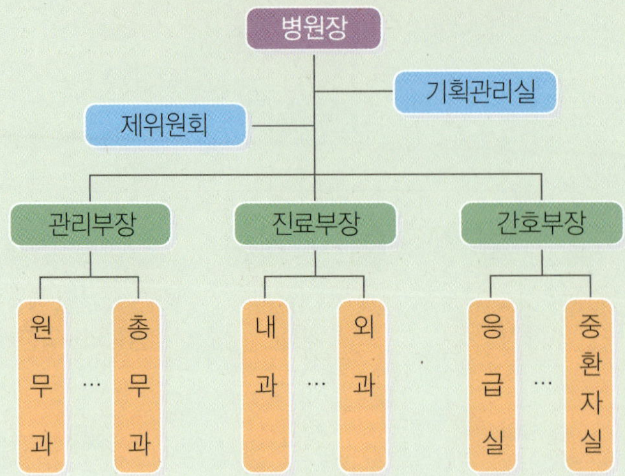

가 어려워진다. 즉 조직의 규모가 커질수록 기존의 라인기능만으로는 모든 업무수행이 불가능하므로 라인업무를 지원할 수 있도록 스탭기능이 분화되어 발달하게 된다. 수직조직은 상하 명령복종 관계를 가진 조직의 중심적 구조를 이룬다. 예를 들어, 병원의 병원장 - 부장 - 과장 - 계장 - 직원 등으로 연결되는 구조이다. 이 구조는 최고관리자를 중심으로 수직적인 권한의 계열이 이루어지고 있으며 앞서 언급한 명령통일, 통솔범위 등 분업구조로 이루어지고 있다.

한편, 수평조직은 수직조직이 추구하는 목표달성을 원활하게 기능하도록 지원, 조성, 촉진하는 역할을 하므로 스탭들이 자문, 권고, 협의조정, 정보수집, 기획, 통제, 인사, 회계, 홍보, 연구 등의 기능을 수행하는 구조이다. 예를 들면, 병원의 각종위원회, 기획관리실 등을 들 수 있고, 기업에서의 종합조정실, 경영기획실, 비서실 등을 들 수 있다. 라인스탭 조직은 조직이 대규모화되는 초기상황, 경영환경이 안정적이고 확실성이 높은 상황에 효과적인 조직형태이다.

이와 같은 라인스탭 조직은 업무수행이 능률적으로 이루어지고 의사결정을 신속하게 하며 강력한 통솔력과 안정성을 확보할 수 있다. 또한 스탭 조직구조는 기관장의 통솔범위가 넓어지고 전문지식을 활용할 수 있으며 객관적 · 합리적 의사결정을 가능케 한다. 라인은 스탭으로부터 유익한 조언과 권고를 받을 수 있고 추진업무에 전념할 수 있다.

반면, 복잡한 조직에서는 업무량이 과중될 우려가 있고 책임자의 독단적 결정을 초래할 수 있으며 유능한 인재를 잃게 되면 조직의 기능이 마비될 수 있다. 또한, 스탭 조직내의 인사관계가 복잡해지고 권한과 책임을 둘러싼 라인과 스탭 간의 갈등과 알력이 커지며 행정의 지연과 의사소통의 혼란이 초래될 수 있다. 또한 효율성과 생산성을 증대시키기 위해 많은 부문과 계층이 생겨나면서 조직이 비대해지고 이른바 관료제가 촉진된다는 단점이 있다.

3) 사업부제 조직(부문별 조직, divisional organization)

병원이 점점 대규모화되어 감에 따라 다양한 보건의료서비스를 생산하게 되거나 많은 환자를 확보하게 되면 의료환경 변화에 매우 민감해질 수밖에 없는데 이러한 필요를 라인조직이나 라인스탭조직은 충족시킬 수 없다. 이러한 환경변화에 전념할 수 있도록 등장한 것이 사업부제 또는 부문별 조직이다.

기업의 경우 사업부제 조직은 전통적인 기능적, 집단적 조직형태와는 달리 사업부 단위로 편성하고 각 사업부 단위에 대하여 독자적인 생산과 영업 및 관리 권한을 두어 제품별, 시장별, 지역별 중심으로 독립채산제를 실시하여 각 사업단위별로 자율적으로 조직운영을 하는 형태이다. 도표 1-6에서와 같이 사업부조직에서는 각 사업부가 모든 과업의 계획, 집행, 그리고 성과분석까지 마치 하나의 개별기업을 운영하는 것과 유사한 이른바 자기스스로 충족하는 조직이 된다.

도표 1-6 사업부제 조직

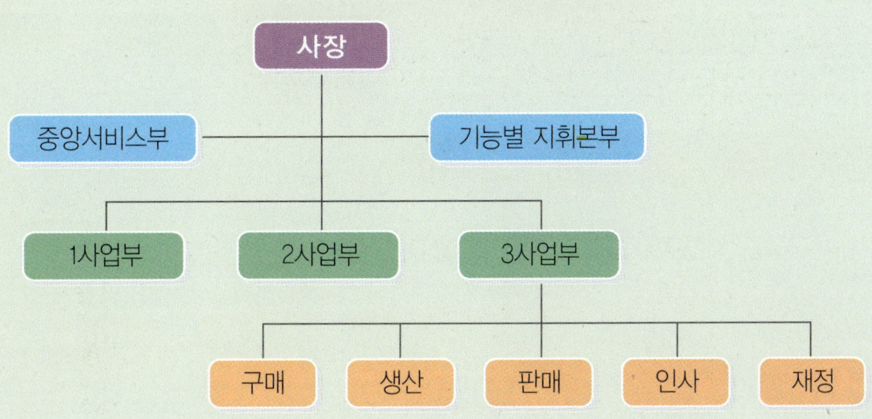

또한 사업부 조직은 의과대학 및 심층 연구활동 등과 관련하여 높은 수준의 환경적 불확실성에 직면하고 있는 대학병원에서 볼 수 있는 형태이다. 이 조직유형은 조직안에서 자율적으로 운영할 수 있는 명확한 사업단위를 구성하는 것이다. 대학병원의 일반적인 구조는 대부분 전통적인 의학적 전문영역, 예를 들면 내과학, 외과학, 소아과학, 정신과학, 방사선과학, 병리학 등으로 구분되어 있다. 그러나 최근 대학병원은 전통적인 조직을 넘어 새로운 형태, 즉 건강증진, 질병예방프로그램, 구체적인 서비스 집단(예, 노인, 장애인, 암환자 등) 등에 대한 진단, 치료, 재활서비스 등이 있다.

도표 1-7에서 보면 각 임상서비스를 책임지고 있는 의사가 사업부내 모든 운영에 대해서 직접적인 권한을 갖는 형태이다. 각 사업부에는 간호사 또는 환자서비스의 관리자, 행정서비스의 관리자, 재무담당자가 배치된다. 이 관리자들은 사업부의 운영을 지도하는 팀을 구성한다. 한편 이들은 전문영역별 책임자에게도 보고의무를 진다. 대학병원에 따라서는 협력적인 모델을 채택하여 사업부수준에 팀을 구성하여 리더십을 발휘하기도 한다. 이 경우 의사, 간호사, 행정책임자들은 임상적 및 재무적 활동에 필요한 지식과 기술을 서로 결합하게 된다.

도표 1-7 사업부조직(미국의 대학병원 예)

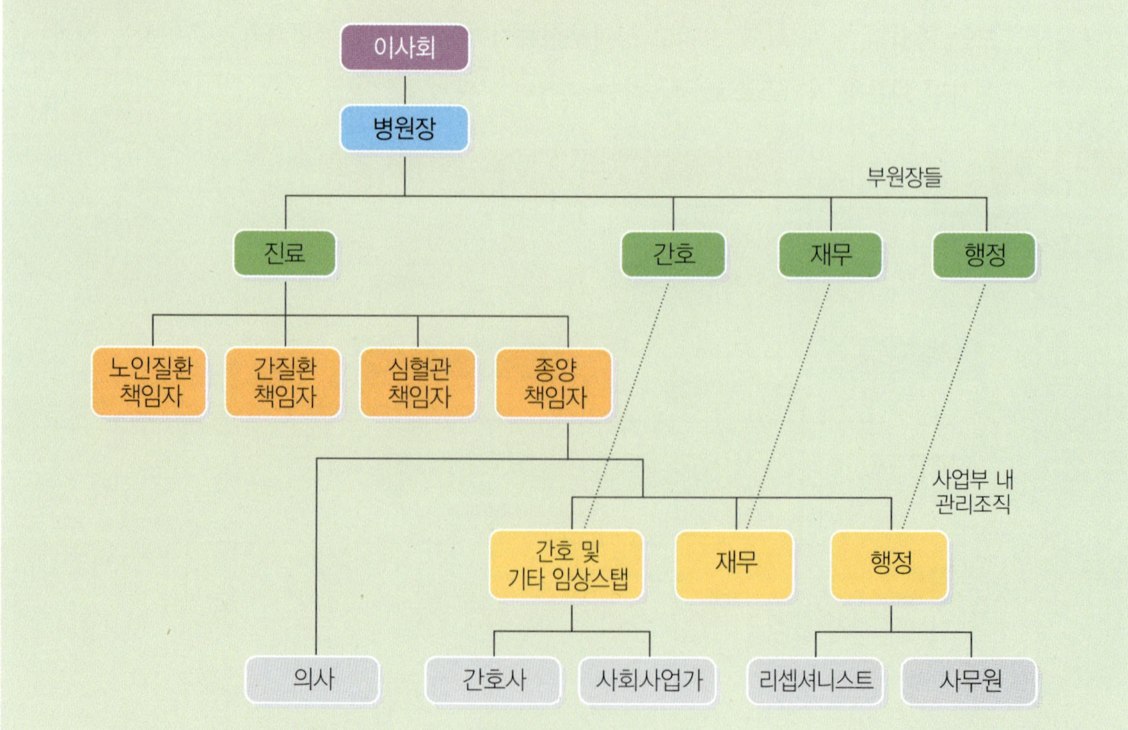

자료: 김한중외(2005) 재인용

사업부제 조직의 장점은 업무수행에 대한 통제와 평가가 용이하다는 점, 사업단위별로 책임경영과 자율경영을 실시할 수 있다는 점, 이에 따라 미래의 최고경영자를 양성할 수 있는 학습기회가 제공된다는 점, 조직구성원에 대한 동기부여와 능력개발을 촉진할 수 있다는 점 등을 들 수 있다.

그러나 이 조직은 과다한 사업부간의 경쟁으로 인해 역기능적인 갈등상태가 나타나기 쉽고, 각 사업단위의 자율경영으로 전체조직의 일관성이 상실되며, 전체적으로 볼 때 과업의 중복이나 중복투자가 증가 할 수 있으며 자원의 분산이나 관리비의 증대와 같은 요인들 때문에 능률이 저하될 수 있는 단점도 있다. 사업부제 조직은 조직의 규모가 대규모이면서 시장 환경의 변화가 빨라 불안정적이고 예측하기 힘든 상황, 서비스 종류별 또는 지역별로 세분화가 가능한 상황에서 효과적인 조직형태이다.

4) 매트릭스 조직(matrix organization)

매트릭스 조직은 전통적인 기능조직(수직적)과 프로젝트 조직(수평적)을 합한 것이다. 즉 프로젝트 조직을 임시조직이 아니라 공식조직으로 전환할 경우에 나타나는 조직이다. 매트릭스 조직은 조직의 기능에 따라 수직선으로 편성된 기능조직에 수평적 · 측면적인 프로젝트 조직의 모형을 부가시켜 조직의 효율성과 유연성을 동시에 높이고자 운영하는 조직모형으로서 이중적인 권한체계라는 특성이 있다.

> **• 프로젝트 조직(project organization)**
>
> 특정한 사업 목표를 달성하기 위해 임시적으로 조직 내의 인적 · 물적 자원을 결합하는 조직 형태를 말한다. 프로젝트 자체가 시간적 유한성을 지니므로 프로젝트 조직도 임시적 · 잠정적이다. 즉 프로젝트 조직은 해산을 전제로 하여 임시로 편성된 일시적 조직이며, 혁신적, 비일상적인 과제의 해결을 위해 형성되는 동태적 조직이다. 대표적인 예로 대형병원의 지방병원설립추진단, 올림픽참가선수단, 신도시 건설기획단, 경찰청의 각종 사건전담반 등을 들 수 있다.

매트릭스 조직은 한 개인이 두 상급자의 지시를 받으며 보고를 하기 때문에 전통적 원 조직 원리(명령통일의 원칙)를 무시하게 된다. 따라서 상당한 갈등이 발생한다고 평가되고 있으나 매트릭스 조직은 전통적인 기능적 조직의 장점과 프로젝트 조직의 장점을 모두 포용한다는데 강점이 있다. 매트릭스 조직은 행렬식 조직이라고도 한다.

도표 1-8 기업의 매트릭스 조직

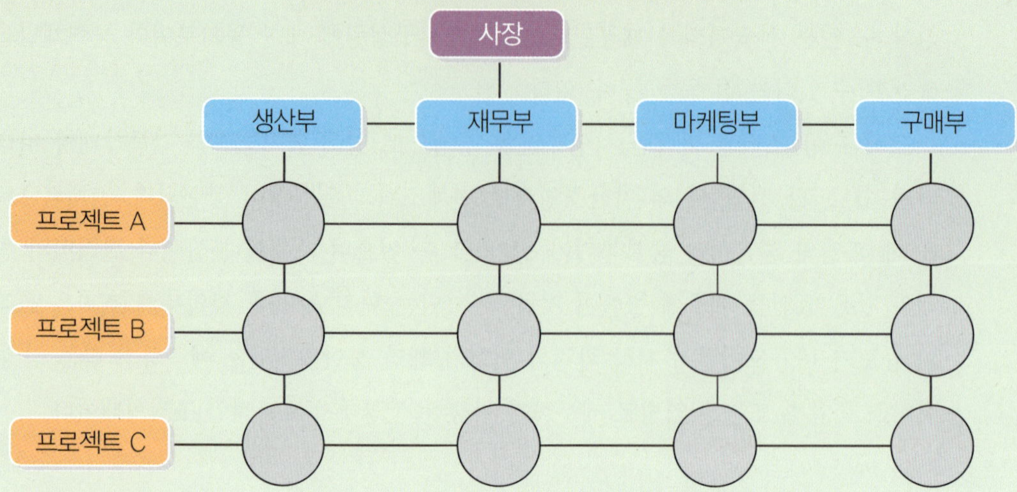

도표 1-9 대형병원의 매트릭스 조직

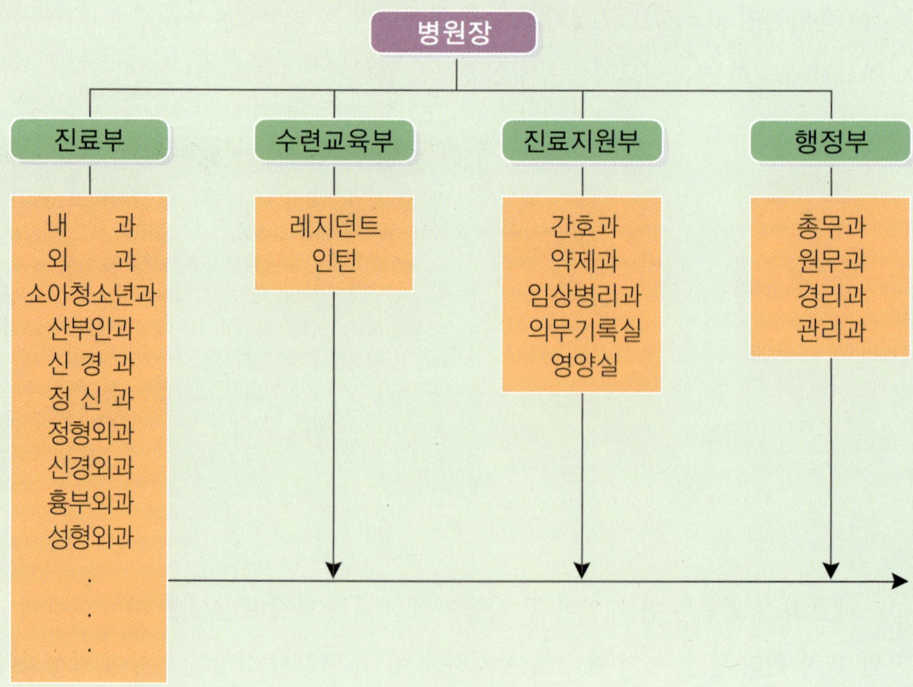

매트릭스 조직은 기업을 예를 들면, 소량주문생산기술을 이용하는 상황, 시장 환경이 빨리 변화하는 상황, 조직의 규모가 지역별로 다변화된 상황에서 효과적인 조직형태이다. 보건의료분야에서 매트릭스 조직의 전형적인 형태는 대규모 병원조직을 들 수 있다.

도표 1-9에서 보는 바와 같이 내과, 외과 등의 각 진료과목은 나름대로 독립성을 유지하면서 환자를 치료하게 된다. 그런데 이러한 치료행위에는 간호, 약제 등의 진료지원부의 지원활동과 총무, 경리 등의 행정부의 지원을 받게 된다. 총무, 경리 등의 기능 업무는 해당 기능의 계통상에서 제기되는 명령만 수행하는 것이 아니라 각 진료과목의 업무를 수행하도록 되어 있다. 그리고 경우에 따라서는 진료과목들 간에 중환자수술 등과 같이 여러 과의 상호협조가 필요하게 되는 경우도 있다. 그러나 이러한 업무가 완수되면 다시 본래의 임무를 수행하게 된다. 물론 새로운 환자가 발생하면 또 다시 협조해야 한다.

매트릭스 조직은 계급에 의하여 조직이 그려지지 않고 전문성을 기초로 그려진다. 전문성이 조직구조의 중요한 요인으로 역할을 하기 때문에 민주적 의사결정이 조직의 동력으로 작용한다. 권한도 당연히 전문성을 가진 조직구성원에 할당된다.

매트릭스 조직의 장점은 고객의 요구나 시장에서의 급격한 변화에 신속하게 대응하고. 조직구성원의 능력과 재능을 최대한 활용할 수 있기 때문에 조직의 기능적 효율성과 조직구성원의 만족 및 성과를 동시에 높일 수 있다는 점, 서로 충돌하는 부서 및 프로젝트의 목적을 조화시켜 조직의 유연성을 제고할 수 있다는 점 등이다.

반면, 매트릭스 조직은 이중 지휘체계에 기인한 구성원들의 역할과 관련된 갈등이나 모호성에 따라 스트레스를 유발 할 수 있으며, 구성원들 간의 시간배분의 문제와 성과평가 담당자를 결정하기가 어렵다는 점, 여기에 의사결정시 많은 이해관계를 가진 사람들이 얽혀 있기 때문에 의사결정 자체가 복잡해지고 거대해지며 이 결과 기능부서와 프로젝트 관리자들 간에 권력투쟁이 발생할 가능성도 있다는 것이 단점이다.

2. 병원조직의 기능

우리는 일반적으로 병원의 기능을 진단과 치료기능, 교육 및 훈련기능, 연구 기능,

지역사회에 대한 공중보건 기능 등을 들고 있다. 이러한 기능이 제대로 발휘되기 위해서는 조직이 분업화, 전문화, 조직화되어야 한다. 이러한 병원조직의 기능을 수행하기 위해 조직단위에 따른 기능과 관리계층에 따른 기능으로 구분할 수 있다. 조직단위에 의한 기능은 진료부서, 간호부서, 약제부서, 진료지원부서, 행정 및 관리부서 등으로 나눌 수 있으며, 관리계층에 따른 기능으로는 이사회, 병원장, 부문관리자, 감독자 등으로 나누어 볼 수 있다.

1) 조직단위별 기능

(1) 진료부서

① 진료기능

- 임상진료 각 과는 외래진찰실, 응급실, 병동, 수술실, 분만실 기타 의사가 직접 진단시설에서의 환자진료기능을 수행한다.
- 임상병리과, 해부병리과, 진단방사선과, 핵의학과는 임상진료과의 진단에 필요한 검사를 행한다.
- 마취과는 수술처치에 필요한 마취를 담당한다.
- 치료방사선과, 재활의학과는 치료를 요하는 환자의 치료 및 물리치료를 담당한다.

② 교육 및 연구기능

- 병원의 교육기능에 따라 의학교육, 학생의 임상실습, 전공의(인턴, 레지던트)의 수련 및 지도를 담당한다.
- 의학, 의료기술, 새로운 진단, 치료기법의 개발을 위한 임상연구를 수행한다.
- 새로운 의학정보의 교류를 위한 각종의 학회활동을 한다.
- 전문진료 분야별 연구소를 통한 연구활동을 한다.

③ 공중보건기능

- 진료 각 과에서는 병원의 방침에 따라 지역사회의 진료봉사, 지역주민에 대한 보건교육, 예방접종, 개원의사 및 의료보조 인력의 재교육 등 지역사회주민의 건강증진을 위한 각종 활동을 한다.

(2) 간호부서

① 간호기능

- 외래, 응급실, 병동 기타 의료시설에서 환자간호를 수행하고 특수진료시설(인공투석실, 내시경실, 방사선 치료실 등)에서 의사의 진단, 치료행위를 지원한다.
- 환자 및 환자보호자의 건강교육과 원내생활에 관한 안내를 한다.

② 교육 및 연구 기능

- 병원의 교육범위에 따라 간호학생의 임상실습과 간호사, 간호조무사의 간호직무교육을 수행한다.
- 대규모 병원의 경우는 간호업무와 간호행정에 관한 연구기능을 수행한다.

③ 행정기능

- 환자나 병원에 관한 정보, 간호행정, 진료비 정보를 제공하고 진료시설의 유지보수, 중앙공급, 진료용품의 접수 등에 필요한 행정기능을 담당한다.

(3) 진료지원부서

① 중앙공급실

- 린넨류 및 피복, 침구류 등을 공급하고 재생한다.
- 진료용 의료기구, 위생재료를 소독, 멸균하여 공급한다.
- 각종 공급 기자재의 구매, 지불에 관련된 행정기능을 수행한다.

② 의무기록실

- 의무기록을 접수, 보존, 행정 관리한다.
- 각종 질병의 통계, 환자통계를 작성한다.
- 미완성된 의무기록을 검색하여 보완토록 조치한다.

③ 영양실

- 환자식이의 식단표를 작성하고 조리 급식한다.
- 환자의 영양 지도 및 상담을 행한다.
- 급식재료의 구매, 수령에 관련된 행정기능을 수행한다.

(4) 약제부서

① 조제 · 투약기능

- 의사로부터 처방된 외래 · 입원환자의 의약품을 조제, 감사, 투약을 담당한다.
- 병원의 약무기능 수준에 따라 약품제제 기능을 수행한다.

② 교육 및 연구기능

- 대규모 병원의 경우에는 임상약학의 교육 · 수련과 의약품의 동물실험, 신약개발, 신약정보의 제공을 위한 연구기능을 수행한다.

③ 행정기능

- 의약품의 수불, 독(극)약의 행정관리 등에 관련된 행정기능을 수행한다.

(5) 행정 및 관리부서

① 행정사무 부문

- 환자의 접수, 수속, 진료비의 계산, 청구 및 이와 관련되는 제반 사무를 수행한다.
- 직원의 채용, 배치, 급여, 직원교육 등 인사행정을 위한 제반 사무를 수행한다.
- 현금출납, 수지계산, 자금행정관리와 이에 관련된 제반 사무를 수행한다.
- 재산과 물품의 구입, 수령, 유지 행정관리와 이에 관련된 제반 사무를 수행한다.
- 전공의 수련, 학생교육, 의학연구 등 의료진의 교육, 연구활동을 지원하는 행정적 업무를 수행한다.
- 문서, 직인, 업무연락, 비상계획, 민방위, 예비군, 소송 등 병원의 운영과 유지에 필요한 제반 행정적 업무를 수행한다.

② 시설행정관리 부문

- 건물, 의료기기, 기계, 전기, 통신설비, 구축물, 조경의 유지보수와 운용에 관한 업무를 수행한다.
- 전력, 유류 등 각종 에너지의 사용에 관한 업무를 수행한다.
- 청소, 경비, 소방, 기타 청소관리 업무를 수행한다.

③ 계획, 통제 부문

- 병원계획, 장 · 단기사업계획, 예산결산 및 경영분석, 평가에 관한 사무를 수행한다.
- 회계에 관한 업무를 수행한다.
- 이사회, 병원장 등 최고행정 관리층에 대한 자문과 최고의사 결정기구의 회의 운영에 관한 사무를 담당한다.

2) 관리계층별 기능

(1) 병원이사회(board of trustees)

이사회는 병원정책에 참여하는 정도에 따라 병원별로 그 기능이 다르다. 정부 또는 지역사회주민의 출연금이나 개인 또는 단체의 기부금에 의해 운영되는 병원의 이사회는 병원의 행정에 관한 법적 · 도의적 책임을 비교적 광범위하게 지는 반면, 개인이 투자하여 법인형태로 설립하고 직접 운영하는 병원의 이사회는 지역사회나 국가에 대한 책임을 덜 지며 병원계획과 운영방침에 관한 결정기능을 주로 행사한다.

병원 이사회는 세 가지 주요 기능을 가지고 있는데, 첫째 조직의 통제와 효율성유지에 대한 공식적 책임을 지며, 둘째 병원에 대한 외부의 지원을 확보하는데 주력하며, 셋째 지역사회 또는 외부에 병원을 대표하는 성격을 띠게 된다.

(2) 병원장(administrator)

병원장은 병원이사회에서 결정한 정책을 집행하는 일이다. 병원내부에서는 병원운영에 관한 의사결정 권한과 책임을 지고 국가, 지역사회, 의사회 등 외부에 대해서는 병원을 대표하는 기능을 갖는다. 병원에 노동조합이 설립되는 경우에는 단체협약을 맺고 노사분규를 예방 또는 해결하는 역할과 책임을 병원장이 지게 된다. 병원장의 기본적인 업무내용을 보면 다음과 같다.

- 병원의 경영목표와 계획의 설정
- 병원의 과업을 효율적으로 수행하게 하는 기능
- 병원을 효율적이고 효과적으로 유지 발전시키는 기능
- 병원조직 구성원의 안전과 적정한 보상을 보장하는 기능
- 국가와 지역사회에 대한 상호영향을 관리하고 변화에 적응하게 하는 기능

(3) 부문관리자

병원의 내부조직단위의 관리책임을 맡은 부문관리자(부서의 장)는 담당한 부문의 과업에 대한 권한과 책임을 진다. 부문관리자는 병원장 등 최고경영층과 감독계층 이하 직원들 간에 연결고리 역할을 맡는다. 권한과 책임을 맡은 과업 또는 부서의 운영에 관해 다음과 같은 기능을 수행한다.

- 부서 목표의 설정과 계획수립
- 인력, 시설, 자금 등 자원의 조직화
- 인력의 배치와 과업의 지시
- 부하직원의 과업활동의 평가, 수정 등 통계
- 부서내 · 외의 상하 · 수평적 관계와 활동의 조정

(4) 감독자

감독계층의 직원(예: 간호감독 또는 수간호사, 계장, 주임기사 등)은 개개 작업집단의 과업수행에 대한 책임과 권한을 가지며, 부문관리자와 작업자 간의 연결고리 역할을 맡는다. 감독자는 작업집단의 과업에 대해 다음과 같은 기능을 수행한다.

- 소수직원 과업활동의 평가 및 수정
- 작업수행 목표와 방법의 설정
- 소속직원 근무태도의 감독
- 작업수행기법 · 기능에 관한 소속직원의 교육훈련
- 작업진단 업적의 보고 등

학습내용

1. 조직의 정의와 특성을 설명할 수 있어야 한다.
2. 병원조직이 가지고 있는 특성을 일반조직과 비교 설명할 수 있어야 한다.
3. 병원조직의 운영원리를 설명할 수 있어야 한다.
4. 조직이론의 전개과정을 고전적 조직이론, 신고전적 조직이론, 현대조직이론으로 구분하여 설명하고 각 이론의 특성을 기술할 수 있어야 한다.
5. 공식적 조직과 비공식적 조직을 비교하여 설명하고 비공식적 조직의 효율적인 통제방안을 기술 할 수 있어야 한다.
6. 병원조직의 유형을 설명하고 각 유형의 장점과 단점, 특성을 비교 설명할 수 있어야 한다.
7. 병원조직의 조직단위별 기능과 계층별 기능을 이해하고 있어야 한다.

가슴으로 울 때

정유찬

눈으로만
눈물을 흘리는 것이 아니다

가슴으로 울 때는
눈물을 흘리는 것보다 더 아프다

너무 힘들지만 숨기고 싶거나
사랑하기 때문에 냉정해야 하는
그런 때 흘리는 눈물

흘릴 수 없고
흘리지 못한 눈물이
용암처럼 목구멍으로 넘어가
가슴이 뜨거워지는 고통…

그리고
가슴에서 시작해
온몸으로 그 아픔이 흘러가면

사랑은 때로
가장 잔인한 고문이 된다

눈물을
흘리는 것 보다
가슴으로 울 때

슬픔은
아픔이 된다

웅크린
내 몸은
커다란 눈물이 된다

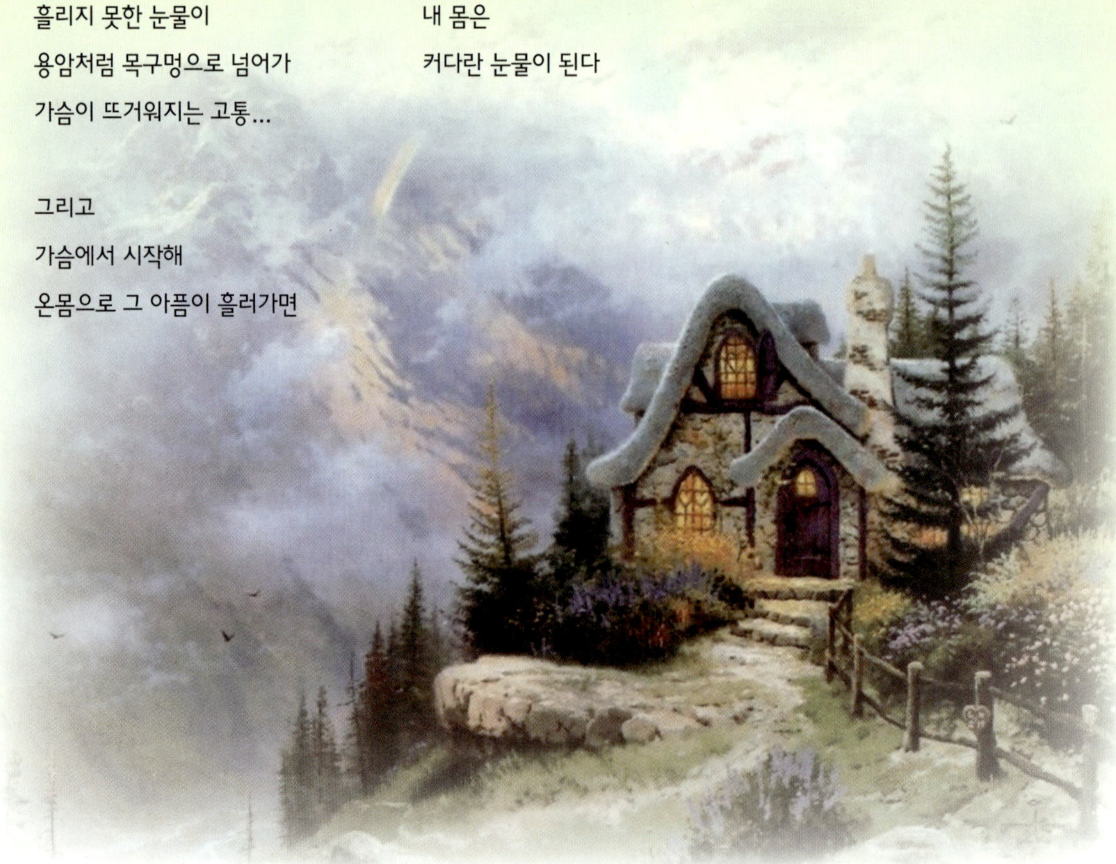

제2장
인적자원관리의 이해

본 장에서는 인적자원관리의 중요성과 관리원칙을 우선 살펴본다. 그리고 병원조직은 다른 여타 조직과 마찬가지로 다양한 환경에 둘러싸여 환경으로부터 영향을 받고 동시에 환경에 적응하며 생존발전하고 있고 오늘날의 조직은 과거에 비해 훨씬 복잡한 환경가운데 처해 있다. 이러한 환경변화를 노동시장, 사회문화적 환경, 기술의 변화, 정부, 노사관계, 국제화 등을 중심으로 살펴본다. 인적자원관리에 대한 역사는 크게 두 가지 측면을 통해 접근할 수 있는데, 하나는 관리의 역사를 통해 파악하는 것이고, 또 다른 하나는 이론적 접근방법을 통해 파악하는 방법이다. 관리사를 통해본 역사적 발전과정은 가부장적 인적자원관리, 착취·전제적 인적자원관리, 협의적 인적자원관리, 민주적 인적자원관리로 구분하였으며, 이론적 접근방법을 통한 역사적 발전과정은 기계적 접근, 인간관계적 접근, 전략적 접근으로 구분하여 살펴보았다. 그리고 마지막으로 인적자원관리자의 역할과 자질을 살펴본 뒤, 병원인적자원관리부서의 역할과 특성, 본서의 구성내용을 제시하였다.

I 인적자원관리의 의의

1. 인적자원관리의 정의

인적자원관리를 가장 단순하게 표현한다면 아마 '사람을 관리하는 방식' 정도가 될 것이다. 이러한 사람을 관리하는 방식을 일련의 과정으로 설명한다면, 경영자나 인적자원담당자는 먼저 직무를 분석하고 직무를 설계하여 이 직무에 맞는 인력을 모집하여 선발하고 배치해야 할 것이다. 직무에 대해 모르거나 부족한 부분이 있다면 교육훈련을 통해 보완하고 능력을 발휘할 수 있도록 최선을 다해 지원해 주어야 한다. 그리고 일정기간이 지나 업적과 태도평가를 통해 업적이 우수한 자에게는 인센티브를, 부족한 자에게는 재교육이나 불이익을 주어야 한다. 승진, 직무순환을 시키기도 하고 징계가 필요하면 징계도 하고 임금을 올려주기도 하며 각종 복리후생제도를 통해 조직에 보다 더 몰입하도록 신경을 써야 한다. 또한 원활한 조직생활을 유지하도록 갈등을 조정하고 의사소통을 원활하게 하며 동기부여 방안도 부지런히 찾아 제공하여야 한다. 때로는 노사관계가 원만하게 진행되도록 정보제공과 상호협력을 통해 상생할 수 있도록 지원하는 것도 잊지 말아야 한다. 이러한 일련의 과정은 말이 쉽지 엄청난 노력과 고민의 결과로 나타나야만 가능한 열매들이다.

현대사회는 조직사회이고 조직사회의 가장 중요한 요소는 바로 인간이다. 병원조직도 예외가 될 수 없다. 일반적으로 인적자원관리(HRM: Human Resource Management)는 조직에서의 사람을 인적자원으로 보아 조직의 지속적인 경쟁력을 높일 수 있도록 유능한 인적자원을 개발・육성할 수 있는 효과적인 제도를 만들어 운영하는 경영활동으로 개발지향적인 인적자원관리체계를 구축하는데 관심을 둔다.

이를 병원조직에 적용하여 정의하면 병원인적자원관리란 '병원조직의 목적을 달성하는데 필요한 인력을 획득하고 조직활동에 유용한 훈련 및 교육과정을 거쳐 동기를 부여하고 계속 유지하여 가는 일련의 과정들'이라고 할 수 있다. 다시 말해 병원인적자원의 확보, 개발, 보상, 동기부여 및 유지의 기능을 연속적으로 수행하는 일련의 과정이라고 볼 수 있다.

• 인사관리와 인적자원관리

우리가 흔히 얘기하는 인사관리(PM: Personnel Management)와 인적자원관리 간에는 차이점이 있다. 인사관리란 민간조직에서 종업원에 대한 기본적인 관리기능인 선발 · 훈련 · 보상 등을 하는 것을 말하는 반면, 인적자원관리는 전통적으로 인사관리에서 행해오던 기능에다가 조직구성원들의 역동적인 상호작용 기능과 전략적이고 계획적인 조직의 목표를 인식하는 데까지 확장된 개념이라 할 수 있다. 따라서 인적자원관리는 종업원의 개발에 대한 관심이 많은 반면, 전통적인 인사관리는 통제형의 노무관리수준에 머물고 있다는 차이가 있다. 따라서 본서에서는 인적자원관리란 용어로 통일하여 사용하고자 한다. 참고로 정부조직의 인적자원관리를 지칭하는 용어는 흔히 인사행정(personnel administration)으로 불리고 있다.

인적자원관리는 1900년경 미국에서 단순한 급여업무, 직원기록 관리로 부터 시작되어 1960~70년대 관련법규가 제정되면서 급속도로 발전하였다. 미국병원업계에서는 1950년대 중반 이후에야 도입하였고 1974년 노사관계법 개정으로 적용범위가 비영리법인까지 미치자 병원인적자원관리의 중요성에 대한 인식이 보편화되었다. 우리나라는 1980년대 후반부터 노동조합이 활성화되면서 의료계에서도 과학적인 인사관리기법의 도입 필요성을 인정하게 되었다. 하지만 우리나라 의료계의 인사관리는 일반 기업에 비하면 초보수준에 머무르고 있어 많은 개선이 필요한 상태라고 할 수 있다.

2. 인적자원의 중요성과 관리 원칙

1) 인적자원의 특성

인적자원은 무한한 가치로 발전할 수 있는 잠재력을 가지고 있다. 따라서 병원의 경영에서 매우 중요한 역할을 수행한다. 이러한 인적자원은 다음과 같은 몇 가지 특성을 가지고 있어 이에 대한 효율적인 개발과 관리의 중요성이 더욱 높아지고 있다.

내용다지기 2-1

내용다지기 2-1

미래인재의 6가지 조건

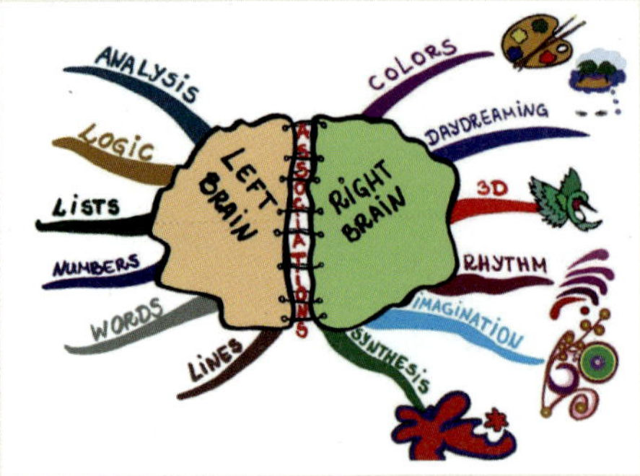

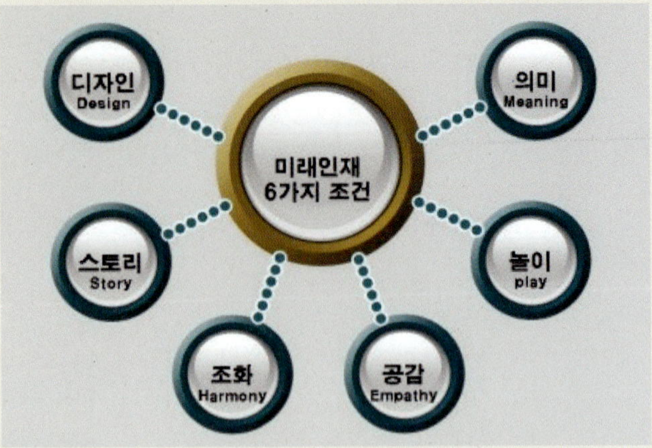

다니엘 핑크는 그의 저서 'A Whole New Mind'에서 21세기에는 다양한 사고를 하는 각양각색의 사람들이 각광을 받는 시대가 될 것이라고 한다. 그는 지식기반의 정보화 사회에서 좌뇌적 사고는 엄청난 부를 생산해 냈다. 하지만 거침없이 늘어난 부는 좀더 아름답고 영적이고 감각적인 우뇌적 가치를 필요로 하고 있다고 주장한다. '컨셉'과 '감성'이 중시되는 하이컨셉 시대에는 양쪽 뇌를 모두 사용하는 전혀 새로운 사고(A Whole New Mind)가 필요하다면서 새로운 시대에 긴요한 재능을 6가지로 압축하여 제시한다.

1. 기능만으로는 안 된다, 디자인으로 승부하라(시각적으로 아름답거나 좋은 감정을 선사할 수 있는 가치를 만들어야 경제적, 개인적 보상을 받을 수 있다).
2. 단순한 주장만으로는 안 된다, 스토리를 겸비해야 한다(본질적으로 설득, 의사소통, 자기이해 등은 훌륭한 스토리를 만들어 내는 능력의 밑받침이다).
3. 집중만으로는 안 된다, 조화를 이루어야 한다(현 시대가 가장 많이 요구하는 능력은 '분석'이 아니라 '통합'이다).
4. 논리만으로는 안 된다, 공감이 필요하다(성공을 위해서는 차별화가 필요하다. 다른 동료들의 마음을 상하게 하는 것이 무엇인지 이해하고, 유대를 강화하며, 다른 이를 배려하는 정신을 갖춰야 한다는 의미이다).
5. 진지한 것만으로는 안 된다, 놀이도 필요하다(웃음, 명랑한 마음, 게임, 유머가 건강 면에서나 사회적 성공 면에서 커다란 도움이 된다).
6. 물질의 축적만으로는 부족하다, 의미를 찾아야 한다(목적의식, 초월적인 가치, 그리고 정신적인 만족감과 같은 의미부여 능력은 필수적이다).

(1) 가치의 창출

인적자원은 가치를 창출한다. 높은 자질을 가진 직원은 핵심적 기능들을 효과적으로 수행할 수 있다.

(2) 무한한 개발 가능성

인적자원은 자연적인 성장과 성숙 뿐만 아니라 장기 간에 걸쳐 개발될 수 있는 잠재능력과 자질을 보유하고 있다. 따라서 인적자원의 개발과 교육은 매우 중요한 부분이다.

(3) 소진성

인적자원은 만약 고용(주로 20~60세)되어 자기의 능력을 발휘하지 못한다면 그들의 능력이 소진되고 말기 때문에 다른 자원처럼 비축해 둘 수가 없다.

(4) 능동성

인간은 기계와 달리 자극을 어떻게 주느냐에 따라 능동적으로 반응한다. 인적자원의 성과는 인적자원의 욕구와 동기, 태도와 행위, 만족감 등에 따라 결정되고 인적자원의 동기부여 행동과 만족감은 병원경영관리에 대한 반응으로 나타나게 된다.

(5) 존엄성

인적자원은 물질이나 기타 동물과는 달리 존엄성을 가지고 있다. 조직의 유효성과 능률증진을 위한 도구로 전락되어서는 안되며 급속한 현대문명의 발전과정에서 상실된 인간성의 회복을 위해서 인간본연의 존엄성이 지켜져야 한다.

2) 인적자원관리의 중요성

중국 격언에 '당신이 만약 1년 간 잘 살기를 원한다면 농사를 지으십시오. 10년 간 잘 살기를 원한다면 나무를 심으십시오. 그러나 100년 간 잘 살기를 원한다면 사람을 키우십시오'라는 말이 있다. 이는 인적자원을 개발하여 키운다는 것이 얼마나 중요한지를 보여주고 있다.

인적자원관리는 조직의 성패를 좌우하는 활동이며 경영에 있어 인간활동의 핵심이 된다. 우리는 흔히 조직을 운영하기 위해서는 3M이 필요하다고 한다. 인적 자원(Manpower), 물적 자원(Material), 재정적 자원(Money)이 그것이다. 인적자원관리는 사람을 관리하는 것이기 때문에 조직의 목적과 개인의 행복도 동시에 추구하는 것이다. 특히 병원은 노동집약적인 조직체이기 때문에 인력이 타 조직에 비해 많은 비중을 차지하고 있으며 병원종사자의 대부분이 전문 직종으로 구성되어 있어 병원에서의 인적자원관리는 매우 복잡하다. 병원에서의 인적자원관리가 중요한 몇 가지 이유를 들면 다음과 같다.

(1) 조직의 문제가 곧 인간의 문제

조직에서 발생하는 많은 문제는 근본적으로 인간의 문제이며 이러한 인간을 어떻게 해결하느냐가 조직의 유지 · 발전에 매우 중요한 요소라는 점이다. 최근 들어 중소병원의 경영악화 등으로 인해 경영혁신기법들을 원용하고 있지만 성공하는 사례는 생각보다 드물다. 이와 같이 경영혁신기법들이 성공을 거두지 못하는 이유는 조직에서의 사람과 관련된 문제를 간과하였기 때문이라고 많이 지적되고 있다. 즉 사람이 변해야 조직이 변하는 것이다. 내용다지기 2-2

(2) 병원경쟁력의 원천

사람관리는 병원조직 고유의 핵심역량을 배양하여 경쟁력을 높이는 직접적인 활동이기 때문이다. 병원조직 구성원으로 하여금 경쟁력을 갖고 치열한 의료환경에서 승리하기 위해서는 인력관리가 최우선이 되어야 한다. 즉 '인력이 병원의 경쟁력', '동기부여된 인력이 경쟁을 위한 무기', '사람이 조직성공의 열쇠'라는 말은 절대불변의 명제가 되어가고 있기 때문이다.

내용다지기 2-2

당신의 조직에서 매일 빠져나가는 것

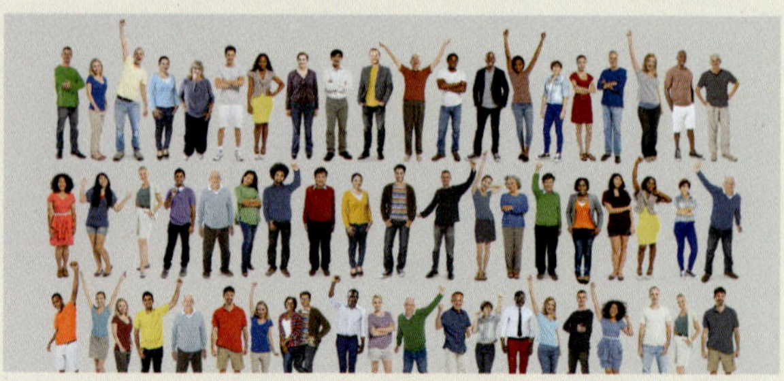

조직의 간부들에게 던지는 2가지 질문

첫째, 여러분 회사의 자산 중 90%가 밤마다 회사 정문을 빠져나간다. 이것은 무엇일까?

둘째, 현 회계시스템에는 포함되지 않지만 매우 중요한 자산이 있는데, 무엇일까?

두 문제 다 정답은 '사람', 즉 '인재'이다. '드림소사이어티(Dream Society)'의 저자 '롤프 옌센(Rolf Jensen)'은 "인재의 가치를 반영하지 않는 현재의 회계시스템은 잘못됐다"고 말했다. "드림소사이어티의 관점에서 보면 기업의 자산에서 물적 자산이 차지하는 비중은 10%, 인적 자산이 차지하는 비중이 90%다. 이렇게 보면 사실 지금까지 기업과 회계사들은 살아 있는 자산이 아니라 죽은 자산만 따져왔다고 할 수 있다"고 말했다.

(3) 인간적인 삶과 관련

사람관리는 다른 어떤 경영활동보다 인간중심적 경영활동이기 때문이다. 하루 중 대부분의 시간을 조직생활로 보내는 종업원에 있어 조직은 일터이자 동시에 생활의 터전이기 때문이다. 따라서 조직에서 발생하는 인간과 관련된 문제는 곧 이 사회가 해결하고자 하는 인간문제이다. 다른 자원은 그 관리가 비효율적일 때 조직과 경영주에게만 영향을 미치지만, 인적자원관리가 잘못되면 병원조직과 경영주는 물론 직원과 그 가족들에게까지 영향을 미친다. 그러므로 사람관리는 인간소외나 무력감, 스트레스와 같은 조직구성원들이 직면한 산업사회의 병폐를 해소하고 개개인의 지속적인 성장과 자기발전을 위한 기회의 제공, 그리고 직장과 가정생활의 조화를 이루도록 관리하여야 한다.

(4) 노사협력과 상생에 기여

사람관리는 병원이 노사문제 등과 관련된 사회적 압력에 대해 효과적으로 대처하도록 하여 사회와의 균형 관계 속에서 경영성과를 달성하도록 하는 활동이기 때문이다. 과거 그 어느 때 보다도 조직에서의 사람을 다루는 방식에 대한 사회적 감시활동이 강화되었는데 사람관리는 구성원들의 자아실현과 노사 간의 동반자 관계를 도모함으로써 과도한 사회적 제약과 감시를 예방하는 역할을 수행한다.

(5) 지식정보자원의 중요성 증대

21세기 지식사회에서도 경영의 요체는 역시 사람관리이다. 즉 지식경영은 조직구성원들로 하여금 조직내 · 외의 지식자원을 획득 · 개발토록 하고, 이를 효과적으로 공유 · 활용하도록 촉진하는 것이다. 이는 외부의 지식자원을 확보 · 활용하는 것, 새로운 지식을 창조하는 일, 필요한 지식을 공유하는 일, 여러 지식자원을 결합하여 업무에 적용하는 것 등은 모두 그 조직구성원들이 해야 하는 일들이기 때문이다.

3) 인적자원관리의 원칙

(1) 직무중심원칙

직무중심원칙이란 직무의 성격 및 내용에 관한 조사분석 결과 나타난 직무기술서 및 직무명세서 등의 직무정보 자료에 적합한 유능한 인재를 확보하고 교육훈련, 배치,

이동, 승진, 승급 등을 행하는 인적자원관리 활동을 말한다.

이는 기존의 연고관계를 중시해온 종래의 정실주의 인적자원관리 시책에 대응하는 것으로서 인적자원관리의 합리적 실시를 위한 선행과제라 할 수 있다.

(2) 능력주의 원칙

종업원의 연공서열 및 연고관계를 중시하는 종래의 연공서열주의 인적자원관리 제도와 구분되는 능력주의 · 실적주의 인사관리로 종업원의 실력과 업적에 근거하여 공정한 처우를 실천해 가는 원칙이다. 즉 종업원의 학력, 연령, 근속년수, 성별 등의 특성요소나 연공요소보다는 종업원의 직무수행능력 및 실력의 정도나 수준에 따라 공정하게 배치 · 이동 · 승진 · 승급 등의 인사처우를 보장하고 실천해가는 인적자원관리 원칙이다.

(3) 공정성의 원칙

병원조직의 구성원들과 직무의 다양성으로 인해 인력관리의 가장 어려운 점이 직원간의 공정성을 확보하는 것이다. 전통적인 인사관리의 주된 요소인 신분관리(직급), 보수관리(임금), 복무관리(평가, 후생복리)에 있어서 노사관계관리의 핵심적 요소인 근

내용다지기 2-3

고개를 숙이면 부딪히는 법이 없다

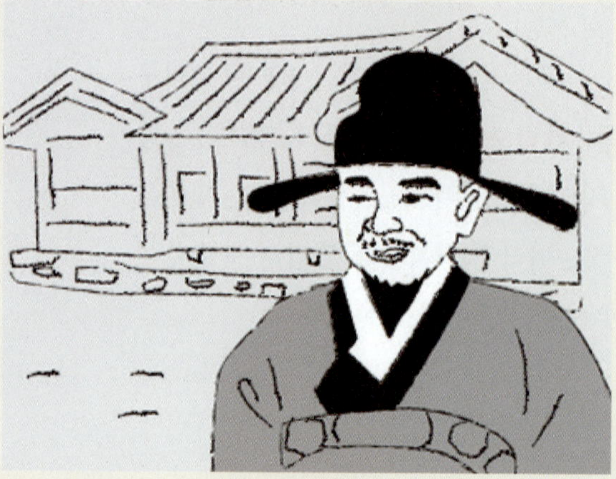

열 아홉의 어린 나이에 장원 급제를 하여 스무 살에 경기도 파주 군수가 된 맹사성은 자만심으로 가득 차 있었다. 어느 날 그가 무명 선사를 찾아가 물었다. "스님이 생각하기에 이 고을을 다스리는 사람으로서 내가 최고로 삼아야 할 좌우명이 무엇이라고 생각하오?" 그러자 무명 선사가 대답했다. "그건 어렵지 않지요. 나쁜 일을 하지 말고 착한 일을 많이 베푸시면 됩니다." "그런 건 삼척동자도 다 아는 이치인데 먼 길을 온 내게 해 줄 말이 고작 그것뿐이오?" 맹사성은 거만하게 말하며 자리에서 일어나려 했다. 그러자 무명 선사가 녹차나 한 잔 하고 가라며 붙잡았다. 그는 못이기는 척 자리에 앉았다. 그런데 스님은 찻물이 넘치도록 그의 찻잔에 자꾸만 차를 따르는 것이 아닌가. "스님, 찻물이 넘쳐 방바닥을 망칩니다." 맹사성이 소리쳤다. 하지만 스님은 태연하게 계속 찻잔이 넘치도록 차를 따르고 있었다. 그리고는 잔뜩 화가 나 있는 맹사성을 물끄러미 쳐다보며 말했다. "찻물이 넘쳐 방바닥을 적시는 것은 알고, 지식이 넘쳐 인품을 망치는 것은 어찌 모르십니까?." 스님의 이 한마디에 맹사성은 부끄러움으로 얼굴이 붉어졌고 황급히 일어나 방문을 열고 나가려고 했다. 그러다가 문에 세게 부딪히고 말았다. 그러자 스님이 빙그레 웃으며 말했다. "고개를 숙이면 부딪히는 법이 없습니다."

무조건과 임금에 있어서 상대적 형평성이 가장 중요한 원칙의 하나가 되었다.

병원인력관리에 있어서 공정성 원칙을 지키려면 직무가치의 과학적 평가에 기초한 직무관리, 능력주의에 입각한 승진관리, 직무성과를 반영한 보수관리가 이루어져야 하며 정실인사가 최대한 배제되어야 한다.

(4) 적재적소원칙

병원인력관리가 적재적소원칙에 따라 수행되려면 과학적인 직무관리가 선행되어야 하며, 모든 직무에 직무요건을 갖춘 인력을 배치하는 임용관리의 노력이 요구된다. 그런데 병원의 직무가 의료기술의 발전에 따라 변하고 직원의 능력과 자질도 노력 정도에 따라 변하는 것이기 때문에 적재적소원칙을 지키기가 어렵다. 따라서 적재적소원칙을 이루기 위해서는 직무요소의 변화를 수용하는 직무의 개발, 직원의 능력과 자질을 키우는 경력개발이 이루어져야 하며 직종별, 직군별 인력의 규모와 구성 상태를 적정하게 유지해야 한다.

(5) 전인주의 원칙

종업원의 인간적 측면의 중시 및 인간성 실현에 중점을 두는 관리원칙이다. 특히 인간적 처우의 보장을 위한 근로생활의 질 향상 및 노동의 인간화를 실현하기 위해 요구되는 원칙이다.

병원인력관리가 전인주의 원칙에 따라 수행되려면 조직에 참여하는 개인의 욕구를 이해하고 대인적 인간관계를 적절히 유지되도록 지원하여야 한다. 직원의 제안을 존중하는 업무개선제도, 직무수행, 성과의 자기평가제와 고충처리제도 등 다양한 조직행위관리 기능이 필요하다. 내용다지기 2-3

Ⅱ 병원인적자원을 둘러싼 환경변화

병원조직은 다른 여타 조직과 마찬가지로 다양한 환경에 둘러싸여 환경으로부터 영향을 받고 동시에 환경에 적응하며 생존발전하고 있다. 오늘날의 조직은 과거에 비해 훨씬 복잡한 환경가운데 처해 있다 보니 하나의 최선의 방법은 존재하지 않는다. 따라서 조직이 속한 사회의 법과 제도, 조직의 크기나 시장상황, 노동조합과의 관계 등에 따라 인적자원관리방식이 달라지게 된다. 최근 사회가 점점 복잡해지고 개방시스템 이론이 경영에 도입되기 시작하면서 환경이 인적자원관리의 중요한 부분으로 자리 잡았다.

1. 노동시장의 변화

1) 빠른 고령화 진행

우리나라는 세계에서 가장 빠른 속도로 고령화되어 가고 있는 국가이다. 한국은 이미 2000년에 고령인구(65세 이상) 비중이 7%를 넘어서 '고령화사회(aging society)'에 진입한 이래, 2019년 14%를 돌파해 '고령사회(aged society)'에 진입하고, 2026년에 '초고령사회(super aged society)'에 진입할 것으로 전망된다. 즉 세계에서 유래가 없을 정도로 빠른 속도로 고령화가 진행되고 있다. 인구의 고령화는 노동공급의 감소와 취업인구의 고령화, 소비침체를 가져와 국가적 부담으로 작용할 가능성이 높다.

병원조직과 관련하여 보면 고령화는 만성질환의 증가를 가져와 국민의료비의 증가를 가져오고 있다. 만성질환의 증가는 결국 국가사회 전체의 부담으로 돌아올 수 밖에 없으며 이는 국가에 의한 보건의료시장 개입을 더욱 강화할 수 있는 여지를 줄 수 있다. 따라서 고령화를 대비해 병원환경도 빠른 변화에 대처할 수 있는 능력과 대비가 필요하다. 특히 병원과 같이 노동집약적인 조직에서는 인력의 고령화로 의료서비스 생산성 저하로 인한 위기에 빠질 수도 있다. 또한 고령화로 인해 개인의 능력과 무관하게 임금이 자동적으로 올라가게 되는 임금제도나 퇴직금제도 등은 병원의 인건비 부담을 가중시키게 된다. 따라서 고령자의 능력개발이나 자기계발을 위한 체계적이고 적극적인 노력이 뒤따라야 한다.

2) 여성 활동인구 증가와 고학력화

경제성장으로 인한 일자리 증가에 따라 취업자 수가 그동안 크게 늘어났는데 경제활동인구도 지속적인 상승세를 보였다. 이러한 양상은 남자보다는 여자의 취업증가율이 앞서고 있다. 여성경제활동의 증가는 출산율 저하, 보육서비스 확대, 남성의 가사분담 증대, 가전제품의 발달, 여성고학력자의 증가, 고용형태의 유연화, 여성친화적 산업의 성장, 여성의 사회진출에 대한 인식개선 등에 의한 변화라고 볼 수 있다.

내용다지기 2-4

특히 병원종사자 중에는 전통적으로 여성의 비율이 어느 직종보다도 많이 차지하고 있는 조직이다. 보건의료조직에 근무하는 보건의료인력 중에는 거의 대부분이 여성인 간호사나 조산사, 작업치료사, 치과위생사 뿐만 아니라 남자에 비해 월등히 많은 비중을 차지하거나 우위를 점하고 있는 의무기록사, 물리치료사, 임상병리사, 약사, 영양사, 위생사 등 많은 직종이 있다. 앞으로 이러한 현상은 좀처럼 줄어 들것 같지는 않다.

그리고 우리나라의 급속한 경제성장을 가져온 요인 중의 하나는 고등교육의 급속한 확대라고 볼 수 있다. 우리나라의 대학진학률은 2016년 69.8%로 세계적으로 높은 수준이다. 고학력화는 조직의 인적자원관리에 있어서 인력의 자격과잉현상을 야기하게 된다. 즉 구성원의 학력 및 자격, 능력과 자신이 수행하는 직무수준과 불일치가 발생하게 된다. 병원의 경우 과거에 고졸자가 수행하던 직무를 전문대학 출신자가 수행하게 되고, 전문대학 졸업자가 수행하던 직무는 대졸자 심지어 대학원 졸업자도 담당하고 있다. 이 경우 고학력자는 현재 받고 있는 임금과 근로조건에 불만이 생겨 생산성이 오히려 고졸자보다도 낮아 질 수 있다. 일반적으로 교육수준이 높아지면 기대수

내용다지기 2-4

부모 학력 vs 소득, 아이 건강에 더 영향 미치는 건?

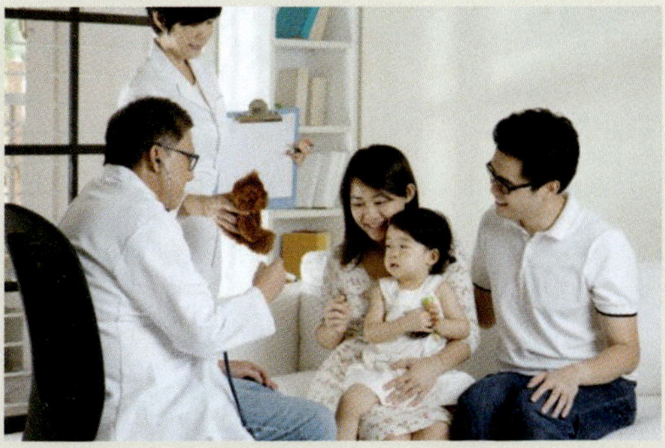

부모의 교육 수준이 높으면 가족 건강관리 비용이 많다는 연구결과가 나왔다. 이 영향은 부모의 소득 수준에 비해 더 큰 영향을 끼치는 것으로 나타났다. 미국 럿거스대 앨런 몬히트 박사가 이끄는 연구팀은 2004~2012년 미국 의료비지출패널서베이(Medical Expenditure Panel Survey)를 이용해 부모 교육과 건강 관리 비용 지출의 상관관계를 조사했다. 그 결과, 부모의 교육 수준 향상은 부모의 소득 수준에 상관없이 부모와 자녀 모두의 건강관리 비용 지출 증가와 관련이 있었다. 부모의 교육 기간이 12년 이상인 것은 가족 건강 관리 지출 비용이 증가 및 고혈압, 당뇨병, 천식 등 건강 상태 악화 감소와 관련이 있었다. 구체적으로 어머니가 고등학교 졸업을 하지 않은 한부모 가정에 비해, 어머니가 대학 교육을 받는 한부모 가정은 가족 건강 관리 비용에 매년 1000달러(약 113만 원)를 더 지출했다. 또한 높은 교육 수준을 가진 엄마만 있는 가정은 처방 약과 치과 진료에 더 많은 돈을 지출하는 반면, 더 많은 교육을 받은 두부모 가정은 치과 진료 및 정신 건강 서비스에 더 많은 돈을 지출했다.

준도 높아지고 고학력자들은 참여욕구와 노동의 내면적 만족에 높은 욕구를 가지고 있기 때문이다.

3) 고용형태의 다양화

노동시장을 둘러싸고 있는 대내외적인 여건변화에 신속하게 대응하여 적정인력을 공급하려는 조직의 경영전략과 정보통신기술의 발달, 여성노동력의 증가 등으로 인해 임시직, 파트타임, 계약직, 파견근로, 재택근로 등 비정규직 노동이 많아지고 아울러 일시적으로 아웃소싱할 기회가 많아졌다. 우리나라 비정규직 근로자의 비중은 통계청 자료를 분석해본 결과 전체 노동자 대비 32.8%(2016년 8월 기준)를 기록하였다. 남자의 비정규직 비율은 26.4%, 여자는 41.9%를 차지하였다. 이러한 현실에서 이처럼 다양한 노동력을 어떻게 유연하게 효과적으로 관리하여야 할지가 중요한 이슈가 되고 있다.

고용형태의 다양화는 노동시장에서 고용의 유연화를 기할 수 있어 기업(병원) 경쟁력이 제고되고 주부 · 고령층 · 청년층 등의 취업기회를 확대시킬 수 있다는 주장도 있다. 하지만 근로자들의 불만을 야기하고 임금수준을 낮추는 측면이 있다. 이러한 부정적인 시각은 사실 우리나라 노동시장에서 정규직 근로자와 비정규직 근로자 간에 생산성의 차이는 별로 없지만 임금의 차이, 고용의 차이에서는 비정규직 근로자가 큰 불이익을 받아 왔다는 사실 때문이다. 따라서 향후 고용형태의 다양화 과정에서 모든 근로자들이 생산성에 부합하는 임금을 받을 수 있도록 임금체계가 개선되어 부작용을 줄임과 동시에 노동시장의 유연성도 높이는 방향으로 나아가야 할 것이다.

2. 사회문화적 환경

사회문화적 환경은 개인의 행동에 영향을 미치는 집단이나 문화, 신념, 가치관, 태도, 행동규범, 견해, 라이프스타일과 등과 관련된 환경으로서 사회의 역사와 전통, 종교적 유산, 문화적 유산에 의해 영향을 받는다. 이러한 요인은 사회구성원의 행동에 영향을 미치며 또한 사회문화에 대한 가치관은 쉽사리 변하지 않는 특성을 가진다. 이러한 사회문화적 환경도 최근 들어 많은 변화를 가져와 기성세대와 젊은세대와의 가치관의 차이를 더욱 크게 벌어지게 하고 있다. 젊은세대, 즉 신세대 등으로 불리는 젊은 층의 근로자들은 기성세대와 비교하여 탈권위주의, 개성중시, 자기중심적 사고, 인내심과 절제력 부족, 의무보다는 권리위주의 태도를 가지는가 하면 이들은 일에 대한 성취욕과 자부심이 강하고 신분이나 지위에 집착하지 않는 등 기성세대와 뚜렷한 차이점을 보이고 있다.

이러한 세대 간의 격차는 의사소통의 단절, 불신풍조의 확산 등으로 인해 인적자원관리를 더욱 어렵게 하고 있다. 따라서 사회문화적 환경은 조직구성원들 특히 세대 간의 행동양식에 큰 영향을 미치기 때문에 구성원 전체, 더 나아가 각 구성원 세대의 의식구조와 가치관 등을 이해하여 인적자원관리를 수행해 나가야 한다. 인적자원관리자들은 일률적인 인사기준을 적용하기 보다는 사회문화적인 가치관과 각 세대별 가치관을 고려하여 개인의 목표와 조직의 목표를 일치시키는 방향으로 나아가야 할 것이다.

내용다지기 2-5

3. 기술의 변화

최근 정보통신기술의 발전은 우리의 생활을 완전히 바꾸어 놓고 있다. 이러한 기술의 변화는 조직의 고용관계에서도 변화를 가져오고 있다. 새로운 기술은 새로운 일자리를 창출하기도 하지만 신기술의 도입은 노동자들을 일부 퇴출시키는 역할도 하고 있다. 기술의 변화가 인적자원관리에 영향을 미치는 영향을 보면 다음과 같다.

첫째, 기술의 발전은 새로운 고용을 창출하는 효과를 가져온다. 지식정보화 사회는 전통적인 산업영역에서 탈피하여 새로운 신기술 사업영역의 발굴에 힘쓰게 됨에 따라서 병원조직도 조직이 필요로 하는 역량을 지닌 핵심인재를 발굴하고 육성하려는 노력을 기울이고 있다. 이에 따라 그와 관련된 전문인력의 수요를 급증시키고 있으며 이들에 대한 인력개발, 대우, 유지 뿐만 아니라 작업조건이나 작업내용 등에 대해서도 영향을 주고 있다. 한 예로 병원에서는 기존의 수기에 의한 의무기록이 대부분 전자의무기록(EMR)으로 전환되고 있고 이러한 의무기록 데이터를 가공처리하고 분석하는 역할도 더욱더 중요해지고 있다. 미국의 경우를 보면 경제활동인구 중 정보 관련 산업에 종사하는 사람이 1950년 15%에 불과했으나 1980년에는 무려 76%로 증가하였다.

둘째. 기술의 변화는 병원조직의 인력구조나 의사소통에도 영향을 미치는 중요한

내용다지기 2-5

'세대 갈등의 골' 더 깊어진 한국

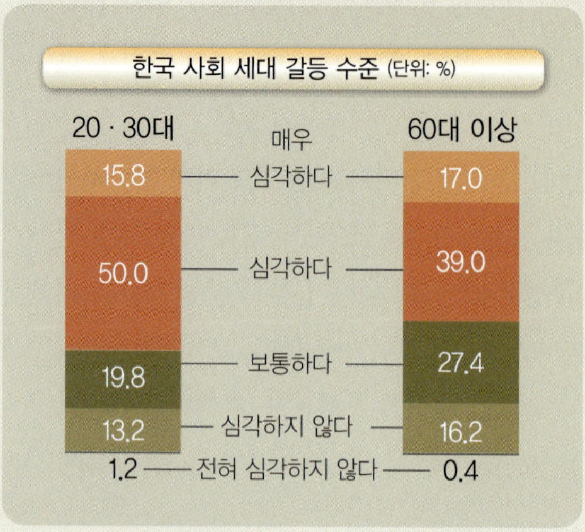

한국은 세대 간 정치적 성향과 가치관의 차이가 그 어느 곳보다 큰 나라다. 반세기 만에 압축성장과 급격한 정치변혁을 겪으며 절대빈곤을 경험한 '산업화 세대'와 '386 민주화 세대', '정보화(디지털) 혁명 세대'가 공존하고 있다. 소통 단절과 가치관 차이, 이질적 경험 등으로 세대 갈등의 골이 깊다. 특히 오늘날 최악의 취업난과 저출산 · 고령화라는 사회구조 속에 그 골은 더 깊고 넓게 파이는 양상이다. 연금과 일자리, 복지 배분 등 사회 자원을 둘러싼 갈등이 대표적이다. 서둘러 세대 간 이해와 연대를 이끌어내지 않으면 우리 사회가 극심한 혼란과 암담한 상황에 맞닥뜨릴 수 있다는 지적이 나온다. 세계일보는 문제 해결의 첫걸음인 당사자들의 생각을 파악하기 위해 온라인 설문조사 전문기업 오픈서베이에 의뢰해 20, 30대 청년 500명과 60대 이상 장년층 500명을 대상으로 설문조사를 실시했다. 31일 조사 결과를 분석한 바에 따르면 청년 10명 중 7명(65.8%)과 장년 10명 중 6명(56.0%)은 우리 사회의 세대 갈등을 심각한 수준으로 인식했다. 청년층의 15.8%는 '매우 심각하다', 50.0%는 '심각하다'고 답했다. '심각하지 않다(전혀 심각하지 않다 포함)'는 14.4%에 그쳤다. 장년층 역시 '매우 심각하다' 17.0%, '심각하다' 39.0%였다. 장년층이 세대 갈등을 느끼는 비율은 83.4%나 됐다. 이들 중 자신이 청년 시절 그 윗세대에게 느꼈던 세대 갈등보다 오늘날의 간극이 더 심각하다고 본 사람도 10명 중 7명(67.6%)이었다. 노인에게 역겨움을 동반한 부정적 감정인 '혐오'를 느낀다고 응답한 청년은 17.6%로 나타났다. 청년 남성(15.6%)보다 청년 여성(19.6%)의 응답률이 더 높았고 청년층 중에서 만 20~24세(30.1%)가 가장 높았다. 자신에게 노인 혐오가 있다고 응답한 청년들 상당수(59.1%)는 노인의 성별에 관계 없이 동일하게 혐오를 느낀다고 답했다. 그러나 남성 노인과 여성 노인 중에서는 '남성 노인에 대한 혐오 감정이 더 강하다'(38.6%)는 응답이 '여성 노인에 대한 혐오 감정이 더 강하다'(1.1%)는 응답보다 압도적으로 많았다. 젊은 여성 중 일부는 "남성 노인들이 대중교통 안에서 시선강간을 한다"는 이유를 댔다. 이렇게 가치관과 생활상의 차이로 빚어진 갈등뿐만 아니라 사회구조적 문제로 불거진 측면도 컸다. 세대 갈등의 원인으로 장년층 10명 중 6명(56.2%)과 청년층 10명 중 4명(41.8%)은 '고령화로 노인이 늘어난 데다 노인 복지가 확대돼 청년층 부담이 늘고 있기 때문'이라고 응답했다. 나태준 연세대 교수(행정학)는 "한 사회의 인구 구성에 따라 근로세대의 부담, 노인세대의 혜택 수준이 달라질 수 있으며 이는 필연적으로 세대 갈등을 불러일으키게 된다"며 "더 많은 비용을 치르기 전에 우리 사회가 갈등을 조정해야 한다"고 말했다.

요인이 되고 있다. 사무자동화는 단순히 반복적인 작업을 담당하는 인력의 필요성을 축소시키고 있으며, 사내 인트라넷의 형성은 조직 내의 의사소통 방식에도 많은 영향을 미치게 된다.

셋째, 기술의 변화는 기존조직과 직무의 재구축, 즉 분권화된 유연성이 높은 조직구조, 자율적 조직, 작업장소나 일정의 유연성 등을 요구하고 있다. 즉 많은 근로자들이 정해진 규칙이나 절차에 따라 움직이기 보다는 자유롭고 독립적인 직무수행과 조직활동을 선호하고 있다. 병원이라는 특수성이 강한 조직은 상대적으로 유연성이 받아들이기 힘든 조직이지만 환자와 고객의 편의성, 의료서비스 질 향상을 위해 딱딱한 조직구조 보다는 보다 유연한 조직이 되도록 부단한 노력이 뒤따라야 하겠다.

4. 정부

정부의 정책은 보건의료조직의 활동에 직 · 간접적으로 큰 영향을 미치는 중요한 요인이다. 특히 정부는 인적자원관리에 관한 법률의 제정 및 개정, 규제를 통하여 병원의 활동을 통제하며 때로는 각종 정책과 시행령 등을 통하여 조직 활동에 영향을 미치고 있다. 사용자와 근로자의 관계에 정부가 개입하는 것은 산업화초기부터 점차 그 정도가 높아져 왔다. 정부는 노동관계법을 제정함으로써 사용자와 근로자 간의 관계에 어떤 규칙을 제공하여 노동시장 안정, 사회문제의 최소화, 국가경쟁력 강화라는 매우 복합적인 목적을 추구해 온 것이 사실이다.

우리나라의 노동시장 관련 법규는 직업안정이라는 국가적목적을 달성하기 위해 기업(병원)의 인력확보, 인력개발 및 인력유지 측면에 특히 개입을 많이 하고 있다. 그뿐만 아니라 개별적 근로관계법인 근로기준법, 최저임금법 등 역시 인사관리의 제 기능인 인력확보, 인력개발, 인력보상, 인력유지 및 인력방출에 제약을 가하고 있다. 따라서 기업은 이러한 인사관리와 관련되는 정부의 개입을 강제적으로 수용해야만 하며 이러한 법률적 테두리 속에서 인사관리의 목표 · 달성을 위한 합리적인 의사결정을 내려야 한다.

5. 노사관계

노사관계 또한 인적자원관리에 미치는 중요한 요인이다. 특히 노사관계의 당사자로서 노동조합과의 관계는 조직(병원)의 인적자원관리 전반에 걸쳐 주요 의사결정에 많은 영향을 미치게 된다. 예를 들면 임금수준 결정, 복리후생의 확대, 인력방출, 작업조건 개선 등에 노동조합은 종업원의 의사를 제시하고 반영하도록 요구한다. 노동조합과의 관계는 병원조직의 사람관리 및 성과향상에 중요한 역할을 미치게 된다. 협력적 노사관계를 유지하고 있는 병원 조직은 구성원들의 직무만족도와 생산성이 높게 나타나면 그 결과 병원의 경영성과와 경쟁력도 높아지게 된다. 반면 노동조합과 갈등이 심한 병원은 구성원들의 직무만족도와 조직에 대한 충성심이 낮게 나타난다.

병원 내에 노동조합이 생기게 되면 병원은 사람관리를 더 이상 개별적 인적자원관리 수준에서만 다룰 수 없게 되고 집단적 인적자원관리 차원에서 근로자의 대표성을 가진 노동조합과 협의 및 교섭을 해야 한다. 집단적 인적자원관리는 결국 노사관계이며 병원은 이제 근로자 집단을 대등한 조직으로서 상대해야 한다. 노동조합이 존재하게 되면 병원의 인적자원관리도 과거의 주먹구구식 관리에서 벗어나 보다 전문화되고 제도화, 규정화, 체계화 되는 것이 일반적이다.

6. 국제화

스마트폰과 더불어 세계에서 가장 빠른 성장률을 보이는 산업이 의료관광이라고 할 정도로 세계의 의료관광산업 규모는 급속도로 증가를 하고 있다. 우리나라도 국가적 차원에서 외국인 환자 유치를 통한 고부가가치형 의료산업 육성이라는 경제적 효과 기대 및 의료를 관광 컨텐츠화하여 관광산업의 성장을 견인하고 의료기술의 발달과 제약·의료기기 산업의 동반 성장을 견인하고 있다. 새로운 블루오션인 의료서비스산업 발전 기반 및 산업화에 대한 국민적 공감대 형성 촉진을 위해 의료법 개정으로 외국인 환자 유치행위를 허용(2009. 5월 시행)하였으며, 이와 맞추어 유치기관 등록제도, 실적보고 의무화 등 세부사항 마련을 통해 본격적인 외국인 환자 유치 사업을 시작하였다. 특히 2009년 범부처 신성장 동력과제 선정 및 추가경정예산 배정으로 초기 시장형성 지원 및 민간기관의 투자 촉진을 하였으며, 한국의료의 국제적 인지도 제고와 한국의 높은 의료 수준, 안전성, 적정가격을 홍보하기 위해 대표 브랜드인 'Medical Korea, Smart Care'를 개발(2009.12)하였으며 글로벌 포지셔닝을 위해 노력하고 있다.

2009년 외국인환자의 유치 및 알선이 허용된 이후 한국을 찾은 외국인환자 수가 2009년60,201명에서 2016년 364,189명으로 연 29.3% 증가 추세에 있었으나, 2017년에는 사드배치 등 정치、경제적 영향으로 12% 감소한 321,574명을 기록하였다. 외국인환자 진료 수입 면에서도 2009년 547억 원에서 2016년 8,606억 원까지 증가했다가 2017년에는 6,398억 원으로 감소하였다. 국적별로는 중국 환자가 99,837명으로 전체 31%의 비율로 가장 많으며, 미국, 일본, 러시아, 몽골, 카자흐스탄 순으로 나타나고 있다. 2010년 이후 연평균 증가율은 아랍에미리트가 80.6%, 카자흐스탄 67.1%, 태국 54.7%, 우즈벡 40.7% 순으로 높다.

도표 2-1 유치 외국인 환자 수

구분	2009	2010	2011	2012	2013	2014	2015	2016	2017
환자수(명)	60,201	81,789	122,297	159,464	211,218	266,501	296,889	364,189	321,574
총진료수입(억원)	547	1,032	1,809	2,673	3,934	5,569	6,694	8,606	6,398

내용다지기 2-6

방한 외국인, 한국 도착 순간부터 한국 의료관광과 만난다.

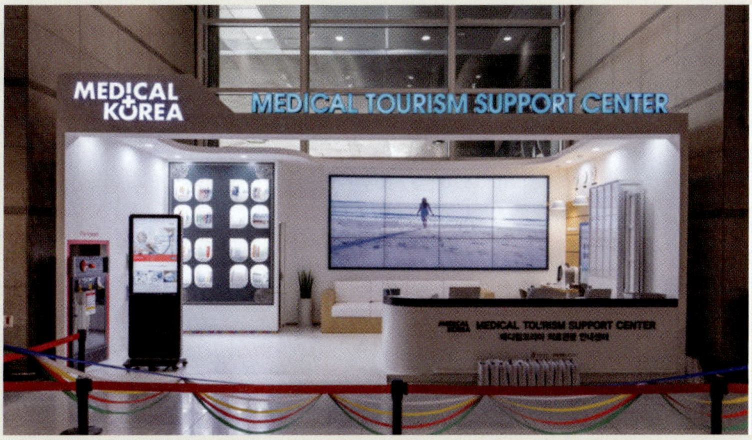

앞으로는 방한 외국인이 한국에 도착하는 순간부터 한국 의료관광을 만나게 된다. 인천공항 내에 '메디컬코리아 의료관광 안내센터'가 생기기 때문이다. 문화체육관광부와 보건복지부는 인천국제공항에 '메디컬코리아 의료관광 안내센터'를 개소해 운영한다고 밝혔다. '메디컬코리아 의료관광 안내센터'는 외국인 관광객이 한국에 도착하는 순간부터 의료서비스 및 의료관광에 쉽게 접근할 수 있도록 통합서비스를 지원하기 위하여 설치하는 것으로서 한국 의료 이용 및 관광에 대한 전문적인 상담 서비스를 제공한다. 안내센터에서는 영어, 일본어, 중국어, 러시아어 등 외국어 소통이 가능한 간호사 및 상담사가 상주하여 전문적인 의료 상담 서비스를 제공하고, 의료기관을 찾아가는 교통수단에서부터 진료 예약, 주변 음식점 및 숙박시설 등에 대한 정보를 안내한다. 또한, 방문자를 위한 대기 공간도 마련해 외국인 환자와 의료기관 관계자 간 만남의 장소로 활용할 수 있도록 할 예정이다. 안내센터에서는 의료 · 웰니스(건강관리) 관광에 대한 소개는 물론, 우리나라의 다양하고 매력적인 관광 자원을 안내하고 한방차 체험 등 간단한 문화체험 프로그램도 제공한다. 안내센터는 인천국제공항 제1터미널 입국장 7번 게이트 옆에 있으며, 휴무일 없이 365일 운영된다. 문체부 유병채 관광산업정책관은 "이번 안내센터 개소는 의료와 관광을 융합하기 위한 정부 부처 간 협력의 좋은 사례가 될 것"이라고 밝혔다. 복지부 김혜선 해외의료사업지원관은 "안내센터를 통해 외국인이 공항에 도착하는 순간부터 더욱 편리하게 한국 의료관광을 만날 수 있을 것"이라고 말했다.

외국인환자 유치는 진료 수익뿐 아니라 관련 산업으로의 파급 효과가 커서 약 2조 원의 부가가치와 함께 의료통역사, 코디네이터 등 다양한 일자리를 창출하고 있는 것으로 평가된다. 또한 한국보건산업진흥원이 2013년부터 매해 시행하고 있는 외국인환자의 한국의료 만족도 조사 결과에 따르면 총점이 2013년 88.3점 → 2014년 90.1점 → 2015년 90.5점 → 2016년 90.2점 → 2017년 90.5점으로 한국 의료서비스 만족도가 전반적으로 상승하는 등 외국인환자의 유치 환경도 지속적으로 개선되고 있다.

2009년 외국인환자 유치 허용 이후, 의료기관과 유치업자의 등록제도를 시행하였으며, 외국인 환자 유치 시장이 커지면서 등록 유치기관 숫자도 2009년 당시 의료기관 1,453개소, 유치업자 94개소에서 2016년 의료기관 3,068개소, 유치업자 1,924개소로 증가하였다. 내용다지기 2-6

Ⅲ 인적자원관리의 발전과정

인적자원관리의 역사적 발전과정을 일률적으로 구분하기는 매우 어렵다. 인적자원관리는 엄격하게 따진다면 인류역사 초기까지 거슬러 올라갈 수 있는 문제이기 때문이다. 인간의 공동생활이 있다면 반드시 사람을 관리하기 위한 제도적 장치가 필요하기 때문이다. 단적인 예로 이집트의 피라미드를 보면 대규모 피라미드를 하나 건설하는데 10만 명의 인부가 20년 동안 일을 하여야만 가능한 규모라니 이러한 현장에 사람에 대한 관리 없이는 불가능한 일이다.

인적자원관리에 대한 역사는 크게 두 가지 측면을 통해 접근할 수 있다. 하나는 관리의 역사를 통해 파악하는 것이고, 또 다른 하나는 이론적 접근방법을 통해 파악하는 방법이다. 관리사를 통해본 역사적 발전과정을 구분하면, 가부장적 인적자원관리(가내수공업), 착취 · 전제적 인적자원관리(산업혁명초기), 협의적 인적자원관리(산업화), 민주적 인적자원관리(후기산업화)로 구분할 수 있으며, 이론적 접근방법을 통한 역사적 발전과정은 기계적 접근, 인간관계적 접근, 행동과학적 접근, 전략적 접근 등으로 구분할 수 있다.

1. 관리사를 통해 본 발전과정

1) 가부장적 인적자원관리

인적자원관리에 있어 결정적인 변화를 가져왔던 가장 중요한 사건이라면 산업혁명이다. 18세기 후반 영국에서 시작된 산업혁명은 그 후 산업화운동으로 유럽, 미국, 일본 등으로 파급되어 오늘날의 선진국이 되는 기초를 제공했다. 산업혁명은 생산기술의 변화 뿐만 아니라 기업의 직무구조, 사용자와 노동자와의 관계, 노동시장의 구조 등에도 많은 변화를 주었다. 산업혁명 이전과 이후 전개되어온 사용자와 종업원과의 관계변화를 제시하면 다음과 같다.

도표 2-2 사용자와 종업원 관계의 발전

가내수공업	산업혁명초기시대	산업화진행시대	후기 산업화시대
가부장적 인적자원관리	착취적 · 전제적 인적자원관리	협의적 인적자원관리	민주적 인적자원관리

자료: 박경규(2010)

가부장적 인적자원관리는 산업혁명이전 기업에서 나타난 인적자원관리의 특징이다. 이 시대는 5~20명 정도의 종업원을 보유한 가내공업형태를 띠고 있었으며 기업내 사용자와 종업원의 관계는 가부장제의 가족제도에서 나타나는 가장(家長)과 가족구성원과의 관계와 유사한 것이었다. 이러한 가부장제는 기족구성원을 부양하는데 가장은 절대적인 권력을 행사하며 가족구성원에 대해 전제적인 지배형태를 보여주었으며, 이러한 전제적인 지배 뒤에는 가족구성원의 생계유지 및 보호라는 의무와 관련되는 기능이 항상 존재했다는것을 의미한다. 이때 가족 구성원과 같은 상태에 있는 근로자들은 사용자가 제공하는 보상과 보호에 대하여 은혜로 인식했다. 그러나 이와 같은 가부장적 인사관리 형태는 조직 구성원이 소수일 때는 가능했지만, 조직의 규모가 점점 커지면서 직원 수가 많아지자 그 의의를 상실하게 되었다.

2) 착취 · 전제적 인적자원관리

산업혁명이 일어나자 공장의 상황은 완전히 바뀌게 되었다. 새로 발명된 생산기계는 과거 수작업과는 비교할 수 없을 정도로 높은 품질의 제품을 생산하고 기계를 통한 대량생산이 가능해졌다. 유럽의 귀족들은 일확천금을 노리기 위해 공장경영에 투자하게 되고 공장의 규모는 점점 커져 종업원 수가 100~200명이상으로 증가하게 되었다. 경영주들의 무리한 공장 확장으로 자금압박을 받게 되고 경영주들은 외부자금 조달이 여의치 않자 자금조달의 원천을 기업내부에 찾고자 하였다. 즉 종업원의 인건비를 줄이고자 하였고 이로 인해 사용자와 종업원과의 관계는 점차 착취적이고 전제적인 지배형태를 띠게 되었다. 인적자원관리는 사용자 마음대로 주먹구구식으로 행해졌으며 비인도적인 협박과 회유가 난무하게 되었다. 이에 대한 반발로 근로자들은 경영자의 집을 불태우거나 기계를 파괴하는 등 과격한 행동을 보이기도 했다

당시의 종업원은 15시간 이상 일을 하면서도 생계유지조차 힘들었는데 그 이유는 당시 종업원의 노동시장에서의 경쟁력이 급속히 떨어졌기 때문이다. 한 예로 과거 50명이 일했던 공장에 새로운 기계가 도입되자 이 기계의 생산성이 노동자 몇 십명에 해당하는 일을 하였기 때문에 현재 종업원의 일감을 빼앗는 결과를 가져왔다. 공장도 확장되었지만 전체적으로 볼 때 수작업을 통해 제품을 생산할 때 보다 기계를 통해 생산함으로써 필요인력이 훨씬 감소할 수 밖에 없었다.

3) 협의적 인적자원관리

산업화 초기의 착취적 · 전제적 인적자원관리는 산업화가 진행됨에 따라 그 양상도 변화되었다. 그 이유는 기업경영의 경쟁력이 공장 확장 및 기계도입만으로 확보되기가 점차 어려워 졌기 때문이다. 소비자의 제품에 대한 욕구가 다양해지고 소비자 욕구를 채울 수 있는 제품, 유통경로, 서비스를 제공해주기 위해서는 기존의 방식으로는 한계가 드러났기 때문이다.

제품의 질을 높이기 위하여 양질의 인력이 필요하게 되었으며, 그에 따라 인적자원관리는 다른 각도에서 발전하게 되었다. 즉 경영주들 스스로가 조직의 발전이 자본이나 기계에만 의존해서 발전할 수 없다는 것을 알게 된 것이다. 더 이상 착취가 중심이 된 전제적인 인사관리가 통하지 않는 환경이 조성되게 되었다. 그 결과 경영주와 인적자원관리 담당자 간에 협의에 의한 인적자원관리 방식이 싹트게 되었다. 이 당시 로버트 오웬(Robert Owen)과 같은 사람은 경영주를 비판하고 인적자원에 대한 투자를 강조하였다. 더불어 이 시기는 과거에 무시되었던 종업원에 대한 복리후생도 확대되

내용다지기 2-7

로버트 오웬(Robert Owen, 1771-1858)

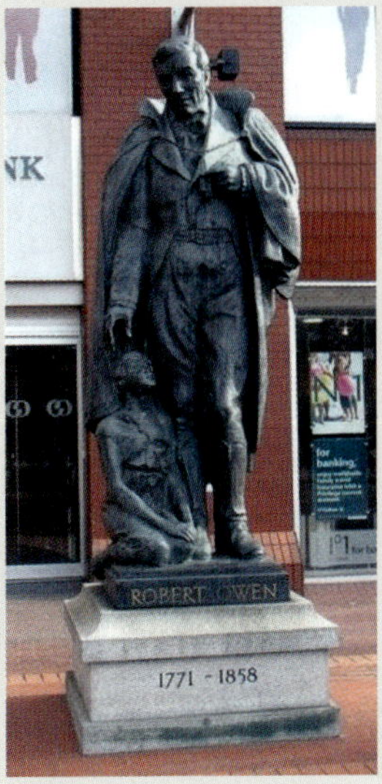

오웬은 가난한 수공업자의 아들로 웨일즈에서 태어났는데 그는 타고난 사업가였다. 열여덟에 사업을 시작해 스무 살에 큰 방적공장 공장장이 되었다. 오웬이 유명해진 계기는 스코틀랜드 근처 뉴라나크라는 시골마을의 공장을 인수해 만든 실험적 방적공장 때문이었다. 이 공장의 노동자는 하루에 '불과' 11시간만 일을 했다. 어른들이 깨끗한 공장에서 일을 하는 동안 아이들은 유치원과 학교에서 즐겁게 공부했다. 거리에는 주정뱅이가 없었고 노동자들은 때리지 않아도 열심히 일했다. 이 거대한 실험실은 당시 유럽의 왕과 귀족, 성직자와 정치가, 혁명가와 지식인들의 관심을 사로잡았다. 오웬은 이 실험실에서 노동자들의 삶에서 빈곤과 타락과 나태를 추방할 수 있음을 입증하는 동시에 엄청난 돈을 벌었다. 그는 이 돈으로 미국 인디애나 주에 광대한 땅을 사들여 '뉴 하모니'라는 유토피아를 건설하려 했다. 1824년 시작한 이 유토피아 건설 사업은 온갖 사기꾼과 잡동사니들이 몰려들어 일은 하지 않고 말만 많이 한 탓에 완전히 망해버렸다. 오웬은 사유재산과 자본주의를 비난하면서 모든 생산물은 노동자의 것이며 화폐는 노동자를 구속하는 도구이기 때문에 없애버려야 한다고 주장했다. 그는 어린이 노동금지, 노동시간 단축을 법제화하는 운동에 헌신했고, 생산과 소비를 공동으로 하는 협동조합 부락을 건설하여 정신노동과 육체노동을 결합하는 이상사회를 건설하는 일에 평생을 바쳤다. 오웬은 체제전복이 아니라 스스로 모범을 보임으로써 유토피아를 이룩하려고 했다. 이것이 당대의 혁명가들과 그를 나누는 유일한 차이점이었다.

었다. 내용다지기 2-7

4) 민주적 인적자원관리

협의적 인적자원관리와 유사한 것으로 민주적 인적자원관리가 있다. 협의적 인적자원관리는 기업의 일상 업무에 대해 기업주가 종업원과 협의는 하지만 사실상 최종의 사결정은 기업주 스스로 내리는데 비해, 민주적 인적자원관리는 기업경영의 크고 작은 일에 대해 기업주와 종업원이 같은 수의 대표로 구성된 위원회에서 민주적으로 의사결정을 행하는 것이다. 이러한 민주적 인적자원관리를 법적으로 보장하고 있는 나라는 대표적으로 독일을 들 수 있다.

이러한 인적자원관리를 산업혁명이라는 사건을 중심으로 사용자와 종업원과의 관계를 중심으로 살펴 보았을 때, 현재 미국, 일본, 영국 등에서의 인적자원관리는 이미 오래전에 협의적 인적자원관리 시대에 진입했다고 볼 수 있다. 우리나라는 1960년대 산업화를 시작한 이래 1990년대에 이르러 착취적 · 전제적 인적자원관리의 틀을 이제 겨우 벗어나고 있으며 많은 기업에서는 형식적으로나마 협의적 인적자원관리를 시행하고 있다고 볼 수 있다.

2. 이론적 접근을 통해 본 발전과정

1) 기계적 접근

(1) 배경

인적자원관리에 대한 기계적 접근은 테일러(Taylor)의 과학적 관리법(The principle of scientific management)을 출발점으로 형성되었다. 테일러가 활동하던 19세기 말과 20세기 초의 미국 상황을 보면 다음과 같다. 즉 ① 공장내 작업성과에 대해 사전에 제시된 표준이 없어 상사가 작업자에게 지시하는 것은 상사의 경험과 주관에 의한 것이다. ② 작업들 간의 유기적인 조정이 불가능했다. ③ 하루의 목표생산량에 대한 계획이 없어 작업자들의 조직적 태업이 용이하였다. ④ 능률향상을 위한 자극방법으로 임금형태를 일급제(日給制)에서 성과급제로 전환시켰으나 작업자의 성과급제에 대한 불신으로 능률향상이 이루어지지 못했다.

(2) 과업관리

테일러의 과학적 관리의 핵심은 과업관리이다. '과업관리'는 조직적 태업의 원인을 규명하고 이를 개선하기 위해 테일러가 정립한 이론이다. 테일러는 노동의 내용과 양을 노사 쌍방의 주관적 생각으로부터 분리하여 객관적인 방법으로 결정하면 성과급에 대한 불신이 사라지고 성과가 증가될 것으로 판단했다. 이러한 문제를 해결하기 위해 도표 2-2와 같은 4가지 원칙을 고안하였다.

과업관리 4가지 원칙을 실천에 옮기기 위해 테일러는 '시간 및 동작연구'와 더불어 차등별 성과급제를 도입했다. 차등별 성급과제는 하루의 작업목표량을 달성한 작업자에 대해서는 보다 높은 임률을 적용하고 실패한 자는 보다 낮은 임률을 적용하는 것이다.

테일러가 제시한 과업관리 원칙은 노사쌍방에 만족을 주었다. 사용자 입장에서 보면 작업자가 성과급에 대한 불신을 없애고 보다 높은 성과를 달성하기 위해 노력할 것으로 기대하게 되고, 작업자의 입장에서 보면 명확한 표준 노동량을 제시받음으로써 하루를 통해 자신의 업무진척 상황을 측정할 수 있으며 열심히 일을 하면 더 높은 임금을 받을 수 있으리라 생각하게 되었다. 실제로 이러한 과업관리 원칙이 적용된 작업장에서는 매우 높은 생산성을 보였다. 또한 테일러는 시간 및 동작연구와 표준적인

도표 2-3 과업관리의 4가지 원칙

4가지 원칙	내 용
• 적정한 하루의 성과수준 (a large daily task)	비교적 우수한 작업자가 달성할 수 있는 하루의 작업량을 의미함. 이를 위해 '시간 및 동작연구(time and motion study)'를 실시함. 즉 작업자가 근무시간 측면이나 작업동작 측면에서 합리적으로 작업을 수행했을 때 도달할 수 있는 표준적인 성과의 크기를 계산하는 것임.
• 표준적인 작업조건 (a standard work conditions)	작업자가 일을 하는데 필요한 제반 조건(기계, 공구, 원재료, 작업상태 등)을 최적으로 유지하는 것
• 성공에 대한 높은 보수 (high pay for success)	하루의 과업량을 작업자가 성공적으로 수행했을때 높은 임금을 준다는 것을 의미
• 실패에 대한 손실 (loss in case of failure)	제시된 1일 목표량에 작업자가 도달하지 못했을때 임금면에서 손해를 본다는 것을 의미

작업조건 제시를 통해 작업자가 수행하는 일은 가능한 한 분업화시키는 것이 효과적이라는 사실을 확인함으로써 아담스미스가 주장한 분업의 원리에 대한 효용성도 재확인하게 되었다.

(3) 기계적 접근의 주요 내용

① '직무'는 가능한 한 전문화(분업)되어야 한다. 직무를 분화하면 직무(작업)에 필요한 기술을 습득하는데 과거 전문화되지 않은 경우보다 훨씬 단축된다. 이러한 전문화는 작업자를 쉽게 구할 수 있는 작업자의 대체성을 높이는 결과를 가져왔다. 그리고 '직무'수행을 과거 인간(작업자)에게 주로 의존했지만, 이제는 기계의 역할을 가능한 한 높여 생산의 효율성을 추구하는 방향으로 인적자원관리가 추진되어야 한다. 이러한 이유로 테일러식 인적자원관리를 '기계적'이라고 부른다.

② '기계적 접근'에 의한 작업장에서의 인간은 '생산의 한 요소'로 간주되었고 심지어 인간 노동을 다른 원자재와 같이 시장에서 가능한 한 싼 값으로 구입하고, 구입한 원자재가 남았거나 필요가 없으면 다시 시장에 반품하는 것처럼 노동을 원자재로 취급하였다.

③ 또한 인간(노동)의 행동을 '경제적 동물'이라는 관점에서 이해했다. 즉 인간

은 본능적으로 경제적 이득이 극대화되는 방향으로 행동한다는 것이다. '작업자는 돈을 많이 주면 줄수록 더 열심히 일할 것이다'라는 논리이다. 이러한 예가 차등별 성과급제이다.

도표 2-4 기계적 접근의 특징

직 무	인간(작업자)
• 전문화 • 기계화 • 표준화된 작업조건	• 생산의 한 요소개념(기계의 한 부품) • 특정 노동시장에서의 높은 대체성 • 경제적 동물

(4) 기계적 접근의 비판

테일러의 과학적 관리법에서 출발한 인적자원관리의 기계적 접근은 20세기초 미국과 유럽에 급속히 확산되었으며 한동안 공장에서 높은 생산성을 보장하였다. 하지만 이러한 접근은 다음과 같은 문제점을 가지고 있다.

① 직무의 전문화로 작업자들의 일에 대한 자긍심이 상실되어 갔다. 작업자는 각자 아주 부분적인 일만 하여도 하나의 완성품을 만들기 때문에 자기가 만들었다는 자부심이 적어지고 자기가 한 일과 제품과의 일체감이 생기지 않는다. 이러한 생각의 누적은 노동소외 현상, 노동에서의 인간성 상실로 이어지게 되었다.

② 기계적 접근은 작업장에서의 인간행동에 대한 설명을 하기에는 부족하다. 이 접근은 인간을 경제적 동물로 간주하고 금전적인 측면, 즉 차등별 성과급을 동기부여의 주요 도구로 보았기 때문이다. 작업장에서 인간은 금전적 보상으로만 일을 한다고 하는 논리는 설득력이 부족하다.

2) 인간관계적 접근

(1) 배경

인적자원관리에 있어 테일러의 과학적 관리법은 미국, 유럽의 공장에 광범위하게 도입되었다. 하지만 생산성 측면을 지나치게 중시하고 인간성을 무시했던 기계론적 접근에 대한 역기능도 만만치 않았다. 그러던 가운데 E. Mayo를 중심으로 한 호오손공장(Hawthorne factory)에서 과학적 관리법의 타당성을 검증하기 위한 일련의 실험연구가 행해졌으며, 연구결과 인간성의 중요성을 부각시킨 인간관계론을 성립시켰다.

당시 호오손 공장에서는 테일러의 과학적 관리법에 입각한 성과급제도를 도입하고 있었으나 생산성측면에서 만족스럽지 못했다. 호오손 실험은 작업환경의 물리적 변화나 작업시간, 임률의 변화 등이 종업원의 작업능률에 어떠한 변화를 미치는가를 연구하기 위해 1924년부터 1932년까지 진행된 대규모 연구프로젝트였다.

(2) 호오손 연구결과

호오손 연구는 크게 4가지로 이루어졌다. ① 조명실험(1924~1927), ② 계전기 조립작업 실험(1927~1929), ③ 면접조사(1928~1930), ④ 배전기 전선작업실의 관찰(1931~1932) 등이다. 조명실험은 조명도와 작업능률과의 관계를 관찰하기 위해 진행되었으며, 계전기 조립작업 실험에서는 종래 작업능률의 상승을 가져온다고 생각되었던 모든 조건(작업시간 단축, 휴식시간 증가, 간식 제공, 작업환경개선 등)을 변화시키면서 작업능률의 변화를 관찰하였다. 면접조사에서는 약 20,000여명의 종업을 대상으로 3년 간 진행되었으며 이는 종업원의 감정이 작업에 어떻게 작용하는가를 파악하기 위함이었다. 마지막으로 배전기 전선작업실의 관찰에서는 작업자를 둘러싸고 있는 사회적 제반 조건들이 작업능률에 미치는 영향을 파악하기 위해 진행되었다.

이상 8년 간의 연구에서 발견된 사실을 요약하면 다음과 같다.

① 작업능률을 좌우하는 것은 임금, 노동시간 등의 노동조건과 조명, 환기, 기타의 작업환경으로서의 물적 조건만이 아니라, 오히려 종업원들의 태도라든가 아니면 감정의 측면이 보다 더 중요하다.

② 물적 조건도 효과를 가져올 수는 있으나 그 보다는 종업원들의 심리적 요인(욕구)이 물적 조건 보다 더 중요하다. 즉 비경제적 보수가 작업자의 작업동기와 만족을 결정하는데 중심적인 역할을 한다.

③ 종업원의 태도나 감정을 좌우하는 것은 개인적 · 사회적 환경, 사내의 권력관계, 혹은 소속된 비공식 집단(informal group)의 힘이라는 사실이다.

④ 상사와 종업원의 인간관계는 종업원의 작업의 질과 양에 중요한 영향을 미친다는 것이다. 종업원이 상사를 진정으로 존경하지 않는다면 제대로 상사의 지시와 명령에 귀 기울이지 않게 될 것이다.

결국 종업원의 소속감이 중요하였으며, 인간의 상호작용에 의하여 자연적으로 발생된 사람과 사람과의 관계가 매우 중요하다는 사실이 인식되었다. 이러한 실험을 계기로 조직을 구성하고 있는 사람의 측면에서 사람을 효과적으로 관리하는데 관심이 증가되었다.

(3) 인간관계적 접근의 주요 내용

인간관계적 접근은 인적자원관리의 기본요소인 직무와 인간에 대해 기계적 접근과는 다른 관점을 보인다. 기계적 접근에서 이상적으로 간주되었던 직무전문화는 평가절하되었는데 그 이유는 직무전문화는 일에 대한 흥미상실과 작업자의 의욕상실을 가져온다고 보았기 때문이다. 또 표준화된 작업조건의 작업능률도 인간관계적 접근에서는 다른 입장을 취하는데, 즉 작업장에서의 물리적인 작업조건을 작업자의 심리적 · 사회적 조건보다 덜 중요하게 간주한 것이다.

인간에 대한 관점을 보면 인간관계적 접근은 '사회적 동물'로 보았으며 작업장에서의 작업능률이 작업자들 간의 사회적 제반 관계에 의해서 대부분 결정된다고 보았다. 작업장에서의 사회적 제반 관계는 바로 작업집단에서 형성된다. 작업자의 개별행동은 이 작업집단의 규범에 의해 상당히 영향을 받으며 작업집단 내에는 종종 비공식집단이 자연발생적으로 형성되기도 한다. 또한 작업능률은 작업에 대한 작업자의 태도에 의해 결정되며, 이 태도는 작업자를 둘러싸고 있는 사회적 조건에 의해서 결정적으로 영향을 받는다. 사회적 조건은 작업자가 속한 작업집단의 분위기, 비공식 집단의 규범, 개별 작업자의 집단에서의 위치 등이 포함된다. 또한 작업자의 태도란 구체적으로 직무상황에 대해 갖고 있는 작업자의 심리적 측면인 감정을 말하는데 작업자의 직무만족이 그 핵심 내용이 된다.

기계적 접근에서 작업능률 향상을 위한 주요한 수단이었던 경제적 보상(차등별 성과급)은 인간관계적 접근에서는 그 의미가 감소되었다. 즉 경제적 보상 자체를 부정하지는 않았지만 그 보다는 비경제적인 보상(인정감 부여, 일에 대한 흥미 등)을 더 강조하게 되었다. 인간관계적 접근의 특징을 보면 도표 2-5와 같다.

도표 2-5 인간관계적 접근의 특징

직 무	인간(작업자)
• 비전문화 • 물리적 작업조건에 대한 낮은 평가	• 심리적 측면의 강조 • 사회적 동물 • 비공식 집단

(4) 비판

인간관계적 접근은 당시 기계적 접근 일변도의 산업계에 많은 관심을 불러 일으켰고 작업능률에 결정적 영향을 주는 새로운 요인이 있음을 인식시켰다. 하지만 학계나 실무계로부터 비판도 많이 받았다.

먼저 인간관계적 접근이 본질적으로 과학적인 타당성 없이 '종업원들의 만족이 높아지면 생산성이 증대된다'고 주장하고 있으며, 비공식집단을 너무 중요시하기 때문에 전체조직과의 맥락을 소홀하게 취급하였다는 것이다. 다음으로 인간관계론은 인간의 본성에 대한 가정에 문제를 불러 일으키고 있다. 즉 경영층이 기본적으로 해야 할 일은 갈등을 제거해서 종업원들이 행복하고 생산적이 되도록 유지하는 것이라는 주장을 함으로써 갈등에 대해 비현실적으로 이상적인 입장을 취하고 있다는 것이다. 이러한 인간관계론은 '조직 없는 인간'이라고 비판을 받기도 한다. 그러나 인간관계론은 리더십과 소집단 행동에도 많은 영향을 미쳤으며 1940년대부터 발전한 행동과학의 기초를 마련하였다. 앞서 살펴본 인간관계론의 한계점으로 인해 인간에 대한 정교하고 과학적인 지식의 필요성을 절감하게 되었다. 이러한 지식들을 발전시키는 데는 당시의 경영학자체로는 한계가 있었기 때문에 심리학, 사회학, 인류학 등 다방면의 인접과학들의 신세를 지게 되었고, 상호교류를 하면서 인간행동에 대한 연구를 함께 추진하였는데 이를 통틀어 행동과학이라 한다.

3) 행동과학적 접근

(1) 배경

행동과학은 원래 1940년대 말 시카고대학에서 철학자, 심리학자, 사회학자, 생물학자, 정신병리학자들이 모여 생물학적 및 사회과학적 측면을 포함한 인간행동을 직접 실험과 관찰을 통해 경험적으로 검증하고 대화를 나눈 데서 비롯되었다고 한다. 이러한 연구의 배경을 보면, 기존의 생산성과 능률 및 합리성만을 강조한 과학적 관리론 시대의 인사관리나 인간성을 중시하면서도 인간성을 생산성을 위한 하나의 수단으로 간주했던 인간관계론 시대의 인사관리 모두 조직 내에서 근로자들의 불만을 심화시키고 결국에는 생산성 향상을 가져오지 못하는 결과를 낳았기 때문이다.

(2) 주요 내용

행동과학은 두 가지 기본적인 요건을 갖추어야 하는데 하나는 인간행위를 연구대상으로 해야 하고, 또 다른 하나는 과학적 접근법을 적용해야 한다는 점이다. 과학적이어야 하는 이유는 개인의 주관이 개입되지 않는 객관적인 방법으로 수집된 실증적 증거에 의거하여 인간행위에 관한 일반화를 시도하는데 행동과학의 목적이 있었기 때문이다. 즉 행동과학자들은 테일러가 과학적 관리법에서 시도했던 것처럼 과학적 방법을 이용하여 인간행동을 연구하려 했다. 다만 인간관계론 학파들과 다른 점은 인간행동을 객관적이고 과학적인 관찰을 통해 파악하려 했다는 점이다. 이와 같이 인간의 행동을 연구하는 행동과학 분야들이 점차적으로 종합적 관점에서 인간행동을 연구하게 되었고, 이러한 연구가 기업이나 조직체를 대상으로 개인과 집단, 그리고 전체 조직분석에 적용되어 행동과학은 종합적 학문으로 발전하게 되었다.

무엇보다도 현대에 있어서 행동과학이론의 탄생과 함께 가장 중요시되는 개념의 발전은 조직에서 인적자원의 중요성이 인식되기 시작하였다는 것이고 이와 아울러 조직의 목표와 개인의 목표의 조화의 문제가 부각되기 시작했다는 점이다. 다시 말해서 일과 인간, 성과와 만족이 별개로 취급되는 것이 아니라 동시적이고 조화를 이루어야 하는 것으로 인식되고 또 추구되었다. 이것은 오직 생산을 위한 수단으로서의 일이 아니라 일 속에서 기쁨이나 성취감, 삶의 보람을 느낄 수 있도록 각각의 근로자들에는 '할 만한 일'이 주어져야 한다는 것을 뜻한다.

행동과학의 입장에서는 개인과 조직의 목표를 통합한다는 조직관을 갖고 있다. 이것은 '인간 있는 조직(organization with people)'관에 기초하고 있다. 이는 인간의 문제가 단순한 것이 아니라는 이해의 틀 속에서 가능한 것이다. 조직은 노동조합이나 정부 기타 사회 환경 속에서 개방된 체제로 존재하며 그들의 영향력이나 압력에서 벗어날 수 없다는 점에 대한 인식을 기반으로 하고 있다.

(3) 비판

행동과학이 다른 사회과학과 구별되는 특징은 행동과학이 인간문제 해결이라는 과제에서 출발하였기 때문에 순수한 이론전개에 덧붙여 실천적인 성격을 가지고 있다는 점이다. 그리고 또 하나의 특징은 방법론으로 실증과학적 방법을 도입했다는 점이다. 그러나 이러한 행동과학도 비판을 받고 있다. 먼저 행동과학이 근거하고 있는 가설이 실제에서 언제나 타당한 것은 아니라는 점이다. 작업조건의 향상이나 경영자의 인간관계 기술이 언제나 생산성을 증가시키지는 않으며, 과학적 관리론의 주장대로 업무의 경제적 측면 역시 종업원들에게는 중요하다는 것이다. 이것은 종업원들이 우호적인 동료들과 일하는 것을 좋아함에도 불구하고, 봉급이 낮으면 결근이나 이직이 증가하게 되는 것을 보면 알 수 있다. 조직구조나 의사전달, 업무절차 및 지루한 과업들은 동료들과의 관계가 얼마나 즐거운 것인지에 관계없이 노동자들의 근무의욕을 저하시킨다. 업무와 관련된 인간적 측면은 행동과학을 주장했던 사람들이 예상했던 것보다는 훨씬 더 복잡하기 때문에 과학적인 실험을 통해서 인간의 문제를 연구하려 했지만 과연 연구방법이 얼마나 정밀해야 연구의 과학성을 획득할 수 있는지에 대해서 많은 연구가들이 의문을 제기하고 있다.

그러나 행동과학의 여러 실증연구 결과 및 경영기법들은 인간존중 경영의 전기를 마련하는데 크게 공헌한 것은 부인할 수 없는 사실이다.

4) 전략적 접근

(1) 배경

인사관리에 대한 전통적 모델은 상사의 부하에 대한 엄격한 감독을 강조하는 반면, 인적자원적 모델은 상사가 부하가 가지고 있는 모든 재능과 능력을 계발하고 끌어낼 뿐만 아니라 부하로 하여금 작업장에서 스스로 작업사항에 대해 결정하고 관리할 수 있는 능력을 개발해야 한다고 강조한다.

1960년대만 하더라도 인사관리의 대상은 주로 생산직 종업원에 한정된 것이어서 채용업무, 고충처리, 임금계산, 노조대응 등이 인사업무의 전부였다. 그러나 1970년대 들어서면서 인적자원관리라는 용어가 등장하였고, 단순한 기능적 인사관리에서 탈피하여 인적자원관리가 기업의 중요한 성공요소라는 인식이 대두되었다. 즉 기업의 경쟁우위를 확보하는 수단으로 다른 물질적 자원보다 인적자원이 핵심요소가 된다고 보았다. 왜냐하면 물적자원은 경쟁기업도 쉽게 모방하거나 획득할 수 있지만 아이디어, 기술, 추진력, 창의력 등의 부가가치 창출요소는 다른 경쟁기업이 쉽게 모방할 수 없기 때문이다. 다시 말해 종업원들로부터 단순히 노동력만을 제공받는 것이 아니라, 많은 지식과 다양한 아이디어와 창조적이고 혁신적인 활동을 이끌어 내어 기업의 생산성을 한없이 높일 수 있는 자원(resource)이 될 수 있다고 인식한 것이다. 내용다지기 2-8

내용다지기 2-8

벼랑 끝에 섰을때 잠재력이 샘솟는다

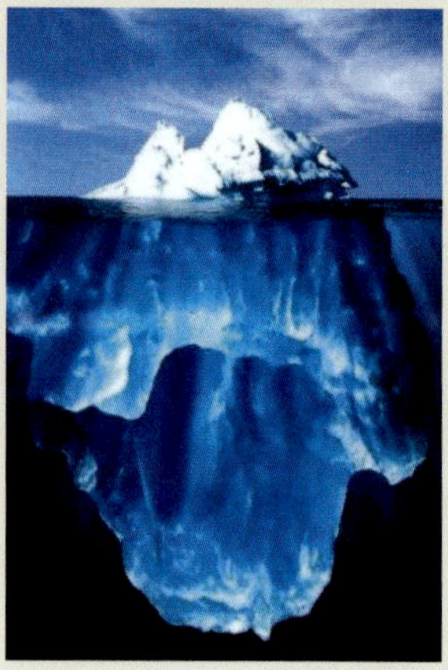

베트남 전쟁 당시 실제 있었던 일이란다. 미국병사 네 명이 차를 타고 정글속으로 달렸는데, 길이 너무 좁아 고전을 하며 전진하고 있는데 갑자기 베트콩의 기습을 받았다. 병사들은 황급히 정글에 몸을 숨겼다. 그러다가 잠깐 사격이 주춤하여 차에서 내려보니 너무 기가 막혔다. 전진을 하자니 생명이 위험하고, 차를 돌리자니 길이 좁아 돌릴 수 없는 상황이었기 때문이다. 다급한 병사들은 네 사람이 차바퀴 하나씩을 붙잡고 차를 번쩍 들어 올렸다. 그렇게 해서 차를 반대방향으로 돌린 다음 차에 올라 황급히 도망을 쳤다. 그들은 부대에 돌아와서 안도의 한숨을 내쉬며 시험 삼아 다시 네 명이서 차바퀴 하나씩을 잡고 차를 들어보았으나 꿈쩍도 하지 않았다. 정글에서 차를 번쩍 들 수 있었던 것은 사람이 가지고 있는 잠재력 때문이었다.

(2) 주요 내용

전략적 접근을 한마디로 한다면 조직이 경쟁우위를 달성하기 위해서는 우수한 인적자원을 확보하고 이들을 잘 개발하며 동기부여 할 수 있는 인사관리방식을 해야 한다는 것이다. 이를 좀 더 상세히 살펴보면 다음과 같다.

① 종업원을 수많은 잠재력을 지닌 자원으로 보며, 조직의 경쟁력 확보에 있어서 가장 중요한 요소로 인식한다. 종업원이 경쟁력 향상을 위한 중요한 요소가 되기 위해서는 그들을 교육훈련을 통해 개발시켜야 한다.

② 조직의 인적자원이 주어진 직무만을 수행하는 존재가 아닌 기업경쟁력 확보의 핵심요소로서 경영환경에 바탕을 둔 경영전략 및 조직구조와 연계되어 상호 영향을 주고 받으며, 조직경쟁력의 극대화를 위해 이들 요소들 간에 최대의 적합성이 있어야 한다는 것이다.

③ 경제적 측면에서 인력을 더 이상 비용요소로 보지 않고 투자요소로 간주해야 한다는 이론이다.

Ⅳ 병원인적자원관리자의 역할과 자질

1. 병원인적자원관리자의 역할

1) 최고경영층에 대한 지원

인적자원담당자는 최고경영자의 정보의 원천이 되어야 한다. 즉 조직분위기가 어떻게 돌아가고 있고, 구성원들이 무엇을 생각하고 있으며, 영향을 미치는 조직 활동이나 의사결정에 구성원들이 어떠한 태도를 보이고 있는가 하는 것 등을 알아야 한다. 그리고 이들 정보를 적절히 평가하여 어떻게 대처해 나갈 것인가 하는 구체적인 방안을 최고경영층에 제시할 수 있어야 한다. 이때 문제만 파악하여 보고하는 것이 아니라 해결책도 같이 제시해야만 하는 것이 중요하다.

한편, 인적자원관리 담당자는 승진후보자나 유능한 인재를 최고경영층에 추천함에 있어 공정한 평가기준과 신념을 가지고 추천하여야 한다.

그리고 최고경영층 간의 원활한 관계유지를 위하여 잦은 접촉으로 그들 간의 의견충돌을 해소시켜야 하며, 일상적이 아닌 우연히 발생하는 문제에서 문제해결자로서의 역할을 수행하여야 한다. 또 인적자원담당자는 인사관계나 노사관계에서 종업원이나 경영자의 어느 한 쪽을 편애하는 태도를 지양하고 부담스러운 문제라고 해서 일선에서 처리하도록 한다든지 하는 책임회피를 불식시켜야 한다.

2) 조정자 및 주도자

조정자로서의 역할은 그가 접촉하는 각 집단의 요구사항과 입장을 이해하고 존중하여야 하며, 그들의 입장에서 생각하고 판단하려는 노력을 할 수 있어야 한다. 그리고 각 집단의 처지를 민감하게 이해하여 한 집단의 의사가 다른 집단에 잘 전달되도록 하여야 하며, 의견대립이나 마찰을 피하기 위하여 조정자로서의 교량역할을 할 수 있어야 한다. 그리고 각 집단의 문제가 무엇인지를 신속하고도 정확하게 파악하여 관련된 집단구성원들에게 잘 전달함으로써 갈등을 최소화시킬 수 있어야 한다. 이러한 중재자로서의 역할은 각각 상이한 목표를 가지고 있는 부문관리자들 간의 의견대립이나 갈등을 해소하거나 구성원들의 욕구를 상부에 반영시키는데, 그리고 노조와 경영자 간의 마찰을 줄이거나 회피하는 데도 적용된다. 또한 병원조직에서 구조조정이 불가피하거나 조직혁신이 필요할 때는 종업원에 대한 재배치와 종업원 교육이 필요한데, 이때에도 각 부문별 일선라인에게 관리를 맡긴다면 혁신이 이루어지기 어렵기 때문에 중앙의 인적자원관리부서가 주도권을 쥐고 조정 · 통제하여야 효과적이다.

3) 종업원에 대한 후원자

조직에서 직원들은 자신들에 대한 대우에 대하여 항상 의문점을 가지고 있으며, 불이익을 받을 수 있다는 가능성 때문에 불안감을 가지고 있다. 그것이 실제로 나타나면 직원들의 사기는 저하되고 생산성이 떨어지거나 이직자가 나타나기도 한다. 이와 같은 현상은 조직 내부에 분명한 인사관리 방침과 공정성이 확보되어 있지 못하기 때문에 나타나는 현상인데, 이때 인사관리 담당자는 이와 같은 위험으로부터 직원을 보호해 주어야 할 역할을 맡고 있다. 실제 조직 구성원들의 사기가 떨어져서 생산성이 저하되는 것과 같은 인사관리 문제를 미리 파악하여 경영자들이 대처하는데 지원을 하지 못한다면 그것은 인사관리 담당자의 책임이 크다. 인사 담당자는 직원들이 근무하면서 가질 수 있는 각종 인간적인 문제, 복지문제, 고용에 관련된 문제 등을 해결해 줄 수 있는 부서는 인사관리 부서 밖에 없다는 점을 인식하는 것이 중요하다.

4) 변화담당자

오늘날 변화하는 환경 속에서 병원도 많은 변화를 겪고 있다. 변화의 양상은 크게는 조직의 구조조정에서부터 분위기의 쇄신으로 나타나고 있는데, 그 속에는 팀제와 연봉제의 도입, 해외 시장의 진출, 전문가 영입, 부서 및 인원의 감축, 원가의 절감, 새로운 사업에의 진출 등 크고 작은 변화들이 끊임없이 일어나고 있다. 이와 같은 변화들은 재무 전문가나 마케팅 전문가가 관여해야 할 부분도 있지만 주로 인사관리 담당자가 개입하여 최고 경영자에게 필요한 조언과 정보를 제공하거나 조직 전체의 전략에 맞추어 추진이 되도록 조정을 해야 할 경우가 많다. 인사 담당자들이 조직의 변화를 주도해나갈 수 있기 위해서는 근로기준법과 같은 인사관리 관련 법률적 지식에 능통해야 하는 것은 물론, 병원을 찾는 고객들의 상황이나 지역 사회의 병원에 대한 요구 등에 대하여 정확하게 분석하고 있어야 한다. 내용다지기 2-9

내용다지기 2-9

인사담당자 10명 중 7명 '애매한 이력서? 서류부터 탈락'

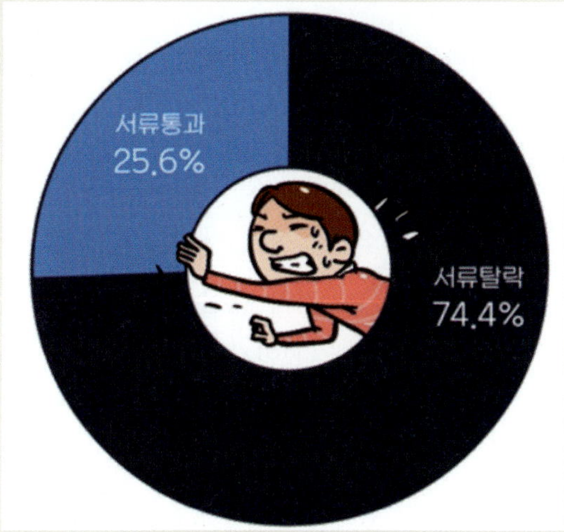

인사담당자 10명 중 7명은 애매한 이력서를 받게 되면 서류에서 이미 탈락시키는 것으로 나타났다. 잡코리아가 최근 인사담당자 566명을 대상으로 '애매한 이력서'를 주제로 설문조사를 실시한 결과 이같이 나타났다고 밝혔다. 먼저 인사담당자 86.2%는 '애매한 이력서를 받아본 적이 있다'고 답했다. 이들은 '이렇다 하게 어필하는 장점이나 매력이 없는 이력서(33.6% · 복수응답)'를 가장 애매한 이력서로 꼽았다. 또 '단조롭고 특색이 없는 문장과 구성(27.0%)', '검증할 수 없는 경력과 스펙(25.8%)', '어느 회사에 냈어도 무방했을 지원서(23.2%)', '지원자의 성향, 성격이 예측되지 않는 이력서(23.2%)', '분량에 비해 허술한 내용(22.5%)' 등도 20% 이상의 높은 응답률을 얻었다. 이밖에는 '딱 남들 있는 수준의 스펙, 경력(19.7%)'이나 '핵심 없이 너무 많은 정보와 내용(19.3%)', '어디서 보거나 읽은 듯한 이력서(16.6%)', '구체적인 데이터나 에피소드 없이 단순 나열한 방식(13.9%)' 등도 있었다. 이처럼 애매한 이력서를 제출할 경우 지원자의 지원결과는 당연히 좋지 않았다. 인사담당자의 74.4%가 "애매한 이력서는 서류부터 탈락한다"고 입을 모았다. 막상 서류를 통과하더라도 면접에서 좋은 결과를 받는 경우는 드물었다. 애매한 이력서의 서류를 통과시킨 적이 있다는 인사담당자 25.6% 중 '대부분 면접전형을 통과, 직원으로 뽑혔다'는 응답은 2.0%에 그쳤다. '일부는 통과하고 일부는 탈락하는 등 반반'이라는 응답이 17.2%로 가장 많은 가운데, '드물게 면접전형을 통과했다'는 응답도 4.3%로 낮았다. '대부분 면접에서 탈락, 결국 뽑히지 않았다'는 응답도 2.0%였다. 특히 인사담당자 절반 가량은 애매한 이력서가 곧 나쁜 이력서라고 지적했다. '애매한 이력서가 나쁜 이력서라는 생각에 동의하는지'를 질문한 결과 52.7%의 인사담당자가 '동의한다'고 응답한 것. '동의하지 않는다'는 의견은 47.3%로 이보다 다소 낮았다.

2. 병원인적자원관리자의 자질

병원 조직에서 보편적으로 인적자원관리 전문가가 갖추어야 할 개인적인 자질을 살펴보면 다음과 같다.

1) 병원조직에 대한 이해

병원에서 인사관리 담당자는 무엇보다도 병원을 잘 이해하고 있어야 한다. 병원은 환자의 건강 증진과 보호를 목적으로 하는 조직으로서 일반 조직이나 여타 기관과는 너무나 다른 차이점을 지닌다. 때문에 병원의 가치와 목적을 확실하게 이해하고 있을 것이 가장 먼저 요구되는 자질이라고 하겠다.

2) 병원종사자에 대한 이해

위험으로부터 직원을 보호해야 하는 역할을 부여받은 사람으로서 기본적으로 인간의 다양성과 차별성을 이해하는 마음을 가지고 있어야 한다. 조직에서 인사관리 담당자의 고객은 바로 근로자들이다. 때문에 근로자들에 대하여 애정과 신뢰를 갖는 것이 중요하다. 마치 병원에서 환자들이 진료를 담당하고 있는 의사들에게 자신의 증세에 대한 이야기를 들어줄 것을 원하는 것처럼 근로자들 역시 누군가가 자신들의 문제에 대한 이야기를 들어줄 것을 원한다. 고충처리 문제를 관리해야 할 인사관리 담당자는 조직 내부에서 다른 사람들의 이야기를 경청하는 태도와 기술을 익혀야 한다.

3) 공평성 유지 및 종업원의 의식 파악

어떤 경우에도 공평성을 유지할 수 있어야 한다. 인사관리의 생명은 공평성이라고 해도 과언이 아니다. 인사담당자는 사람을 관리하는 역할을 부여받고 있기 때문에 공평성을 상실하면 조직 전반에 불안감과 불만을 야기한다. 인사담당자가 공평성을 유지하는 것은 마음의 자세만으로 되는 것은 아니다. 조직 구성원들이 공평하다고 납득할 수 있는 제도와 그 운영방식이 마련되어야 한다.

또한 사람들의 의식 변화를 면밀하게 파악하여야 한다. 공평한 제도를 만들기 위하여 많은 사람들을 접촉해보고 사람들이 어떤 생각을 가지고 있는지를 파악하는 것은 중요하다. 조직에 있어서 인사정책은 너무 빠르거나 늦으면 실패하기 쉬우므로 타이밍을 제대로 파악하여 시행하는 것이 중요하다. 이를 위해서 근로자들의 의식의 흐름이나 생각의 변화가 어떻게 전개되고 있는지를 꿰뚫고 있다면 효과적인 인사관리를 할 수 있을 것이다.

4) 문제해결 능력

인력관리와 관련하여 라인 계통에서 발생하는 문제를 해결하는데 도움을 줄 수 있어야 한다. 조직에 있어서 인사담당자는 진료의 라인계통에 있지 않고 어디까지나 스탭이다. 그러나 인사담당자는 인사관리의 현장은 라인이라는 사실을 명확히 인식해야 한다. 라인관리자는 라인에 속해 있는 개별 근로자를 잘 육성하고, 동기유발 시키고 활용하게 된다. 인사담당자의 역할은 라인관리자가 그러한 일을 잘 수행할 수 있도록 조건을 갖추어 줄 수 있어야 한다. 인사담당자는 라인관리자의 애로사항에 대하여 충분히 듣고 조직의 목표를 달성하는 방향에서 지원해 줄 수 있는 자세와 능력을 갖추고 있어야 한다.

5) 연구하는 자세

개인과 조직과 사회에 대해서 연구하는 자세를 갖는다. 인사담당자는 현대사회에서 조직이 지닌 사명, 역할을 인식하고 그것이 사회의 목표와 어떻게 일치하는지, 또 어떤 모순을 낳고 있는지를 파악할 수 있어야 한다. 예를 들어, 조직이 수익성을 달성하기 위하여 필연적으로 낳게 되는 공해문제와 같은 이슈에 대하여 넓은 시야에서 연구해야만 한다.

6) 조직의 전략에 대응

조직의 전략에 대응할 수 있어야 한다. 현대는 조직의 전략적 인사가 필요한 시대이다. 병원 조직의 장기 전략이 수립되면 그에 따른 조직상의 또는 인사상의 새로운 과제가 대두된다. 인사담당자는 이러한 전략의 추진이 성공에 이르도록 하기 위하여 앞서서 노동시장을 예측하고 개발할 수 있는 능력을 갖추고 있어야 한다. 이를 위해서는 의료시장의 변화와 그에 따른 개별 병원의 전략과 인사관리의 관계에 대하여 연구해야 한다.

7) 인사 관련 법률 지식

인사관리와 관련된 법률적 지식을 갖추고 있어야 한다. 인사관리는 곧 법이라고 해도 과언이 아니다. 존엄성을 가지고 있는 사람을 다루는 문제는 어떤 문제보다도 가장 중요하고 예민하다. 만약, 인사관리가 조금이라도 법에 위배되면 그것은 조직의 명예가 손상되는 결과를 가져올 수 있고 그것은 시장에서 수익의 감소로 이어진다. 따라서 인사담당자는 인사업무와 관련된 법률적 지식을 반드시 숙지하고 있어야 한다. 더 나아가 법률 뿐만 아니라 관련 정부기관의 규정이나 지도사항 등도 충분히 숙지하고 업무수행 시 충분히 적용시킬 수 있어야 한다.

병원 조직에서 인사담당자가 전략적으로 인적자원을 관리하고 경쟁적 조직을 만드는데 기여하기 위하여 숙지해야 할 관련 법률로는 다음과 같은 것들이 있다.

- 의료법
- 직업안정법
- 근로자파견법
- 산업안전보건법
- 최저임금법
- 근로자참여 및 협력증진에 관한 법률
- 기간제 및 단시간근로자 보호 등에 관한 법률
- 근로기준법
- 남녀고용평등법
- 직업훈련기본법
- 산업재해보상보험법
- 노동조합 및 노동관계조정법
- 노동위원회법

V 병원인적자원관리의 주요 내용

1. 병원인적자원관리 부서의 역할

병원인적자원관리의 역할 또는 내용으로는 다양하게 언급될 수 있으나 일반적으로 제시되고 있는 것을 살펴보면 도표 2-6과 같다.

2. 병원인적자원관리의 특성

병원조직은 의료서비스를 제공하는 조직으로서 다음과 같은 몇 가지 서비스특성을 갖고 있다.

① 의료서비스의 제공에 긴급성을 띠는 경우가 많다. 또한 서비스 수요의 탄력도가 매우 낮아 대체하여 제공할 수 있는 서비스가 거의 존재하지 않는다.

② 의료서비스는 높은 공공성과 윤리성을 갖고 있다.

③ 의료서비스 선택에 대한 합리적인 의사결정을 고객인 환자가 하기가 매우 어렵다. 왜냐하면 의료서비스 자체가 고도의 전문성을 띠고 있기 때문에 고객이 이에 대한 정보도 부족할 뿐만 아니라 설사 정보가 주어진다 해도 이를 올바르게 평가하기가 매우 어렵다.

도표 2-6 인적자원관리부서의 역할

기 능	역 할
직무분석 및 설계	직무분석, 직무설계, 직무기술서
종업원 모집과 선발	모집, 직무게시, 면접, 시험, 임시직 활용
종업원 교육훈련 및 개발	오리엔테이션, 기술교육, 경력개발 프로그램
성과관리	성과측정, 성과평가의 준비 및 실행, 훈련
임금과 복리후생의 계획 및 관리	임금관리, 인센티브 지급, 보험, 휴가관리, 퇴직계획
건전한 노사관계 유지	태도조사, 노사관계, 종업원 핸드북, 노동법 준수, 재배치 및 전직 지원
인사정책수립과 관리	정책입안, 정책의사소통, 기록유지, 인적자원정보시스템
노동법의 준수	합법적 행동보장 정책, 보고, 정보공개, 안전점검, 편의시설 제공
전사적인 전략의 지원	인적자원계획 및 예측, 변화관리

자료: 정진철 외(2010) 일부 수정

이러한 의료서비스를 제공하는 병원조직의 인적자원관리는 다른 조직과 달리 또 다른 특성을 지니고 있다.

우선 병원조직에서는 개별업무의 표준화가 매우 어렵다. 직무군으로서 의사직, 간호사직, 의료기사직과 사무직 등으로의 구분은 용이하지만 환자들에 제공되는 의료서비스의 형태 및 질에 대한 표준화는 개별 환자가 처한 상황이 매우 다양하기 때문에 이들에 대한 의료서비스 업무를 표준화시키기 매우 어렵다.

인력확보 면에서 볼 때 의료서비스의 주체자라고 할 수 있는 의사에 대한 수요와 공급예측이 매우 어렵다. 우리나라의 경우 의료서비스의 공공성 때문에 일정수준 이상의 서비스 질을 유지하기 위해 정부가 강력한 공급통제를 하고 있다. 또한 의사의 경우, 자격을 취득하는데 오랜 시간이 걸리기 때문에 의료인력의 수요변동에 따라 단시간 내에 확보하기가 매우 어렵다. 따라서 병원조직은 의사에 대한 수요 및 공급예측을 장기적으로 수립하는데 투자가 요구된다.

인력개발의 경우, 병원조직에 종사하는 대부분의 인력은 해당 직무에 맞는 구체적인 자격을 취득한 후 의료서비스에 종사하기 때문에 교육훈련의 내용은 새로운 자격획득이 그 목적이 되기보다 주로 서비스의 질 향상과 관련된다.

또한 병원조직 및 개별 의료종사자의 성과평가에 많은 어려움이 존재한다. 병원조직에서는 그 투입물이자 산출물이 되는 인간의 생명을 다루기 때문에 소요되는 비용이나 수익을 경제적 가치로 전환하여 평가한다는 데에는 많은 무리가 따른다. 즉 병원조직의 목표로서 공익성과 수익성 간의 딜레마가 존재한다.

병원조직의 구성원에 대한 보상관리에는 일반 제조업체보다 훨씬 복잡하고 어려운 문제가 존재한다. 예를 들어 의사의 성과를 무엇으로 평가할 것인가? 완치된 환자의 수, 진료한 환자의 수 등을 지표로 개발할 수 있겠으나 그 자체에 어려움이 많다. '완치된 환자의 수'를 성과기준으로 볼 때 치료받기 전 환자의 질병정도를 누가 판단할 것인가? 그것은 평가를 받는 의사자신이 아니고는 다른 누구도 평가할 수 없는 것이다.

인력유지 활동의 경우 일반 제조기업에서 생각할 수 있는 산업재해는 별로 문제가 안되겠지만 의료서비스를 제공하는 조직구성원의 환자에 대한 태도, 병을 고쳐야 하겠다는 사명감 그리고 이것이 인간의 생명을 다루고 있다는 도덕심 등에 대한 마음자세, 즉 정신적인 측면의 성과창출 의지를 확립 · 유지 · 고양시키는 문제가 매우 중요하게 부각된다.

인력방출의 경우, 이 활동이 바로 인력확보 활동과 직결되기 때문에 특히 의료서비스 종사자들의 이직은 일반 제조기업에서의 이직비용과 또 다른 개념의 비용을 가져다 준다. 즉 이 비용은 바로 인간의 생명과 관련되는 비용이다. 따라서 의료서비스를 제공하는 데 필요한 자격을 갖춘 인력의 이직에 대한 예방대책이 인력방출 활동의 핵심내용이 된다.

3. 본서의 구성

본서에서는 앞에서 살펴본 인적자원관리부서의 주요 역할을 토대로 다음과 같이 구성하였다. 즉 인적자원관리의 기초, 인적자원의 확보 · 개발 · 보상 · 유지 · 방출 · 협력과 상생으로 구분하여 기술하였다.

인적자원관리의 기초부분에서는 인적자원관리의 이해와 직무관리인 직무분석, 직무설계, 직무평가에 대해 설명하였다. 인적자원의 확보에서는 인력확보계획과 채용관리인 모집, 선발, 배치에 대해 논의하였다. 인적자원의 개발부분에서는 교육훈련, 경력개발, 인사평가 그리고 인사이동관리를 다루었다. 인적자원의 보상부분에서는 임금관리와 복리후생관리를 기술하였다. 인적자원의 유지와 방출에서는 먼저 인적자원이 조직 내에 지속적으로 남아서 조직에 몰입케 하고자 하는 동기부여, 리더십, 갈등관리, 의사소통을 다루고 불가피한 경우의 조치인 이직관리를 기술하였다. 마지막으로 인적자원의 협력과 상생을 위해서 필수적인 노사관계관리를 언급하였다.

도표 2-7 본서의 주요 구성

인적자원관리의 기초	인적자원관리의 이해
	직무관리(직무분석, 직무설계, 직무평가)
인적자원의 확보	인력확보계획
	채용관리(모집, 선발, 배치)
인적자원의 개발	교육훈련
	경력개발
	인사평가관리
	인사이동관리
인적자원의 보상	임금관리
	복리후생관리
인적자원의 유지와 방출	동기부여관리, 리더십발휘, 갈등관리, 의사소통관리
	이직관리
인적자원관리의 협력과 상생	노사관계관리

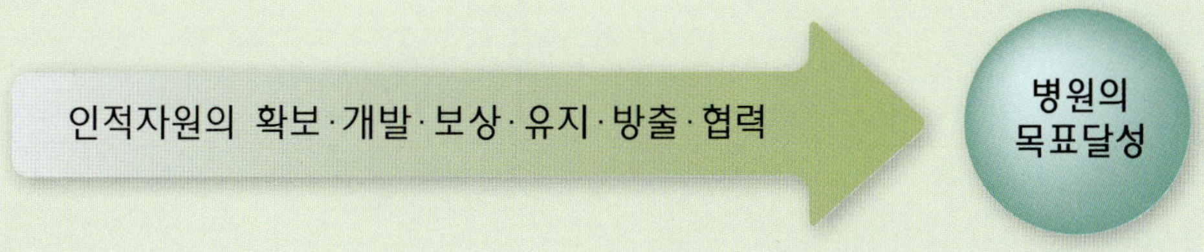

학습내용

1. 인적자원관리가 왜 중요한지 설명할 수 있어야 한다.
2. 인적자원관리의 원칙을 설명할 수 있어야 한다.
3. 병원을 둘러싼 환경변화 즉, 노동시장의 변화, 사회문화적 환경, 기술의 변화, 정부, 노사관계, 국제화 등과 관련지어 이해하고 있어야 한다.
4. 인적자원관리의 관리사적 발전과정을 가부장적 인적자원관리, 착취 · 전제적 인적자원관리, 협의적 인적자원관리, 민주적 인적자원관리로 구분하여 설명할 수 있어야 한다.
5. 인적자원관리의 발전과정을 이론적 접근 즉, 기계적 접근, 인간관계적 접근, 행동과학적 접근, 전략적 접근으로 설명할 수 있어야 한다.
6. 병원인적자원관리자의 역할과 자질을 설명할 수 있어야 한다.
7. 병원인적자원관리가 가지고 있는 특성을 설명할 수 있어야 한다.

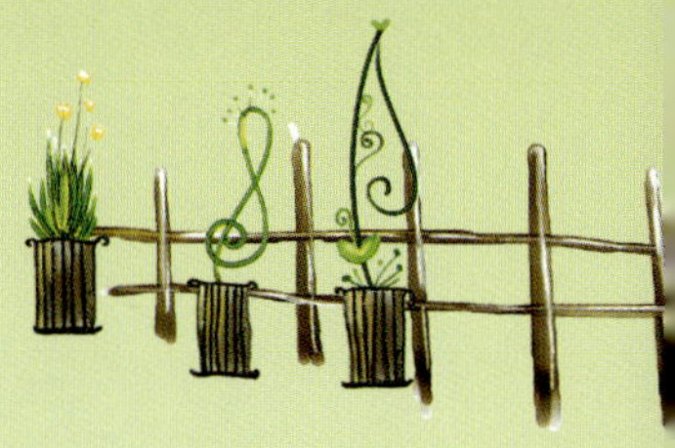

희망을 만드는 사람이 되라

정호승

이 세상 사람들 모두 잠들고
어둠 속에 갇혀서 꿈조차 잠이 들 때
홀로 일어난 새벽을 두려워 말고
별을 보고 걸어가는 사람이 되라
희망을 만드는 사람이 되라.

겨울밤은 깊어서 눈만 내리어
돌아갈 길 없는 오늘 눈 오는 밤도
하루의 일을 끝낸 작업장 부근
촛불도 꺼져가는 어둔 방에서
슬픔을 사랑하는 사람이 되라.
희망을 만드는 사람이 되라.

절망도 없는 이 절망의 세상
슬픔도 없는 이 슬픔의 세상
사랑하며 살아가면 봄눈이 온다.
눈 맞으며 기다리던 기다림 만나
눈 맞으며 그리웁던 그리움 만나
얼씨구나 부둥켜안고 웃어보아라.
절씨구나 뺨 부비며 울어보아라.

별을 보고 걸어가는 사람이 되어
희망을 만드는 사람이 되어
봄눈 내리는 보리밭길 걷는 자들은
누구든지 달려와서 가슴 가득히
꿈을 받아라.
꿈을 받아라.

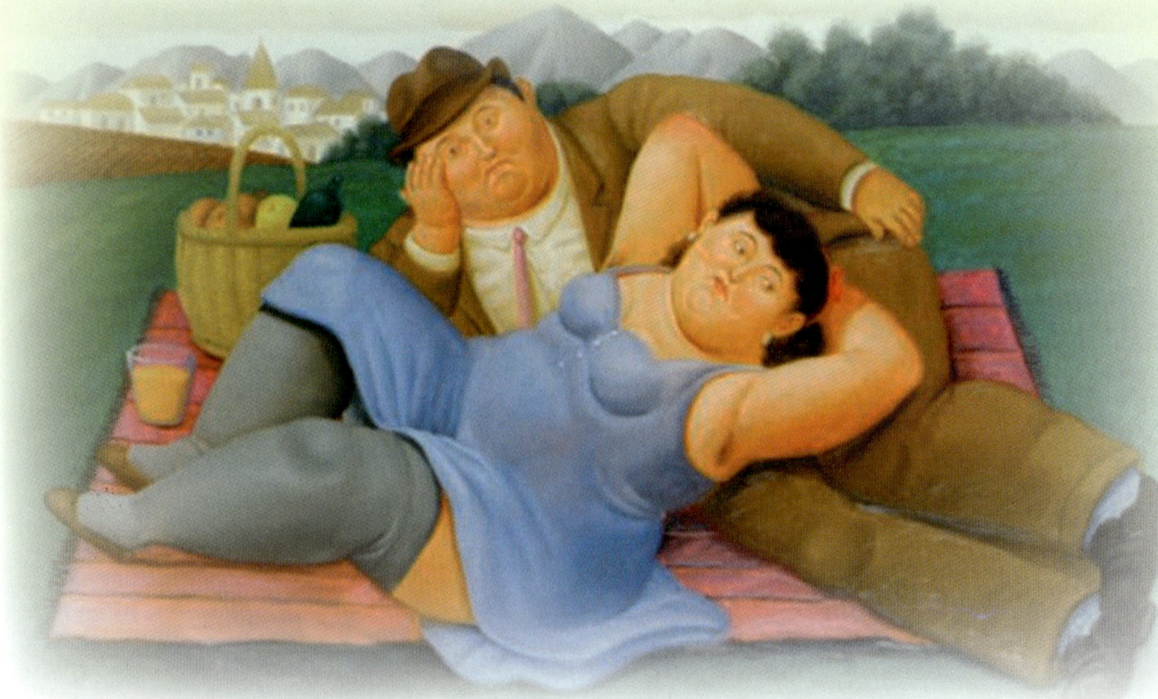

제3장

직무관리

직무관리는 크게 직무분석, 직무평가, 직무설계로 구분할 수 있다. 직무분석은 인적자원관리의 출발점이며, 직무분석은 직무기술서와 직무명세서, 직무평가 등 조직기획, 모집 및 선발, 인력개발, 경력계획, 인사고과, 보상 등에 필요한 자료를 제공한다. 직무평가는 직무분석의 결과를 기초로 직무들 간의 상대적인 가치를 비교·분석·평가하는 과정이다. 이러한 평가를 위해 숙련도, 난이도, 노력과 책임수준, 작업환경 등 다양한 요소를 적용한다. 이러한 평가는 직무담당자에 대한 보상의 차별성을 주기 위해서이다. 직무설계는 직무담당자가 직무수행 중 스스로 만족과 보람을 느끼도록 직무를 설계해 줌으로써 직무만족과 생산성 향상을 도모하고자 하는 것이다. 따라서 직무분석과 직무평가 그리고 직무설계는 서로 분리되어 독자적으로 이루어지는 것이 아니라 상호 밀접한 관련을 가진 체계적인 과정이라고 볼 수 있다.

인적자원관리의 대상이 되는 양대 산맥은 직무(일)와 사람(노동)이 된다. 병원조직은 결국 노동력을 제공하는 조직구성원이 직무를 수행함으로써 가능해진다. 이 장에서는 인적자원관리 활동의 출발점이 되는 직무관리, 즉 직무분석, 직무평가, 직무설계에 대해서 논의하고자 한다. 직무분석과 직무평가 그리고 직무설계는 서로 분리되어 독자적으로 이루어지는 것이 아니라 상호 밀접한 관련을 가진 체계적인 과정이다. 즉 조직 내에서 이루어지는 주요 직무의 특성과 아울러 해당 직무의 수행에 요구되는 인적자원의 요건을 분석(직무분석)함으로써 각각의 직무가 조직 내에서 지니는 상대적 가치와 기여도를 평가(직무평가) 할 수 있으며 이를 기반으로 공정한 인적자원관리체계를 만들 수 있다. 또한 직무수행의 주체로서 직무담당자가 직무수행과정에서 역할을 발휘하고 다양하고 고차원적인 욕구를 충족시킬 수 있도록 하기 위해서(직무설계) 직무분석은 매우 중요한 정보를 제공한다.

도표 3-1 직무관리의 영역

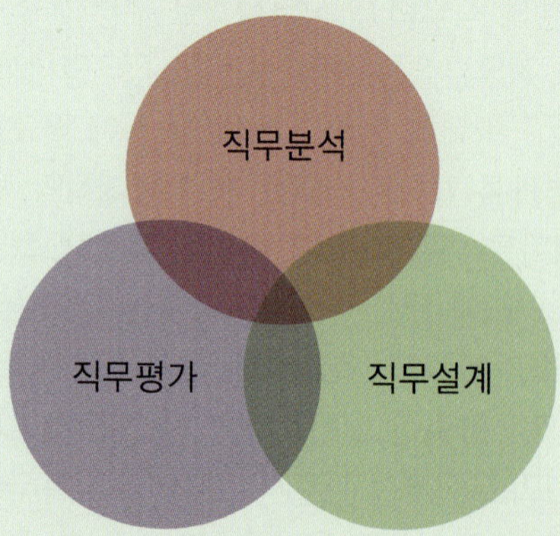

I 직무분석

1. 직무분석의 의의와 목적

1) 직무분석이란?

인적자원관리의 출발점은 직무분석부터라는 말이 있다. 이는 조직 내의 인적자원관리가 효과적으로 이루어지기 위해서는 무엇보다 종업원들이 담당하는 직무에 대한 정확한 정보에 대한 분석이 우선되어야 한다는 것을 의미한다. 만약 직무에 대한 정확한 정보를 알고 있다면 직무에 가장 적합한 사람을 선발할 수 있고, 직무수행능력의 향상에 어떠한 교육과 훈련이 필요한지도 알 수 있으며, 승진과 인사이동을 위한 적절한 기준을 마련 할 수 있다. 또한 종업원들 간 보상의 차이를 둘 수 있는 합리적인 기준도 마련할 수 있다.

따라서 직무분석(job analysis)이란 직무의 내용과 성질을 과학적으로 조사하여 구체화하고, 그 직무를 수행함에 있어 종업원에게 요구되는 직무요건(숙련, 지식, 능력, 책임 등)을 결정하는 과정이라고 정의할 수 있다.

2) 직무분석의 목적

직문분석의 목적은 해당 종업원이 수행해야 할 육체적 · 정신적 업무의 내용, 수행시기와 장소, 그리고 수행방법 등 업무수행상의 요구조건을 파악하는데 있다. 도표 3-2에서 보는 바와 같이 직문분석은 인적자원관리의 기초가 되는 작업으로서 직무분석 결과는 인적자원관리 기능을 효과적으로 수행하기 위한 기초자료로서 이용된다.

직무분석결과 직무에 대한 정보를 정리한 후에 그 요점을 기술한 문서를 직무기술서(job descriptions)라고 하며, 보다 구체적이고 인적자원관리의 특정한 목적에 맞도록 세분화시켜 기술한 문서, 즉 직무를 수행하기 위해 요구되는 최소한의 인적요건을 자세하게 작성한 문서를 직무명세서(job specification)라고 부른다. 따라서 직무분석에서 정리된 자료는 직무기술서와 직무명세서를 작성하는데 사용되고, 직무평가의 기본자료로 사용된다.

도표 3-2 직무분석과 인적자원관리 활동

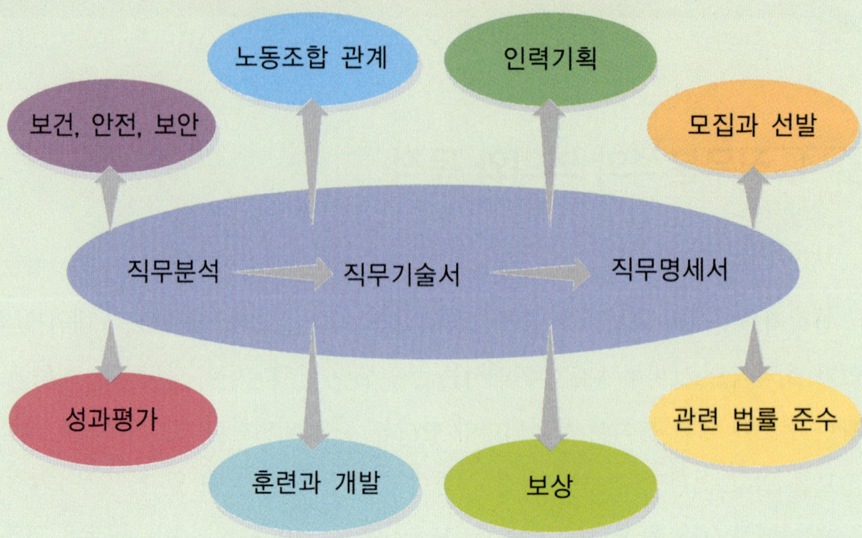

직문분석의 구체적인 목적을 살펴보면 다음과 같다.

① 직무분석은 각 직무의 책임, 권한, 직무 간의 권한관계를 명확히 하여 그 직무를 누구로부터 어떤 통제와 감독을 받고, 누구를 통해 어떻게 통제 · 감독해야 하는지를 알게 함으로써 조직을 합리적으로 관리하는 것을 가능하게 한다.

② 직무분석의 결과는 채용, 배치, 이동, 승진 등의 기준을 마련하는데 필요한 기초자료가 된다. 따라서 종업원 채용시 채용 후 담당해야 할 직무(의료기사직, 환경미화원 등)에 적합한 인물인지 아닌지 우수한 작업자가 될 수 있는 소질을 지니고 있는지를 기준으로 선발하여야 한다.

③ 직무분석은 업무개선을 위한 기초 자료가 된다.

④ 직무분석은 인사고과의 기초 작업이다. 인사고과를 합리적으로 실시하려면 인간적인 평가와 함께 맡고 있는 직무를 어느 정도 수행하였는가, 또한 그 직무에 필요한 지식, 경험, 기능을 어느 정도 가지고 있는지, 해야 할 책임을 어느 정도 수행하였는가를 구체적으로 평가할 필요가 있다.

⑤ 직무분석의 결과는 근로자들의 교육훈련 및 능력개발의 기준이 된다. 직무의 무엇을, 어떤 방법으로, 어느 정도 훈련할 것인가 하는 훈련의 필요성과 정도는 직무수행시 요구되는 지식, 숙련, 기능의 종류와 정도를 명확히 함으로써

알 수 있게 된다.

⑥ 직무분석은 직무급 임금제도를 도입하기 위한 직무평가의 기초자료가 된다. 직무급은 '동일노동 동일임금'원칙에 입각하여 직무의 상대적 가치(직무의 중요성, 복잡성, 난이도, 책임성 정도, 작업조건 상태 등)를 결정하는 제도이기 때문에 직무분석은 직무의 내용과 특성을 구체적으로 파악하여 비교하고 평가할 수 있는 정보를 제공해 준다.

3) 직무분석 관련 용어

(1) 과업(task)

독립된 목적으로 수행되는 하나의 명확한 작업 활동을 말한다. 예를 들면 타이프를 치는 것, 문서를 생산하는 것, 트럭에서 의약물품을 내리는 것 등이다. 즉 과업은 일정한 목적을 가지고 있으며 독립적인 분업이나 분담이 가능한 최소한의 작업활동 단위이다.

(2) 직위(position)

주로 한 개인에 의해 수행되는 과업(task)의 군을 의미한다(기획실 문서담당, 의무기록실 스캔담당). 즉 특정인에게 부여된 모든 과업의 집단을 말한다. 의무기록사 3명, 환경미화원 2명이라 할 때 직무는 의무기록사, 환경미화원 2개가 되며, 직위는 의무기록사 직위 3개, 환경미화원 직위 2개, 즉 5개의 직위가 된다. 그러므로 직위의 수가 종업원의 수 만큼 존재한다고 할 수 있다. 그러나 어느 한 사람에 의해 하나의 과업만이 수행되는 경우는 극히 적기 때문에 대부분의 과업과 직위는 1:1의 대응관계가 형성되지 않는다.

(3) 직무(job)

작업의 종류와 수준이 유사한 직위들의 집단을 말한다. 따라서 종종 직위와 직무를 상호 교환하여 사용하기도 한다. 직무는 공통의 업무와 책임을 수행하는 집단을 의미하며, 직위는 한 개인에 의해 수행되는 직무이다. 예를 들면 병원에서 소독업무를 담당하는 두 사람이 있다면 두 개의 직위(각각의 한 사람)가 존재하지만, 직무는 하나(소독 기술자)이다.

(4) 직종(occupation)

직종은 직무보다 넓은 개념으로서 유사한 업무내용을 가진 직무들의 집합을 의미한다. 예를 들면, 병원 안에서 '의사'나 '간호사' 또는 '의무기록사'라고 할 때 이것은 직종을 의미하는 것이다. 이 직종 개념은 직업(profession)을 의미하기도 한다.

내용다지기 3-1

(5) 직군 또는 직종군(occupational group)

직군은 보건의료직, 행정직, 기술직 등 여러 직종으로 구성된 가장 넓은 직무개념이다. 즉 업무의 본질적인 특성이나 요구되는 스킬, 지식 · 행동 등이 유사한 계통인 직무들의 묶음이라고 할 수 있다.

내용다지기 3-1

감정 숨기는 직장인, 신체 건강 빨간불

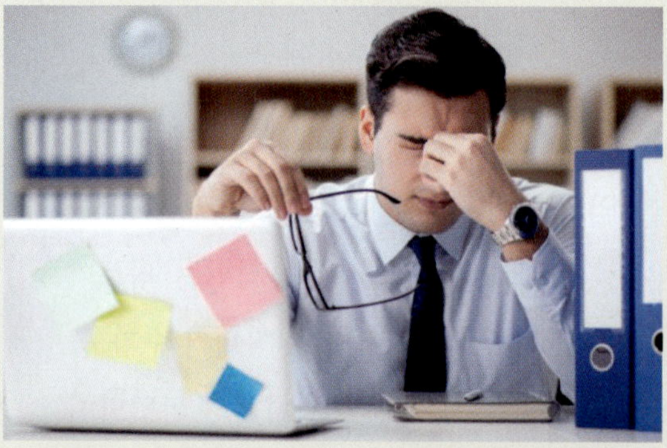

감정을 숨기고 일하면 근육통, 허리통증 등 실제로 몸이 아플 위험이 크다고 밝혀졌다. 특히 감정노동자의 건강이 위험하다. 인제대학교 해운대백병원 직업환경의학과 류지영 교수팀이 업무에서 감정을 숨기고 일하는 근로자 2명 중 1명 이상이 근골격계 통증을 호소하고 있다고 밝혔다. 이는 2011년 6월 1일부터 2011년 11월 30일까지 한국 산업안전보건연구원이 수행한 제3차 근로환경조사(KWCS) 자료를 분석한 결과다. 연구팀은 사무, 판매, 서비스 분야 임금근로자 중 업무에서 근골격계 증상에 영향을 줄 수 있는 부적절한 자세나 손과 팔의 반복적인 동작, 소음이나 진동 노출 같은 위험 요인이 없는 근로자를 대상으로 평가했다. 전체 응답자 1만2186명 중 '나는 감정을 숨기고 일을 해야 한다'에 그렇다(항상 또는 대부분)고 대답한 비율은 30.6%(3730명)로 나타났다. 은행원, 전화상담원, 백화점 점원, 의료인 등 감정을 숨기고 일하는 근로자 군에서 남성은 50.4%, 여성은 56.5%가 근골격계 증상을 호소했다. 그렇지 않은 근로자 군은 남성 37.9%, 여성 45.2%로, 남녀 모두 10% 이상 차이를 보였다. 또 감정을 숨기는 노동자는 그렇지 않은 노동자보다 근골격계 증상에 대한 위험도도 최대 1.48배 높았다. 전신피로 위험도 남성이 1.75배, 여성이 1.82배나 높았으며 두통이나 눈의 피로를 느낄 위험은 남성이 1.5배, 여성이 1.42배였다. 류지영 교수는 "감정을 숨기며 일하는 것은 스트레스를 유발할 수 있고, 이러한 스트레스는 근육의 긴장을 높여 근육과 관절의 퇴행성 변화를 가속화 할 수 있다"며 "또한 감정을 숨기면서 나타날 수 있는 부정적 감정과 같은 심리적인 상태는 통증의 인지에도 영향을 미쳐, 자극에 과민하게 반응해 지속적인 통증을 유발할 수 있다"고 밝혔다. 또한, 류 교수는 "감정을 숨기고 노동하는 것은 업무 중 사람과의 관계에서 오는 것으로, 근본적으로는 고객과 근로자 간 또는 근로자 간 서로를 배려하는 문화가 있어야 한다"며 "회사에서는 이러한 위험성을 인지해 근로자를 지지하고 보호하는 방침을 마련하고 근로자는 취미활동 등을 통해 스트레스를 적절히 해소하거나 과도한 근육의 긴장을 예방하기 위해 스트레칭 같은 가벼운 운동을 하는 것이 증상 예방에 도움을 줄 수 있을 것으로 생각한다"고 밝혔다.

도표 3-3 직무관련 개념의 순서

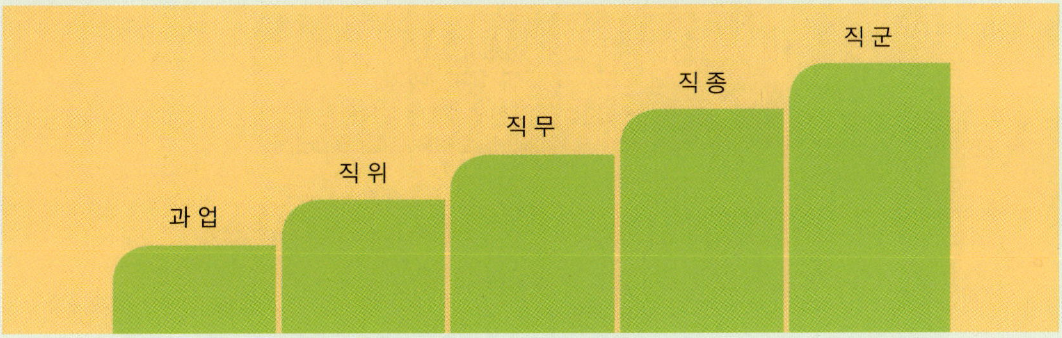

2. 직무분석의 절차와 활용

직무분석의 절차는 논리적이어야 하며 적절한 관리와 전문적인 심리적 측정기법도 같이 수행되어야 한다. 그러므로 이용되는 직무분석 방법에 상관 없이 다단계 분석과정이 수행된다. 일반적으로 직무분석절차는 직무분석 기획, 직무분석 준비, 직무분석 실시, 직무기술서와 직무명세서 개발, 직무기술서와 직무명세서의 유지 · 갱신으로 나누어 볼 수 있다.

1) 직무분석 기획

관리자와 종업원들로부터 데이터를 수집하기 이전에 직무분석 절차가 수립되는 것이 가장 중요하다. 기획과정에서 가장 중요한 고려사항은 직무분석의 목표를 확인하고 정의하는 것이다. 주요 목표에는 직무기술서를 업데이트하거나, 그 결과에 근거하여 조직의 보상 프로그램을 재개정하는 것도 포함될 수 있다. 또 다른 목적은 새로운 조직의 전략에 부응하도록 부서의 직무들을 재설계하거나 조직을 분할하거나 조직내 여러 부서의 구조를 변경하는 것이다. 비용절감과 종업원 운용의 문제로 전략과 기획의 재수정이 필요할 때에 직무분석은 유용하게 활용될 수 있으며, 종업원 운용 비용을 감소시키는 데도 도움이 되는 중요한 도구이다.

도표 3-4 ▶ **직무분석 절차**

Ⅰ. 직무분석 기획
- 직무분석의 목표 확인
- 최고 경영진의 지원 획득

↓

Ⅱ. 직무분석 준비
- 직무와 분석 방법론 확인
- 직무관련 서류 검토
- 관리자 · 종업원과 의사소통 과정

↓

Ⅲ. 직무분석 실시
- 직무분석 자료 수집
- 자료검토와 편집

↓

Ⅳ. 직무기술서와 직무명세서 개발
- 직무기술서와 직무명세서 초안 작성
- 관리자와 종업원의 초안 검토

↓

Ⅴ. 직무기술서와 직무명세서의 유지와 갱신
- 조직의 변화에 따라 직무기술서와 직무명세서의 갱신
- 모든 직무에 대한 주기적인 검토(점검)

2) 직무분석 준비

직무분석 준비는 검토 중인 직무를 확인하는 것이다. 준비단계에서 해야 할 또 다른 일은 현재의 서류를 검토하는 것이다. 현재의 직무기술서, 조직도, 이전의 직무분석 정보, 다른 산업과 연관된 자원 등이 모두 검토되어야 한다. 중요한 것은 관리자의 영향을 받는 종업원이나 노동조합 간사와 같은 다른 관련 사람들에게 그 과정을 전달하고 설명하는 것이다. 직무분석 설명은 누군가가 자신의 직무에 대해 정밀한 조사를 받을 때에 사람들이 갖게 되는 염려와 근심을 전달하여 이해를 구하고, 발생 가능한 문제들을 예상하고 대비하는 것이다.

3) 직무분석 실시

준비가 완료되면 직무분석을 실행한다. 선정된 방법에 따라 직무분석에 대한 일정이 결정된다. 종업원과 관리자로부터 정보를 수집하기 위해서는 충분한 시간이 주어져야 한다. 직무분석의 내용을 자세히 정리하고 나면 그 내용을 직무군(job family)과 조직 단위별로 분류한다. 이 단계에서는 조직의 전체적인 관점에서 유사한 직무의 세부사항을 서로 비교한다. 또한 자료의 정확성을 위해 다시 한 번 재검토하고, 관리자와 종업원에 대한 인터뷰 형식으로 추가적인 후속조치도 필요하다.

4) 직무기술서, 직무명세서, 성과기준의 개발과 유지

직무분석의 결과는 직무기술서 · 직무명세서 · 성과기준을 개발하기 위해 이용된다. 그뿐만 아니라 그 결과는 직무분석 정보를 읽을 수 있는 형태로 요약하고 직무관련 활동을 법률적으로 변호할 수 있는 근거를 제공하게 된다. 또한 분석결과를 문서화함으로써 특정 직무목표에 대해 개인근로자를 도울 수 있다. 대부분의 경우 직무기술서와 직무명세서는 몇 개의 다른 직무영역들을 포함하는 하나의 서류로 결합된다. 직무기술서는 직무의 업무, 의무, 책임을 확인한다. 직무기술서는 무엇이 행해지고, 그것이 왜 어디에서 행해지며, 어떻게 행해지는지를 설명하는 것이다. 또한 구체적인 설명이 필요한 부분을 확인해야 한다.

일반적으로 보건의료기관들에는 관리자와 종업원 스스로 직무기술서를 작성하게 하는 것은 드물다. 인적자원 관리자가 직무기술서를 작성할 수 있으며, 작성이 끝났을 때에 인적자원관리 부서에서 관리자와 감독자 및 종업원들에게 배포될 수 있다. 각 감독자 또는 관리자는 개별 종업원과 함께 완성된 내용을 검토하고, 다른 모든 인적자원관리 활동 뿐만 아니라 성과평가와 연계될 수 있는 내용에 대해 이해와 동의를 구하는 것도 매우 중요하다.

일단 개인들의 직무기술서와 직무명세서가 완성 · 검토되고 나면, 그것들이 적용될 수 있도록 구체적인 시스템이 개발되어야 한다. 그렇지 못하면 직무분석으로부터 시작하는 모든 과정은 몇 년 이내에 다시 반복되어야 할지도 모르기 때문이다.

내용다지기 3-2

직무분석의 1차적 결과인 직무기술서와 직무명세서에서 나타난 제 정보는 인적자원관리의 기능분야인 인력확보에서부터 인력방출까지의 활동에 대해 보다 양질의 의사결정을 하는데 활용되고 있다.

즉 직무분석에서 나타난 직무기술서나 직무명세서는 구체적인 목적에 활용하게 된다. 여기에서 직무기술서는 직무요건에 중점을 둔 것이며, 직무명세서는 인적요건에 중점을 둔 것으로 이들은 직무분석의 결과를 체계적으로 정리한 서식이다. 이러한 직

내용다지기 3-2

"대기업 블라인드 채용 확산… 스펙 대신 직무 관련 구체 경험 쌓아야"

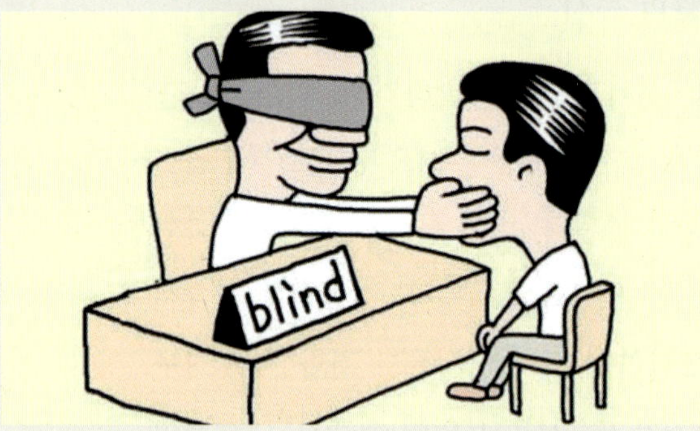

주요 기업 사이에서 출신 지역과 학력 등을 묻지 않는 '블라인드 채용'이 확산하며 방식도 다양해지는 것으로 나타났다. 블라인드 채용은 2017년 하반기부터 공공부문에서 전면 도입됐으며 민간부문에서는 각 기업의 상황에 맞춰 활용되고 있다. 한국경제연구원(이하 한경연)이 블라인드 채용 도입 기업들을 분석한 결과 일부 직무에 한해 블라인드 채용을 적용하는 회사가 많았다. 롯데백화점과 CJ ENM, KT, 두산중공업, 종근당, 한샘 등은 일부 직무의 신입사원 채용을 블라인드로 진행한다. 롯데는 상·하반기 2회에 걸쳐 'SPEC태클 전형'을 시행하고 계열사별로 인력 수요가 있는 직무에 대해 블라인드 전형으로 신입·인턴사원을 뽑는다. 롯데백화점의 MD, 롯데마트의 식품MD, 롯데하이마트의 온라인MD, 롯데홈쇼핑의 PD, 롯데닷컴의 프로그래밍 등 직무에 따라 블라인드 전형으로 인재를 선발한다. CJ에는 출신학교 및 학점 등 정보를 전혀 기재하지 않는 '리스펙트(Respect) 전형'이 있다. 올해 CJ제일제당의 식품영업, CJENM의 콘서트기획, CJCGV의 멀티플렉스 매니저, CJ대한통운의 계약물류 등 직무에 적용됐다. 신입사원 중 일정 인원만 블라인드 채용으로 뽑는 곳도 있다. SK그룹의 계열사인 SK텔레콤과 SK하이닉스, SK(주) C&C, 현대백화점은 일부 신입사원을 블라인드 채용으로 선발한다. SK에는 지원자의 스토리와 역량만으로 인재를 선발하는 '바이킹챌린지 전형'이 있다. 해당 전형에 선발된 이들은 인턴십을 통해 평가받는다. 현대백화점에는 지원자들이 500자 내의 자기 PR과 최대 10MB 크기의 파일로 본인을 드러내고, 블라인드 인터뷰를 받는 '워너비 패셔니스타(Wannabe Passionista) 전형'이 있다. 4주 간의 현장실습 인턴십 프로그램의 평가를 중심으로 심사를 진행해 최종 입사 여부를 결정한다. 일부 기업은 모든 신입사원을 블라인드 채용으로 선발한다. 동아쏘시오홀딩스와 자회사인 동아제약, 동아ST 등은 정기공채 신입사원을 모두 블라인드 방식인 '채용전환형 인턴' 전형으로 뽑는다. 애경산업은 올해 신입사원 선발에 블라인드 채용을 도입했다. 합격자는 2개월 간의 인턴활동을 거쳐 평가를 통해 신입사원으로 전환된다. 신입사원 채용 과정에는 인턴십 전형이 포함됐다. 신입 채용전형에서 일부 항목에 블라인드를 적용한 대기업도 있다. 삼성전자와 LG전자는 입사지원서에서 사진과 가족관계 등 입력란을 없앴다. KT에는 지원 시 어떤 스펙도 묻지 않는 'KT스타오디션' 전형이 있다. 스타오디션 전형에 합격하면 서류전형 합격 혜택이 주어진다. 효성은 서류전형에서 학점, 외국어, 연령 등에 별도 자격 제한을 두지 않는다. 기업의 채용 형태가 다양해짐에 따라 전형적인 스펙 쌓기보다는 전략적인 취업 활동이 득이 될 수 있다는 분석도 나온다. 추광호 한국경제연구원 일자리전략실장은 "대기업들의 채용방식이 다양해지며 스펙을 보지 않는 전형이 확대되고 있다"며 "취업준비생들은 불필요한 스펙 쌓기보다는 직무와 관련된 SNS 홍보 서포터즈, 인턴십, 공모전 참가 등 구체적인 경험을 하는 것이 낫다"고 말했다.

무기술서와 직무명세서의 활용방안은 앞에서 살펴 본 직무분석의 목적과 동일하다고 보면 된다.

도표 3-5 직무분석의 활용과정

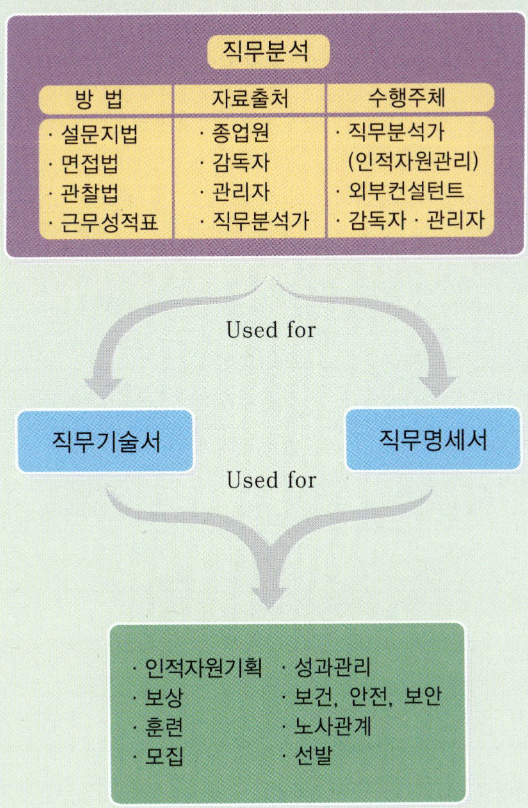

3. 직무분석을 위한 직무정보 수집 방법

직무분석을 위해서는 직무에 대한 정보를 우선 수집하여야 한다. 이러한 방법에는 설문지법, 관찰법, 면접법, 기록법, 조합법 등이 있다.

도표 3-6 ▶ **직무분석을 위한 설문지 예**

개인별 업무명세서					
소속부서	부(실) 과	직 위		작 성 자	
생년월일				직속상관	
입사일자				전직상관	
전직부서		현직기간			
최종학력	학교 전공	*분류번호			
직무개요					

업무수행절차 및 방법

1) 일상업무: 일상업무에서의 개별 업무 소요시간은 하루의 근무시간 중 소요되는 시간임.

담당업무명	업무수행절차 및 방법	사용하는 문서 및 결재절차	직무책임:관리 및 감독내용	타직무와의 관계: 관련부서와의 업무내용
1. (시간 /일)				
2. (시간 /일)				
3. (시간 /일)				

2) 기타업무는 발생되는 빈도에 따라 소요시간을 표시할 것(예: 0.5시간/주, 1시간/월 등).

담당업무명	업무수행절차 및 방법	사용하는 문서 및 결재절차	직무책임:관리 및 감독내용	타직무와의 관계: 관련부서와의 업무내용
1. (시간 /일)				
2. (시간 /일)				
3. (시간 /일)				

자격요건조사표(Ⅰ)

기술 · 지식 등의 자격요건		정 도
1. 지식	1) 학력: 2) 전문지식	
2. 숙련	1) 숙련기간: 2) 숙련내용:	
3. 난이도	1) 정신적 부하(부담): 2) 육체적 부하(부담):	

자격요건조사표(Ⅱ)

자격요건	매우 필요하다	조금 필요하다	보통이다	거의 필요없다	전혀 필요없다
(1) 전문적 지식					
(2) 사전경험					
(3) 문서작성능력					
(4) 계량적 분석능력					
(5) 개념적 분석능력					

자료: 박경규(2010)

1) 설문지법(questionnaire method)

가장 많이 사용되는 일반적인 정보수집 방법이다. 직원과 감독자 양자에게 구조화된 질문지를 배부하고 이들로 하여금 직무에 관한 내용을 기술하게 하여 정보를 획득하는 방법이다. 이는 다른 방법보다 신속하게 자료를 수집할 수 있고 면접보다 다수의 직원을 참석시킬 수 있기 때문에 직무분석에 적극적인 협조를 얻는다. 그러나 질문지 작성이 어렵고 질문지를 일관성 있고 통일되게 해석하기 어려우며 면접보다 직원접촉의 기회가 적어 상호 간의 친목과 정보의 정확성, 융통성이 결여된다.

설문지법을 사용할 경우, 직무에 대한 인식이나 질문내용을 읽고 이해하는 능력에 있어서도 차이가 난다. 이런 이유 때문에 일반적으로 설문지 방식은 설문정보를 명료하게 하고 입증하기 위해 면접법이나 관찰법을 함께 사용하게 된다.

2) 관찰법(observation method)

직원이 직무를 수행하는 과정을 직접 관찰하면서 무슨 일을 하고 있고, 그 일을 하는데 얼마나 많은 시간이 소요되는지를 일일이 기록하는 방법이다. 매일 수행하는 직무에 관하여 좋은 내용을 제공하는 방법이고 단기간에 이뤄지는 생산 직무 또는 요건이 단순한 하급사무직, 단순 기술자와 같은 기능직에 적합한 방법이며 정신적인 기술이 대부분 필요한 직무에는 적합하지 않다. 즉 반복되는 업무에 사용하는 것이 유용하며 다른 분석법과 혼용하여 사용하면 더욱 유용하다.

3) 면접법(interview method)

면접법은 직무수행에 필요한 지식, 기술, 능력 등을 직무 수행하는 직원에게 인터뷰하여 기록하는 방법이다. 인터뷰를 하는 사람은 미리 준비한 질문을 하고, 필요한 경우에는 직원의 반응에 적합하게 질문을 추가하기도 한다. 정보를 효율적으로 수집하기 위해서 표준화된 인터뷰양식이 많이 사용된다. 이 방법은 완전하고 정확한 직무자료를 얻을 수 있으며 분석가가 직무자료의 중요성을 평가하여 업무의 중요도를 평가할 수 있다. 또한 관찰자가 알 수 없는 정신적인 작업과정을 설명할 수 있기 때문에 정신적, 육체적 행위가 모두 기술될 수 있다는 장점이 있는 반면, 시간이 오래 걸리며 직무분석 대상자의 갈등, 오해, 불만 등의 발생우려가 있으며 비교적 비용이 많이 든다.

전문적인 직무에 적합한 방법이다.

4) (작업)기록법(employment recording method)

직무분석의 정보를 직원들이 일기를 쓰듯 그들의 작업 활동을 통하여 기록한 작업 일지 등을 모음으로써 얻어내는 방법이다.

직무 수행자가 기록한 직무 수행 기록을 바탕으로 직무를 분석하는 방법이기 때문에 이 기록을 바탕으로 직무 수행에 필요한 의무와 책임을 분석할 수 있다. 이 방법은 제공하는 자료의 양이 너무 많아서 분석하기 어려운 단점이 있다. 하지만 대부분의 직무에 적용 가능하다.

5) 경험법(empirical method)

어떠한 것을 배우는 가장 좋은 방법은 그것을 실행해 보는 것이다. 즉 직무분석자가 정보를 얻는 가장 좋은 방법은 그 자신이 직접 그 직무를 수행해 보는 것이다. 오늘날 기술발전과 지식증가에 따라 실질적인 임무수행에 의해 연구될 수 있는 직무의 수는 점점 줄어들고 있으나, 이 방법이 사용가능한 직무의 경우에 있어서는 그 어떤 방법보다 효과가 크다고 할 수 있다.

6) 조합법(combination method)

이는 직무분석을 하는데 어떠한 직무분석 방법도 배타적으로 이용할 수 없어 여러 가지 방법을 조합하여 분석을 하는 방법이다. 예를 들어, 사무와 행정 직무를 분석하는데 있어 면접법과 관찰법으로서 얻어진 질문지를 사용하는 것을 들 수 있다.

4. 직무기술서와 직무명세서

직무분석 절차에서 본 바와 같이 직무분석 결과 도출된 직무기술서와 직무명세서를 좀 더 상세하게 살펴보고자 한다.

1) 직무기술서(job description)

직무기술서는 직무분석의 결과에 의해 직무수행과 관련된 과업 및 직무행동을 일정한 양식에 기술한 문서를 말한다. 직무기술서는 하나의 직무를 다른 직무와 구별하고 분류하기 위해 필요한 직무의 종류, 중요도 및 곤란도가 정확하게 나타나도록 정리되고 또한 현실에 적용가능하게 임무가 명확하게 나타나야 한다. 직무기술서에 포함되는 내용으로는 명칭, 소속, 근로자들 수 등과 같은 직무의 확인사항과 직무의 내용, 직무의 요건 등 직무전반에 걸친 사항을 포함한다. 그리고 분석자의 의견이나 주관적인 평가를 배제하여 객관적으로 작성되어야 하며, 분석의 목적에 비추어 이용하기 쉬운 형식으로 나타내야 한다.

따라서 직무기술서에 일에 대한 기술을 할 때 유의할 점은, 일의 수행에 있어서 핵심이 되는 사항은 무엇이며, 가장 곤란하고 중요한 점은 무엇인가를 정확하게 보이도록 간결하고 명확하게 기술해야 한다. 또한 직무기술서는 그것을 이용하는 사람들이 알아보기 쉽고 이해하기 쉽게 작성되어야 한다.

(1) 직무기술서의 내용

직무기술서에 포함되는 요소들에 대해서는 정형화된 양식은 없지만 주로 다음과 같은 정보는 수록되어야 한다.

도표 3-7 직무기술서 기술 내용

항목	내용
• 직무확인사항 (job identification)	– 직무명, 직위, 직무번호, 소속부서, 직속상관, 작성자, 작성일자 등 특정한 직무를 다른 직무와 구별하기 위해 기록한다.
• 직무개요 (job summary)	– 직무의 내용을 전체적으로 간략하게 나타낸다. 구체적으로 직무활동과 절차, 수행되는 과업, 감독의 성격과 범위, 다른 작업자와의 상호작용 등이 기술된다.
• 직무의 내용 (job contents)	– 수행하는 직무의 내용과 성격을 밝힌다. 대체로 고용조건, 작업시간, 임금구조, 임금형태, 부가급부, 공식조직에서 직무의 위치, 승진 · 이동의 기회 등을 포함한다.
• 직무수행 자격요건 (job requirement)	– 직무수행자가 갖추어야 할 최소한의 요건을 기재한다. 대체로 교육, 성별, 나이, 경험, 능력, 노력 및 책임, 지식 등을 기술한다.
• 직무환경 (environment)	– 직무를 수행하는 작업조건, 직무장소, 열, 조명, 소음, 물리적 위치, 위험한 요소 등 직접적인 작업환경의 특성을 나타낸다.
• 장비(equipment)	– 직무수행에 필요한 도구, 장비, 정보 등을 나타낸다.

도표 3-8 ▶ 직무기술서 양식사례

작성자: (서명) 작성일: 년 월 일 승인자: (서명)

1. 직무확인 : 직무에 대한 기본사항을 확인하고 관련정보를 기술할 것

직무코드	직무명	직무평가점수	임금범위(만원)	소속본부	팀 명
H00001	인사관리		0,000~0,000	경영지원본부	인사팀

2. 직무개요 : 직무의 주요기능과 활동 등 직무의 일반적 성격에 대해 묘사할 것

급여 및 노사관계 업무를 제외한 전직원의 인사업무를 경영상의 필요와 규정에 따라 공정하고 효율적으로 수행하여 경영목표달성에 기여한다.

3. 권한관계 : 직무에 부여된 권한관계를 기술할 것

의사결정 권한	인사제도 개선안 발의
	채용, 이동, 승진, 등의 운영 시행안 발의
	적정인력 규모의 결정권
예산관련 권한	인사업무 관련 예산의 기안 및 시행

4. 과업내용 : 직무를 구성요소인 과업들로 나누고 상세한 묘사와 부연설명을 할 것

구분	과 업 명	과 업 내 용	기준
1	인사기획	인사제도 문제점 파악, 자료분석, 개선방안 수립	제도의 공정성, 타당성
2	인사제도 개선업무	선진인사제도에 대한 연구 및 당사에의 적용가능성 검토	제도의 공정성, 타당성
3	책임자급 인사관리	이동, 병가, 휴직자 관리, 인사관련 상담	적정 승격률 유지
4	종합근무 평정	연간 2회 근무평정 및 승격명부 작성	평정의 타당성, 신뢰성
5	자기신고서 관리	자기신고서 작성 및 입력, 책임자 및 사원 명부에 동 내용 반영, 정기이동시 참고자료 작성	활용도 향상
6	업무지원	본부직원의 영업점 지원	적시성
7	인력동원	대외기관 관련 인력지원(자연재해 복구 등)	적시성, 무사고
…	…	… (중간생략)	
23	행사주관		

5. 보고 및 감독관계 : 직무담당자와 관계있는 사내외의 관계자의 직무를 기입함

보 고 자	경영지원본부장
피감독자	인사팀장 및 팀원
사내 협력자	경영기획팀, 연수원, 총무팀, 노동조합
사외 관계자	금융감독원, 금융산업노동조합

6. 자격 요건 : 해당 직무의 숙련자로서 필요한 기초적인 직무요건을 명시할 것

학 력	인문계열 대졸 및 동등 이상 학력
경 력	특이사항 없음
필요 훈련/자격	조사 및 통계분석
	노무사/법무사 자격증 보유자 우대

7. 작업조건

노 력	신체적 노력	비교적 적다
	정신적 노력	지도, 기억, 계획, 창의에 대한 노력이 크다
책 임	감독 책임	부하에 대한 감독책임이 크다
	물적 책임	보통이다
작업 환경		좋다
위 험 도		없다
직 업 병		없다

(2) 직무기술서 작성시 유의사항

직무기술서는 직무에 대한 정확한 정보를 기술하여야 하므로 직무기술서 작성시 유의할 점을 들면 다음과 같다.

- 표현의 명료성: 직무기술서는 그 직위의 일을 묘사하여 다른 것에 의존하지 않고도 의미가 명확해야 한다.
- 범위 명시: 직위를 정의함에 있어 '부문 혹은 관리자에 의해 요망되는'이라는 문장을 사용함으로써 그 일의 범위와 성격을 확실하게 지적하도록 해야 한다.
- 구체성: 예컨대 일의 종류, 복잡성의 정도, 요구되는 기능의 정도, 문제가 표준화되는 정도, 일의 각 단계에 있어서 작업자의 책임정도, 보고의무의 정도와 종류, '분석한다', '고안한다', '계획한다', '감독한다', '인도한다'와 같은 행동을 나타내는 단어를 사용해야 한다, 일반적으로 낮은 직위에 대해서는 보다 세세한 과업설명이 필요하고 상위직에 대해서는 보다 넓은 측면에서 설명하도록 해야 한다.
- 감독책임 명시: 직위담당자에 의해 감독책임이 어떻게 수행되는가를 명확히 보여주어야 한다. 예컨대 전문가들은 다른 사람에게 과업을 할당할 때 보통 스

스로 그것을 하거나 기술적인 지도를 한다. 관리자 혹은 감독자들은 일반적으로 다른 사람에게 실제적인 작업을 위임한다.

- 단순성: 단순하고 정확한 표현이 직무기술서의 목적을 가장 잘 달성한다.
- 재검토: 직무기술이 기본적 요건을 충족하고 있는지 다시 검토하여 새로운 종업원이 그것을 읽고 그 직무를 이해할 수 있는가를 고려해야 한다.

2) 직무명세서(job specification)

직무명세서는 직무분석의 결과에 의거하여 직무수행에 필요한 종업원의 행동, 기능, 능력, 지식 등을 일정한 양식에 기록한 문서를 말한다. 즉 직무명세서는 전형적으로 ① 지식 기술 능력, ② 교육과 경험, ③ 육체적 조건과 근무여건 등으로 기술된다. 직무명세서는 직무기술서의 내용 중에서 직무요건만을 분리하여 구체적으로 작성한 문서로서 직무요건 중에서도 특히 성공적인 직무수행을 위해 필요한 인적요건을 중심으로 기술한 것이다. 따라서 직무기술서에 인적요건까지 구체적으로 나타낸 경우라면 굳이 직무명세서를 작성할 필요는 없다고 하겠다. 그러나 이와 같은 직무기술서에는 인적요건을 포함한 여러 가지 내용을 한꺼번에 나타내야 하기 때문에 식별이 어려울 수 있다. 따라서 인적요건만을 별도로 분리하여 직무명세서를 작성하는 것이 일반적이다.

직무명세서는 전술한 바와 같이 직무기술서에서 유추될 수 있으며 직접 직무분석에 의하여 작성되기도 한다. 직무명세서는 직무의 인적요건에 초점을 둔 것이므로, 직무기술서의 과업에 대한 기술로부터 인적요건을 이끌어내는 것이 보다 유용성이 높다고 할 수 있다. 이것은 물적 환경, 과업과 책임, 고용조건 등에 대하여 기술하는 것이 아니라 직무수행에 필요한 인적특성을 결정하는 것에 목표를 두고 있다. 즉 인적특성이 직무성과를 예측하도록 하는 것이 직무명세서의 주된 목표라고 할 수 있다.

(1) 직무명세서의 내용

직무명세서에 포함되는 내용은 다음과 같은 내용들을 포함하고 있다.

(2) 직무명세서의 작성

직무명세서는 직무분석의 결과에 근거하여 직무담당자, 직무분석자, 감독자들의 개인적 판단에 의해 작성되기도 하며, 통계적 분석에 의해 작성되기도 한다. 통계적 분석은 개인적 특성과 직무성과와의 체계적 관계에 대한 분석을 하는 것이며, 인사고과, 객관적 작업성과, 근속, 승진 등의 기준을 사용한다. 이 방법에 의한 직무명세서는 공정하고 명확한 내용이 될 수 있다. 개인적 판단에 기초를 두어 직무명세서를 작성할 경우 직무활동을 분석하고 이해하지 않으면 직무명세서의 신뢰성과 타당도가 낮아질 가능성이 많다.

직무명세서는 사용 목적에 따라 다양한 형태의 직무명세서를 작성할 수 있다. 고용명세서, 교육훈련용 직무명세서, 임금관리용 직무명세서, 작업방법 및 공정개선을 위한 직무명세서 등 관리목적에 따라 다양화 할 수 있다.

도표 3-9 직무명세서 기술 내용

항목	내용
• 교육경험	– 최소한의 교육년수, 교육의 형태, 직무와 관련된 특정분야의 교육내용 등이다.
• 육체적 특성과 건강	– 일반적인 신체적 특성과 직무에 필요한 신체적 및 정신적 건강과 안정성 등이다.
• 지적능력 및 특수지식 등	– 해당직무에 필요한 최소한의 일반적인 지적능력과 특수한 과업을 수행하기 위한 의무지식이다.
• 과거직무경험	– 과거직무에 대한 경험정도를 말하며, 위험하거나 중요한 직무일수록 경험정도를 중요시한다.

Ⅱ 직무평가

1. 목적과 평가요소

1) 직무평가의 목적

직무평가란 조직에서 각 직무가 가지는 직무의 상대적 중요성(가치) 정도를 평가하는 것으로, 직무분석의 결과 나타난 직무의 내용과 요건을 중심으로 직무기술서가 만들어지고, 직무의 요건 중에서 사람과 관련된 조건을 확인하는 직무명세서가 작성되고 나면, 이는 직무의 상대적 가치를 결정하는 직무평가의 기초자료로 활용된다. 상대

도표 3-10 직무명세서 양식사례

<table>
<tr><td>직군</td><td>경영지원직</td><td>직렬</td><td>행정직</td><td>직무 Code</td><td>02010163</td><td>직무명</td><td>외래수납업무담당</td></tr>
<tr><td rowspan="2">일반 요건</td><td>표준교육정도</td><td colspan="2">전문대졸 이상</td><td>전공</td><td>상업계 경영정보</td><td>성별</td><td>여</td></tr>
<tr><td>자격/면허</td><td colspan="2">W/P 2급, 영문타자 3급</td><td colspan="2">최적연령범위</td><td colspan="2"></td></tr>
<tr><td rowspan="6">소요지식</td><td>실무지식</td><td colspan="2"></td><td colspan="2"></td><td colspan="2"></td></tr>
<tr><td>일반지식</td><td colspan="2"></td><td colspan="2"></td><td colspan="2"></td></tr>
<tr><td rowspan="4">필요한 연수 및 실무교육</td><td colspan="2">내용</td><td colspan="2">기간</td><td colspan="2">시행기관 및 현황</td></tr>
<tr><td colspan="2"></td><td colspan="2"></td><td colspan="2"></td></tr>
<tr><td colspan="2"></td><td colspan="2"></td><td colspan="2"></td></tr>
<tr><td colspan="2"></td><td colspan="2"></td><td colspan="2"></td></tr>
<tr><td colspan="2">본 직무에서 전환 가능한 타 직무</td><td colspan="6"></td></tr>
<tr><td colspan="2">협조 및 협의가 필요한 부서</td><td colspan="6"></td></tr>
<tr><td rowspan="14">숙련특성</td><td>숙련소요시간</td><td colspan="6"></td></tr>
<tr><td rowspan="6">정신적 특성</td><td colspan="6">정신적 요건</td></tr>
<tr><td>지휘통솔력</td><td>( )</td><td>기획창조력</td><td>( )</td><td>판단력</td><td>(●)</td></tr>
<tr><td>조사분석력</td><td>( )</td><td>조정절충력</td><td>( )</td><td>섭외교섭력</td><td>( )</td></tr>
<tr><td colspan="6">정신적 집중정도</td></tr>
<tr><td>가볍다</td><td>( )</td><td>간헐적이다</td><td>( )</td><td>보통 집중</td><td>( )</td></tr>
<tr><td>상당히 집중</td><td>(●)</td><td>계속적 집중</td><td>( )</td><td></td><td></td></tr>
<tr><td rowspan="7">육체적 특성</td><td colspan="6">일의 정도</td></tr>
<tr><td>가볍다</td><td>( )</td><td>비교적 가볍다</td><td>( )</td><td>약간 무겁다</td><td>(●)</td></tr>
<tr><td>무겁다</td><td>( )</td><td>상당히 무겁다</td><td>( )</td><td></td><td>( )</td></tr>
<tr><td colspan="6">육체적 중점 소모부위</td></tr>
<tr><td>전신</td><td>( )</td><td>팔</td><td>( )</td><td>어깨</td><td>( )</td></tr>
<tr><td>머리</td><td>( )</td><td>눈</td><td>(●)</td><td>귀</td><td>( )</td></tr>
<tr><td>목</td><td>( )</td><td>손</td><td>(●)</td><td>허리</td><td>( )</td></tr>
<tr><td colspan="2">실무지식</td><td colspan="3">관련법규</td><td colspan="3">전문(이론)지식</td></tr>
<tr><td colspan="2">• 건강보험법 기준에 관한 사항
• 건강보험수가에 관한 사항
• 한국표준질병에 관한 사항
• 일반수가에 관한 사항</td><td colspan="3">• 건강보험 요양급여기준 진료수가 및 약제비 산정기준
• 한국표준질병사인분류</td><td colspan="3">• 건강보험법, 수가, 병명에 대한 지식과 병원내의 업무흐름 파악</td></tr>
</table>

자료: 안상윤(2010) 일부수정

적 가치는 주로 직무의 곤란성, 책임성, 중요성 및 숙련도 등을 객관적으로 평가하여 그것이 조직 내 다른 직무에 대하여 갖는 가치를 의미한다. 직무평가를 실시하는 일차적인 목적은 조직 내의 합리적인 임금격차를 유지하려는데 있다.

2) 직무평가 요소

직무평가의 핵심은 무엇을 기준으로 평가할 것인가를 결정하는 일이다. 평가의 기준은 객관성 · 합리성 · 공정성을 확보하여야 한다. 조직특성에 따라 다양한 기준이 적용될 수 있겠지만 일반적으로 사용되는 직무평가의 주요 요소를 살펴보면 다음과 같다.

도표 3-11 직무평가의 요소

구 분	평 가 요 소
• 숙련도(skill, 기능)	– 교육훈련 수준, 경험정도, 지식수준, 기술수준
• 책임감(responsibility)	– 업무에 대한 책임, 감독책임, 제품 또는 서비스의 질 책임, 피훈련자의 교육책임, 안전에 대한 책임
• 작업환경(job condition)	– 위험정도, 작업조건
• 노력(efforts)	– 정신적 노력(전문지식, 판단력), 육체적 노력(숙련, 근육부담, 주의력)

직무평가는 능력급의 일종인 직무급 임금체계의 기초가 되며, 배치 · 교육훈련 · 승진 · 직무설계 등 다른 많은 인사관리영역에도 활용할 수 있다. 그러나 직무평가는 평가요소의 비중이나 평가방법 등의 선택을 둘러싸고 노사 간의 갈등을 야기할 소지가 있다. 직무를 평가하는 과정에서 특히 주의해야 할 것은 직무평가는 직무 그 자체의 상대적인 가치를 판단하기 위한 것이지 결코 직무를 수행하는 사람을 평가하기 위한 것이 아니라는 점이다.

직무평가가 직무분석과 다른 가장 중요한 특성은 그것이 직무급 제도를 위한 기초자료를 얻을 수 있다는 것이다. 따라서 직무평가의 주요 목적은 직무의 난이도, 책임성, 중요성 등을 객관적으로 평가함으로써 그것이 갖는 조직 내에서의 상대적 가치를 결정하고, 이에 의한 임금 격차를 합리적으로 책정하는데 있다. 이에 따라 공정하고 타당한 임금격차에 의하여 직원의 근로의욕을 높이고 나아가서 노사 간의 관계를 원활히 하기도 한다. 즉 직무평가는 '동일노동(가치) 동일임금'의 원칙을 구현하는 직무급을 도입하기 위한 기초 작업으로서 직무의 조직 내의 상대적 가치를 결정하는 체계적인 방법과 절차이다.

2. 직무평가방법

1) 서열법(ranking method)

가장 간단하고 또 일찍이 시작된 것이다. 직위명을 기록한 카드를 하나하나 보면서 그 직위가 지니고 있는 전체적 가치를 종합적으로 평가하여 그 간의 서열을 결정한다. 이와 같이 이루어진 각 위원의 평가의 결과를 평균하는 것이다. 이 방법은 직무 간의 차이가 명확한 경우나 평가자가 모든 직무를 잘 알고 있을 때만 적용이 가능하다. 그리고 직무 등급을 신속하게 매길 수는 있지만, 그 대신에 직무의 수가 많고 복잡한 경우에는 그 실효가 없다고 보아야 한다. 즉 이 방법은 주로 소규모의 조직체에서 많이 사용된다.

도표 3-12 서열법에 의한 직무평가

평가요소	숙련도	책임감	작업조건	노력	순위합계	최종순위
A직무	3	3	4	4	14	4
B직무	1	2	3	2	8	2
C직무	4	1	1	1	7	1
D직무	2	4	2	3	11	3

(1) 장점

- 이 방법의 장점은 그 방법이 극히 간단하고 용이하다는데 있다.

(2) 단점

- 평가자의 주관성이 개입할 소지가 크고 직책이 아닌 사람에 대한 평가가 되기 쉽다.
- 직무들 간의 서열이 매겨질 때 서열 간 직무가치의 차이 정도를 파악하기가

어렵다. 즉 서열 1위와 2위의 차이가 서열 3위와 4위 간의 직무가치의 차이와 같을 수만은 없다.

- 조직의 규모가 커 평가대상 직무수가 많으면 직무평가자의 평가능력의 한계로 인해 평가의 신뢰도를 확보하기가 어렵다.
- 유사직무가 많으면 그 서열을 매기기가 매우 어렵다.

2) 직무분류법(job classification method)

이는 서열법을 일보 전진시킨 것이다. 서열법이 직무에 순위를 매기는 것이라면 직무분류법은 직무에 등급을 매기는 것이다. 미리 1~5등급으로 만들어 놓고 직무요소

도표 3-13 분류법에 의한 직무등급의 예

등급	내용
1급	• 고도의 전문적인 업무, 비밀을 요하는 업무, 경영자적인 성질의 업무 1급-1: 고도록 전문적이며 비밀을 요하는 업무 1급-2: 어느 정도 경영자적인 업무
2급	• 관리지식을 요하는 업무, 일반적 지식이 있고 방침, 정책을 잘 알고 또 전례가 없는 사항에도 응하지 않으면 안되는 업무, 당 조직에 있어서 오랜 경험을 요하는 업무 2급-1: 상기의 업무로서 당회사에서의 경험이 상당히 필요한 업무 2급-2: 보다 전문적으로 어려운 업무(단, 당회사에서의 경험이 없어도 좋음) 2급-3: 2급-1의 업무 중 감독, 책임을 부담하는 업무 2급-4: 2급-2정도의 업무로서 당회사에서 오랜 경험이 필요한 업무 또는 4급 정도의 업무로서 결과를 감독자로부터 검열받는 업무
3급	• 한정된 분야에 대하여 깊은 지식을 요하는 업무 3급-1: 어떤 한정된 분야에 대하여 완전하고도 깊은 지식을 요하는 업무 3급-2: 상기에 속하는 업무 중 감독, 책임을 부담하는 업무
4급	• 상당한 사무직 재능을 요하는 업무, 규칙적 업무로서 사용규칙이 많은 것. 2급-3에서 말한 기기를 사용하는 업무로서 충분한 경험을 요하는 작업 4급-1: 상당한 사무직 재능을 필요로 하지만 업무의 성질상 일정한 책임을 부담하지 않는 업무 4급-2: 타이프라이터, 회계기, 작업기 등에 관하여 훈련을 필요로하는 작업 4급-3: 4급-1에 속하는 것으로서 약간의 책임을 부담하는 업무
5급	• 간단한 작업, 몇 개의 정해진 규칙에 의한 업무, 엄격한 감독하에 일상적으로 발생하는 정규적 업무 5급-1: 특히 경험이 불필요한 간단한 사무, 경험은 필요 없지만 약간의 훈련을 필요로 하는 기기를 사용하는 작업 5급-2: 단순하지만 완숙한 수행 후에는 약간의 경험을 필요로 하는 사무 5급-3: 약간 복잡한 기기에 대해서 사회에서의 훈련을 필요로 하는 작업
6급	• 사환 또는 이에 유사한 업무

자료: 김식현(2005) 일부수정

들의 기준을 설정한 다음 직무를 관찰 한 후 각 기준에 부합하도록 배치하는 것을 말한다. 즉 서열법이 개개 직무 하나 하나를 전부 평가하는데 반해서 분류법은 많은 직무 중 직군(job family)을 등급으로 매겨져 비교적 유사 혹은 동질적인 직무를 한 등급으로 평가한다는 점에서 차이가 있다. 분류법은 서열법과 마찬가지로 간편하고 이용도가 높으나, 분류자체에 객관성이 없는 경우에는 직무배정을 합리적으로 할 수 없게 된다. 이 방법은 강제적으로 배정하는 특성이 있으므로 정부기관에서 널리 사용되는 경향이 있다.

(1) 장점

- 해당직무를 평가할 때 주어진 등급(주로 5~10등급)에 분류만 하기 때문에 다른 직무평가 방법보다 실시과정이 용이하고 간단하다.
- 평가대상 직무들이 가지고 있는 자격요건의 수준등급이 몇 개 되지 않는 경우 이 방법은 매우 효과적으로 사용할 수 있다.

(2) 단점

- 개별등급에 대한 정의를 내리기가 쉽지 않다.
- 개별등급들은 여러 직무들이 가지고 있는 가치를 공통적으로 포함시켜야 하기 때문에 그 정의가 넓은 일반성을 지닌 개념을 사용할 수 밖에 없다.
- 직무평가시 어느 등급에 분류시키느냐에 대한 의사결정이 점수법이나 요소비교법보다 주관적 판단이 개입될 소지가 많다.

3) 점수법(point rating method)

직무를 여러 구성요소, 즉 숙련(교육, 지식, 경험, 판단력 등), 노력(구체적 노력, 창의성, 기타 정신적 긴장 등), 책임(감독책임, 설비책임, 원자재책임 등), 작업조건(위험도, 작업환경 등) 등과 같은 평가요소로 구분하여 각 요소별로 그 가중치(중요도)에 따라 점수를 준 후 이 점수를 총계하여 각 직무의 가치를 평가하는 방법이다. 예를 들어 가중치(weight)는 100%를 기준으로 볼 때 숙련 50%, 노력 15%, 책임 20%, 작업조건 15% 등으로 부여하는 것을 말한다. 각 평가요소에 가중치를 두지 않는 단순 점수법 보다는 가중치를 두는 가중 점수법이 많이 이용되고 있다.

도표 3-14 점수법에 의한 직무평가

평가요소 대분류	평가요소 소분류	계	직무 A	직무 B
숙련도(50점)	기초지식	20	16	18
	교육수준	15	7	10
	판 단 력	15	12	11
노력(15점)	심리적 긴장	8	6	6
	육체적 부담	7	5	4
책임(20점)	현장 책임	15	8	12
	지도감독 책임	5	4	3
직무환경(15점)	재해위험	5	4	4
	작업장 분위기	10	8	7
총 점		100점	70점	75점

자료: 임창희(2009)

점수법은 가장 대표적인 직무평가 방법이다. 미국의 민간조직의 경우 약 95%정도가 점수법 또는 이를 변형하여 활용하고 있는 것으로 알려져 있다.

(1) 장점

- 개별직무에 대한 가치가 점수로 명확하게 산정되기 때문에 직무들 간의 가치비교를 보다 구체적으로 할 수 있다.
- 일단 평가요소 및 가중치가 결정되면 그 후의 평가과정에서는 평가자의 주관성을 최소화 할 수 있다. 예를 들어 직무명세서에서 요구되는 교육수준이 '고졸'이면 직무평가자가 '중졸'로 점수를 매기기는 어렵다.
- 직무들 간의 상대적인 가치의 크기에 대한 구체적이고 점수화한 정보를 획득할 수 있기 때문에 여러 직무들 간의 임금격차에 대한 합리성 및 공정성을 확보할 수 있다.

(2) 단점

- 직무의 평가요소에 대한 가중치 설정에 문제가 제기될 수 있다. 가중치 설정

에 평가자의 주관성이 개입될 소지가 있으며, 평가자와 작업자의 가중치에 대한 견해차가 있을 경우 종업원의 수용성을 확보하기가 어렵다.

- 이 방법은 개발하는데 상대적으로 시간과 비용이 많이 든다.

4) 요소비교법(factor comparisons method)

조직 내의 핵심이 되는 몇 개의 기준직무(key jobs)를 선정하고 각 직무의 평가요소(예: 숙련, 노력, 책임, 직무조건 등)를 기준직무의 평가요소와 결부시켜 비교함으로써 모든 직무의 상대적 가치를 결정하는 방법이다. 기준직무 또는 대표직무는 다양하게 선정될 수 있으나 조직의 목표달성과 관련하여 중요하면서 없어서는 안될 직무들이 우선 고려되어야 한다. 요소비교법은 직무의 상대적 가치를 임금액으로 평가하는 것이 특징이며, 기능직은 물론이고 사무직, 기술직, 감독직 등 상이한 직무에도 이용될 수 있다.

어떤 기준 직무는 다른 기준직무들과 비교하여 숙련에서는 4위, 노력에서는 2위, 책임에서는 1위, 직무환경에서는 3위와 같은 식으로 나온다. 그런 다음 기준직무에 해당하는 기존의 임금액을 평가요소별 서열에 따라 분류해 놓고 기타 다른 직무를 기준직무와 비교하면서 직무가치와 임금액을 결정해 나가는 방식이다. 이 방법은 임금결정과 직결되므로 병원에 있어서 현행 임금액이나 그 결정방법의 적합성을 검토하는데 활용될 수 있는 동시에 직무급제도의 실시에 크게 기여하게 된다.

도표 3-15 요소비교법에 의한 직무평가

구 분	숙 련	노 력	책 임	직무환경	시간당 임금
직무 A	5,000(1)	5,000(1)	2,500(4)	4,500(2)	17,000
직무 B	2,500(4)	4,000(2)	3,000(3)	5,000(1)	14,500
직무 C	4,000(2)	3,000(3)	5,000(1)	2,000(4)	14,000
직무 D	3,000(3)	2,000(4)	4,000(2)	4,000(3)	13,000

자료: 임창희(2009), 인적자원관리

주): ( )는 평가요소별 직무 간 서열임. 만약 홍길동씨의 직무 K가 숙련도는 직무 B와 유사하고 노력도는 직무 D와, 책임은 직무 A와, 직무환경(조건)은 직무 D와 유사하다면 k직무의 상대적 가치와 직무는 11,000원(2,500원+2,000원+2,500원+4,000원)이 된다.

(1) 장점

- 직무평가 결과가 바로 임금책정과 연결되어 임금의 공정성 확보에 상당히 기여할 수 있다.
- 직무평가의 과정이 다른 평가방법에 비해 매우 정교하게 짜여져 있어 평가의 타당도 및 신뢰도 확보면에서 우월하다.
- 유사한 직무 및 조직내 전체직무를 평가하는데 용이하다.

(2) 단점

- 대표직무들의 평가요소들에 대한 서열을 매길 때 주관적 판단을 배제하기가 어렵다.
- 개별직무의 임금을 평가요소에 배분하는 과정에 주관적 판단이 개입될 소지가 높다.
- 평가방법과 그 과정이 복잡하여 종업원의 수용성(acceptance)을 끌어내는데 많은 노력이 요구된다.

3. 직무평가시 유의사항

직무평가는 결과의 활용정도에 따라 조직 및 구성원들에게 매우 큰 영향을 미치게 된다. 따라서 직무평가가 완료되면 구성원의 저항과 반응을 최소화하기 위해 공정하고 합리적인 방법을 통한 결과의 객관화를 유지하는 것이 중요하다. 따라서 다음사항을 주의하여 실시하여야 한다.

(1) 직무평가의 목적을 분명히 한다

직무평가는 조직내 직무관련 자료를 가지고 직무의 위계적 체계를 설정하는 것이기 때문에, 어떠한 경우에도 직무평가를 실시하고자 할 경우에는 평가의 결과를 조직내의 보상체계에서 어떻게, 어느 정도 반영할 것인지를 명확히 설정하고 그와 같은 목적에서 직무평가의 과정이 일관성을 지닐 수 있도록 추진되어야 한다.

(2) 기술적 측면의 한계성을 인식한다

직무기술서 및 명세서의 준비가 철저하게 이루어졌다 할지라도 평가요소의 선정, 평가요소에 대한 가중치의 결정, 등급의 결정, 평가요소에 대한 점수 배분 등 모든 부분에 걸쳐 주관성이 개입될 가능성이 존재한다. 따라서 어떠한 방법을 사용하든, 어떠한 절차를 따르든 한계가 내재되어 있다는 사실을 충분히 인식하여야 한다.

(3) 최고경영층의 지원과 조직구성원들의 협조와 합의를 도출하도록 한다

직무평가의 성패는 최고경영층의 지원여부가 거의 절대적이라고 할 수 있다. 아울러 조직구성원들에게 직무평가의 목적과 추진에 따른 구체적인 내용 및 일정 등에 대한 협력 또한 매우 중요한 요소이다. 특히 직무평가의 결과는 조직내 이동 및 보상관리에 직결되기 때문에 가능한 조직내에 공식화시킬 필요가 있으며 종업원들의 참여를 유도할 수 있어야 한다.

Ⅲ 직무설계

1. 직무설계의 개념과 목적

1) 개념

직무관리는 직무분석-직무평가-직무설계로 이어진다. 대부분의 직무설계는 작업수행방법의 변화를 의미하므로 직무재설계라고도 한다. 즉 직무 재설계란 기존에 이미 짜여져 있는 직무를 '계획적으로' 다시 설계한다는 의미 이상의 것이므로, 처음부터 계획적으로 설계한다면 재설계란 말과 다를 바가 없다. 단지 기존의 직무설계 방식이 미흡했기에 1960년대부터 새로운 설계운동이 일어나면서 '재'라는 글자를 붙인 의미도 있고, 어느 조직이나 직무는 이미 설계되어 있기 때문에 이를 고치려면 어차피 다시 해야 한다는 의미에서 '재설계'라고 하는 것이다. 따라서 직무설계와 직무 재설계는 같은 뜻으로 사용하여도 무방하다.

전통적인 산업시대의 직무설계는 '직무중심'으로 사람을 어떻게 적응시킬 것인가 하는 것이었으나, 오늘날은 산업의 고도화로 직무내용과 노동형태가 변하여 '사람중심'으로 직무를 설계하지 않으면 안되었다.

따라서 직무설계의 개념은 직무의 표준화 · 단순화 · 전문화의 원리에 입각한 전통적인 직무설계에서 직무확대, 직무충실화, 직무순환 등 직무특성의 원리를 중시하는 인간성 중시의 직무설계의 개념으로 발전되어 왔다.

2) 목적

직무설계는 직무를 수행하는 사람들에게 의미와 만족을 부여하고자 하는 의도를 가지고 생산조직이 그 목표를 보다 능률적으로 수행할 수 있도록 일련의 작업군과 단위 직무내용 및 작업방법을 설계하는 활동이다.

그러므로 직무분석에 의하여 각 직무의 내용을 분석한 다음, 그것에 영향을 미치는 인간적 · 조직적 · 기계적 요소를 규명하여 전체공정의 작업에게 동기를 부여하고, 생산성을 향상시킴과 동시에 직무만족을 증대시키는데 그 목적이 있다. 보다 구체적인 목적을 살펴 보면 ① 종업원의 동기부여 향상, ② 조직의 생산성 향상, ③ 서비스의 양과 질 개선, ④ 원가절감, ⑤ 이직과 훈련비용의 감소, ⑥ 신기술에 대한 신속한 적응 등이라 할 수 있다.

2. 직무설계 방법

직무설계의 구체적인 방법을 보면 전통적 직무설계, 과도기적 직무설계, 현대적 직무설계 등으로 구분할 수 있다.

도표 3-16 직무설계에 대한 접근 방법

• 전통적 직무설계(1800년대~1940년대)	– 과학적 관리법(직무의 단순화, 표준화, 전문화)
• 과도기적 직무설계(1940년대~현재)	– 직무순환, 직무확대
• 현대적 직무설계(1960년대~현재)	– 직무충실화, 직무특성이론 등

1) 전통적 직무설계(과학적 관리법에 의한 직무설계)

전통적 직무설계는 과학적 관리법에 의한 직무설계기법으로서 20세기 초 테일러(F. W. Taylor)와 그 동료들에 의해 주도되었다. 과학적 관리의 근간이 되는 것이 단순화(simplification), 표준화(standardization), 전문화(specialization)를 추구하는 3S 개념이다. 단순화란 조직의 직무를 최소단위까지 나누어 한 곳에서 하나의 부품이나 하나의 제품만을 담당하게 하라는 것이다. 그렇게 되면 직무도 단일직무가 되어 반복, 숙련의 효과나 분업효과도 클 것이기 때문이다. 또한 작업방법이나 도구나 부품을 획일적으로 통일시켜 표준화한다면 직무의 속도나 숙련이 빨라질 것이며, 뿐만 아니라 직무담당자 입장에서도 한 사람에게 한 가지의 직무만 맡도록 전문화하면, 구성원의 사기도 오르고 작업능률도 올릴 수 있다고 생각했다. 이것이 전통적 직무설계의 방식으로 지금도 건재하고 있다.

전통적 직무설계는 ① 직무내용의 전문화로 작업능률을 극대화 시키고, ② 단순반복작업은 저임금의 미숙련공에 의해 활용가능하며, ③ 작업자는 숙련이 필요 없어 교육 · 훈련비용을 절감할 수 있으며, ④ 작업의 양과 질은 관리자에게 의해 통제된다는 장점이 있다. 반면, ① 작업의 단조로움과 권태감으로 작업자의 직무불만족을 유발하고, ② 직무에 대한 무관심, ③ 몰개성화, 비인간화, 기계화, 소외현상을 초래하며, ④ 자기개발 및 개인적 성장기회를 상실하기 쉽다는 단점이 있다.

2) 과도기적 직무설계

전통적인 직무설계 방식에 대한 여러 가지 단점들을 개선하기 위하여 실시된 직무설계방법으로서 대표적으로 직무순환과 직무확대를 통한 방법이 있다.

(1) 직무순환(job rotation)

직무순환은 직무자체의 내용은 그대로 둔 상태에서 작업자가 여러 직무들을 돌아가면서 수행하도록 하는 방법이다. 이는 직무의 지나친 세분화, 단순화, 표준화, 전문화로 인해 야기되는 직무수행상의 권태감이나 싫증, 소외감, 단조로움을 극복하고 종업원의 능력개발을 촉진하기 위해 도입된 직무설계방법이다. 즉 종업원들을 다른 직무들 사이에 순환시킴으로써 다른 기능을 개발할 기회가 되며, 전체 생산과정에 대한 시야를 넓힐 수 있기 때문에 권태감과 단조로움이 감소된다고 가정하고 있다.

그러나 직무순환은 직무 자체의 특성을 개선하는 것이 아니기 때문에 과도한 전문화로 인해 야기되는 문제점을 근본적으로 해결하는 방법이 되지는 못한다. 즉 작업자의 기대나 직무는 크게 바뀌지 않으면서 일시적으로 단조로움이나 권태감이 완화되고 또 다른 일련의 단조로움이 직무에 접하게 될 뿐이라는 비판이 제기되었다. 또한, 다른 부서에서 새로운 기능을 습득하는데 대한 훈련비용도 수반된다.

(2) 직무확대(job enlargement)

과학적 관리법에 의한 직무설계의 한계에 대한 하나의 해결책으로 제시된 것이 직무확대이다. 이는 작업의 흐름 중에서 작업자가 맡은 과업의 수를 증가시키는 것이다. 즉 직무를 크게 함으로써 종래의 단순화된 직무에서 느끼던 권태감이나 단조로움을 줄이며 직무에 대한 만족을 높이고 결근이나 이직 또한 감소 될 것이라고 가정했다. 이를 수평적 직무확대라고도 한다.

직무확대의 이점은 다양한 직무수행을 통하여 직무능력을 다양화하고, 직무수행자의 단조로움, 권태감 등을 해소할 수 있다는 점이다. 반면, 직무에 합당한 과업의 수와 다양성을 적정하게 결정하기가 어렵고, 직무확대로 종업원의 작업량이 증대하여 오히려 종업원 1인당 직무량이 증가하여 종업원 감축수단으로 악용될 소지가 많다는 점이다.

3) 현대적 직무설계

(1) 직무충실화(job enrichment)

직무순환과 직무확대가 처음에는 단기적 해결책이 되는듯 하였지만 종업원들의 근본적 불만과 지루한 느낌을 바꾸기에는 역부족이었다. 그래서 1950년대부터는 근본적이고 장기적인 직무설계 방법으로 작업자에게 그가 맡은 일을 직접구상하고, 조직 · 통제 · 평가하게 하는 권한과 책임을 주게 되었는데 이를 직무충실화(job enrichment) 혹은 수직적 직무확대라고 한다. 이에는 허즈버그(F. Herzberg)의 2요인이론이 큰 공헌을 하였는데, 그가 주장한 동기요인을 충족시키려면 직무를 수직적(혹은 질적)으로 확대하여 설계하는 것이 바람직하다는 것이다.

직무충실화는 단순히 직무의 수를 '늘리는' 것과 구별되어 실제적으로 직무 그 자체가 성취감과 인정감 및 책임감, 발전 및 성장에 대한 기회를 제공하게끔 재구성하여 직무를 '보람되게 만드는' 것이다. 직무충실화는 개인으로 하여금 자신이 하고 있는 일이 전체조직에서 어떤 의미를 가지고, 어떤 위치에 있는가 하는 전체맥락을 이해할 수 있도록 함으로써, 일상적인 업무에 중요한 의미를 부여하도록 촉진한다. 그 결과 동기부여를 증진시켜 만족감과 업무성과가 향상될 수 있다.

직무확대와 직무충실화의 개념을 비교하여 보면 다음 도표 3-17과 같다. 그림과 같이 직무확대는 직무를 수평적으로 부과한다는 점에서 수평적 직무확대라고 하는 반면, 직무충실화는 직무를 수직적으로 부과한다 하여 수직적 직무확대라고도 부른다.

도표 3-17 직무확대와 직무충실화의 개념비교

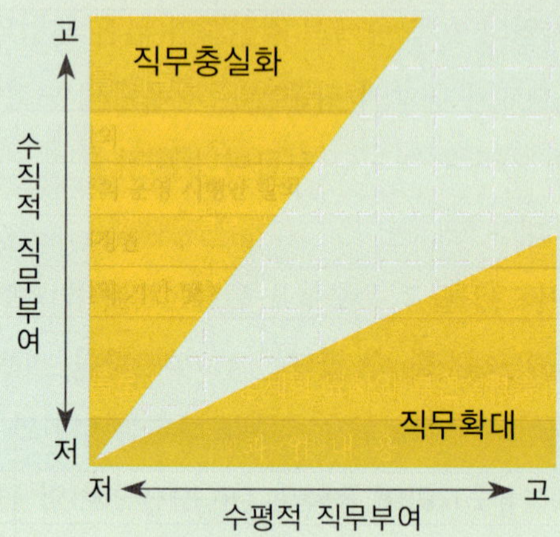

자료: 신유근(2005)

직무충실화는 개인이 업무수행에 있어서 자신의 성과를 계획 · 지시 · 통제 할 수 있는 자율과 책임을 느끼고 성장에 대한 기회나 의미 있는 업무경험과 같은 동기요인을 제공받도록 일의 내용을 재편성하는 것이다.

직무충실화를 효과적으로 실행하기 위해서는 다음과 같은 점을 강조할 필요가 있다.

- 책임을 부여하는 동안에는 어느 정도 이상의 통제를 하지 않는다.
- 구성원들에게 자신의 일에 대한 책임감을 증대시킨다.
- 개인에게 일부분이 아닌 전체로서의 완전한 일을 맡긴다.
- 업무수행에 대한 재량권을 부여한다. 특히 직무담당자로 하여금 주도권을 갖

고 직무를 수행하도록 하는 것이 중요하다.

- 정기적인 보고서를 업무담당자가 직접 만들도록 한다.
- 새롭고 난이도가 좀 더 높은 일을 소개한다.
- 개인에게 구체적이고 전문화된 일을 부여하여 전문가로 성장할 수 있는 기회를 제공한다.

(2) 직무특성 모형(job characteristics model)

직무충실화에 의한 직무설계방법이 직무설계에 대한 훌륭한 원칙과 방향을 제시하였다고 한다면, 직무특성모형은 그 테두리 내에서 그것을 이론적으로 더욱 정교화하고 그에 따른 실천적 전략까지 제시하였다는 점에서 높이 평가받고 있다. 즉 직무충실화는 '담당작업자'에게 자율권을 주고, 복잡하고 다양한 일을 주어 직무의 계획, 통

도표 3-18 직무특성 모형

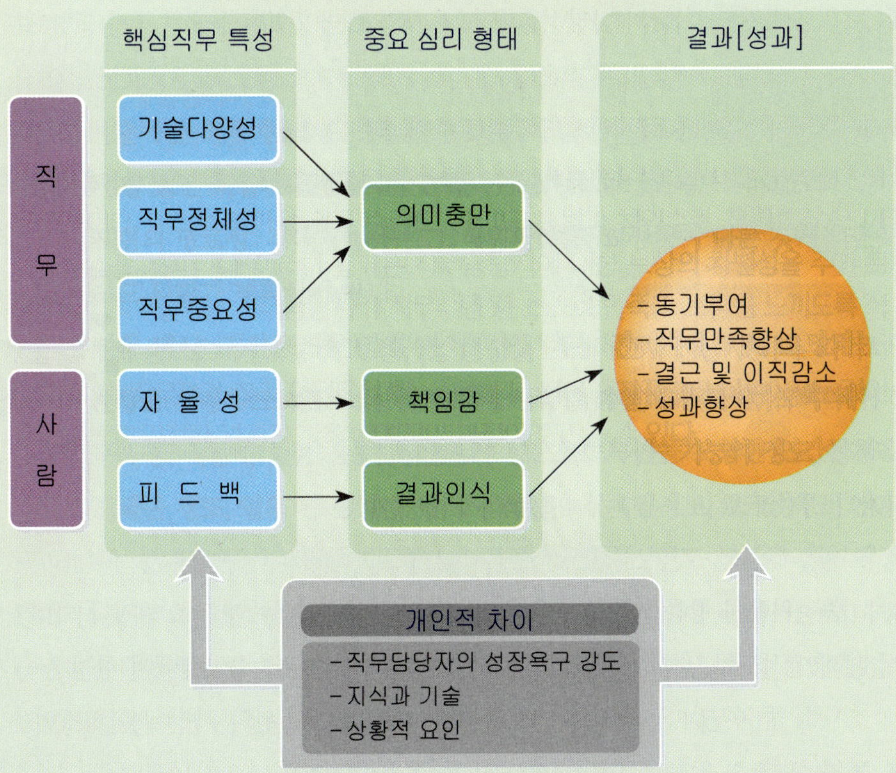

제, 감시권까지 위임한 것인데, 제2의 직무충실화라고 할 수 있는 직무특성모형은 '직무자체'내에서 자율성을 부여하고 의미와 정체성을 부여한 것이 차이점이며 특징이라고 할 수 있다. 직무특성모형에서 가장 주목을 받고 있는 것이 핵크만(R. J. Hackman)과 올드햄(G. R. Oldham)이 제시한 직무특성모형이다.

이 모형의 개요는 직무설계에서 얻고자 했던 개인 및 조직의 결과(성과)는 중요한 심리상태에서 얻어지며 중요 심리상태는 핵심직무특성에서 만들어진다는 것이다. 즉 이를 간략하게 설명하면 다섯 가지 핵심직무특성(core job characteristics)이 동기부여의 중요한 심리상태를 유발하게 한다는 것이다.

① 기술의 다양성(skill variety)

직무가 개인에게 얼마만큼 자신의 다양한 기능이나 능력을 발휘 할 수 있는 기회를 주는가 하는 것이다. 기술의 다양성 수준에 따라 구성원은 자신의 지식, 기술, 능력을 사용하는 정도가 달라지는데 일반적으로 기술의 다양성의 수준이 높을수록 직무만족도가 높아진다. 기술의 다양성을 높이기 위해서는 흔히 직무확대를 추구하게 된다.

② 직무의 정체성(task identity),

직무가 일의 시작부터 끝까지 독립적으로 완결된 정도를 말한다. 직무정체성이 높은 직무는 예를 들어 가구제조업자와 같이 설계, 목재 선택, 조립, 설치, A/S까지의 모든 작업과정을 수행하는 직무이다. 정체성이 낮은 직무는 자동차생산 공장에서 타이어만 조립하는 직무이다. 즉 특정 개인이 담당하는 과업이 전체 직무의 일부에 해당하는 것이 아니라 전체를 아울러 수행할 수 있는 기회를 부여함으로써 성취감을 느낄 수 있도록 하는 것이다.

③ 직무의 중요성(task significance)

종업원이 수행하는 과업이 조직 내부나 외부의 타인에게 중요하거나 의미있다고 지각하는 정도를 말한다. 과업중요성이 높은 직무로는 중환자실에서 환자를 돌보는 간호사를 들 수 있다. 중요성이 낮은 직무로는 같은 병원의 화장실을 청소하는 업무를 들 수 있다.

④ 자율성(autonomy)

작업자가 자신의 작업일정과 작업방식을 수립함에 있어 감독자의 지시나 감독에 의지하지 않고 스스로 갖는 재량권, 권한위임의 정도를 의미한다. 개인에 대한 조직의 자율성 부여 수준이 높을수록 개인은 보다 높은 책임의식을 갖고 직무를 수행하게 된다.

⑤ 피드백(feedback)

개인의 직무성과에 대한 평가결과를 당사자에게 알리는 것을 의미한다. 이러한 환류를 통하여 개인은 자신의 직무성과를 보다 직접적으로 확인함으로써 직무수행에 따른 성취감 및 자긍심을 느낄 수 있다. 예를 들어 피드백이 높은 직무는 TV를 조립하는 직원이 직접 제대로 작동하는지를 확인하는 경우이다. 피드백이 낮은 직무는 같은 공장에서 TV를 조립하되 품질관리부서의 검사원이 시험을 하고 조치를 취하는 경우이다.

위와 같은 다섯 가지 핵심직무특성이 결합하여 직무의 세가지 의미를 창출하게 된다. 세 가지 심리적 상태, 즉 ① 사람들이 업무수행에서 의미를 느끼는 상태, ② 업무수행결과에 대해 책임을 갖게 되는 상태, ③ 자신의 작업결과에 대한 지식을 알게 되는 상태이다.

이러한 심리적 상태가 클수록 내적 작업 동기부여의 상승, 작업결과의 질 향상, 작업에 대한 만족의 증대, 이직 및 결근의 감소가 일어난다. 이때 직무담당자 개인의 성장욕구강도(growth need strength)가 작업결과에 영향을 미친다. 이것은 높은 성장욕구를 가진 사람들은 직무특성의 정도가 높을 때 높은 결과를 나타내지만, 성장욕구가 낮은 사람들은 그들의 직무가 높은 동기부여 잠재력을 가지고 있더라도 좋은 결과가 나타나지 않을 수도 있음을 의미한다.

학습내용

1 직무분석이란 무엇이며 직무분석을 실시하는 목적이 무엇인지 설명할 수 있어야 한다.

2 직무분석의 절차와 활용방안을 설명할 수 있어야 한다.

3 직무분석을 실시하기 위한 정보수집 방법을 설명할 수 있어야 한다.

4 직무분석결과 얻어진 직무기술서와 직무명세서를 비교 설명할 수 있어야 한다.

5 직무평가를 위한 평가요소를 설명할 수 있어야 한다.

6 직무평가 방법을 설명할 수 있어야 한다.

7 직무설계의 목적과 직무설계 방법을 설명할 수 있어야 한다.

1톤의 사랑

장인수

1톤 트럭이
길가에서 살림을 한다
지구가 토해내는 지구 크기의 먼지와 햇살과 소음 사이
행인이 뿌리는 수십 톤의 발걸음 사이
떡볶이와 오뎅이 살림을 한다
깨깨한 아저씨 부부가
삶은계란 3개를 1000원에 판다
순대에 햇살이 다녀가고 노을이 스쳐가고
달빛이 먼길을 왕래하며 인사한다
밤 12시
노점의 영업이 끝나고
1톤 트럭은
生의 모퉁이를 돌아 귀가한다
한 손으로 운전하고
한 손으로 옆자리 졸고있는 아내의 허벅지를 만진다
1톤의 용달을 함께 하는 사랑이
부질없이 뜨거워지는 살점이
아내의 허벅지를 만진다
차창을 뚫고 들어온 별빛이
뻐근한 아내의 어깨를 주무르고 물파스를 바른다

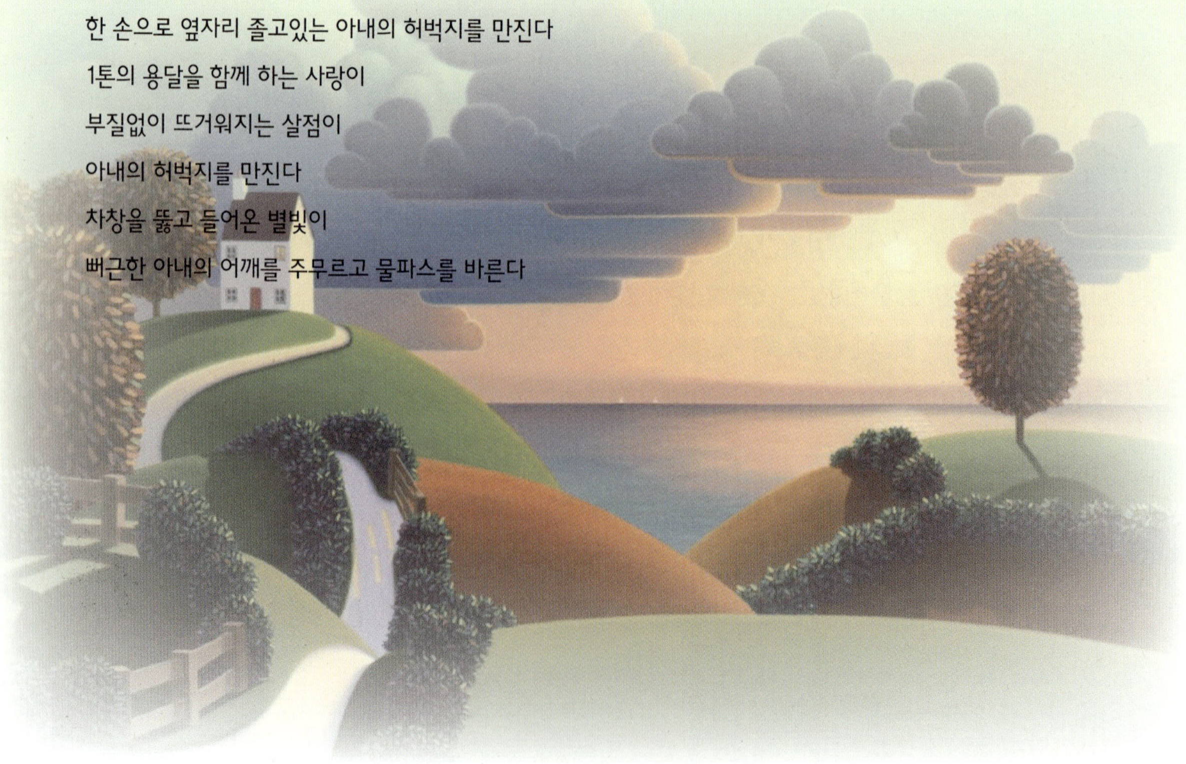

제4장

채용관리

인적자원에 대한 계획은 중장기적인 차원에서 요구되는 인력의 규모를 사전에 예측하고 결정하는 과정이다. 이를 통해 병원에서의 현재 인력의 적정규모를 분석하고 인력의 과잉과 부족을 계획적인 차원에서 인력수급정책을 추진하여야 한다. 이러한 인력계획하에 모집과 선발, 배치가 뒤따라야 한다. 흔히 모집, 선발, 배치를 통틀어 채용관리라고 한다. 모집은 지원자를 획득하는 활동으로 선발과 비교해 볼 때 공격적인 것이라고 할 수 있다. 모집은 내부모집과 외부모집으로 구분할 수 있다. 일차적으로 모집은 우수한 인적자원의 선발을 위하여 지원자의 수를 양적으로 키우는데 초점을 맞추는 반면, 선발은 조직과 직무가 요구하는 자격요건에 가장 적합한 우수인재를 선택하는 과정이라는 점에서 양자 간에는 목적의 차이가 있다. 선발은 선발도구의 신뢰성과 타당성을 확보하는 것이 매우 중요하다. 마지막으로 배치는 선발된 지원자를 조직 내의 각 부서의 직무를 할당하는 것으로 적재적소의 원칙을 실현하는 것이 무엇보다도 중요하다 하겠다.

I 채용관리의 의의

1. 의의

인적자원관리는 사람을 채용하는 것으로부터 시작하므로 채용관리는 인적자원관리의 성패를 좌우하는 중요한 분야이다. 직무분석을 통하여 필요한 직무의 종류와 소요인력이 산출되면, 그 직무를 수행할 수 있는 사람을 선발하여 배치를 해야 한다. 인사관리를 잘 하기 위해서는 기본적으로 직무분석과 설계를 제대로 해야 하지만, 기능적인 측면에서 인사관리의 시작은 채용이라고 할 수 있다. 따라서 사람의 채용관리(recruitment)는 고용의 첫 단계로서 병원의 인적자원확보 계획에 따라 적합한 인력을 산정하고 필요한 시기에 모집 · 선발 · 배치 등과 관련된 일련의 의사결정과정을 말한다. 한편, 조직 내부로부터의 채용은 승진이나 재배치에 의해 수행되며, 조직외부로부터의 채용은 모집과 선발에 의해 이루어진다. 따라서 본 장에서는 채용의 전제가 되는 인력계획을 먼저 다루고 인력모집, 인력선발, 인력배치의 순으로 기술한다.

도표 4-1 채용관리의 과정

오늘날 조직에서 이루어지고 있는 채용관리의 절차와 내용을 간략하게 살펴보면 다음과 같다.

도표 4-2 채용관리의 절차와 내용

채용관리절차	주요 내용
1. 인력계획	• 인력 충원의 이유를 명확히 한다. • 필요 인력의 수와 그에 따른 직무수행 기술의 형태를 명확히 한다. • 조직의 내부와 외부의 시장상황을 정확하게 분석한다. • 어떤 인재를 확보해야 할 것인지를 정확히 한다. • 언제 확보할 것인지를 명시한다. • 얼마나 확보할 것인지를 분명하게 예측한다.
2. 인력모집	• 조직의 목표 달성에 기여할 수 있는 지원자 모집 방법을 확정한다. • 모집을 위한 구체적 방안을 제시한다. • 모집의 비용을 고려한다.
3. 인력선발	• 채용해야 할 직무와 적합성이 높은 지원자를 선발할 수 있는 방법을 명시한다. • 선발을 위한 구체적 도구를 준비한다. • 공정하고 합리적인 선발절차를 마련한다. • 선발된 인력의 조직기여도를 측정한다. • 선발 비용을 고려한다.
4. 인력배치	• 배치의 기준을 정한다. • 배치 후 만족도 및 효과성을 조사한다.

자료: 안상윤(2010)

2. 채용관리의 중요성

채용제도가 어떠냐에 따라 인사담당자들의 채용형태는 달라지고 조직(병원)에 지대한 영향을 미친다. 우리는 흔히 조직에서 사람하나 잘못 뽑아 낭패를 보고 있다는 소리를 자주 듣는다. 채용이 잘못되면 그 이후의 인적자원관리 활동을 아무리 잘해도 모든 일이 허사가 될 수 있기 때문이다. 그래서 대부분의 조직에서는 사원의 모집과 선발에 무척 많은 시간과 비용을 투자하고 있다. 참고로 미국의 인적자원관리협회(Society for Human Resource Management: SHRM)가 1993년(종업원 100인~5000명 대상 기업) 조사한 바에 의하면 대부분의 미국 기업들이 인적자원관리 활동과 관련하여 인력채용에 상대적으로 많은 시간과 비용을 투자하는 것으로 나타나고 있다.

도표 4-3 인적자원관리 기능별 예산 및 시간 비중

인적자원관리기능	예산비중(%)	시간비중(%)
인력채용	19	15
복리후생 운영	15	10
노사관계 관리	13	18
교육훈련 및 개발	11	9
성과보상	9	10
산재예방	8	6
법, 규제 관련	6	7
인사고과, 성과평가	5	7
인력계획	4	7
기타 인사활동	10	11

조직(회사, 병원)의 채용관리는 조직에게도 중요하지만 개인이나 사회에도 매우 중요하다. 최근 우리나라도 고용 없는 성장, 청년실업 증가와 같은 부분이 큰 문제로 인식되고 있듯이 채용활동은 기업의 사회적 책임과도 밀접한 관계가 있다. 즉 채용관리는 조직(회사), 개인, 사회에 영향을 미친다고 볼 수 있다. 내용다지기 4-1

1) 조직에 미치는 영향

조직이 필요한 인적자원을 확보하는 방법은 교육과 훈련을 통해서 인력을 개발할 수도 있지만 채용관리를 통해 처음부터 필요한 인력을 선발하고 적정직무에 배치하여 자신의 능력을 최대한 발휘할 수 있도록 해주는 것이 비용과 시간 면에서 더욱 합리적이다.

2) 개인에게 미치는 영향

한편, 합리적인 채용관리는 개인의 능력발휘 기회를 부여하고 그들의 삶의 질을 향상시킬 뿐만 아니라 조직의 성과를 높여주기 때문에 개인이나 조직에 있어서 긍정적인 효과를 가져다 준다. 조직과 직무에 적합한 근로자를 채용하여 배치하면 사원 개인의 직장생활이 만족해지고, 결국 삶의 질을 향상시킬 수 있다. 하지만 회사의 채용정

내용다지기 4-1

육정(六正)과 육사(六邪)

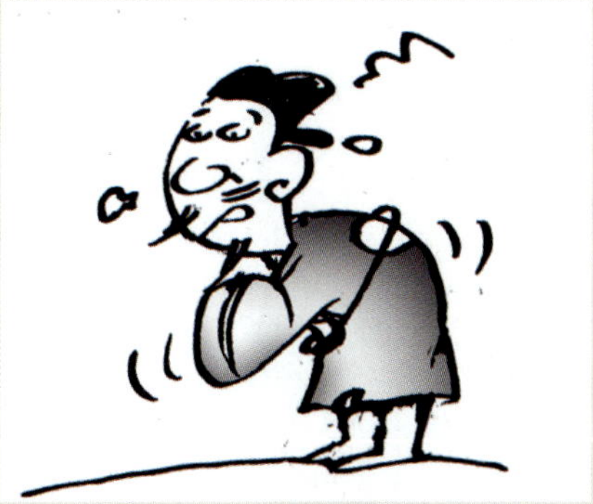

원래 '6정과 6사'란 전한(前漢) 시대의 유향(劉向)이 지은 『설원(說苑)』에 나오는 말로서 정관(당 태종의 연호) 14년, 위징이 당태종에게 '좋은 인재를 발탁해 주십사'하고 올린 상주문에 인용되어 있는 내용이다. 6정(六正)이란 좋은 신하의 유형을, 6사(六邪)란 나쁜 신하의 유형을 가르킨다.

▶ 6정(六正)

① 성신(聖臣) : 미리 위기에 대처하고 상사[主君]의 안전을 지키는 부하
② 양신(良臣) : 좋은 계획을 진언하고, 상사의 장점과 단점을 알게 하여 바로 잡도록 돕는 부하
③ 충신(忠臣) : 좋은 인재를 추천하고, 옛 성인의 행적을 예로 들어 상사의 마음을 격려하는 부하
④ 지신(智臣) : 일의 과정을 미리 알아서, 상사가 걱정하는 일이 없도록 미리 대처하는 부하
⑤ 정신(貞臣) : 원칙을 존중하며, 허례허식을 멀리하여 검소한 생활을 하는 부하
⑥ 직신(直臣) : 아첨을 하지 않고, 상사의 잘못을 직접 간언하는 부하

▶ 육사(六邪)

① 패신(貝臣) : 지위에 안주하고, 봉급만 탐내고, 주위의 정세에만 신경을 쓰는 부하
② 유신(諛臣) : 아첨을 일삼아서, 상사의 일은 무조건 좋다하고 좋아하는 것을 상납하는 부하
③ 간신(姦臣) : 겉과 속이 달라서 겉으로는 성인군자인체 하면서 실제는 사악한 마음을 품은 부하
④ 참신(讒臣) : 자신의 잘못을 감추거나 남을 설득시키는 재주가 있으나 분열과 분쟁을 일삼는 부하
⑤ 적신(賊臣) : 자기 좋을대로 규칙을 변경하고, 사적인 도당을 만들어 지위를 높이는 부하
⑥ 망국신(亡國臣) : 상사를 모함하고, 현명한 사람을 배척하며, 상사의 나쁜 면을 내외에 선전하는 부하

책이 지역, 학력, 성별로 인한 차별정책을 추진한다면 개인에 불행을 가져다 줄 수 있으며 많은 지원자들이 피해를 입기도 한다.

3) 사회에 미치는 영향

또한, 사회적 관점에서 볼 때 조직의 인력채용은 고용의 창출이며, 자발적으로 장애인 고용과 남녀 고용평등 등을 실천한다면 사회정의의 실현에도 보탬이 된다. 특히 채용활동은 매너리즘에 빠진 조직분위기를 쇄신하는데 활력소 역할을 하며 조직 구성원들의 적정배치를 가능케 한다.

조직에서 필요한 인재를 확보하기 위하여 채용활동이 시작되는데 이때 고려해야 할 사항들은 노동시장의 여건, 조직 내의 상황, 종업원의 구성분포(연령, 성비, 기술정도

내용다지기 4-2

세상에서 가장 오래된 직업은?

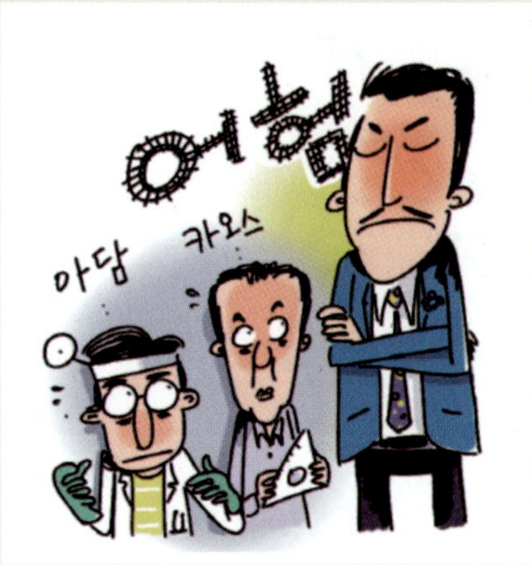

어느 기독교 국가에서 여러 직업을 대표하는 사람들이 모여 누구 직업이 가장 오래되었는지 논쟁을 벌였는데, 의사, 건축가 그리고 정치가가 그들이었다. 의사가 먼저 말했다. "하나님이 인간을 가지고 맨 처음 하신일이 무엇인지 아십니까? 바로 수술입니다. 아담의 갈비뼈로 이브를 만드셨으니까 가장 오래된 직업은 의사입니다." 그러자 건축가가 말했다. "하나님이 아담을 창조하시기 전에 혼돈으로부터 이 세상을 건설하셨으니까 이 세상 최초의 직업은 건축가입니다." 그러자 잠자코 있던 정치가가 말했다. "당신들은 그 혼돈을 만든 사람이 누구라고 생각하십니까?." 정치인들이 없어지면 과연 세상은 혼돈이 아닌 질서정연한 자유로운 세상이 올까? 아무튼 한 번쯤은 곰곰이 생각해볼 만한 대목이 아닌가 싶다.

등), 법규와 사회제도, 사회적 환경, 기존 종업원 등에 대해 신중히 고려하여 채용활동이 이루어져야 한다. 내용다지기 4-2

Ⅱ 인력계획

1. 인력계획의 정의 및 과정

1) 의의

최근자료에 의하면 우리나라 활동 간호사 수는 건강보험심사평가원의 의료기관 종사자수 18만5,853명(2017년말 기준)이나 이나, 간호협회 면허신고데이타에 의한 비의료기관 종사간호사 등을 합하면 실제 간호사 취업자 수는 이보다 높을 것으로 판단하고 있다. 보건복지부의 '2018 보건복지통계연보'에 따르면 면허 간호사 수는 총 37만 4,990명(2017년 기준)에 달했다. 따라서 활동 간호사 수와 비교하면 간호사 면허 소지자 가운데 실제로 의료현장이나 비의료기관 등에서 활동하지 않는 인력이 10만명이 훨씬 넘는 셈이다. 유휴 인력이 이렇게 많은데도 간호사 구인난을 얘기하고 있다. 간호사의 처우 문제, 지방에서 서울로, 중소병원에서 대형병원으로의 이직 등 복합적 요인들이 작용하지만 지방중소병원의 경우 인력수급에 상당한 애로사항을 겪고 있는 것은 사실이다. 만약 여러분이 이러한 인력난을 겪고 있는 병원의 인력수급 책임자라면 어떻게 대처할 것인가?

병원의 인력계획(manpower planning) 또는 인적자원계획(human resources planning)은 현재 또는 장차 병원이 필요로 하는 인력의 수를 예측하고, 병원 내 외에서 공급 가능한 인력을 고려하여 인력의 수급을 조정하는 활동이다. 이에 비해 정원계획은 현재의 시점에서 정태적인 인력계획을 의미한다. 인력계획을 흔히 정원계획이라고도 한다.

병원의 인력계획은 병원인적자원관리의 목표와 원칙을 효율적으로 수행하기 위한 최초의 단계이기 때문에 인적자원의 각 기능 활동, 즉 인력의 확보, 개발, 동기부여, 유지 등과 밀접한 관련을 가지고 있다.

어떠한 조직이든 간에 조직성과는 조직을 구성하고 있는 인적자원에 달려 있으므로 조직의 성패는 적합한 인력을 적시에 적합한 직무로 얼마나 잘 조달하느냐에 달렸다 해도 과언이 아니다. 조직의 전략목적이 아무리 잘 설정되었다 해도 이를 달성하기에 필요한 인력이 구비되어 있지 않으면 그 전략목적은 아무 의미가 없는 것이다. 또한 인력계획은 그럴듯하게 수립되었지만 적정한 인력을 찾지 못하거나 적정한 인력을 확보해도 병원여건에 맞지 않아 곧 퇴직한다면 직무와 인력 간의 부조화로 큰 어려움에 봉착하게 된다. 이와 같이 조직의 전략목적과 계획의 달성은 인력계획에 달려있다. 그러나 인력계획의 목적은 어디까지나 조직의 전략목적의 한 부분이고 인력계획도 전반적인 조직전체 전략계획의 한 부분임을 잊어서는 안 된다.

2) 중요성

인력계획은 조직이 목표를 달성하기 위해 최초로 시작하는 조직의 전략적 인사관리 활동이다. 조직전략의 수립시 외부노동시장의 상황을 고려하여 현재 조직내부에서 노동시장에 가용할 수 있는 인원의 수와 어떤 형태의 업무기술을 소지한 인력이 필요한지를 경정해야 한다. 인력의 수나 필요한 업무기술의 형태는 조직의 전략과 그 맥을 같이하기 때문에 인력계획은 조직의 목표달성에 중추적인 역할을 한다. 아무리 훌륭한 의료사업 계획이나 전략적 목표를 설정한다 하더라도 이를 추진할 핵심인력을 충당하지 못한다면 이는 휴지조각에 불과하다.

만약 인력계획이 잘못되어 과잉 혹은 과소인력이 발생할 경우 조직의 과업흐름은 차질을 빚게 된다. 인력과잉의 경우 대량해고와 같은 사태를 맞이하거나 과도한 인건비 부담 때문에 저임금 정책을 쓰지 않을 수 없게 된다. 물론 어느 정도의 여유인력은 여유자원과 함께 조직혁신의 원천이자 새로운 도약의 토대가 된다. 그러나 의도적으로 보유하고 있는 여유자원이나 여유인력과 그렇지 않은 인력과잉은 구분되어야 한다. 인력부족도 마찬가지의 결과를 가져온다. 왜냐하면 적정수준 이하의 인력으로 과도한 양의 업무를 처리하면 일의 질을 확보할 수 없고 고임금정책을 쓴다 하더라도 합리적인 업무배정을 할 수 없으므로 창의적 사고의 여유를 없게 하고, 노동력의 재생산 자체에 영향을 주어 개인에게 과도한 업무압박을 가져오기 때문에 결과적으로는 장기적인 고생산성을 얻는데 효과적이라고 할 수 없다.

3) 인력계획의 과정

인력계획의 첫 단계는 예측이다. 인사담당자는 다양한 인적자원의 공급과 수요를 결정하기 위하여 실무부서의 인력부족이나 과잉을 전망하여야 한다. 이러한 예측을 위해 다양한 정보를 수집하여야 한다. 인력수요와 공급에 영향을 미치는 변수들을 파악하고 장단기 전략 수립을 위한 근거를 제공하여야 한다. 인력의 수요예측은 계획기간 동안에 필요한 총인력을 계획하는 것으로서 장 · 단기계획이 있지만 매년 단위로도 계획해야 한다. 인력의 공급예측은 필요한 인력이 내부에서 충원될 수도 있고 외부노동시장에서 충원될 수도 있다.

두 번째는 인력의 수급예측에 기반하여 인사담당자는 각 직무영역에서 인력부족 또는 인력과잉을 판단하여야 한다. 이에 따라 조직도 각각에 맞는 대처를 할 수 있다.

세 번째는 목표설정 및 전략계획 단계이다. 이 단계는 문제점을 파악하고 인력부족과 과잉정도를 파악하는 기준을 제시하는 것이다. 이를 위해 직무나 기술영역에서 어떤 변화가 예상되는지 파악하고 그 결과에 도달하기까지의 일정을 보여주는 것이 필요하다.

마지막으로 인력계획의 실행 및 평가 단계이다. 어떠한 인적자원전략이 선택된다 하더라도 궁극적으로는 전략의 실행과 결과에 대한 평가가 중요하다. 인적자원전략이 선택되면 조직은 전문가를 선정하여 목표가 달성되도록 지원해야 한다. 전문가는 목

도표 4-4 인력계획의 과정

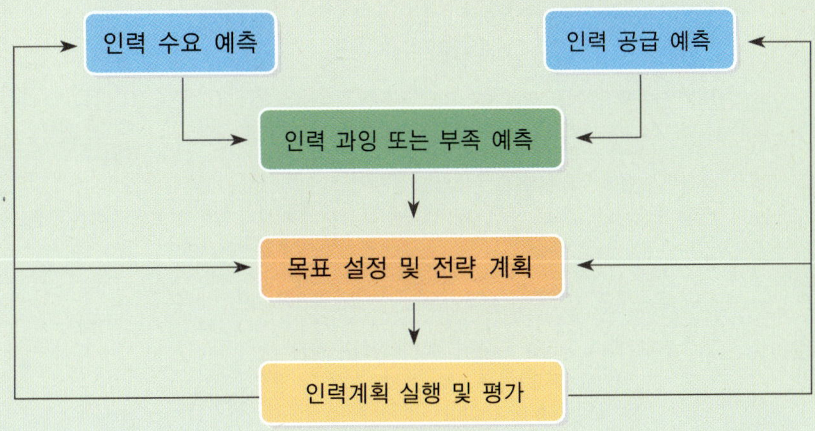

표달성을 위해 권한과 자원을 활용해야 한다. 또한 정기적으로 실행보고서를 작성하여 단계적으로 전략이 계획대로 실행되는지 그리고 어떤 결과가 예상되는지 사전에 점검하는 것이 필요하다.

2. 의료기관의 정원관리

1) 정원관리의 의의

정원관리(tables of organization)란 경영 활동의 효과적인 수행과 노동력의 경제적인 활용을 위해 단위 조직 또는 업무별로 필요한 인원을 결정하고, 이를 유지 운용 통제하는 활동을 말한다. 즉 경영능률의 향상, 적정인건비의 지출, 선발계획 등을 위해 부서별로 필요한 인원을 산정하고 조건의 변화에 따라 정원을 수정, 적정수준을 유지시켜 나가는 활동이라고 할 수 있다.

그러므로 정원관리는 주어진 직무구조와 조직규모에 대한 적정인원 개념으로 직무분석과 인적자원계획을 연결시켜 주는 연결고리(linking pin)로서의 역할을 한다. 뿐만 아니라 잉여인력의 축소나 적정인원 유지를 위한 인적자원 비용관리의 합리화를 기할 수 있는 기초를 제공한다. 따라서 정원관리는 조직운영의 필요성에 따라 조직정원, 법정정원, 설비정원 등에 따라 다르게 적용되기도 한다.

도표 4-5 정원의 종류

구분	내용
법정정원	– 법에 의해 의무적으로 고용하여야 하는 정원(장애인, 고령자, 국가유공자 등) • 예: 의료법시행규칙 제38조(의료인 등의 정원)
설비정원	– 병원 시설규모, 수준, 수량 등에 따라 필요한 정원 • 예: 영상의학과에 MRI 추가 설치 시 방사선사가 증원되는 경우
방침정원	– 조직의 방침에 의해서 설정된 필요한 정원 • 예: 보호자가 필요로 하지 않는 병동을 유지할 경우 보다 많은 간호사의 정원이 필요한 경우
조직정원(기구정원)	– 조직기구상 부, 과, 실, 계, 팀 등에 의한 필요한 정원 • 예: 조직도상 part 또는 unit 등의 추가설치로 필요한 정원의 경우
업무량정원(산정정원)	– 업무량이나 질적 측면을 분석(비례)하여 정하는 정원 • 예: 일반적으로 업무량의 증가로 정원이 증가하는 경우

2) 의료기관의 법정정원

병원에서 일반조직과 달리 정원을 법으로 정하는 이유는 병원조직의 임무가 인간의 생명을 다루는 일과 관련이 있기 때문이다. 현행 의료법에서 정하고 있는 의료기관의 의료인 등의 정원에 관한 내용은 다음과 같다.

(1) 의료인의 정원

'의료인'이란 보건 복지부 장관의 면허를 받은 의사 치과 의사 · 한의사 · 조산사 및 간호사를 말한다. 이들에 대한 의료기관의 정원은 다음과 같다.

도표 4-6 **의료기관에 두는 의료인의 정원**(의료법 시행규칙 제38조 관련)

구 분	종합병원	병 원	치과병원	한방병원	요양병원	의 원	치과의원	한의원
의 사	연평균 1일 입원환자를 20명으로 나눈 수(이 경우 소수점은 올림). 외래환자 3명은 입원환자 1명으로 환산함	종합병원과 같음	추가하는 진료과목당 1명(법 제43조 제2항에 따라 의과 진료과목을 설치하는 경우)	추가하는 진료과목당 1명(법 제43조 제2항에 따라 의과 진료과목을 설치하는 경우)	연평균 1일 입원환자 80명까지는 2명으로 하되, 80명을 초과하는 입원환자는 매 40명마다 1명을 기준으로 함(한의사를 포함하여 환산함). 외래환자 3명은 입원환자 1명으로 환산함	종합병원과 같음		
치과의사	의사의 경우와 같음	추가하는 진료과목당 1명(법 제43조제3항에 따라 치과 진료과목을 설치하는 경우)	종합병원과 같음	추가하는 진료과목당 1명(법 제43조제3항에 따라 치과 진료과목을 설치하는 경우)	추가하는 진료과목당 1명(법 제43조제3항에 따라 치과 진료과목을 설치하는 경우)		종합병원과 같음	
한 의 사	추가하는 진료과목당 1명(법 제43조제1항에 따라 한의과 진료과목을 설치하는 경우)	추가하는 진료과목당 1명(법 제43조제1항에 따라 한의과 진료과목을 설치하는 경우)	추가하는 진료과목당 1명(법 제43조제1항에 따라 한의과 진료과목을 설치하는 경우)	연평균 1일 입원환자를 20명으로 나눈 수(이 경우 소수점은 올림). 외래환자 3명은 입원환자 1명으로 환산함	연평균 1일 입원환자 40명마다 1명을 기준으로 함(의사를 포함하여 환산함). 외래환자 3명은 입원환자 1명으로 환산함			한방병원과 같음
조 산 사	산부인과에 배정된 간호사 정원의 3분의 1 이상	종합병원과 같음(산부인과가 있는 경우에만 둠)		종합병원과 같음(법 제43조제2항에 따라 산부인과를 설치하는 경우)		병원과 같음		
간호사(치과의료기관의 경우에는 치과위생사 또는 간호사)	연평균 1일 입원환자를 2.5명으로 나눈 수(이 경우 소수점은 올림). 외래환자 12명은 입원환자 1명으로 환산함	종합병원과 같음	종합병원과 같음	연평균 1일 입원환자를 5명으로 나눈 수(이 경우 소수점은 올림). 외래환자 12명은 입원환자 1명으로 환산함	연평균 1일 입원환자 6명마다 1명을 기준으로 함(다만, 간호조무사는 간호사 정원의 3분의 2 범위 내에서 둘 수 있음). 외래환자 12명은 입원환자 1명으로 환산함	종합병원과 같음	종합병원과 같음	한방병원과 같음

(2) 약사 및 한약사의 정원

의료기관 종류		약사 정원
상급종합병원		연평균 1일 입원환자를 30명으로 나눈 수와 외래환자 원내조제 처방전을 75매로 나눈 수를 합한 수 이상의 약사
종합병원	500병상 이상	연평균 1일 입원환자를 50명으로 나눈 수와 외래환자 원내조제 처방전을 75매로 나눈 수를 합한 수 이상의 약사
	300병상 이상 500병상 미만	연평균 1일 입원환자를 80명으로 나눈 수와 외래환자 원내조제 처방전을 75매로 나눈 수를 합한 수 이상의 약사
	300병상 미만	1인 이상의 약사
병원		1인 이상의 약사. 다만, 100병상 이하의 경우에는 주당 16시간 이상의 시간제 근무 약사를 둘 수 있다.
치과병원 (30병상 이상에 한정한다)		1인 이상의 약사. 다만, 100병상 이하의 경우에는 주당 16시간 이상의 시간제 근무 약사를 둘 수 있다.
한방병원		1인 이상의 한약사. 다만, 100병상 이하의 경우에는 주당 16시간 이상의 시간제 근무 한약사를 둘 수 있다.
요양병원		1인 이상의 약사 또는 한약사. 다만, 200병상 이하의 경우에는 주당 16시간 이상의 시간제 근무 약사 또는 한약사를 둘 수 있다.

(비고) 약사 수의 산정 시 그 수가 1 미만인 경우에는 1로 하고, 1 이상인 경우 소수점은 반올림한다.

(3) 의료기사 등의 정원

직종	정원내용
의료기사	의료기관에는 보건복지부장관이 정하는 바에 따라 진료과목별로 필요한 수의 의료기사를 둔다.
영양사	입원시설을 갖춘 종합병원, 병원, 치과병원, 한방병원 및 요양병원에 대해서는 1인 이상의 영양사를 둔다.
의무기록사	종합병원에는 보건복지부장관이 정하는 바에 따라 필요한 수의 의무 기록사를 두도록 한다.
사회복지사	종합병원에는 사회복지사법에 의한 사회 복지사 자격을 가진 자 중에서 환자의 갱생, 재활, 사회복귀를 위한 상담 및 지도를 담당하는 요원을 1인 이상 둔다.
간호조무사	의료기관에는 보건복지부장관이 정하는 바에 따라 필요한 수의 간호조무사를 둔다. 단, 간호사나 치위생사의 인력수급상 필요하다고 인정할 때에는 간호사 등의 정원 일부를 간호조무사로 충당하게 할 수 있다.

3) 정원관리업무처리 절차

① 해당 부서 정원 조정 신청

② 인력 배정의 필요성 검토, 정원 조정, 배정(기획실)

③ 관련 회의(위원회 등)

④ 경영진 보고 및 품의(병원장, 이사회)

⑤ 정원 확정

⑥ 인사과(해당 부서) 통보

⑦ 정원, 현원 관리(인력 현황, 사업별, 직종별, 직급별)/필요시 원가 계산

4) 인력과잉시 해소방안

정원관리에 있어서 가장 어렵고도 중요한 문제는 정원 산정결과 과잉 인력이 존재하고 있을 때 이를 어떻게 관리하느냐 하는 것이다. 여기에는 다음과 같은 두 가지 방안을 생각해 볼 수 있을 것이다.

- 배치전환(transfer): 과잉 인력의 해소방안으로서 가장 용이하게 실시할 수 있는 것이 배치전환이라 할 수 있다. 이를 위해서는 먼저 직무별로 과잉인력과 부족 인력의 수를 명확히 파악하고, 각 부문별로 과잉인력으로 추출된 개별 근로자들의 능력을 고려하여 담당할 수 있는 직무를 결정한다. 다음으로 담당 할 수 있는 직무에 인력이 부족하면 그 부문으로 배치전환을 실시한다.
- 채용억제(고용제한, restricted hiring): 채용을 억제함으로써 과잉 인력을 흡수하는 방안이 있다. 이것은 어느 정도 시간을 두고 과잉 인력을 해소하는 방법으로서 채용을 적극 억제하는 방법이다. 조직이 한창 성장기에 있거나 새로운 공장을 신설하게 될 경우에는 잉여 인력은 예비인력이 될 수 있다. 일반적으로 이 방법은 신속한 개선은 기대할 수 없지만 근로자들을 안심시키고 조직분위기를 안정화시키는데 기여할 수 있다.
- 근무 시간 단축(reduced hours): 근로자의 근무 시간을 단축할 특정 직원을 대상으로 하는 제도이다.
- 조기 퇴직(early retirement): 인력 감축을 위한 방법으로 조기 퇴직을 유도하는 것도 인력 과다 시에 공급량을 감소시키는 방법이다.

• 조직 축소(downsizing): 조직의 규모를 축소하거나 조직 구성원 감축을 통해 일시적 변화를 꾀하는 방법으로 전통적으로 조직의 상황이 나쁠 때 시행하고 이후 수익성이 향상되면 다시 조직을 확장하는 방법이다.
• 직무공유(job sharing): 한 사람이 하던 근로를 두 사람 이상의 근로로 전환시키는 것인데, 이는 복수의 근로자가 한 직무에 대해 동등한 책임을 지는 수평적 분할을 의미하며 '시간선택제'라고도 한다.

3. 의료기관 부서별 주요 업무

1) 업무수행 및 범위

(1) 의료인의 임무

의료인은 종별에 따라 다음과 같은 임무를 수행하여 국민 보건 향상을 이루고 국민의 건강한 생활 확보에 이바지할 사명을 가진다(의료법 제2조).

① 의사는 의료와 보건 지도를 임무로 한다.
② 치과 의사는 치과 의료와 구강 보건 지도를 임무로 한다.
③ 한의사는 한방 의료와 한방 보건 지도를 임무로 한다.
④ 조산사는 조산(助産)과 임부(姙婦) · 해산부(解産婦) · 산욕부(産褥婦) 및 신생아에 대한 보건과 양호 지도를 임무로 한다.
⑤ 간호사는 상병자(傷病者)나 해산부의 요양을 위한 간호 또는 진료 보조 및 대통령령으로 정하는 보건 활동을 임무로 한다.

(2) 의료기사, 의무기록사 등의 업무

의료기사, 의무기록사 및 안경사의 업무 범위(의료기사 등에 관한 법률 시행령 제2조) 의료법 제3조에 따른 의료기사, 의무기록사 및 안경사의 업무 범위와 한계는 다음 각 호의 구분에 따르며, 의료기사는 의사 또는 치과 의사의 지도를 받아 규정한 업무를 수행한다.

① 임상 병리사: 병리학 · 미생물학 · 생화학 · 기생충학 · 혈액학 · 혈청학 · 법의학 · 요화학(尿化學) · 세포 병리학의 분야, 방사성 동위 원소를 사용한 가검물(可檢

物) 등의 검사 및 생리학적 검사(심전도 · 뇌파 · 심폐 기능 · 기초 대사나 그 밖의 생리기능에 관한 검사를 말한다.)의 분야에서 임상 병리 검사에 필요한 다음 각 호의 업무에 종사한다.

- 기계 · 기구 · 시약 등의 보관 · 관리 · 사용
- 가검물 등의 채취 · 검사
- 검사용 시약의 조제(調劑)
- 혈액의 채혈 · 제제(製劑) · 제조 · 조작 · 보존 · 공급
- 그 밖의 임상 병리 검사 업무

② 방사선사: 전리방사선(電離放射線) 및 비전리 방사선의 취급과 방사성 동위 원소를 이용한 핵의학적 검사 및 의료 영상 진단기 · 초음파 진단기의 취급, 방사선 기기 및 부속 기자재의 선택 및 관리 업무

③ 물리 치료사: 온열 치료, 전기치료, 광선 치료, 수치료(水治療), 기계 및 기구 치료, 마사지 · 기능훈련 · 신체 교정 운동 및 재활훈련과 이에 필요한 기기 · 약품의 사용 · 관리, 그 밖의 물리요법적 치료 업무

④ 작업 치료사: 신체 부분의 기능 장애를 원활하게 회복시키기 위하여 장애가 있는 신체 부분을 습관적으로 계속 움직이게 하여 지정된 물체를 만들거나 완성된 기구를 사용할 수 있도록 훈련 · 치료하는 업무

⑤ 치과 기공사 : 치과 의사의 진료에 필요한 작업 모형, 보철물(심미 보철물과 악안면 보철물을 포함한다.), 임플란트 맞춤 지대주(支臺柱) 및 상부 구조, 충전물(充塡物), 교정 장치 등 치과기공물의 제작 · 수리 또는 가공, 그 밖의 치과 기공 업무

⑥ 치과 위생사: 치석 등 침착물(沈着物) 제거, 불소 도포, 임시 충전, 임시 부착물 장착, 부착물제거, 치아 본뜨기, 교정용 호선(弧線)의 장착 · 제거, 그 밖에 치아 및 구강 질환의 예방과 위생에 관한 업무. 이 경우 의료법 제37조 제1항에 따른 안전관리기준에 맞게 진단용 방사선발생장치를 설치한 보건 기관 또는 의료 기관에서 구내(口內) 진단용 방사선 촬영 업무를 할 수 있다.

⑦ 의무 기록사: 의료 기관에서 질병 및 수술 분류, 진료 기록의 분석 · 진료 통계, 암 등록, 전사(轉寫) 등 각종 의무(醫務)에 관한 기록 및 정보를 유지 · 관리하고 이를 확인하는 업무

⑧ 안경사: 안경의 조제(調製) 및 판매와 콘택트렌즈(시력 보정용이 아닌 것을 포함한다.)의 판매업무. 이 경우 안경 및 콘택트렌즈의 도수를 조정하기 위한 시력 검사(약제를 사용하는 시력검사 및 자동 굴절 검사기기를 사용하지 아니하는 타각적(他覺的) 굴절 검사는 제외한다)를 할 수 있다. 다만, 6세 이하의 아동에 대한 안경의 조제 · 판매와 콘택트렌즈의 판매는 의사의 처방에 따라야 한다.

2) 부서별 주요업무 수행 내역

부서별 일반적인 업무 수행 내역은 다음과 같으며, 병원의 조직과 기능 및 특성에 따라 업무 수행 범위가 달라질 수 있다.

(1) 진료부(임상과)

진료부는 소관 부문의 환자 진료 및 소관 부문의 진료를 관리하고 임상 연구 등의 업무를 수행한다.

(2) 진료지원부

① 약제팀: 약품의 조제 및 투약에 관한 사항, 약품의 제제 및 품질 관리, 마약 및 향정신성 의약품 관리, 약품 정보 관리, 약품의 입출고 관리, 약품 검수, 약무 행정 등의 업무를 수행한다.

② 진단검사의학 검사실: 임상 병리 검사(혈액학, 생화학, 면역 혈청, 미생물 등), 소변 및 대변 검사, 수탁(또는 위탁)검사, 혈액은행, 검사 인증 업무, 검사 시약 관리, 기능 검사(심전도, 폐기능, 청력, EEG 등) 및 병리 검사 업무와 결과 관리, 장비 정도 관리 및 유지 보수, 검사 실적 분석 등의 업무를 수행한다.

③ 핵의학 검사실: 핵의학과는 방사선 동위 원소와 관련된 검사, 장비 정도 관리 및 유지 보수, 검사 결과 관리 등의 업무를 수행한다.

④ 영상의학 검사실: 일반 촬영 및 유방 촬영, 골밀도검사, 특수 촬영(CT, MRI, PET 등), 초음파 검사 지원, 검사판독 지원, 장비 정도 관리 및 유지 보수, 방사선 촬영 실적 분석 등의 업무를 수행한다.

⑤ 재활의학 치료실(또는 물리 치료실): 이학 요법 업무와 관련된 물리 치료 및 재활 의학 진료 지원 업무, 장비 정도 관리 및 유지 보수 등을 수행한다.

⑥ 의용공학팀: 의료 장비의 유지 및 수리, 보수, 장비의 정도 관리 업무 등을 수행한다.

⑦ 의무기록실: 병원의 의무 기록(EMR 포함)의 기록 및 정리, 보전, 의무 기록 통계, 의무 기록의 열람, 대출관리 및 회수 등의 업무를 수행한다.

⑧ 진료지원실: 진료 지원에 관한 제반 행정 업무와 진료실 및 검사실의 공간 조정 업무 등을 수행한다.

(3) QI실 및 감염관리실

① QI실: 의료의 질 관리 및 서비스 활동, 고객 만족도 조사 및 평가, 전화 모니터링, 고객소리함 관리(VOC), CS업무, 환자안전, 의료기관인증, QI경진 대회 등의 업무를 수행한다.

② 감염관리실: 감염관리실은 감염 예방 및 감염 관리 교육, 감염 관리 등의 업무를 수행한다.

(4) 간호부

병원의 조직 형태에 따라 부서 명칭을 간호부 또는 간호팀(외래, 입원, 특수), 간호과로 조직되어 있다.

① 간호팀(과): 외래(진료 각 과 외래, 내시경실, 인공 신장 투석실, 주사실 포함) 및 응급 환자 간호 관리에 관한 사항, 입원 환자 간호 관리에 관한 사항, 간호 행정에 관한 사항, 간호 교육에 관한 사항, 수술실 및 중환자실 간호 관리에 관한 사항, 물품 관리에 관한 사항, 간호 업무 개선에 관한 사항 등의 업무를 수행한다.

② 중앙공급실: 의료용 물품 관리 및 소독, 린넨류, 손망실 처리, 수술 및 처치 재료 관리 등의 업무를 수행한다.

(5) 교육수련부

의사의 교육과 수련 업무 및 전공의(인턴, 레지던트) 채용 업무 등을 수행한다.

(6) 행정부

행정부는 병원의 규모와 조직 및 업무 기능에 따라 부서 명칭을 "팀" 또는 "과", "실"

로 조직되어 있으며, 최근에는 많은 병원들이 팀제로 운영을 확대하고 있는 추세이다.

① 사무국(또는 사무처): 행정 부서의 업무 총괄 관리 및 법인 사무 업무 등을 수행한다.

② 총무팀: 총무 및 서무 업무(각종 문서, 직인 관리, 우편물 등), 각종 인허가 업무, 안전 관리 업무, 직원복장 관리 업무, 예비군 및 민방위 교육 관리, 당직, 숙직 관리 업무, 감염성 및 폐기물 관리, 행사 및 의식 업무, 환경 위생 및 미화 업무, 타 부서 업무 지원 사항 등을 수행한다.

③ 인사팀: 직원의 인사(모집, 채용, 전환, 배치, 인사 고과, 승진, 승급) 및 노사 관리 업무와 후생 복지업무, 직원 교육 등을 수행한다.

④ 경리팀(또는 재무팀): 회계 및 경리, 결산, 급여 지급, 대차 대조표 및 손익 결산서 작성, 재무 관리 업무 등을 수행한다.

⑤ 구매팀(또는 물류팀): 물품 청구 및 구매(의료 장비, 의료용 비품, 의료 소모품, 일반용 비품, 약품, 시약, 인쇄물, 잡소모품 등), 검수, 재고 관리, 물품 입출 관리, 자산 관리 업무 등을 수행한다.

⑥ 의료정보팀(또는 의료정보실): 병원의 의료정보시스템(OCS, PACS, EMR) 및 전산 장비의 유지 보수, 보전 업무 등을 수행한다.

⑦ 감사실: 병원에서 수행된 업무에 대해 감사 업무(정기, 일상)와 지도 업무 등을 수행한다.

⑧ 기획조정실(기획팀): 병원의 기획 및 예산 관리, 사업 계획서, 중장기 발전 계획, 경영 분석, 원가 관리 분석, 제위원회 관리, 주요 회의체 운영, 각종 평가 업무, 정원 관리, 부서 간 업무 조정, 의료 정책 및 전략 수립업무, 병원 목표관리(MBO), 성과급 관련 업무 등을 수행한다.

⑨ 홍보팀: 병원의 홍보(PR, CI, 언론) 및 마케팅, 병원 소식지 제작, 원내/외 문화 행사, 홈페이지 및 블로그 관리, 병원 안내 브로슈어 및 홍보물 제작 등을 수행한다.

⑩ 원무팀: 외래 접수 및 수납, 응급실 접수 및 수납, 외래 및 입원 예약, 진료 일정 관리, 입 퇴원 및 제증명 관리, 수익 및 미수금 관리, 환자 통계 업무, 원무 행정 업무 등을 수행한다.

⑪ 보험심사팀: 병원의 의료수가 관리, 보험 청구/심사, 청구 미수금 관리, 진료비 지급 내역 분석 및 이의신청, 직원의 보험 교육 등의 업무를 수행한다.

⑫ 건강검진실: 검진 접수 및 수납 업무(국가 검진, 학생 검진, 일반 검진, 종합 검진, 특수 검진 등), 검진 예약 및 일정 관리, 검사 및 결과 관리, 검진 프로그램 개발, 고객 관리, 검진 홍보 및 섭외 유치, 검진유질 환자 관리(사후 관리), 검진 결과 통계 분석 등의 업무를 수행한다.

⑬ 대외협력팀(실): 병원의 각종 대외 업무, 환자 및 검진 섭외 유치, MOU 체결, 무료 진료 업무, 지역 사회와 함께하는 운동 등의 업무를 수행한다.

⑭ 후생사업팀(또는 부대사업팀): 병원의 후생 사업 및 부대사업 관리 업무(장례식장, 편의점, 식당, 의료기 판매, 커피점, 베이커리, 이 미용, 프랜차이점, 서점 및 문구류, 통신판매업) 등의 업무를 수행한다.

⑮ 시설팀: 병원의 시설, 전기, 설비, 통신, 환경, 차량 관리, 영선 관리, 환자 안전 관리, 보안 등의 업무를 수행한다.

3) 병원직원의 자격증 및 면허증

병원 직원이 보유하고 있는 각종 자격증 및 면허증의 종류는 다음과 같다.

도표 4-7 의료기관의 면허증 및 자격증

직종별	면허증 및 자격증
의사직	의사면허증, 전문의자격증 등
간호직	간호사면허증, 조산사면허증, 간호조무사자격증, 각종 전문 간호사자격증 등
의료기사직 및 기타직	면허증(임상병리사, 방사선사, 치과위생사, 치과기공사, 물리치료사, 작업치료사) 등
	안경사, 사회복지사, 의무기록사, 보건교육사, 영양사, 조리사 등
사무직	공인회계사, 노무사, 병원행정사 등
기술/기능 전문직	전기기사, 환경기사, 설비기사, 산업안전기사, 의공기사, 정보처리기사 등

(주) 자격증에는 국가공인 민간자격증이 포함되어 있음.

III 모집관리

1. 모집의 의의 및 중요성

1) 모집의 의의

모집은 병원조직이 필요로 하는 외부 또는 내부인력을 병원조직으로 유인하는 과정을 말한다. 따라서 모집은 조직의 목표달성에 필요한 인력의 원천을 개발하고 이들 인력이 조직에 관심을 갖고 채용되기 위해 응모하도록 만드는 과정이다. 그러므로 모집은 인적자원확보에 있어서 우선적인 인적자원관리 기능으로서, 병원이미지와 관련된 조직 전반에 대한 일반적인 정보제공으로부터 시작하여 구체적인 모집광고와 지원서의 접수에 이르기까지 여러 가지의 활동으로 구성된다.

2) 모집의 중요성

모집의 성공여부에 따라 신규사원의 평균자격수준의 영향을 받는다. 모집을 잘못하여 적은 수가 지원하면 선발수준을 낮추어야 하고, 추후에 신규사원을 교육시키고 훈련시키는데 초과비용을 들여야 한다. 그리고 모집할 때 부적합한 인력들만 모였다면 병원에서는 그 중에서 우수한 인력을 채용하기 위해 많은 선발노력을 해야 하며, 채용비용과 시간이 더 투자되어 결국은 최선의 선발이 어렵게 된다.

따라서 좋은 인력을 선발하려면 효율적인 모집이 선행되어야 하며 이를 위해 모집방법과 절차가 적절하게 이루어져야 한다. 우선 내부에서 채용할 것인지, 외부에서 충원할 것인지를 정해야 한다. 모집계획을 세울 때 만약 지원자가 적을 때는 어떤 대책을 강구해야 하는지, 어떤 광고매체를 사용할 것인지, 시기는 언제쯤이 좋은지 등에 대한 계획도 함께 세워야 한다.

모집관리는 병원에만 중요한게 아니다. 지원자에 대한 정확한 정보가 주어지지 않아서 지원을 못했다면 잠재 지원자들에게 피해를 입힌 셈이다. 반대로 별로 마음에 없는 사람을 병원에서 과대광고로 지원하게 하여 나중에 개인에게 실망만 안겨준다면 그것도 문제다.

지원자 개인의 입장에서 볼때도 마찬가지다. 자신을 너무 과대 포장하여 병원에 잘 보이려고 했다가 입사 후에 조직에 피해를 너무 끼쳐도 안되겠지만, 개인의 정보제공이 확실하지 않다면 선발결정을 잘못하게 하여 양쪽 모두 손해를 볼 수도 있다. 그러므로 개인과 조직 서로 간에 정보소통이 잘 되도록 인사담당자의 지원과 노력이 필요하다.

2. 모집의 방법

1) 내부모집

내부에서 지원자를 모집하는 가장 흔한 방법으로는 회사의 정보망을 이용해서 사내에 지원자 모집공고, 즉 사내공모제도(job posting or job bidding system)가 있다. 이 제도는 공석이 생겼을 때 사내게시판에다 지원자를 찾는다는 모집공고를 내어 요구하는 자격을 갖추었다고 생각되는 종업원이면 누구라도 지원하게끔 유도하는 모집방법이다. 이 제도는 현장 근로자보다는 사무직의 경우 보다 더 적합하다고 할 수 있다.

사내공모제도가 공개적인 사내모집이라면 비공개적인 방법으로 모집하는 방법으로는 기능목록(skill inventory) 또는 인력배치표를 통해 해당직위에 적합한 인물을 찾아내는 방법이 있다. 즉 전산화된 기능(기술)목록을 활용하여 조직체에서 요구되는 기술과 능력 프로파일을 중심으로 자격조건을 갖춘 내부인력을 선정하고 그들의 의사에 따라서 모집에 응하도록 하는 것이다. 오늘날 대부분의 조직에서 가장 많이 사용되고 있는 방법이며 선발작업이 끝날 때 까지는 종업원들에게 주로 공개되지 않은 채 진행된다. 또한 이 과정에서는 충분한 자격을 갖춘 사람이 빠져버릴 우려도 있다.

2) 외부모집

(1) 광고(advertising)

짧은 시간 내에 많은 사람들에게 병원의 채용계획을 알리기 위해 신문, 전문잡지, 인터넷, TV, 지역정보지, 옥외게시판 등의 매체를 통한 광고를 이용한다. 최근 인터넷 모집은 가장 빨리 발전하는 모집방법 중의 하나이다. 이 방법은 다수의 인터넷 사용자

내용다지기 4-3

올해 인턴 정규직 전환율 72%, "신입사원 인턴으로 뽑는다"

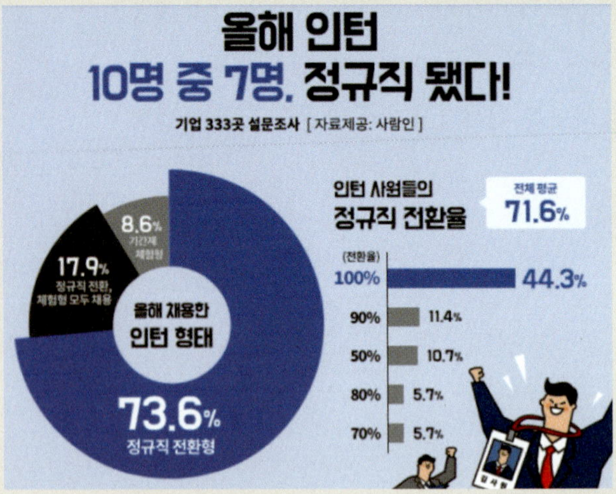

2018년 올해 인턴을 채용한 기업 중에 72%가 정규직으로 전환된 것으로 조사됐다. 구인구직 매칭 플랫폼 사람인이 기업 333개사를 대상으로 '인턴 채용 현황'에 대해 조사한 결과, 42%가 올해 인턴사원을 채용했다고 밝혔다. 이들의 정규직 전환율은 평균 71.6%로, 지난해 조사보다 1.6%p 상승했다. 정규직 전환율을 자세히 살펴보면, '100%'가 44.3%로 가장 많았다. 이밖에 '90%'(11.4%), '50%'(10.7%), '80%'(5.7%), '70%'(5.7%), '10%(2.9%)', '60%'(2.1%) 등으로, 절반 이상을 전환시킨 비율이 80%에 달했다. 실제로 올해 채용한 인턴 형태는 '정규직 전환형'(73.6%), '정규직 전환, 체험형 모두'(17.9%), '기간제 체험형'(8.6%)로 대다수가 정규직 전환을 목적으로 인턴을 채용한 것으로 조사됐다. 또, 약 93%의 기업이 인턴 채용 시 정규직 전환을 염두에 둔다고 답했으며, 52.9%는 '절대평가제로 큰 결격사유 없는 한 전환'한다고 밝혔다. 이에 따라 인턴 채용 규모를 늘렸다는 기업도 많았다. 지난해 대비 인턴사원 채용 규모를 묻는 질문에는 '유지'(57.1%), '확대'(30.7%), '축소'(12.1%)의 순으로, 인턴 채용 규모를 늘린 기업이 줄인 곳의 약 2.5배였다. 인턴을 채용한 시기는 '수시 채용'이 39.3%로 가장 많아 인턴도 일반 정규직처럼 수시 채용 문화가 보편화되는 것으로 풀이된다. 이어 '상, 하반기 둘 다 채용'(27.9%), '하반기 채용'(17.1%), '상반기 채용'(15.7%)의 응답이 있었다. 인턴사원의 평균 근무기간은 4.7개월이었으며, 급여는 평균 179만원(세전, 주5일 40시간 근무 기준) 수준으로 집계됐다. 구간별로는 '150~160만원'(16.4%), '200만원 이상'(15.7%), '190~200만원'(15.7%), '170~180만원 미만'(15.7%), '180~190만원 미만'(11.4%) 등의 순이었다. 그렇다면, 인턴 사원을 정규직으로 전환할 때 가장 중요하게 보는 평가 기준은 무엇일까? 단연 '직무적합성'(30.9%)이 1위를 차지했다. 이어 '성실함'(23.1%), '책임감'(15.3%), '업무 습득 속도'(9.6%), '조직 융화력'(6.6%), '열정과 도전정신'(5.7%) 등으로 나타났다. 인턴 종료 후 정규직 전환 가능성이 가장 높은 유형도 절반을 넘는 51.4%가 ▲업무에 대한 이해와 적응이 빠른 유형을 꼽았다. 이어 ▲책임감 있고 성실한 유형(27.9%) ▲인사, 예절 등 기본 태도가 좋은 유형(6%) ▲기술, 지식 등 직무 전문성을 보유한 유형(5.7%) ▲회사에 대한 애정이 높은 유형(3.9%) 등의 답변이 이어졌다. 반면, 정규직 전환을 못하고 탈락하는 유형으로는 △잦은 지각, 결근 등 근태가 나쁜 유형(39.3%) △조직에 잘 적응하지 못하는 유형(18%) △업무가 적성에 맞지 않는 유형(13.8%) △업무 습득이 느린 유형(12.6%) 등이 있었다.

를 대상으로 하기 때문에 실시간 모집이 가능하고 소요되는 비용에 비해 다수의 지원자를 확보할 수 있다는 장점이 있다. 하지만 인터넷 모집은 신청자가 몰려 많은 양의 이력서를 처리하는 것이 효율적이지 못하며, 신청자가 실제로는 선발과정에 빠지는 경우가 많다. 또한 장애인이나 경제적으로 어려운 사람의 경우 등 인터넷을 접할 수 있는 가능성이나 시간이 없는 사람들한테는 모집기회에 효율적으로 접근하지 못하는 경우가 많다.

(2) 인턴사원제도(internships)

방학기간이나 혹은 시간제 근무로 학생들을 임시적으로 고용한 뒤 졸업 후 정식 고용하는 모집방법이다. 인턴제도를 통해 병원은 사전에 학생의 자격여부를 판단할 수 있고, 학생은 병원의 적합성 여부를 판단하며 또한 교육기관의 교과내용과 실무와의 차이를 줄일 수 있다는 장점이 있다. 내용다지기 4-3

(3) 교육·훈련기관의 추천(schools and college)

일정 수의 종업원을 채용하거나 한꺼번에 다수의 종업원을 채용하려 할 때는 학교 교육기관이나 훈련기관을 통하여 추천을 받는 방법이 있다. 이 방법은 대기업에서 일반 사무직 직원이나 기술직 사원을 모집하는데 널리 사용되고 있으며, 대학의 취업담당자나 교수들의 추천은 신뢰할 만한 모집정보를 제공해 줄 수 있다. 이 때문에 많은 병원들은 각급 대학이나 기관들과 긴밀한 유대관계를 맺어 졸업생들을 쉽게 끌어들이기 위한 노력을 기울이고 있다.

(4) 직업소개소(employment agency)

직업소개소는 일자리를 제공하는 조직과 일자리를 찾는 구직자들을 연결시켜주는 역할을 하는 기관이다. 비영리적으로 운영되는 공공소개 기관과 수수료에 의해 운영되는 사설소개소로 나눌 수 있다. 공공소개 기관은 국가 및 지방자치단체에서 직업소개를 위한 기관을 두고 취업안내 및 고용조정을 한다. 이는 일자리를 찾는 구직자와 일자리를 제공하는 업체 간 정보의 부재로 인한 미취업을 방지하려는 목적에서 설립 운영되고 있다.

사설소개소는 취업희망자와 고용주 양측, 또는 어느 한쪽에서 수수료를 받으므로 공공기관보다는 전문적인 고용서비스를 제공한다. 이러한 사설 직업소개소는 공공 직업보도기관이 충분히 발달하지 못한 경우에 자생적으로 생겨나서 그 기능을 대신하기도 한다. 그러나 허위광고를 하거나 광고한 내용과 달리 다르게 안내하여 구직자들이 피해를 보는 사례도 많이 생겨나고 있다.

최근에는 전문직들을 대상으로 조직의 요청에 의해 유능한 인재들을 소개하는 헤드헌터(head hunter)라는 새로운 직종과 전문 업체도 많이 생겨나고 있다. 대규모 병원의 경우 전문분야에 있어서 유능한 의사를 구하거나 첨단 장비를 운용할 의료 엔

내용다지기 4-4

경력직 이직? "헤드헌터는 직장인 3~4년차를 선호한다"

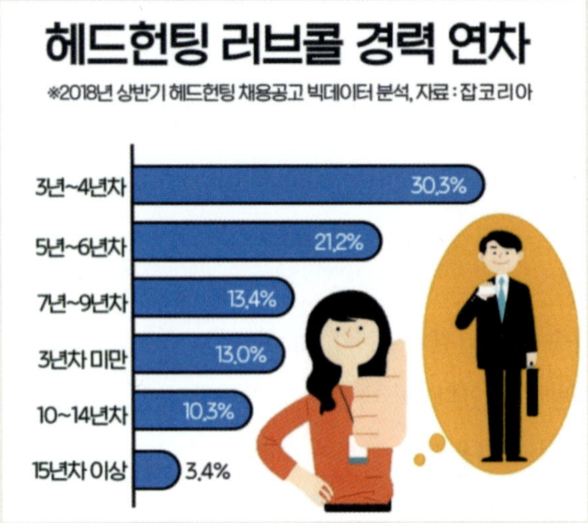

헤드헌터들은 직장연수 3~4년차를 선호하는 것으로 드러났다. 해당 연차에 러브콜이 가장 많았다. 잡코리아가 자사에 등록된 헤드헌팅 공고를 분석한 결과를 살펴보면 전체 공고 중 30.3%가 3~4년차에 집중됐다. 2위는 5~6년차로 21.2%로 조사됐다. 이어 7~9년차 13.4%, 3년차 미만이 13.0% 등이 이어졌다. 반면 10년차 이상 연차가 높아질수록 헤드헌팅 기회는 줄어드는 것으로 나타났다. 직급별로는 '과 · 차장급'이 전체 공고의 41.1%를 차지해 1위에 이름을 올렸다. 이어 '주임 · 대리급', '부장급', '사원급'이었다. 직무별로 헤드헌팅 러브콜이 가장 많은 곳을 살펴보면 '경영 · 사무직'이 19.3%로 가장 많았다. 다음으로 '연구개발 · 설계'가 15.7%를 차지했고 'IT · 인터넷'은 14.8%로 집계됐다. 반면 '교육' 관련 직무는 전체 헤드헌팅 공고 중 0.2% 불과했다. 직무별로 선호하는 헤드헌팅 연차 설문을 보면 'IT · 인터넷'의 경우 타 직무에 비해 3~4년차(39.2%)를 선호하는 경향이 높았다. '디자인'의 경우는 3년차 미만(21.0%)을 선호했다. 건설 및 생산 · 제조 직무에서는 10년 이상 연차를 대상으로 헤드헌팅을 하는 경우가 타 직무에 비해 상대적으로 많은 것으로 나타났다. 기업 형태별 조사에서는 대기업은 5~6년차 인재 러브콜 하는 경우가 31.0%로 1위를 차지했다. 벤처기업의 경우 3~4년차 인재에 대한 선호가 36.8%로 나타나 대기업과의 차이를 보였다. 또한 대기업 21.4%와 외국계 기업 23.4%은 타 기업에 비해 10년차 이상 고경력자에 대한 선호도가 높았다.

지니어를 소개시켜주는 기능도 하고 있다. 내용다지기 4-4

(5) 기존 종업원의 추천(recommendation of employee)

광고에 의한 공개모집과는 달리 조직에 근무하고 있는 임직원들을 비롯한 이해관계자들의 추천에 의한 모집방식이다. 종업원들의 사기가 높고 병원에 대한 공헌의욕이 강한 병원일수록 이 방법을 채택하며 적은 비용으로 유능한 인재를 확보할 수 있다. 이 방법을 채택하면 적은 비용으로 유용한 인재를 확보할 수 있을 뿐만 아니라 추천한 임직원들이 긍지와 보람을 가질 수 있어 사기 진작에도 도움이 된다. 인사부서를 별도로 갖추지 않고 공개채용의 능력이 없는 소규모 병원의 경우에는 이 방법을 많이 사용하고 있다. 실제로 미국의 경우 전문직의 27.8%, 관리직의 57.2%가 이 방법에 의해 선발된다.

그러나 추천한 근로자들을 중심으로 조직내 파벌이 형성되는 등 부작용이 발생할 수도 있다. 특히, 기존 직원들이나 병원 유력자와 가까운 친척이나 지인 등의 연고모집은 역기능적 측면을 무시할 수 없다. 가족경영이 조직의 초창기에는 긍정적인 측면도 있을 수 있으나 무능력자나 비적성자의 유입 등은 장기적으로 조직에 부담이 될 가능성이 많다. 임직원 추천을 통한 채용을 많이 하고 있는 우리나라 중소병원의 경우 이것이 중요한 인사관리의 문제가 되고 있다.

(6) 노동조합(labor unions)

노동조합 가운데 종업원만이 고용가능한 제도(closed shop)나 고용된 후에는 반드시 조합에 가입하여야 하는 제도(union shop)하에 있는 조직들은 신규종업원을 조합을 통하여 모집할 수 밖에 없다. 또한 노동조합은 노조원을 가지고 있을 뿐만 아니라 기업 및 행정기관과 긴밀한 관계를 가지고 있고 또 전문기관, 전문가들의 지원 및 자문을 맡고 있기 때문에 조직이 바라는 인적자원의 공급문제를 비교적 용이하게 해결해 주고 있다. 노조를 통해 모집하는 경우 일부 부정적 사례에도 불구하고 비용이 절감되고, 산업별 · 직업별 노조에 소속된 사람 가운데서 추천 또는 선발하므로 안정된 공급원을 갖는 이점도 있다.

도표 4-8 내부모집과 외부모집의 장 · 단점

충원방식 / 장 · 단점	내 부 모 집	외 부 모 집
장 점	• 승진자의 동기부여, 능력에 대한 보다 정확한 평가를 할 수 있다(업무실적 관련 DB구축으로). • 모집이 빠르고 비용이 적게 든다. • 공석이 있을 경우 객관적인 평가를 통하여 후보자를 선발함으로써 직무에 대한 사원들의 주인의식과 사기가 높아진다. • 교육 및 적응기간을 단축시킬 수 있다.	• 조직에 새로운 활력소를 불어 넣어줄 수 있다. • 경력직 채용시 교육훈련비와 같은 주변적인 인건비를 절감할 수 있다. • 권위적이고 계급적인 관료주의를 어느 정도 비켜나가는데 도움이 된다. • 새로운 정보와 지식(경쟁병원 등) 등을 제공받을 수 있다.
단 점	• 승진탈락자들의 사기저하와 함께 업무실적이 떨어진다. • 승진을 위한 과잉경쟁, 조직내부의 갈등이 생긴다. • 우수한 관리자 육성프로그램 등 인력개발비용이 든다. • 모집범위가 제한적이다.	• 개인(지원자)에 대한 정보의 부족으로 꼭 필요한 사람을 선택하기 어렵다. • 경력사원을 채용할 때 내부승진을 기대하는 사람들의 사기저하를 초래할 수 있다. • 기존 사원들보다 조직의 문화나 일반적인 흐름에 대해 파악하기 어렵다. • 비용 면에서는 기존의 사원들보다 많은 비용이 요구되고 조직 전체적인 임금수준을 상승시키는 효과가 나타난다.

지금까지 논의된 인력모집에 대한 내부모집과 외부모집의 장단점을 기술하면 도표 4-8과 같다.

3) 모집방법의 변화 전망

향후 기업뿐 아니라 병원조직에서도 빠르게 변화하는 환경변화에 적응하고 조직의 역량을 강화하기 위해 다음과 같은 변화는 보다 더 가속화 될 것으로 보인다.

(1) 정기채용에서 수시채용으로

기존의 방식, 즉 신입사원을 중심으로 한 정기채용에서 개인의 능력과 조직의 성과를 중시하는 개인중심의 수시채용으로 변화해 가고 있다.

(2) 인사부서 중심에서 현장조직 중심의 채용으로

채용을 위한 공통적인 역할은 인사부서가 담당할지라도 지원자 중에서 우수한 사람을 선발하는 과정은 현장실무자들의 결정에 따르는 경우가 늘어나고 있다. 현장중심의 채용관리는 해당 직무를 수행할 수 있는 우수한 사람을 선발하는 데도 효율적일 뿐만 아니라 직무의 전문화를 촉진시키는 역할도 하게 된다.

(3) 모집방법의 다양화

전통적인 모집방법인 학교의 추천, 직업훈련원, 공공 및 사설 직업소개소, 아는 사람들의 소개 뿐만 아니라 최근에는 취업박람회, 설명회, 인터넷, 지도교수 추천, 전문대행업체, 헤드헌터 등을 통한 모집 등 다양한 방법이 시도되고 있다.

(4) 비정규직채용과 탄력적 인력관리

IMF 외환위기 이후 인적자원관리에서 가장 큰 변화는 대대적인 구조조정으로 인한 실업자 증가와 고용불안이 보편화되었다는 점이다. 경영 전반적인 측면에서 비용의 문제가 중요한 이슈로 대두됨으로 인해 인력관리의 탄력성을 높이기 위한 비정규직 인력비중이 급격하게 늘어나고 있다.

3. 모집평가

모집활동을 평가하는 것은 모집활동 노력의 시간과 소비된 비용의 관점에서 볼때 효율적인지를 알 수 있게 하는 주요 방법이다. 모집활동이 성공했는지는 많은 기준을 정하여 판단할 수 있는데 이러한 평가기준으로 사용되고 있는 지표로는 다음과 같은 지표들이다.

(1) 지원자의 수(quantity of applicants)

훌륭한 모집활동 프로그램의 목표는 선택할 수 있는 지원자들이 많은 인력풀(pool)을 생성해 내는 것이므로 '수'는 평가를 시작하는데 좋은 시작점이 된다. 즉 빈 자리를 채울만큼 충분한 수의 지원자가 있는가?

(2) 지원자의 질(quality of applicants)

지원자의 수가 충분히 크다고 하여도 지원자의 자질이 평균에 미치지 못한다면 이 또한 모집의 효과성은 저하될 수 있다. 즉 지원자의 풀(applicant pool)을 형성하는 지원자들의 평균적 자질을 과거나 타 경쟁병원과 비교하는 것도 중요한 모집평가의 방법이다.

(3) 고용된 지원자당 비용(cost per applicant hired)

모집비용은 직접비용과 간접비용으로 구성되며, 주요 비용지표 중 하나는 신규고용자 1인당 비용이다. 모집활동에 가장 큰 영향을 미치는 단일 비용항목은 모집활동을 수행하는 스탭(staff)비용이다. 이러한 비용은 모집원이나 모집방법별로 계산되어 추후모집예산 산정에 활용된다.

(4) 빈자리를 채우기 위해 필요한 시간(time require to fill opening)

빈자리를 채우기 위해 필요한 시간의 길이는 고용활동 노력을 평가할 수 있는 또 다른 방법이다. 시간경과자료는 모집과정 단계별로 걸리는 시간을 의미하며 모집원 또는 모집방법별로 수집될 수 있다. 내용다지기 4-5

내용다지기 4-5

기업들 직원 한명 채용에 평균 24일 소요… 60% "영업-기술직 인력 확대 필요

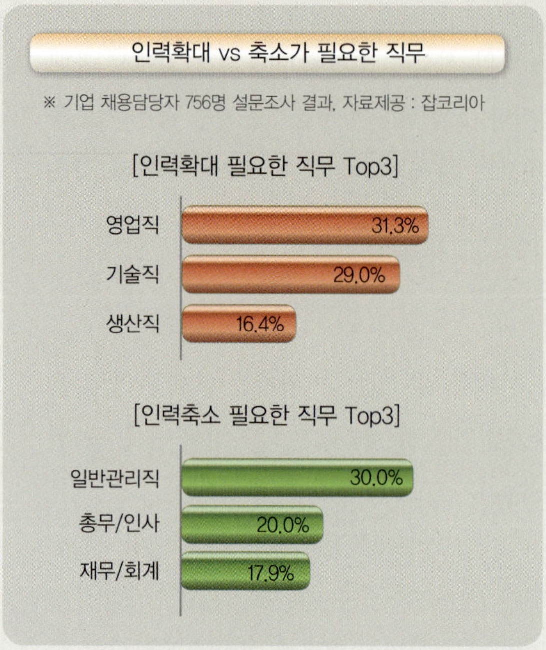

기업들이 직원 한 명을 뽑는데 걸리는 기간은 평균 24일 소요되는 것으로 조사됐다. 4년전보다 평균 이틀 늘어난 것이다. 기업들이 직무중심 채용을 도입하면서 채용단계에서 인 · 적성검사, 프레젠테이션(PT) 면접, 현장 과제수행 등이 추가되고 다양한 면접이 시행되면서 채용기간이 늘어난 것으로 풀이된다. 취업포털 잡코리아는 기업 채용담당자 756명을 대상으로 "'직원 한 명을 채용하는데 걸리는 기간'을 조사한 결과, 평균 '24일'로 조사됐다"고 밝혔다. 이는 과거 2013년 평균 '22일'이 소요됐던 것과 비교해 2일 정도 늘어난 수치다. 기업들은 공채보다 필요에 따라 수시로 뽑는 것을 더 선호한다고 응답했다. 선호하는 채용방식에 대한 질문에서 응답기업의 49.6%는 '수시채용방식'을 선호한다고 답했다. 공개채용방식은 35.6%에 불과했으며 이밖에인턴제도(10.8%) 임직원 추천(3.8%) 등을 통해 뽑는다고 응답했다. 4년 전에는 '공개채용방식'을 선호한다는 기업이 48.0% 비율로 가장 높았던 것과 대조적이다. 수시 채용 방식을 선호하는 이유에 대해서는 '우수 인재를 용이하게 채용할 수 있기 때문'이라는 응답이 39.3%로 가장 높게 나타났다. 이어 △인재 채용 시 걸리는 시간을 절약할 수 있기 때문(25.4%) △인재 채용 비용이 절감되기 때문(20.6%) △검증된 인재를 채용할 수 있기 때문(11.4%) △이직률이 낮아서(2.9%) 등의 순으로 나타났다. 한편, 앞으로 인력 확대가 필요한 직무에 대해서는 '영업직'이 응답률 31.3% 비율로 가장 많았다. 다음으로 △기술직(29.0%) △생산직(16.4%) △연구개발직(14.4%) △서비스/상담직과 △IT/정보통신직이 각각 13.8% 등의 순이었다. (복수응답) 반면, 일반관리직은 인력 축소가 필요한 직무(30.0%)로 꼽혔다. 이어 △인사/총무직(20.0%) △재무/회계직(17.9%) △홍보/PR/광고직(13.4%) △마케팅직(12.3%) 등으로 주로 지원부서들도 인력 축소의 위기부서로 조사됐다.

(5) 법률저촉여부 점검

모집행위에 있어서 관계 법률을 위반하지는 않았는지를 점검하는 것도 매우 중요하다. 모집과 관련해서 근로기준법, 남녀고용평등과 일 · 가정 양립 지원에 관한 법률 등이나 채용에 있어 남녀차별 금지 등의 법규에 저촉되지 않는지를 사전에, 그리고 모집이 시행되는 과정에 면밀히 모니터하는 것이 중요하다.

IV 선발관리

1. 선발의 의의

1) 의의

모집을 통해 지원서가 접수되면 선발과정이 시작된다. 선발은 모집활동을 통해 지원한 다수의 취업희망자 중에서 조직과 직무가 요구하는 자격요건에 가장 적합한 우수인재를 선택하는 과정이다. 병원은 수익성, 성장률과 같은 목표달성에 도움을 줄 수 있는 지원자들을 바라고 있고, 지원자들은 보상과 욕구의 충족과 같은 개인목적 달성에 도움이 되는 병원에서 근무하기를 희망한다. 따라서 병원은 직무수행에 적합한 자격요건을 갖춘 장래성 있는 인력을 신중하고 엄격하게 선발해야 한다. 선발은 조직의 새로운 인적자원을 선택하는 과정이니 만큼 인사관리에서 가장 중요한 기능 중의 하나이다.

2) 선발기준

채용시점에서 잘못된 선발을 입사 후 시정하는 시행착오는 개인이나 조직에게 모두 바람직하지 못하다. 처음부터 소질 있는 사람을 선발하는 것이 중요하다. 선발기준은 주로 직무기술서, 직무명세서 등에 기재된 것을 바탕으로 구체화하는데 이러한 요건을 갖춘 자질은 주로 ① 지적 조건(기본 자질을 갖추고 있는 사람), ② 인격적 조건(기본 인품이 있는 사람), ③ 신체적 조건(직무에 필요한 신체적 건강을 갖춘 사람) 등을 말한다. 그런데 지적 조건, 인격적 조건, 신체적 조건 등을 구체적으로 보면 교육수준, 경험, 신체적 특성, 개인적 특성 등으로 구분할 수 있다. 이러한 선발기준은 신뢰성과 타당성이라는 두 가지 특성을 갖고 있어야 한다.

이러한 조건들을 검증하기 위해 필기시험은 주로 지적 조건을, 면접시험은 지적조건 · 인격적 조건 · 신체적 조건을, 신체검사는 신체적 조건을 주로 검증하게 된다.

도표 4-9 선발의 기준과 평가방법

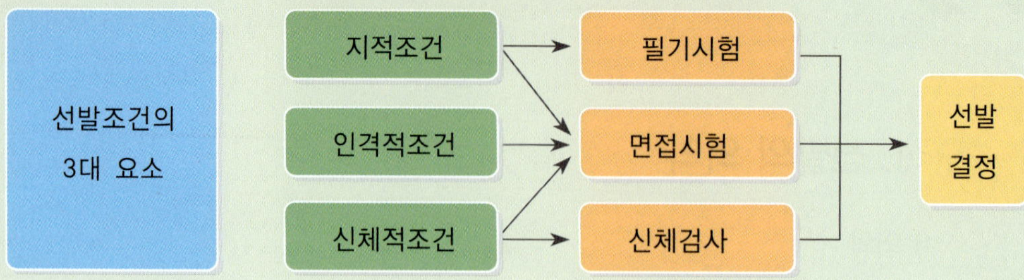

(1) 교육수준

모집광고에서 대졸, 고졸 이상이라는 제약조건을 명시함으로써 지원자의 교육기관과 교육정도에 따라 선발하는 방법이다. 교육수준은 직무능력과 기능 및 작업의 동기유발에 영향을 미치기 때문에 그 타당성이 인정된다.

(2) 경험

조직은 직무수행 경험이 많은 사람의 직무수행능력을 예측할 수 있기 때문에 경력자를 더 선호한다. 즉 직무경험이 많을수록 현재 조직에서 필요한 훈련과 개발비용 및 각종 테스트비용을 절약할 수 있고 직무배치가 용이하기 때문이다.

(3) 신체적 특성

의식적이든 무의식적이든 선발기준으로서 외모와 같은 신체적 특성이 중시되고 있는데, 이는 인종차별이나 여성차별과도 관계가 있다. 그러한 신체적 특성이 작업의 효과나 성과에 직접적인 관련이 없는데도 선발기준이 된다면 불법적인 것이 된다.

(4) 개인적 특성

개인적 특성은 배우자의 유무, 나이, 성격 등을 들 수 있다. 그러나 이러한 개인적 특성을 통한 선발은 매우 조심스럽게 다루어야 한다. 개인정보나 프라이버시에 저촉되고 불법적인 사항이 될 가능성이 농후하기 때문이다.

2. 선발절차

선발절차는 선발관리를 합리적으로 하기 위한 일련의 과정이며, 합리적인 채용결정을 내리는데 도움이 되도록 지원자에 관한 정보를 얻기 위한 수단이다. 일반적으로 선발절차는 예비면접, 서류전형, 선발시험, 선발면접, 경력조회, 신체검사, 선발결정의 순으로 진행된다.

도표 4-10 선발과정

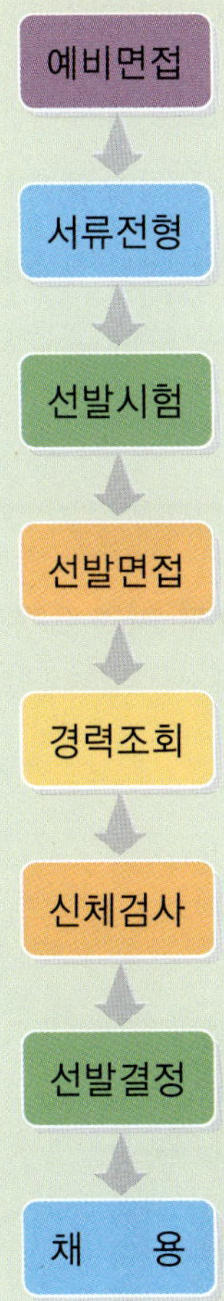

대부분의 병원에서 채용하고 있는 전형적인 선발절차를 보면 다음과 같다. 하지만 병원 사정이나 특별한 경우에 따라서는 그 순서가 약간씩 바뀔 수도 있고 단계가 축

소되거나 추가되기도 한다.

1) 예비면접(preliminary interview)

예비면접의 목적은 선발과정을 본격적으로 시작하기 전에 결격사유가 있는 지원자를 탈락시키는 것이다. 병원에서 대개 예비면접은 생략되는 경우가 많은데, 최근처럼 지원자가 아주 많은 경우 지원서 평가 전에 간단한 예비면접을 통해 직무에 적절하지 못한 지원자들을 거절하기도 한다.

2) 서류전형(review of application blank)

지원자가 제출한 지원서의 내용을 평가하는 과정이다. 개인이력, 신체조건, 병역유무, 가족관계, 교육수준, 경력, 직무적합성, 자격증 소지 여부, 자기소개서 등 미래의 성과와 관련이 있는 지원서 항목에 대한 평가를 실시한다. 지원서에 나타난 항목에 대한 점수여부는 지원서 평가의 타당도와 관련되기 때문에 보다 정밀한 검토가 요청된다. 내용다지기 4-6

내용다지기 4-6

신입사원 평균 14.4개 자기소개서 쓰고 최종 합격

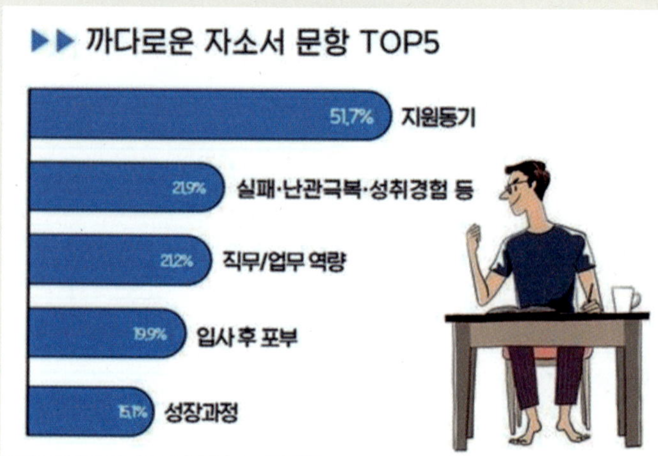

신입사원들이 재직 중인 회사에 최종 합격할 때까지 써낸 자기소개서가 평균 15건에 육박하는 것으로 나타났다. 취업 포털 잡코리아에 따르면 최근 입사 1년 미만의 신입사원 292명을 대상으로 취업 과정에 대한 설문조사를 한 결과 평균 자기소개서 작성 건수는 14.4건으로 집계됐다. 5건 이하라는 응답이 전체의 31.2%로 나타났지만, 11~20건, 6~10건 등이 각각 21.6%, 20.5%로 높게 나타났다. 50건 이상 작성했다는 응답자도 전체의 7.2%나 됐다. 가장 까다로운 자기소개서 문항에 대해서는 '지원 동기 · 이유'를 꼽은 응답자가 51.7%(복수응답)로 가장 많았으며 실패 극복 경험담(21.9%), 직무 역량 관련(21.2%), 입사 후 포부(19.9%), 성장 과정(15.1%) 등의 순으로 나타났다. 자기소개서 작성에 가장 큰 도움이 된 것으로는 '취업포털 · 구직커뮤니티의 취업 자료'라는 응답이 51.4%로 가장 많았고, '취업 선배나 지인들의 합격 자기소개서'(47.9%)와 '취업 사교육'(22.3%) 등이 뒤를 이었다. 이밖에 조사대상 신입사원들 가운데 15.8%는 취업 준비 과정에서 비용을 들여 자기소개서 첨삭 · 컨설팅을 받은 경험이 있다고 응답했다. 그러나 실제 합격에 도움이 됐다는 응답자는 이들 가운데 23.9%에 그쳤다.

3) 선발시험(selection test)

선발시험은 심리검사, 필기시험(주관식, 논술식, 단답식, 자유식), 실기시험 등을 통해 지원자가 가지고 있는 능력 및 개인적 특성(성격, 적성 등)을 측정하기 위해 실시되는 것을 말한다. 우리나라에서는 그동안 국어, 영어, 상식 및 전공과목을 중요한 시험과목으로 하여 왔으나 점차 적성검사, 능력 및 흥미검사, 지능검사 등 직무수행에 현실적으로 필요한 테스트를 하는 방향으로 발전하고 있다.

4) 선발면접(selection interview)

시험에 의해 선별된 지원자들은 면접(interview)에 들어가게 되며, 지원자들은 미래의 동료, 감독자, 관리자 및 경영자에 의해서 면접을 받게 된다. 지원자를 상대로 면접을 통해 지원자가 가지고 있는 능력 및 개인적 특성(가치관, 태도, 성격 등) 등을 파악하는 활동이며 조직은 이러한 과정을 통해 조직 및 고용조건(급여, 승진기회 등)에 대한 정보를 지원자에게 제공하게 된다. 면접내용은 주로 용모 및 태도, 표현력, 판단력, 적극성, 인생관, 직업관, 직업경력, 대인관계 등의 내용을 파악하는 것이다. 최근 직원의 선발에 있어서 면접은 가장 중요한 선발도구가 되고 있으며 그 중요성이 날로 더해가고 있다.

5) 경력조회(reference)

조회(reference)는 지원자의 과거의 행적에 대해 확인하는 과정이다. 즉 지원서나 이력서에 기재된 지원자의 학력, 직무경험, 자격증 획득 등이 사실인지를 밝히는 과정이다. 특히 경력사원을 채용하는 경우 전 직장에서의 근무실태, 퇴직이유 등에 대한 정보는 올바른 선발결정에 유용한 자료가 된다. 신원조회(주로 학력과 경력의 확인, 범죄사실의 유무 확인)나 경력조회는 일단 채용 가능성이 있다고 판단되는 지원자들을 대상으로 실시된다.

6) 신체검사(physical examination)

선발에 대한 최종의 의사결정이 이루어지기 전에 지원자들은 신체검사를 해야 한다. 건강상태는 중요한 근무조건이 되기 때문에 신체검사는 선발의 적격여부를 판정하는 중요한 심사도구의 하나이다. 즉 신체적으로 조직 및 직무의 요구조건에 맞지 않는 개인을 가려내려는 과정이다.

7) 선발결정(selection decision)

선발결정의 마지막 단계는 다수의 지원자 중에서 직무요건에 가장 적합한 우수인재를 최종 결정하여 선택하는 것이다.

3. 선발시험과 면접

1) 선발시험

선발시험은 지원자 및 서류전형의 합격자를 대상으로 하는 중요한 선발도구로서 대부분의 조직에서 활용되고 있다. 특히 선발시험은 신규대학 졸업자를 대상으로 한 신입사원의 정기채용시험으로 많이 이용되어 왔으며, 주로 지원자의 학식평가를 위한 필기시험에 중점을 두어왔다. 그러나 최근에는 단순히 학식평가의 필기시험에서 능력과 적성 및 인성에 대한 검사기법의 개발에 따라 다양한 선발시험이 실시되고 있다. 여기서는 실제 대학병원에서 실시하고 있는 대표적인 몇 가지 시험을 살펴보면 도표 4-11과 같다.

(1) 필기시험(paper or pencil test)

직무수행에 필요하다고 판단되는 지원자의 학력과 지적능력 등의 일반적 지식을 평가하기 위한 선발방식으로 가장 많은 조직에서 이용되어 왔다. 이러한 필기시험은 객관식 시험과 주관식 시험이 있다. 요즘은 필기시험보다 아래와 같은 지원자의 적성·성격·인성·흥미 등의 심리적 요인을 측정하기 위한 심리검사 방법이 다양하게 개발되어 활용되고 있다.

(2) 지능검사(intelligence test)

흔히 IQ라고 하는 지능의 개념은 다양하게 정의되고 있으나 일반적으로 지능검사는 추리능력, 수리능력, 어휘력, 기억력, 공간지각 능력 등의 일반적 특성에 대한 평가

도표 4-11 **직종별 직급별 시험 과목표(대학병원 일반직원 임용시험 예)**

직 종		직 급	시험구분	시 험 과 목	비 고
사무직		8 급	필기	논문, 영어	
		9 급	필기	논술, 영어	
간호직		8 급	필기	간호학, 성인간호학, 영어	성인간호학 제외할 수 있음
약무직		8 급	필기	약제학, 약물학, 약전학	
보건직	임상병리 조직병리	8 급	필기	세균학, 임상생화학	조직병리 (조직학 포함할 수 있음)
	X-Ray	8 급	필기	방사선촬영 기술학	
	재활의학	8 급	필기	물리치료개론, 작업치료개론	
	치 과	8 급	필기	형태학	실기 (크라운Bridge, 포세라인, 국부의치, 총의치, 교정기공, Implant기공)
	의무기록	8 급	필기	질병분류, 의학용어	실기 (의무기록실무)
영양사		8 급	필기	식이요법, 기초영양학	
기술직		8 급	필기	기계공작법, 전기자기학	기계일반(기계) 전기기계(전기) 전기교환(교환)
		9 급	필기,실기	기계일반, 전기기계, 전기교환	
서무직		9 급	필기	기초영어, 자기소개서	서류전형 및 면접
기능직				자기소개서	서류전형 및 면접

로서, 최근에는 컴퓨터를 이용하여 간단하게 측정할 수 있는 다양한 기법이 개발되고 있다.

지능검사는 일반적으로 개인의 능력수준을 알아보는 검사로 과거에는 많이 사용되었으나 최근에는 감성지수(EQ) 테스트로 바뀌었다. 그러나 일반지능은 직업능력의 기초가 되는 것이기 때문에 이것이 높으면 지적인 잠재능력이 있다고 볼 수 있다. IQ 테스트를 통해서 경험에 기초한 종합적 판단력이나 창조성 등은 파악하기 어렵기 때문에 오늘날 과업 환경이 너무 빨리 변화하는 상황 속에서 지능지수에 전적으로 의존하는 것은 무리가 있다. 내용다지기 4-7

내용다지기 4-7

최초의 지능검사표

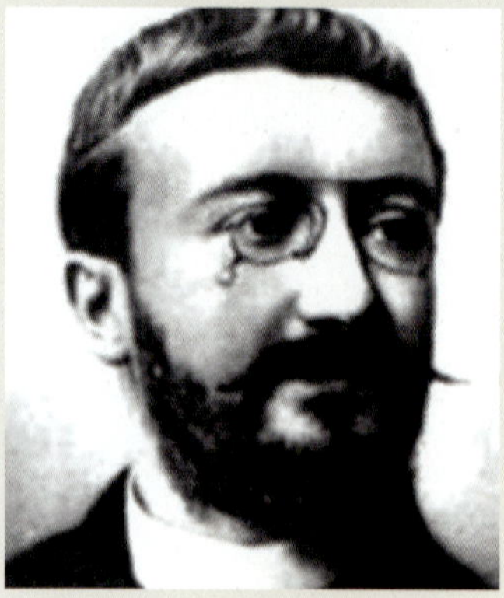

"옆집에 낯선 손님들이 드나들고 있다. 처음엔 의사가, 다음엔 변호사가, 가장 최근엔 신부님이 다녀가셨다. 옆집에서는 무슨 일이 일어나고 있는 걸까?" 아동의 지능발달 정도를 묻는 이 질문의 추론적인 답은 "옆집 어른이 죽어간다"이다. 오늘날의 IQ 검사법과 약간 차이는 있지만 1911년 최초의 아동지능검사법이 프랑스 심리학자 알프레드 비네(Alfred Binet)에 의해 완성됐다. 1857년 니스에서 태어난 비네는 처음에는 법학을 전공, 법학 박사 학위를 받았으나 평소 관심이 많던 의학적인 심리학을 독학했다. 이후 정상인의 심리연구로 전공을 전환하면서 발달교육사회심리학 분야 관련 서적을 200권 넘게 썼다. 특히 그는 두 딸이 21년 간 자라는 과정을 관찰하고 기록해 지능에 관한 실험적 연구의 단초로 삼았다. 동료 테오도르 사이먼과 함께 여러 연령대(3~15세)의 정상아동과 비정상아동을 선발, 다양한 문제를 풀게 함으로써 현대적인 지능검사의 원형이 된 '비네-사이먼 지능 검사법'을 발표했다. 한때 최면술에도 심취해 "사이비과학에 부화뇌동한다"는 학계의 비난을 받기도 했으나 인간의 지적 능력에 대한 과학적 측정의 첫 잣대를 만든 그의 공헌은 결코 가볍게 보아선 안 될 것 같다.

(3) 적성검사(aptitude test)

이는 어떤 사람이 어떤 직무에 적합한가를 판정하기 위해 작업수행에 필요한 인간의 육체적 · 정신적 직무를 결정하고자 종업원의 개성을 파악하기 위해 수행되는 검사이다. 즉 직무를 수행할 수 있는 능력이나 잠재능력을 측정하기 위한 검사를 말한다.

(4) 성격/인성검사(personality test)

성격 또는 인성검사란 성공적인 직무수행에 영향을 미칠 수 있는 개인의 동기, 욕망, 자신감, 활동성, 낙천성, 참을성 등의 성격을 측정하기 위한 검사방법이다. 이 검사는 지원자들이 좋은 평가를 받기 위해 자신의 속성을 속일 수가 있기 때문에 흥미검사처럼 정직한 응답을 얻기 어려운 면이 있다.

(5) 성취도검사(achievement test)

성취도 검사는 업무수행검사(performance test)로서 직무와 직접 관련된 구체적인 지식이나 기술을 측정하는 검사이다. 이 검사는 타이핑 속도 측정, 기계를 만지는 작업 등 손으로 하는 작업의 능력을 측정하는데 주로 사용된다. 이를 실무능력 검사 또는 숙련도 검사라고도 한다.

(6) 흥미검사(interest test)

직무나 과업에 대한 흥미가 높은 사람이 부여된 직무나 과업을 성공적으로 잘 수행할 수 있다는 전제하에 지원자의 흥미와 관심을 조사하고 측정하는 검사방법이다. 심리학자들에 의해 개발된 흥미검사(interest test)는 주로 지원자의 관심을 측정하는 것이다. 예를 들면, 그가 밖에서 일하는 것을 좋아하는지 안에서의 일을 좋아하는지의 여부, 취미 등을 알아보는데 이용된다. 흥미검사는 조직에서 개인과 특정 직무와의 적합성을 결정하는데 응용되기도 한다.

2) 선발면접

면접은 선발시험과 더불어 가장 널리 사용되는 선발절차이다. 면접시험은 면접담당자의 주관적 판단이 개입되기 쉽다는 약점이 있음에도 불구하고 최근 면접의 유용성에 대한 새로운 인식에 따라 많은 조직에서 널리 채용되고 있다. 필기시험만으로는 확인하기 어려운 응시자의 용모, 태도, 경력, 가정환경, 성격, 판단력, 사고능력 등 특정 분야에 대한 흥미와 이해, 지식의 정도 등을 파악하는데 목적이 있다. 대부분의 병원들이 선발시험을 통해 선발인원의 2~3배수의 지원자를 가려낸 후 이들을 대상으로 한 최종 채용결정은 전적으로 면접에 의하는 조직들이 늘어나고 있다.

면접은 구조화된 정도(구조적 면접과 비구조적 면접)나 참가자 수(개별면접, 집단면접, 스트레스면접, 패널/위원회면접)에 따라 다음과 같이 구분할 수 있다.

(1) 구조적 면접(structured interview)과 비구조적 면접(unstructured interview)

구조적 면접(structured interview)은 직무명세서를 기초로 질문항목을 미리 준비하여 면접자가 피면접자에게 질문하는 것이다. 즉 직무명세서의 분석결과를 근거로 하여 질문에 관한 목록을 사전에 준비하여 이를 면접에 활용하게 된다. 이러한 면접은 훈련을 받지 않았거나 경험이 없는 면접자도 어려움 없이 면접을 수행할 수 있고 객관성과 신뢰성이 높다는 장점이 있으나, 시대가 변하고 기술이 개발됨에 따라 이러한 자세한 양식을 탈피하는 경향이 있다. 구조적 면접은 정형적 면접(patterned interview), 지시적 면접(directed interview), 유도된 면접(guided interview) 등으로 불린다.

비구조적 면접(unstructured interview)은 특정한 질문서 목록 없이 면접자가 중요하다고 생각하는 내용을 질문하는 면접형태이다. 즉 질문의 내용이 공식화된 것이 아니라 지원자에게 최대한 의사를 표현할 자유를 주어 대화하는 가운데 지원자에 관한 정보를 얻는 방법이다. 질문이 미리 준비되어 있지 않고 지원자로 하여금 자유로이 많은 이야기를 할 수 있게 한다는 장점이 있으나 지원자가 편향적이고 주로 호의적인 대답만을 할 가능성이 있다. 또한 전문면접자가 아닌 비전문 면접자의 통제 하에서는 면접자나 지원자 간에 대화의 초점이 흐려지거나 단절 될 수 있다. 따라서 이러한 점을 배제하기 위해서는 고도의 질문기법과 훈련이 요구된다. 비구조적 면접은 비정형

도표 4-12 신입사원 면접평가표(구조적 면접 예)

지원자 성명		생년월일		지원직종	
최 종 학 력		성 별	남 · 여	면접위원	

평가항목	세부평가항목	평가척도			
		10	8	6	4
용모 및 태도	1. 표정과 인상은 적합한가?				
	2. 복장은 단정한가?				
	3. 상대방에게 호감을 주는 태도인가?				
표현 및 이해력	1. 질문에 맞는 답인가?				
	2. 간단하고 명료하게 답하는가?				
	3. 설득력이 있는가?				
	4. 질문을 바르게 이해하는가?				
발전가능성	1. 사고방식이 건전한가?				
	2. 자신감이 있고 적극적인가?				
	3. 자기개발의 의지가 있는가?				
창의성	1. 아이디어 생산 능력이 있는가?				
	2. 새로운 것을 추구할 줄 아는가?				
	3. 전문 지식이 풍부한가?				
협조성	1. 다른 사람에게 배려적인가?				
	2. 팀워크를 잘 이룰 수 있는가?				
	3. 상사의 말을 잘 따르는가?				
인생관 및 직업관	1. 사회와 사물을 보는 시각이 원만한가?				
	2. 생활태도가 건전한가?				
	3. 자신의 직업에 대하여 자부심을 가지고 있는가?				
기타 의견			종합점수		

자료: 안상윤(2010)

적 면접(un-patterned interview), 비지시적 면접(non-directed interview), 유도되지 않은 면접(un-guided interview) 등으로도 불린다.

(2) 개별면접(personal interview)

개인면접은 집단면접과 병행해서 가장 많이 행해지는 면접방법 중의 하나로서 한 사람의 면접자와 지원자 간에 일대일로 행해지는 방법이다. 이 방법은 한 개인에게 많은 정보를 파악할 수 있다는 장점이 있는 반면, 면접에 많은 시간과 비용이 소요되는 것이 단점이다.

(3) 집단면접(group interview)

여러 명의 면접자가 여러 명의 후보자를 대상으로 실시하는 집단면접은 집단 단위로 지원자들에게 일정한 주제 하에 자유토론 할 수 있는 기회를 부여하고 면접자는 토론과정에서 나타나는 개인들의 자질이나 능력을 관찰하여 평가하는 방법이다. 이 방법은 피면접자들의 우열비교를 통해 리더십 있는 지원자를 발견할 수 있다는 장점이 있어 최근 우리나라 각종 업체에서 신입사원을 선발할 때 많이 사용하고 있다. 이 방법은 동시에 다수의 피면접자에 대한 창의력, 순발력, 리더십 등을 평가할 수 있으며 면접시간을 크게 절약할 수 있으나 각 개별지원자가 가지고 있는 특수한 면을 파악하기에는 한계가 있다. 이는 개별면접과 병행하여 실시하는 것이 효과적이다.

(4) 스트레스 면접(stress interview)

스트레스 면접은 2차 세계대전 당시 미국에서 전략정보수집요원(스파이)을 선발하는데 사용된 바 있다. 이 면접방법은 면접자가 지원자의 약점을 공개적으로 비난할 때 이에 대해 피면접자가 어떻게 반응하느냐를 관찰하는 것이다. 즉 면접자가 피면접자에게 갑자기 공격적 행동이나 무시하는 행동을 함으로써 피면접자를 긴장과 좌절의 스트레스 상태에 빠지게 한 후 면접자의 감정의 안정성과 좌절에 대한 극복과 인내심의 정도를 평가하는 면접방식이다. 이 방법은 스트레스 처리능력을 테스트하는데 주안점을 두는 것으로서 기업의 특수직무(예: 공격적인 판매직 등)에 대한 지원자에게 적용할 수 있으나 지원자가 선발에서 탈락되었을 때 해당 조직에 대해 강한 반감을 가질 수 있다. 내용다지기 4-8

내용다지기 4-8

스트레스 면접

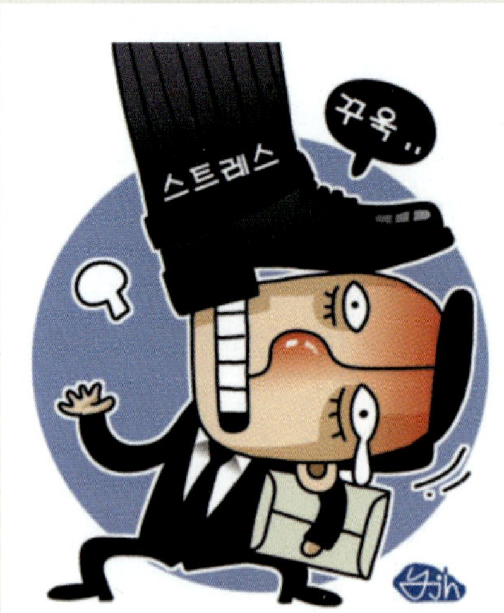

마이크로소프트의 빌게이츠는 황당 면접을 통해 기업의 핵심인재를 직접 선발하는 것으로 유명하다. 그만큼 지식정보기업에 있어서 그가 핵심인재의 중요성을 인식하고 있다는 증거이다. 빌 게이츠가 자주 묻는 황당 질문 가운데 하나는 "미 합중국내 교도소 수가 모두 얼마인가?"이다. 그가 요구하는 것은 피면접자가 정확한 수를 맞추는 것이 아니다. 단지 프로그래머의 핵심자질로 요구되는 논리력과 유연성을 황당한 질문을 통해 시험해보고자 하는 것이다. 이 질문에 적당히 숫자를 대거나 얼버무리면 불합격된다. 이와 같이 스트레스 또는 압박면접에서 좋은 성적을 거두려면 이미 잘 알려진 사건이나 사물에 대해 새로운 시각에서 바라보는 능력 그리고 전략적인 의사결정을 통해 문제를 해결하는 능력을 평소에 배양할 필요가 있다. 기업의 채용면접시 실제로 활용되는 황당 질문의 예를 몇 가지 보면, ① 로또 복권에 1등 당첨된다면 가장 먼저 하고 싶은 일은? ② 서울 시내버스는 몇 대 정도라고 생각하는가? ③ 지구상의 바퀴벌레 숫자는 몇 마리인가? ④ 3차 대전이 일어난다면 살아남아야 할 사람은? 등이다.

(5) 패널/위원회 면접(panel or board interview)

이는 여러 명의 면접자가 한 사람의 피면접자를 두고 집단적으로 면접하면서 그 피면접가 가지고 있는 자질이나 특징을 평가하는 방법으로 전문직이나 상위관리계층을 선발할 경우에 주로 이용된다. 패널 면접은 지원자에 대하여 보다 광범위한 조사를 할 수 있다는 장점이 있다. 그러나 매우 공식적인 형태를 취하므로 면접자와 피면접자 간에 친밀한 관계를 유지하기 어려우며, 지원자가 긴장감을 느끼게 되어 부자연스러운 반응을 하기 쉽다. 또한 다수의 면접자를 필요로 하므로 다른 방법에 비해 비용이 많이 든다.

3) 면접시 고려사항

면접은 정교하게 설계될수록 그 효과는 높아진다. 면접이 표준화되어 있으면 면접자들도 덜 긴장하게 될 뿐만 아니라 직무와 조직에 대한 질문으로 집중할 수 있기 때문이다. 면접은 조용하고 안정적인 분위기 속에서 진행되는 것이 바람직하다. 또한 면접자는 지원자를 공정하게 평가하기 위하여 객관적인 질문을 하는 방법, 면접질문으로 적당하지 않은 주제를 인식하는 방법, 그리고 개인적 편견을 극복하는 등의 훈련을 받은 사람으로 임명해야 한다.

면접자는 가능한 지원자에 대한 충분한 정보를 가지고 있어야 한다. 또한 구조화된 면접을 위한 질문 목록을 마련해야 하며 지원자에 대한 면접 내용을 충분히 기록하는 것이 필요하다. 면접자는 면접이 시작되기 전에 지원자의 지원 서류와 이력서 복사본을 확보하여 그 내용을 면접에 활용해야 한다. 또한 병원과 직무의 정보에 대한 인쇄물을 가지고 있을 필요가 있다. 면접초기 단계에서 직무의 특성, 병원의 정책 등에 대해 설명하며 병원에 대한 지원자의 이해를 돕는 것도 바람직하다.

면접자는 직무의 자격요건을 숙지하고 면접질문을 검토하고 지원자에게는 면접내용을 질문할 기회를 주어야 한다. 면접을 마무리하는 단계에서, 면접자는 지원자에게 면접에 응해주어서 고맙다는 표현을 하는 동시에 앞으로의 일정에 대해서 알려주는 것이 필요하다. 예를 들어 2주내에 최종 면접자를 통보한다든지 혹은 주말까지 선발 여부를 알려준다든지 하는 내용을 알려주어야 한다. 내용다지기 4-9

그리고 면접시 질문 문항에 대한 검토도 필요하다. 면접자는 피면접자에게 질문을 해도 무방한 사항과 그렇지 않은 사항을 미리 숙지하여 면접에 응해야 한다. 일반적으로 면접자가 면접 시에 질문하지 말아야 할 것과 질문할 수 있는 것을 구분해보면 다음과 같다.

도표 4-13 면접 질문 시 유의해야 할 사례

질문하지 말아야 할 내용	질문 할 수 있는 내용
• 신체적으로나 다른 곳에 문제가 있습니까? • 어떤 장애를 가지고 있습니까? • 직무를 활용하여 다른 근로자들의 금품을 갈취한 적이 있습니까? • 전 직장에서 지난 1년 동안 질병 등의 이유로 결근을 몇 번이나 했습니까? • 특별히 아파서 질병 치료를 받은 적이 있습니까? • 가족 중에 큰 병을 앓은 사람이 있습니까? • 왜 목다리를 사용하고 있습니까? • 정신병 치료를 받은 적이 있습니까? • 근무 시 커피심부름을 할 수 있습니까?	• 우리 병원이 귀하에게 지원해 줄 수 있는 것이 무엇이 있습니까? • 기숙사 시설을 필요로 합니까? 필요로 한다면 어떤 종류의 시설을 원합니까? • 지원한 직무에 대한 효과적 실행방안을 설명해보시오. • 만약 채용된다면, 직무기술서 상의 주요 과업들을 어떻게 수행할지 설명해보시오. • 전 직장에서 당신이 수행한 일의 내용과 방법을 설명해보시오. • 직무에 있어서 중요한 책임 내용을 설명해보시오. • 귀하가 직무를 수행하는데 있어서 당면한 가장 중요한 도전은 무엇이라고 생각합니까?

자료: 안상윤(2010)

내용다지기 4-9

면접 전 가벼운 잡담이 합격 좌우할 수 있다.

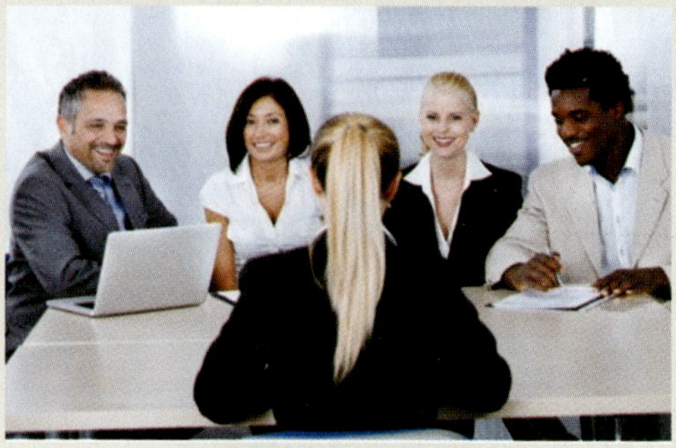

면접관들은 취업지원자의 어떤 부분을 가장 예의 주시할까. 공정한 직무평가를 위해선 공식적인 질문에 얼마나 창의적이고 성실하게 답변하는가를 평가할 것이다. 그런데 실질적으로는 본격적인 질문에 앞서 나누는 사사로운 잡담이 개인을 평가하는데 중요한 영향을 미치는 것으로 나타났다. 면접관은 지원자에게 곧바로 본격적인 질문공세를 던지기 전, 긴장을 풀어줄 수 있을만한 가벼운 질문을 던진다. 오늘 면접 장소까지 오는 길이 어땠는지, 아침식사는 하고 왔는지 등의 사소한 질문을 묻는다. 그런데 이처럼 가벼운 질문을 던졌을 때 되돌아오는 답변이 면접 합격 여부를 결정하는데 중요한 영향을 미칠 가능성이 있다. 최근 '응용심리학저널(Journal of Applied Psychology)'에 실린 논문에 따르면 면접 전 던진 캐주얼한 질문들은 상대방에 대한 신뢰도를 평가하는데 큰 영향을 미친다. 질문에 대한 답변이 첫인상을 결정하고, 첫인상이 편견을 형성하기 때문이다. 미국 조지아공과대학교 연구팀은 회계과 학생 163명을 대상으로 모의면접을 진행했다. 면접관들이 표준화된 공식 질문 12개를 학생들에게 던지는 방식이다. 본격적인 질문에 앞서서는 학생들에게 비공식적인 몇 가지 가벼운 질문들을 던졌다. 이 같은 예비 공작은 과연 최종 인터뷰 점수에 영향을 미쳤을까. 연구팀에 따르면 그렇다. 비공식 질문과 공식 질문을 직접 던진 면접관들이 매긴 점수와 형식적인 질문과 답변만 촬영된 영상을 보고 점수를 매긴 전문가 집단 사이에 확연한 점수 차이가 벌어진 것이다. 면접관과 전문가 집단이 의견 불일치를 보인 이유는 본격적인 인터뷰에 앞서 던진 가벼운 질문들이 점수에 영향을 미쳤기 때문이다. 면접 전 던진 가벼운 질문에서 좋은 인상을 남긴 지원자들은 최종 면접 점수에서도 높은 점수를 받았다. 그렇다면 첫인상이 미치는 영향력은 어디에서 비롯되는 걸까. 전문가 집단이 지원자들의 용모, 목소리, 몸짓 등을 기준으로 전체적인 인상에 대한 점수를 매긴 결과, 인상 점수에서 높은 점수를 받은 지원자들이 면접관 면접점수에서도 높은 점수를 받았다. 첫인상은 외적인 이미지와 연관이 깊다는 설명이다. 대체로 정중하고 상냥하고 온화한 분위기를 풍기는 지원자들이 좋은 첫인상을 얻었다. 하지만 인상이 전부는 아니다. 앞서 또 다른 연구에 따르면 구술 능력과 내향성-외향성 역시 첫인상을 구성하는 중요한 요소다. 즉 면접관과 지원자가 처음 만났을 때 지원자에게서 풍기는 외양적인 이미지, 말하는 기술, 성향 등이 첫인상을 결정하고, 이 같은 비공식적인 판단기준이 실질적인 면접 결과에도 영향을 미친다는 설명이다.

4. 선발도구의 합리적 조건

시험이든지, 면접이든지 제대로 행해졌다면 좋은 사람은 채용되고 부적격인 사람은 불합격되겠지만, 처음부터 선발도구가 잘못되었으면 그 반대의 현상도 일어날 수 있다. 합리적인 선발도구로 평가했다면 우선 실력이나 인성이 더 좋은 사람들의 시험성적이 높아서 그들이 선발되어야 하고, 선발된 사람 중에서도 입사성적이 더 높았던 사람들이 차후의 직무성과도 더 높아야 될 것이다. 이를 위해 선발도구에 대한 검토가 필요한데 신뢰성과 타당성 여부를 판단하는 것이다.

1) 신뢰도(reliability)

신뢰도란 선발도구를 통해 얻은 측정치가 언제, 누가 측정하더라도 일관되게 같은 측정결과가 나오는 정도를 의미한다. 즉 측정치의 일관성(consistency), 안정성, 정확성 등을 말한다. 예를 들면 어떤 선발도구로 어떤 지원자를 반복 측정하였는데 그 측정결과가 항상 같게 나온다면 그 측정도구는 매우 신뢰할 만한 것이다. 그러나 측정시간과 측정 장소에 따라서 결과가 다르게 나타난다면 측정결과가 일관성이 없으며 따라서 그 측정도구는 신 신뢰할 수 있다고 말하기 어렵다. 이것이 면접시에 특히 중요한 것은 동일한 지원자를 두고 동일한 면접 면접관이 매번 다른 평가점수를 준다거나 동일한 지원에 대해 평가자 간에 평가결과가 심각하게 차이가 난다면 그 면접시험은 매우 신뢰할 수 없는 불합리한 시험이 될 것이다.

2) 타당도(validity)

타당도는 시험이 당초에 측정하려 의도하였던 것을 얼마나 정확히 측정하고 있는가를 밝히는 정도를 말한다. 어떤 선발도구가 '타당성이 있다'라고 말하기 위해서는 그 선발도구에 의해 지원자가 선발되어 직무에 배치되었을 때 그 직원의 직무수행 성과가 높아야 한다. 즉 선발도구를 통해 얻은 측정치와 직무수행 성과의 관련성이 높을 경우 그 선발도구는 타당성이 있는 것으로 추측할 수 있다. 예를 들어 유능한 간호사를 선발하고자 할 경우에는 지원자가 지니고 있는 간호학에 대한 지식이나 의료기기의 활용능력 등에 초점을 맞춰 시험을 보거나 면접을 봐야 한다. 그런데 여기에다 워드프로세스 활용능력이나 자동차 면허증 취득여부 등을 적용한다면 전혀 타당성이 없는 것이다.

3) 타당도와 신뢰도의 관계

신뢰도와 타당도와의 관계를 살펴보면 타당도가 높으면 신뢰도는 당연히 높다. 하지만 신뢰도가 높다고 해서 반드시 타당도가 높은 것은 아니다. 예를 들면, 우리가 몸무게를 정확히(타당도) 측정하려면 체중계가 일관성 있는 결과(신뢰도)를 가지고 있어야 한다. 하지만 신뢰성이 높은 체중계(신뢰도)를 가지고 있다고 해도 만약 체중계를 가지고 우리의 몸무게를 정확히 재는 것(타당도)이 아닌 우리의 키를 잰다고 했을 때는 우리의 목적하는 바인 타당도(몸무게 측정)를 결코 높일 수 없을 것이다. 따라서 타당도가 높다는 것은 당연히 신뢰도가 높다는 것을 전제로 하지만, 신뢰도가 높다고 해서 반드시 타당도가 높은 것은 아니다. 다음 과녁 그림은 타당도와 신뢰도의 관계를 잘 보여주고 있다.

도표 4-14 신뢰도와 타당도와의 관계

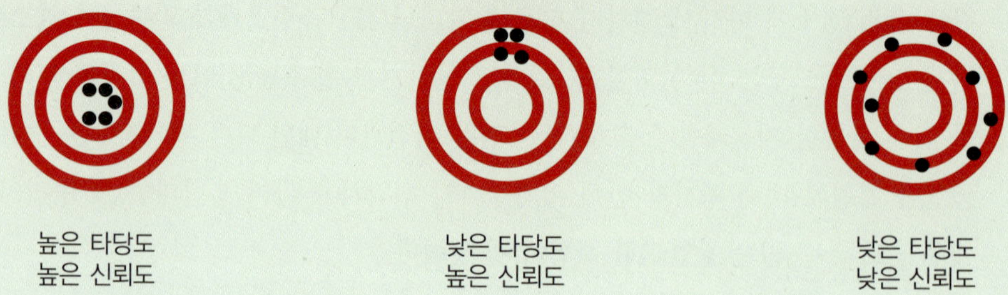

V 배치관리

1. 의의

일련의 채용과정을 거쳐 선발된 신입직원에게는 일정기간 오리엔테이션을 거쳐 직무배치를 받게 된다. 배치는 조직이 필요로 하는 자리에 가장 적합한 인력을 위치시키는 과정이다. 즉 선발된 인력은 기술, 지능, 경험, 연령, 직무의 임금, 조건, 권한, 책임 등을 고려하여 가장 적합한 직무에 배치하는 것이다. 다시 말하면 적재적소(the right man for the right place)에 사람을 골라서 쓰는 과정이 배치이다. 배치는 조직의 목표달성 뿐만 아니라 인력의 자기계발을 위해서도 중요하다. 단순히 비어 있는 자리를 채운다는 생각보다는 해당 업무에 가장 적합한 인력을 배치하는 것은 그 무엇보다도 중요하다. 적정배치가 이루어진다면 다음과 같은 이점을 가져올 수 있을 것이다

- 종업원 개개인의 인격을 존중한다.

- 종업원의 성취 욕구를 충족시킬 수 있다.
- 종업원으로 하여금 참여와 자발적 노력을 발휘하도록 한다.
- 종업원들에게 능률을 높일 수 있는 활로를 열어준다.
- 이직률과 결근율을 낮춘다.
- 기업의 목표달성을 촉진시킨다.

많은 병원에서 잘못된 배치로 말미암아 그동안의 노력과 비용을 헛되게 하는 경우가 많이 있다. 이를 사전에 예방하기 위해서는 직무기술서와 직무명세서에 따라 직무에 맞는 배치가 이루어져야 하나 여의치 않을 경우 사전면담제도를 활용하는 것도 좋은 방법이다.

2. 배치관리의 원칙

배치는 종업원에게 중요한 관심사일 뿐만 아니라 조직체의 성장과 발전에도 큰 영향을 줄 수 있다. 배치관리에서 준수해야 할 기본원칙으로는 적재적소주의, 능력주의, 인재육성주의, 균형주의를 들 수 있다.

1) 적재적소의 원칙

적재적소의 원칙은 적합한 인재를 적합한 장소에 배치하는 원칙으로서 종업원의 적정배치 및 배치전환을 위한 기본원칙이다. 즉 직무분석의 결과 밝혀진 직무수행요건과 인사고과에서 확인된 종업원의 직무수행능력이 적합하도록 배치, 이동, 승진시키는 것을 말한다. 이와 같은 적재적소의 원칙을 실현하기 위해서는 선발이 성공적으로 이루어져야 하며, 조직이 요구하는 인적요건에 대해서 지식, 기능, 인물, 신체적 조건, 학업성적 등의 합리적인 기준이 마련되어야 한다. 내용다지기 4-10

2) 능력(실력)주의 원칙

능력주의 원칙은 종업원의 능력(직무수행능력) 및 실적을 기준으로 하여 일정의 직무나 직위에 적정 배치하는 원칙으로서 능력주의 인사관리의 기본원칙이라 할 수 있다. 즉 이 원칙은 병원이 능력을 발휘할 수 있는 직무환경을 제공하고 직무성과에 대

내용다지기 4-10

적재적소배치

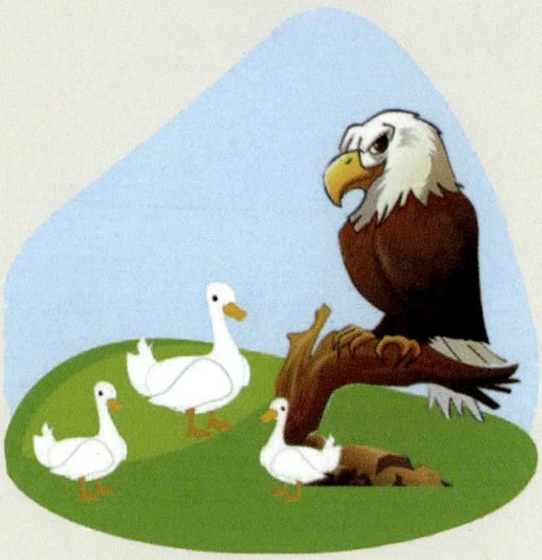

오리를 독수리 학교에 보내지 마라. 즉 고양이는 고양이가 할 일을 하고, 오리는 오리가 할 일을 하며, 독수리는 독수리가 해야 할 일을 해야 한다. 오리를 데려다가 독수리의 역할을 하라고 요구하면, 전적으로 리더의 잘못이다. 리더의 역할은 오리를 더 나은 오리로, 독수리를 더 나은 독수리로 향상시키는 것이다. 요컨대 팀원들을 적재적소에 배치해 모두가 잠재능력까지 발휘할 수 있도록 돕는 것이 리더의 역할이다. – 존 맥스웰 –

해 올바르게 평가하며, 평가된 실력과 업적에 대해서 만족 할 수 있는 인사처우를 하는 원칙이라 할 수 있다.

3) 인재육성주의 원칙

인재육성주의 원칙은 조직 내의 직무수행요건에 적합한 종업원의 적정배치의 실현과 함께 조직 내의 모든 직무에 대한 정기적인 배치전환 및 인사이동을 통하여 풍부한 경험축적과 능력개발을 촉진하며, 미래지향적인 인재육성을 이룩해 가려는 배치 · 이동의 원칙이다. 이는 조직내 직무 간의 직무순환을 통하여 실천적 인재의 육성개발에 기여할 수 있는 이점이 있다.

4) 균형주의 원칙

배치 및 이동에 있어서 단순히 본인만의 적재적소를 고려할 것이 아니라 상하좌우의 모든 사람에 대해서 평등한 적재적소와 직장전체의 적재적소를 고려할 필요가 있다. 즉 어떠한 특정부문이나 계층에 우수한 인재가 편중 배치되어 각 부문 간의 직무수행이나 조직전체의 관리활동에 차질을 초래하는 경우가 없도록 종업원의 배치 · 이동은 조직 내의 전체적 균형을 충분히 고려하여 이루어져야 한다는 원칙이다.

학습내용

1. 채용관리의 중요성과 채용절차를 이해하고 있어야 한다.
2. 병원인력계획의 중요성을 파악하고 정원관리, 중장기 인력계획을 합리적으로 수립할 수 있는 방안을 설명할 수 있어야 한다.
3. 모집방법 중 내부모집과 외부모집 방법을 비교설명하고 이의 장 · 단점을 설명할 수 있어야 한다.
4. 지원자에 대한 선발기준과 선발절차를 설명할 수 있어야 한다.
5. 선발시험과 선발면접을 설명할 수 있어야 한다.
6. 선발도구의 합리적 조건이 무엇인지 설명할 수 있어야 한다.
7. 배치관리의 기본 원칙을 설명할 수 있어야 한다.

가족

용혜원

하늘 아래
행복한 곳은
나의 사랑 나의 아이들이 있는 곳 입니다.

한 가슴에 안고
온 천지를 돌며 춤추어도 좋을
나의 아이들.

이토록 살아보아도
살기 어려운 세상을
평생을 이루어야 할 꿈이라도 깨어
사랑을 주겠습니다.

어설픈 애비의 모습이 싫어
커다란 목소리로 말하지만
애정의 목소리를 더 잘 듣는 것을

가족을 위하여
목숨을 뿌리더라도
고통을 웃음으로 답하며
꿋꿋이 서 있는 아버지의
건강한 모습을 보이겠습니다.

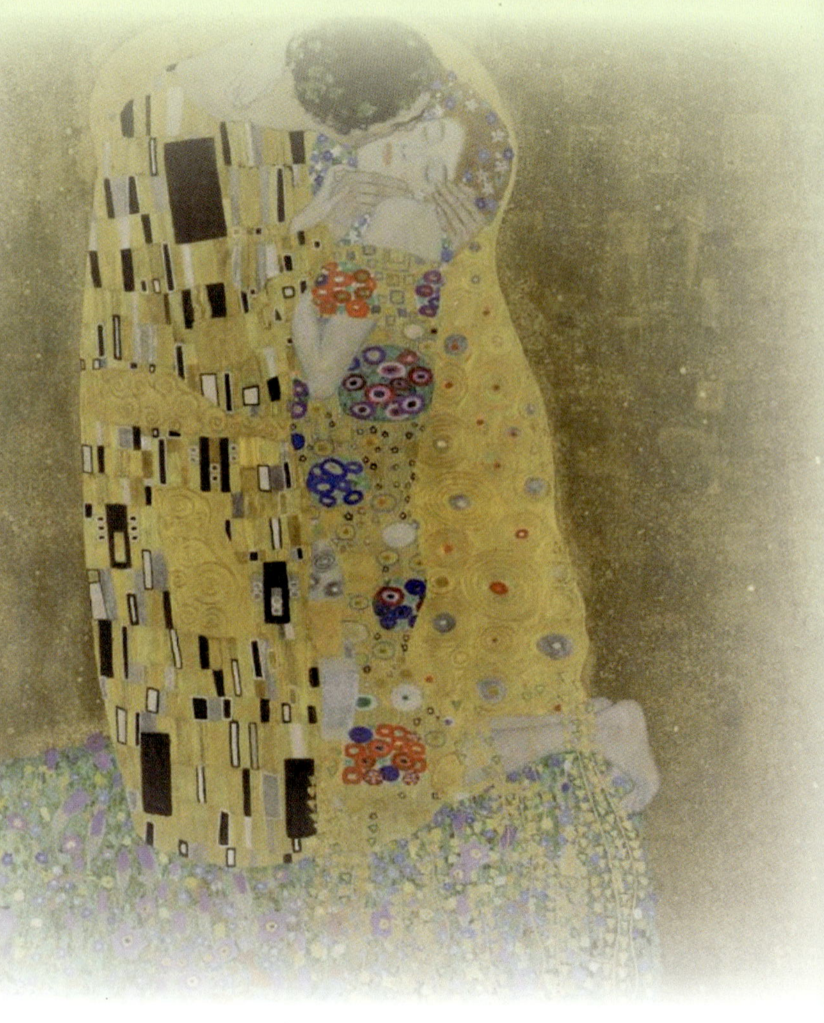

제5장

교육훈련

교육훈련은 종업원 입장에서 보면 승진기회의 증가, 노동시장에서의 경쟁력 강화, 개인의 성장욕구 충족, 직장안전 제고 등을 들 수 있고, 조직의 입장에서 보면 노동생산성 향상, 인력배치의 유연성 제고, 조직이미지 제고 등을 얻을 수 있다. 교육훈련의 필요성은 조직수준, 직무수준, 개인수준으로 나눌 수 있다. 교육훈련의 실시 방법으로는 교육장소에 따른 구분으로 OJT와 Off JT가 있고, 교육대상자에 따른 방법으로는 신입사원, 재직자, 감독자, 관리자 훈련 등이 있다. 또한 교육방법에 따른 방법으로는 강의, 회의식 방법, 시청각 교육, 시뮬레이션, 사례연구, 역할 연기, 감수성 훈련, 인바스켓, 행동모델법, 멘토링, e 러닝, 액션러닝 등이 있다. 교육훈련을 평가하는 기준으로는 피교육자의 반응, 학습, 행동, 결과 등이 있고, 평가방법으로는 피훈련자의 반응을 보는 방법, 학습내용을 얼마나 잘 이해하고 있는 지를 알아보는 방법, 훈련 후 피평가자의 행동의 변화 정도를 보는 방법, 훈련 후 피평가자의 직무수행 효과의 개선정도 등을 알아보는 방법 등이 있다.

I 교육훈련의 이해

1. 교육훈련의 의의와 중요성

1) 의의

조직의 목표는 구성원이 담당하고 있는 수많은 직무가 성공적으로 이루어질 때 비로소 달성된다. 성공적인 직무수행은 이를 담당한 사람이 직무수행에 필요한 능력과 태도를 갖추고 있을 때 가능해진다. 따라서 직무가 요구하는 것과 사람이 공급하는 것이 균형을 이루었을 때이다. 이 균형이 깨졌을 때에는 처방이 필요하다. 우선 직무수행에 필요한 자격(지식, 기술, 태도, 가치관 등)보다 사람이 공급할 수 있는 능력이 클 때에는 더 도전적인 직무가 되도록 만들어 주거나 그러한 직무로 옮겨주어야 한다. 즉 직무재설계와 인사이동을 통해 균형을 이루게 할 수 있다. 그러나 직무의 요구능력이 사람의 공급능력보다 클 때에는 사람의 능력을 키워야 하는데 이는 교육훈련을 통해 가능해진다. 즉 교육훈련은 개인의 보유능력이 직무의 요구능력을 충족시키지 못할 때, 그 부족한 부분을 교육훈련을 통해 채워나갈 수 있는 것이다.

즉, 교육훈련(education and training)이란 구성원들이 직무를 수행하는데 필요한 지식(Knowledge)과 기술(Skill), 그리고 능력(Ability)을 배양시켜 조직의 목적을 달성하도록 돕는 과정이라고 정의할 수 있다. 흔히 '교육'을 이해력과 지적활동을 활성화시킴으로써 지식 및 기능을 습득하는 과정으로, '훈련'을 주로 반복적인 연습을 통해 지식 및 기능을 습득하는 과정으로 이해하기도 하나 교육과 훈련을 구분하여 살펴보는 것 보다는 조직의 목표달성을 위한 수단차원에서 교육훈련을 하나의 합성어로 파악하는 것이 오히려 유용하다. 왜냐하면 많은 경우 기능과 지식습득 과정이 훈련인지 교육인지 엄격하게 구분할 수 없기 때문이다.

교육훈련과 관련하여 유사한 개념으로써 개발(development)이라는 말이 사용되는데, 교육훈련은 현재의 직무에 유용한 역량을 얻는 과정이고, 개발은 현재 뿐만 아니라 미래의 직무를 수행하는데 필요한 역량을 획득하는 과정이라고 할 수 있다.

도표 5-1 직무와 개인의 균형

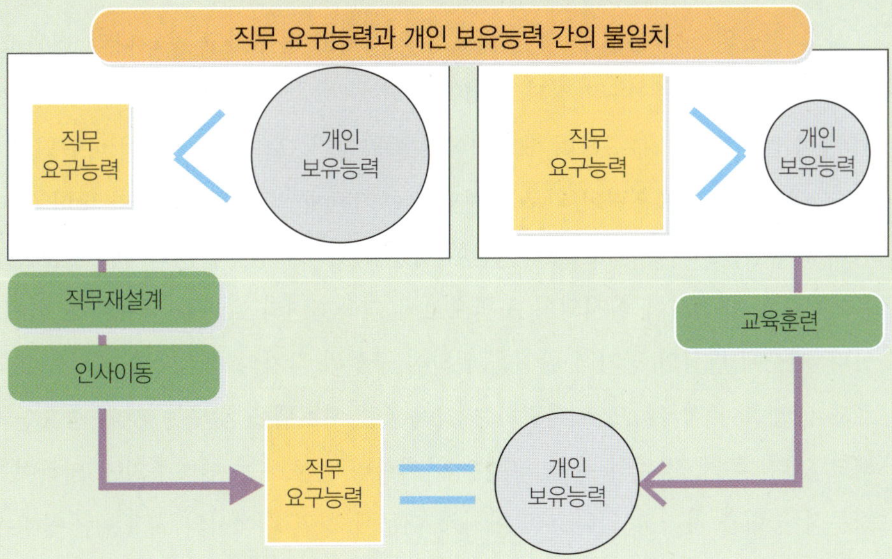

2) 교육훈련의 중요성

종업원의 교육훈련에 대한 관심은 최근 들어 다음과 같은 특징을 보이고 있다. 하나는 병원이 종업원의 교육훈련을 비용이라고 생각하던 것에서 벗어나 투자로 인식하기 시작했다는 점이다. 과거에는 교육훈련을 일종의 비용으로 생각하는 경향이 있었으며 이러한 생각으로 인해 상황이 좋지 않을 경우 교육훈련비는 제일 먼저 삭감되는 경향이 있어 왔다. 그러나 최근 들어 교육훈련비를 단순한 비용으로 생각하지 않고 조직전체에 혜택을 가져다주는 투자로 인식하고 교육훈련의 유지 · 강화에 힘쓰고 있다.

또 다른 하나는 교육훈련 대상에 대한 변화인데 과거 병원들은 교육훈련을 주로 중간관리자 이상의 직급에 집중하여 실시하여 왔으나, 최근에는 관리자가 아닌 일반 종업원에 대한 교육훈련의 비중을 늘리고 있다는 점이다. 점차 최일선에 근무하는 비관리직 종업원에 대한 교육훈련비의 비중이 늘어나고 있는 것은 조직의 경쟁력 향상을 위해서는 조직의 일부 중요한 사람만 선별하여 능력을 개발해야 한다는 사고에서 벗어나, 조직구성원 모두의 능력개발이 조직의 경쟁력을 높일 수 있다는 쪽으로 사고의 전환이 일어나고 있다.

다시 말해 심화되어 가고 있는 병원의 경쟁과 급변하는 경영환경 속에서 종업원에 대한 교육훈련은 병원의 경쟁력을 유지 · 향상시키는 전략적 투자로 인식되며 그 중요성이 커지고 있다고 할 수 있다.

사회 전반의 교육훈련에 대한 중요성 인식에도 불구하고 우리나라 병원조직에서 수행되는 교육훈련은 아직 질과 양적인 측면에서 개선할 여지가 많다. 우선 교육훈련의 양이 절대적으로 부족하며 체계적이고 종합적인 교육 프로그램이 마련되지 못하고 있다. 대부분의 교육훈련이 외부 인사나 외부기관에 의존하는 경우가 많다. 그리고 병원내 교육전문가의 부재로 교육훈련이 다른 개발시스템, 즉 경력개발 프로그램 등과 유기적으로 연결되어 실시되지 못함으로써 교육훈련의 효과를 극대화하지는 못하고 있다. 때문에 병원의 장기적 발전을 위하여 구성원 각자의 자기개발 노력을 조직의 목표와 연계하여 적극적으로 지원하는 교육훈련 시스템을 갖추는 것이 중요한 과제가 되고 있다. 특히, 병원의 주요 구성원인 의사나 간호사는 면허주의에 의하여 고도의 전문적 능력을 가지고 있다고 믿어지기 때문에 병원 내에서의 교육훈련 중요성이 간과되고 있다. 그러나 시대변화에 따라 의료기술이나 소비자 환경이 매우 급하게 변하기 때문에 의사나 간호사 역시 특수 장비 사용교육이나 소비자 욕구를 충족시키기 위한 커뮤니케이션 및 서비스 교육의 필요성이 강조되고 있다.

3) 교육훈련의 필요성

교육훈련이 지속적으로 요청되는 이유로는 기술변화로 인한 직무구조 및 필요자격요건의 변화, 노동시장의 구조적 변화, 종업원의 욕구변화 및 보유기술 수준의 자연감소 등이 있다.

(1) 기술의 변화

기술의 발전은 사무자동화, 기계화, 정보화로의 혁신으로 이어지며 그에 따라 구성원들은 적합한 역량을 갖추어 나가야 한다. 또한 기술의 발전은 조직의 구조와 각종 사회제도의 변화를 야기하므로 그에 적응하기 위한 의식 및 태도의 변화가 요청된다.

(2) 노동시장의 변화

경기변동으로 인한 실업률의 변화, 저출산 · 고령화 추세로 인한 인구구조의 변화 등 외부노동시장에서의 각종 충격들은 내부노동시장에서 필요인력을 양성하는 교육훈련시스템의 강화요인으로 작용한다.

(3) 종업원욕구의 변화

점차 종업원의 욕구지향이 저차욕구의 만족만을 추구하던 시대에서 성장욕구를 포함한 고차욕구의 충족욕구로 변화하고 있다. 교육훈련은 성장욕구를 충족시킬 수 있는 결정적 수단이다.

(4) 기술수준의 자연감소

현재 종업원이 보유하고 있는 능력은 시간이 경과함에 따라 자연적으로 감소한다. 지식의 양이 절반으로 줄어드는데 소요되는 시간을 지식반감기(知識半減期)라 부르는데, 산업화의 진전으로 과거보다 지식반감기가 줄어드는 추세이다.

도표 5-2 지식반감기

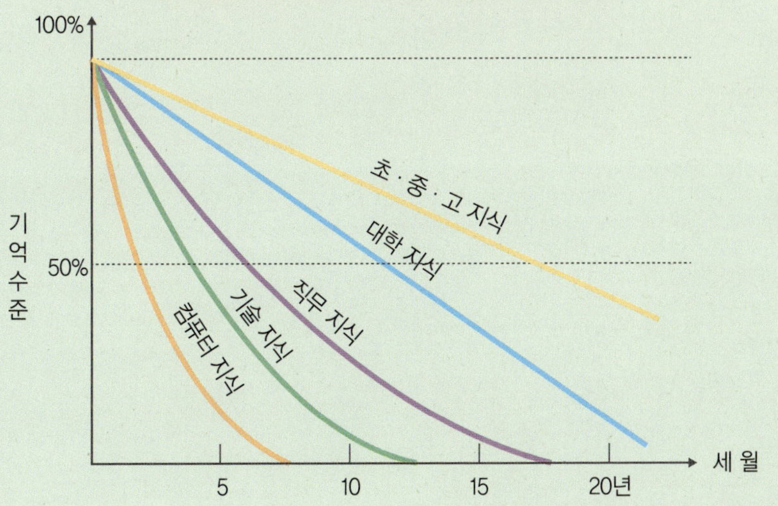

2. 교육훈련의 목적

교육훈련은 구성원의 능력과 직무에 대한 의욕을 개발함으로써 현재 상태에서의 직무수행 개선과 생산성 향상 등 조직의 효과성을 높이는 것을 목적으로 한다. 또한 환경변화에 따라 조직 내에서도 수행해야 할 직무가 변경되기 때문에 구성원도 이에 대응할 수 있어야 하는데, 교육훈련은 새로운 지식과 기술을 습득하도록 함으로써 변화에 대응할 수 있도록 한다. 그리고 교육훈련은 구성원의 능력을 높여주기 때문에 개개인이 가지고 있는 성취동기를 충족시켜 주고, 향상된 능력은 더 많은 성과와 보상을 가져다주기 때문에 종업원에 대한 간접적인 보상이 되기도 한다. 병원에서의 구체적인 교육훈련의 목적을 살펴보면 다음과 같이 정리할 수 있다.

도표 5-3 병원 교육훈련의 목적

구분	목적
병 원 (경제적 효율성)	• 필요한 인력을 병원내에서 확보 • 현직 종업원의 자격수준 유지 및 향상 • 노동생산성 향상 • 인력배치의 유연성 제고 • 후임자 양성 • 외부 노동시장의 의존도 감소 • 병원내 협동 및 의사소통 제고 • 경영문제에 대한 통찰력 제고 및 극복 • 조직목표와 개인목표의 일치에의 지원 • 병원이미지 개선 • 비용절감 • 근무의욕 제고
종업원 (사회적 효율성)	• 향상된 능력으로 승진기회의 증가 • 노동시장에서의 경쟁력 강화 • 병원내 배치의 폭을 넓혀 직장안전 제고 • 기술변화에 대한 적응력 제고로 실업위험 감소 • 보다 수준 높은 직무수행기회를 통해 성장욕구 충족 • 개성의 개발 • 책임의 증대 • 보상의 증대 • 인간관계 및 의사소통 활성화를 통한 직무소외 감소 • 직무만족도 증가 • 성장욕구 충족

3. 교육훈련 과정

교육훈련은 여러 단계로 구분해 볼 수 있으나 대체로 다음과 같은 4가지 단계를 거

쳐 실시된다. 즉 교육훈련의 수요조사, 교육훈련 설계, 교육훈련 실시, 교육훈련 평가 등으로 이루어진다.

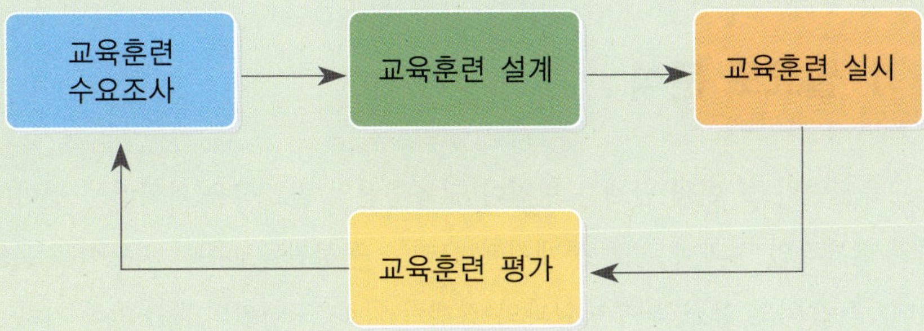

이러한 교육훈련 과정에서 세부적으로 검토되어야 할 내용은 다음과 같다.

교육훈련 수요조사	• 조직수준 • 직무 및 과업수준 • 개인수준
교육훈련 설계	• 교육훈련 목표설정 • 교육훈련 담당자 선정 • 교육훈련 방법 선택
교육훈련 실시	• 교육훈련: 일정관리 • 교육훈련 진행 • 교육훈련 모니터
교육훈련 평가	• 반응 수준 • 학습 수준 • 행동 수준 • 결과 수준

II 교육훈련 수요조사

1. 필요도 분석

교육훈련의 첫 번째 단계는 병원이 교육훈련의 필요성을 파악하는 것이다. 이는 병원의 실제적인 성과나 각종 통계지표 그리고 구성원들로부터 피드백을 통하여 알 수 있다. 즉 순익의 감소, 외부병원과의 경쟁력 약화, 구성원의 협조의식 저하, 유능한 인력의 이직, 원가의 상승, 생산성 저하, 부서 간의 갈등, 사기저하 등 여러 가지 증상이 나타나면 일단 교육훈련의 필요성이 있다고 판단할 수 있다. 그러나 구체적인 교육훈련의 필요성은 다음의 세 가지 수준으로 나누어 볼 때 효과적으로 파악할 수 있다.

1) 조직 수준에서의 필요성 분석

조직수준의 필요성이란 조직적 차원에서 어느 분야를 교육훈련함으로써 잠재된 성과를 향상시킬 수 있을 것인가를 조직차원에서 결정하는 과정이다. 조직전체의 성과를 올리는데 어떤 문제가 있다면 그것을 해결하기 위해서 교육훈련을 실시할 수 있다. 예를 들면, 종업원들의 불만과 고충사항을 줄인다든지, 신입사원이 입사를 했다든지, 새로운 장비가 도입되어 기존 직원들이 이를 효율적으로 사용할 수 있도록 하기 위해 교육훈련이 필요하다고 파악되면 교육훈련을 도입할 수 있을 것이다.

또한 조직의 성과를 나타내는 여러 가지 측정치들 역시 조직의 훈련필요성 분석에 사용되는 중요한 자료가 된다. 특히 지속적으로 수집되고 있는 인적자원에 대한 자료들 예를 들어, 이직률, 결근률, 성과, 기타 약점들이 분석을 위한 자료가 되며 그러한 자료들을 분석한 후 훈련의 목표를 설정하게 된다.

2) 직무 수준에서의 필요성 분석

직무수준의 필요성 분석은 현재 또는 향후에 필요한 역할과 책임 그리고 각 직무수행에 요구되는 다양한 기술과 지식을 분석하는 것이다. 또한 과업수준에서는 종업원이 직무수행 중에 학습이 발생하는지 여부, 과업수행상의 실수의 의미가 무엇인지 그리고 어떻게 하면 종업원에세 성과수행에 대한 직접적인 피드백을 제공할 수 있도록 직무설계가 되어야 하는지를 염두에 두고 그 필요성을 평가해야 한다.

3) 개인 수준에서의 필요성 분석

누가 훈련을 받을 필요가 있는가를 결정하는 개인수준의 필요성 분석은 개인단위로 현재의 직무와 관련된 성과를 평가하는 단계이다. 개별종업원들의 직무성과를 근무평정을 통해서 평가하고 성과가 저조한 경우에는 일단 훈련의 필요성이 있다고 판단한다. 그러나 훈련을 실시함으로써 성과가 개선될 수 있는 지를 정밀하게 진단해야 한다. 개인수준의 분석은 개인의 욕구와 훈련을 위한 준비성에 대해 확인하는 과정이기 때문에 다음과 같은 요소들을 잘 파악하여 준비해야 한다.

- 성과의 부진이 지식, 기술, 능력의 부족에 기인하는가?(만일 그렇다면 훈련이 필요하고, 그렇지 않다면 다른 해결방안을 찾아야 할 것이다)
- 훈련을 필요로 하는 사람은 누구인가?
- 종업원들은 훈련을 받을 준비가 되었는가?

개인수준의 필요성 분석에 있어서 개별종업원의 학습에 대한 욕구와 학습수용능력

도표 5-4 교육훈련 필요성 분석의 수준

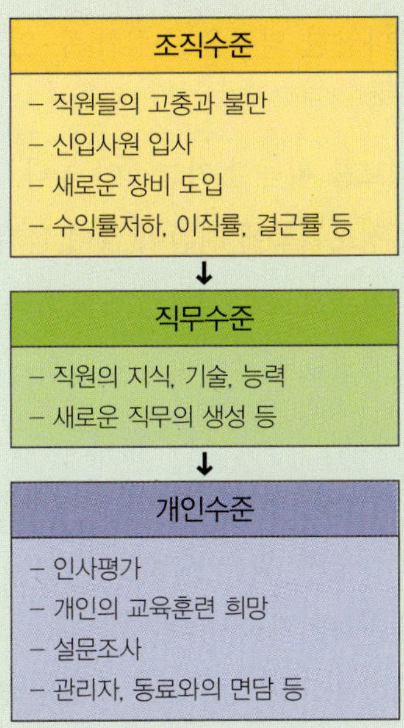

에 대한 진단도 필요하다. 경력개발도 경력계획과 개발이 개인의 욕구와 조직의 욕구를 어느 정도 통합하는가에 따라 그 성패가 좌우되듯이, 교육훈련도 기본적으로 개인의 욕구를 반영하는 프로그램이 되어야 효과를 발휘할 수 있기 때문이다.

개인수준에서 교육훈련의 필요성을 확인하는 방법으로는 공식적인 자료(직무기술서상의 직무요건과 성과기준을 종업원의 능력과 동기부여 그리고 성과수준을 비교 · 평가하는 것 등) 뿐만 아니라 관리자나 혹은 해당 종업원의 동료와의 면담, 설문지, 태도조사, 주요사건기록 등의 자료가 이용될 수 있다.

4) 교육훈련 필요성 분석 방법

다음은 교육훈련의 필요성 즉, 요구도를 발견할 수 있는 기법들에 대한 간략한 설명들이다.

(1) 설문조사

① 교육훈련 요구도 분석기법으로서 가장 널리 도입되고 있는 기법이 설문지법(questionnaires)이다. 종업원을 대상으로 질문지를 통해 태도조사, 문제점 조사 등을 실시하여 교육훈련의 필요성을 파악하는 것이다.

② 장점

- 조직구성원들의 다양한 의견을 수렴할 수 있고 많은 사람들이 참여하면서도 경제성이 높다.
- 실제로 유용한 정보를 획득할 가능성이 높다.
- 실시가 용이하며 정보획득에 시간이 많이 들지 않는다.
- 수집된 정보를 계량적으로 분석하기가 용이하다.
- 응답에 비밀이 보장되므로 종업원의 솔직한 의견을 수렴할 수 있다.

③ 단점

- 설문조사의 목적을 정확히 이해해서 응답하기 어렵기 때문에 기대하는 결과물을 성공적으로 얻을 수 있는 가능성이 낮다.
- 왜곡된 응답을 방지하기가 어렵다.
- 질문지 개발에 어려움이 있으며 질문지 개발에 비용이 많이 든다.
- 잘못된 질문지의 경우 유용한 정보를 획득 할 수 없다.

(2) 인터뷰(면접법)

① 인터뷰(interview)는 교육훈련 담당자가 필요하다고 판단되는 종업원을 개인 혹은 집단으로 면접함으로써 교육훈련의 필요성에 관한 정보를 획득하는 기법이다.

② 장점

- 대면(對面)하여 대화를 통해 정보를 획득하기 때문에 유용성이 매우 높다.
- 보다 활성화된 커뮤니케이션을 통해 조직활성화에 기여할 수 있다.

③ 단점

- 시간이 많이 요구된다.
- 면접자의 교육이 요청된다.
- 비구조화된 면접의 경우, 면접결과를 계량화하는데 어려움이 있다.

(3) 직무분석

① 도출하고자 하는 교육요구 내용에 적합한 직무들을 선정한 후 직무수행담당자를 중심으로 교육적 요구가 무엇인지를 확인하는 방법이다.

② 장점: 각 직무별로 처해진 상황을 고려해서 교육요구를 도출하기 때문에 정확한 산출물(output)을 기대할 수 있다.

③ 단점: 각 직무별 요구수준이 다양하게 반영되어 교육요구를 집약해서 활용하는데 어려움이 내재되어 있고 시간적, 경제적 비용이 소요된다.

(4) 직무전문가 워크숍

① 도출하고자 하는 교육요구 내용에 적합한 전문가를 선정해서 이들과 함께 워크숍(workshop)을 통해 교육적 요구사항이 무엇인지를 확인하는 방법이다.

② 장점: 직무전문가의 생생한 경험을 중심으로 도출되기 때문에 현장감 있는 결과물이 도출될 가능성과 활용성이 가장 크다.

③ 단점: 적절한 전문가를 선정해서 장시간 워크숍을 실시해야 하기 때문에 전문가들의 적극적인 참여가 성공의 열쇠가 된다.

2. 교육훈련을 위한 준비

1) 종업원 준비상태

종업원은 학습동기가 있을 때, 즉 종업원들이 배우고 싶은 내용이 교육훈련프로그램에 포함될때 더 많은 것을 배우게 된다. 특히 학습할 수 있다는 확신이 들 때, 훈련과 경력목표가 일치할 때, 훈련에 요구되는 기본 능력을 가졌다고 판단될때 훈련에 적극적으로 임하게 된다. 따라서 관리자들은 다양한 방법으로 이러한 태도를 유도해야 한다. 예를 들어 종업원을 격려하는 피드백을 제공하거나, 학습에 대한 보상을 마련하거나 또는 조직의 경로 및 미래의 필요성에 대해 종업원과 대화를 나누는 것도 중요하다. 내용다지기 5-1

2) 교육훈련 환경

훈련을 위한 준비는 환경적 제약과 사회적 지원이라는 교육훈련 환경에 많이 좌우된다. 환경적 제약은 조직내 환경이나 조건으로부터 훈련의 효과를 제한하는 요소를 말한다. 예를 들면, 훈련비용 부족, 시간부족, 학습도구나 장비부족 등을 들 수 있다. 사회적 지원은 조직의 구성원들에게 훈련을 독려하는 방법을 의미한다. 예를 들어, 피

내용다지기 5-1

배우는 자의 태도

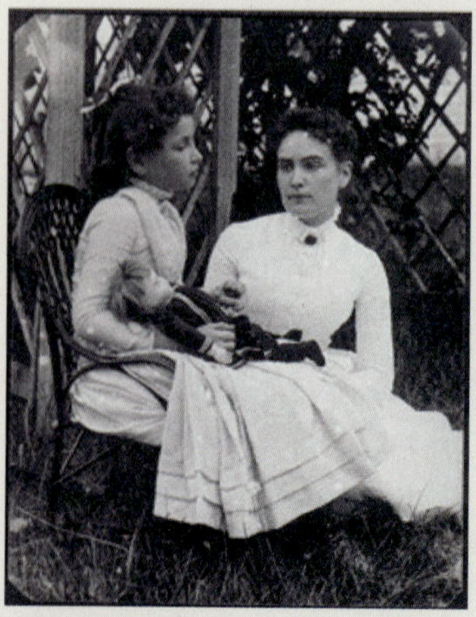

▲ 인간 승리의 대명사 헬렌 켈러(당시 8세)와 그가 죽을 때까지 함께 한 스승 앤 설리번의 연민어린 시선

수행중인 한 제자가 스승을 찾아가 물었다. "험난한 세상에서는 처신을 어찌해야 되는 것입니까?" 스승이 제자에게 일렀다. "네 자신의 그림자처럼 행동하라!" 스승의 말에 제자는 자신의 그림자를 내려다보았다. 그림자는 자신이 몸을 굽히면 같이 몸을 굽히고, 머리를 돌리면 같은 방향으로 돌렸다. 팔과 다리, 어느 것 하나도 자신의 행동에 따르지 않는 것이 없었다. 제자는 스승의 말뜻을 깨닫고는 생각했다. '매사를 너무 나 자신위주로 행동하지 말고 상황에 따라 유연하게 처신하는 것이 험한 세상을 건너가는 부표로구나.'

도표 5-5 훈련지원을 위해 관리자가 해야 할 일

- 훈련의 내용을 이해하라
- 종업원의 직무와 훈련이 어떻게 관련되는지 인지하라
- 종업원이 직무로 복귀했을 때 훈련받은 내용을 적용하는지 인사고과에 반영하라
- 종업원이 훈련에 필요한 장비와 기술을 가지고 있는지 확인하라
- 훈련이 시작되기 전에 종업원들과 훈련에 대한 계획을 논의하라
- 최근 훈련받은 종업원들이 훈련 내용을 직무에 활용한다면 이를 보상하라
- 종업원들이 직무를 떠나 훈련에 참여하도록 시간을 허용하라
- 종업원들에게는 왜 훈련에 참여해야 하는지 설명하라
- 종업원이 개발한 능력과 행동에 관해 피드백하라

자료: 정진철 외(2010)

훈련자들에게 칭찬이나 격려를 하거나 훈련프로그램에 참여하는 동안 정보를 공유하거나 또는 조직의 훈련프로그램에 대해 긍정적인 태도를 보이는 것 등이다. 관리자들은 특히 사회적 지원을 제공하는데 중요한 역할을 한다. 긍정적인 피드백을 주는 것 외에도 관리자들은 훈련의 중요성을 강조한다든지 또는 훈련프로그램이 각자의 직무와 어떻게 연계되어 있는지 보여주거나 배운 내용을 실무에 적용하도록 허용하는 것이다.

이러한 지원은 감독자나 관리자 뿐만 아니라 주변의 동료에 의해 이루어지기도 한다. 조직은 종업원들이 프로그램에 참여하면서 정기적으로 만나 논의할 수 있는 동료집단을 형성하게 되고 이 집단은 미팅, 전자메일이나 인트라넷으로 소통하고 또한 아이디어를 공유한다. 또한 조직은 숙련된 종업원들을 피훈련자의 멘토로 지정하여 조언이나 지원역할을 맡길 수도 있다.

III 교육훈련 설계

1. 교육훈련 목표

교육요구분석을 바탕으로 교육훈련 목표를 정하게 된다. 교육훈련계획은 교육훈련 목표를 설정하는 것으로 시작된다. 이 목표에 따라 계획책임자는 누가 훈련자가 되는지, 어떤 주제로 훈련을 실시해야 하는지, 어떤 훈련기법을 사용할 것인지 그리고 어떻게 훈련을 평가할 것인지 결정해야 한다.

훈련프로그램의 목표는 공식화할 필요가 있다. 목표가 공식화되면, 첫째 훈련목표가 정해지면 무엇을 훈련해야 할지 분명해지고 성공가능성도 커진다. 둘째 훈련자들이 목표를 알고 있으면 훈련참여자들과 의사소통이 용이해 진다. 셋째 무엇을 훈련받는지 아는 종업원들은 최선을 다해 배우려고 할 것이다. 넷째 설정된 목표는 차후 훈련의 평가기준이 된다.

훈련목표를 효과적으로 설정하기 위해서는 다음의 몇 가지 내용이 포함되어야 한다.

- 성과나 산출물의 차원에서 종업원들에게 기대되는 행동에 대한 설명
- 학습자의 교육 후 행동변화에 대한 기대 수준과 정도에 대한 설명
- 피훈련자들이 배운 것을 적용하는데 필요한 조건에 대한 설명(예를 들어 물리적 조건, 정신적 스트레스 등)
- 목표수준은 측정 가능한 지표나 행동 기술문으로 작성(예를 들어, 새로운 진료비 청구서 작성자를 위한 목표는 "2주안에 그 부서의 다양한 청구서 작성과정을 설명할 수 있는 능력을 보여주는 것"으로 정하는 것이다. 이 목표는 훈련받은 사람이 실제로 그 훈련을 배웠고 그것을 이용할 수 있느냐를 점검하는 역할을 한다)
- 필요한 성과나 결과를 달성하기 위해 필요한 자원의 규명

2. 교육훈련 대상자와 교육훈련 내용 결정

1) 교육훈련 대상자 선정

교육훈련 시작단계에서는 누가 교육훈련 프로그램에 참여할 것인지를 결정해야 한다. 어떤 프로그램은 조직 내 모든 종업원을 대상으로 설계될 수도 있고, 또 다른 프로그램은 특정 능력이 부족한 종업원이나 승진을 앞둔 종업원 등 일부 종업원을 대상으로 설계될 수 있다.

한편, 교육훈련 대상자를 크게 신입사원과 재직사원으로 구분할 수도 있다. 신입사원에 대한 교육훈련은 오리엔테이션 과정으로서의 교육훈련이며, 재직사원은 다시 일반종업원, 관리자(하위관리층, 중간관리층, 상위관리층) 등으로 구분하여 실시 할 수 있다.

2) 교육훈련 내용 확정

교육훈련의 출발점은 교육훈련을 통해서 무엇을 가르칠 것인가와 관련된다. 교육훈련의 내용은 크게 역량적 차원과 태도적 차원으로 대별할 수 있다. 역량적 차원은 지식, 기능, 기술 등 직무를 수행하기 위해 필요한 전문적인 정보 및 숙련도와 관련이 깊으며, 태도적 차원은 직무몰입, 조직몰입, 동기부여 등 직무를 수행하는데 필요한 직업의식이나 책임감과 관련이 깊다.

역량(competency)

업무수행을 특별히 잘하는 사람들은 다른 사람과 구별되는 톡특한 행동특성을 가지고 있으며 이를 역량이라고 하는데, 이는 능력(ability)과 다르다. 예를 들어 역량 있는 판매원은 다른 판매원보다 친절, 끈기, 상품지식, 대화능력 등에서 차이가 날 것인데 이러한 자질(역량)들은 그 사람의 판매행동으로 표출되어 결과적으로 판매성과를 올린다. 이러한 자질은 판매팀이라는 조직의 성과를 향상시키는 구체적인 특성들로서 그 사람 내부에 존재하며 매우 장기간 동안 소지하고 있는 것이다. 아무리 영어실력이 뛰어나도 IQ가 좋아도 조직성과 향상과 무관하다면 그것은 역량이 아니다. 그런데 이를 조직차원으로 확대하여 어느 한 조직만이 가지고 있는, 경쟁우위에 있는, 차별적인 능력을 핵심역량(core competency)이라고 한다.

3. 교육훈련 담당자

교육훈련을 실시할 담당자는 다음과 같은 사람들이 가능하다. 누가 교육을 할 것이냐는 어디서 프로그램이 제공되고 교육내용이 어떤 업무능력 및 기술과 관련되어 있느냐에 따라 결정된다.

- 감독자 및 여타 관리자
- 동료
- 해당사안에 대한 내외 전문가
- 종업원

1) 감독자 및 여타 관리자

상당수 조직에서는 실무중심의 교육만을 제공하는 경우가 많은데, 이런 경우 감독자가 대부분의 교육 제공자가 된다.

지도와 관련된 개발활동에 있어서는 부하직원의 직무상 필요를 평가할 수 있는 감독자 및 관리자가 적절한 교육제공자가 될 수 있다. 또한 감독자 및 관리자는 종업원과 직접 접촉하고 그들의 업무할당에 관여함으로써 그 효과를 높일 수 있다.

2) 동료

동료는 매우 효과적인 교육자로서의 역할을 할 수 있으며 종종 동료는 다른 누구보다도 업무에 대해 잘 알고 있다. 뿐만 아니라 동료들은 조직 내의 여러 부서에서 모인 직원들을 대상으로 하는 수일간의 교육활동인 경영개발 프로그램에 있어서도 중요한 역할을 담당한다. 그러한 프로그램에 참여하는 직원들은 종종 가치 있는 학습활동이 동료들과의 대화에서 얻어졌다고 답변한다. 그러나 종종 동료들은 올바른 절차를 교육하기 보다는 요령을 전달할 위험성이 있기 때문에 동료를 교육자로 활용할 경우에는 교육방법에 대한 훈련 및 해당업무에 대해 피교육자들과 충분한 기간 동안 함께 업무를 수행할 필요가 있다.

3) 전문가

해당 사안에 대한 전문가는 특정조직의 문화에 익숙하지 않을 수 도 있다. 따라서 전문성으로 인해 존경을 받을 수도 있지만 반면에 조직의 일원이 아니라는 이유로 불신의 대상이 될 수도 있다. 그럼에도 불구하고 조직 내의 필요한 지식을 소유한 사람이 없거나 많은 사람의 숫자를 교육해야 할 때 유일한 방법은 전문가를 활용하는 것이다.

4) 종업원

최근 들어 컴퓨터를 기반으로 하는 교육의 인기가 더해 감에 따라 자율교육 또한 더욱 일반화되어 가고 있다. 웹기반의 자율교육에 참여하는 피교육자는 효과를 극대화하는 학습방식을 통해 이 방식의 이점을 누릴 수 있다. 그러나 특정기간 동안 교육의 완료에 대한 인센티브가 주어지지 않으면 교육은 뒷전으로 밀려날 수도 있다.

4. 교육훈련 방법 선택

병원에서 자체프로그램을 준비하거나 혹은 외부업체에 교육훈련을 의뢰하게 되면 교육훈련 내용이 훈련목표와 직접적으로 연계되어 있어야 한다. 조직의 필요성과 훈련목표가 적합하게 이루어져야 하고 훈련비용도 제대로 배분되어야 한다.

훈련프로그램의 목적과 내용을 결정하고 나면 다음은 훈련을 어떻게 수행해야 하는지를 결정해야 한다. 프레젠테이션기법을 할 것인지, 피훈련자를 참여시키는 참여기법을 할 것인지, 아니면 팀 단위의 기법을 사용할 것인지, 아니면 여러 기법을 조합하여 수행할 것인지를 결정하여야 한다. 훈련방법에 대한 자세한 기술은 후술한다.

IV 교육훈련 실시 방법

종업원을 교육훈련시키는 방법은 그 유형이 너무나 많고 지금도 계속 새로운 방법들이 시도되면서 세상에 소개되고 있다. 교육훈련의 유형은 교육훈련의 대상이 누구인지, 교육이 어디서 이루어지는지, 교육훈련의 기법이 무엇인지에 따라서 수많은 명칭으로 불려지고 있다. 이 중 인적자원관리에서 자주 언급되는 몇 가지를 알아보고자 한다.

1. 교육 장소에 따른 구분

교육훈련은 사내교육과 사외교육으로 구분해 볼 수 있는데, 사외교육은 대학이나 전문교육기관 같은 외부 교육기관에 위탁해서 하면 되므로 병원의 평판도와 비용만 고려하여 선택하면 되지만 문제는 사내교육에 있다.

사내교육 프로그램은 교육을 주도하는 담당자가 누가 되는지에 따라 라인중심의 직장내 교육(on the job training: OJT)과 스탭중심의 직장외 교육(off the job training: Off JT), 그리고 당사자 중심의 자기개발(self development: SD)이 있다. OJT는 직접 현장이나 사무실에서 일을 하면서 선임자나 상급자로부터 배우는 것이고, Off JT는 직무현장에서 잠시 떠나서 전적으로 직무교육만 받는 경우이다. 물론 SD는 자기가 퇴근 후 혹은 별도의 시간을 내어 스스로의 계획과 비용으로 자기개발을 해나가는 방식이다.

1) OJT(On the Job Training)

(1) 의의

직장훈련, 현장훈련 또는 견습이라고도 불리는 것으로 피훈련자가 실제 직무를 수행하면서 감독자 또는 선임자로부터 직무수행에 관한 지식과 기술을 배우는 것을 말한다. 현장훈련의 방법 중 지도(coaching)가 훈련의 핵심이며 훈련의 성과는 감독자의 지도와 기술여하에 많이 의존한다. 따라서 OJT는 조직내 모든 계층에서 손쉽게 실시 할 수 있는 직무교육의 가장 일반적인 형태라 할 수 있다. OJT의 구체적인 유형으로는 실무지도(coaching), 직무순환(job rotation), 인턴십(internship), 멘토링 등을 들 수 있다.

(2) 특성

- 업무를 수행하는 과정에서 상사가 부하에게 교육의 필요점(training need)을 파악하여, 그것에 대한 모든 지도, 원조하는 활동이다.
- 상사가 부하에 대해 가르치는 책임과 육성을 동시에 수행하는 일이다.
- 부하의 성장, 발전에 대해 영향을 미치는 상사의 모든 행위이다.
- 부하를 바람직하게 만들겠다는 염원에서 우러나오는 상사의 모든 행위이다.
- 효과적인 조직관리, 업무관리, 부하관리, 목표관리이다.

(3) 필요성

- 일의 내용이나 방식이 급격히 그리고 대폭적으로 변화되어 지금까지의 지식이나 경험만으로는 불충분하다.
- 노동의 질이나 기술혁신의 급격한 진행에 의해서 분석, 판단, 창조라는 지적 능력이 보다 강하게 요구되어 이러한 능력의 향상이 필요하다.
- 소수정예화가 추진되어, 전 사원 한 사람 한 사람이 보다 고도의 또는 다양한 일을 이뤄 나갈 수 있는 능력이 요청된다.
- 종래의 교육이 주력했던 집합연수나 자기계발만으로는 업적으로 직결되는 인재육성이 불충분하다.
- 관리자 자신에게 있어서 그리고 업적 향상을 꾀하기 위해서 부하의 육성은 피할 수 없는 중요한 일이다.

OJT의 필요성은 오늘날 조직과 관리자에게 피할 수 없게 되었다. 게다가 OJT를 받아들이는 부하도 이런 시대 속에서 자기의 능력향상이 절실히 필요하게 되었다. 이러한 의미에서 위로부터의 일방적인 강요가 아니라 부하, 관리자, 경영자가 삼위일체가 되어 OJT를 추진할 필요가 생긴다고 할 수 있을 것이다.

(4) 중요성

- 구성원 각자의 업무수행능력은 일을 통해서 향상시키는 것이 효과적이다.
- 교육필요성을 가장 쉽게 파악할 수 있는 사람은 그의 직속상사이다.
- 부하는 보통 상사를 본받으며, 상사는 팀 분위기 형성에 절대적이다.
- 조직의 존속과 성장에는 후계자 육성이 필요하며, 그것은 전적으로 상사의 책임이다.
- 능력향상, 인재육성에는 본인의 의욕과 상사의 원조가 합쳐져야 한다.

(5) 장점과 단점

오늘날 급변하는 조직환경에 효과적으로 적응하고 도전하기 위해서는 현장중심의 실무교육(OJT)이 절실히 요청되고 있으며 그 중요성 또한 점점 더 높아지고 있다. 이 방법의 장단점을 요약하면 도표 5-6과 같다.

도표 5-6 OJT의 장 · 단점

OJT의 장점	OJT의 단점
• 실제로 직무를 수행하면서 구체적이고 실체적인 학습을 할 수 있어 학습의 전이가 극대화 된다. • 교육훈련 담당자(상급자)와 피교육자(하급자) 간 의사소통이 원활해 진다. • 교육훈련 받은 내용을 즉시 활용하여 성과에 반영할 수 있다. • 언제 어디서나 실시할 수 있고 계속적, 반복적 훈련이 가능하다. • 상사와 부하, 선후배나 동료 간의 인간관계가 두터워진다. • 피교육자의 학습능력(습득정도)에 따른 교육훈련이 가능하다. • 교실이나 강사 그리고 여타 훈련장비를 준비할 필요가 없어 교육훈련 비용을 절감할 수 있다. • 교재가 풍부하고 follow up이 용이하며, 결과에 대한 평가가 용이하다.	• 조직내 관행을 반복적으로 피교육자(후임자)에게 전수시킴으로써 피교육자들은 잘못된 교육내용을 무비판적으로 답습할 가능성이 있다. • 교육훈련 담당자(상급자)에 따라 교육훈련의 효과가 크게 달라질 수 있다. • 직무수행과 교육훈련 양쪽 모두를 철저를 기하지 못할 가능성이 있다. • 고도의 전문적인 지식과 기능을 가르칠 수 없다. • 다수의 종업원을 한꺼번에 교육훈련시킬 수 없다. • 교육훈련 담당자가 전문가가 아니므로 교육훈련의 효과를 믿기 어렵다. • 우수한 상급자가 반드시 우수한 교사는 아니다.

2) Off-JT(Off the Job Training)

직장외 교육훈련(Off-JT)은 직무가 수행되는 장소를 벗어나 시간적, 공간적으로 격리된 상태(연수원, 교육원 등)에서 사내 및 사외전문가를 초빙하여 집중적으로 교육훈련을 실시하는 방법이다. Off-JT는 현장의 작업과는 직접적인 관련을 갖지 않는 보편적인 내용, 즉 일반적인 작업에 대한 사고방식이나 작업의 개선방식 및 인간관계의 중요성 등을 교육훈련하는데 적합하다.

Off-JT의 유형에는 강의, 회의 토론, 사례연구, 역할연기, 세미나, 학회, 컴퓨터 기반 교육(computer-based training: CBT), 시뮬레이션, 비디오교육, 평가센터, 감수성 훈련 등이 있다.

도표 5-7 Off-JT 의 장단점

Off JT의 장점	Off JT의 단점
• 현장교육의 단점을 보완할 수 있으며 특히, 전문성을 갖춘 전문가에 의해 체계적이고 심층적인 교육훈련을 실시할 수 있다. • 교육훈련 내용을 통일하기가 쉽다. • 근로자들은 직무의 부담에서 벗어나 훈련에만 전념할 수 있다. • 타기관의 사람들과 접촉할 수 있는 기회로 지식이나 경험교환이 가능하다.	• 근무시간이 감소하여 남아있는 직원들의 근무부담이 가중된다. • 조직이나 개인의 경제적 부담(별도의 장소 섭외)이 커진다. • 교육훈련의 결과를 곧바로 현장에서 활용하기 어렵다. • 교육성과에 대한 피드백을 받기까지 시간이 많이 걸린다. • 대규모교육으로 종업원의 개인별 수요를 반영하기가 어렵다.

3) SD(self development)

오늘날은 평생교육(life time education)의 중요성과 더불어 종업원 스스로 미래를 예측하고, 자기적성과 능력에 맞게 자신을 개발해 나가는 자기개발(self development)의 비중이 커지고 있다. SD는 종업원 개인의 생애교육의 중요성과 더불어 개인의 욕구나 목표에 바탕을 둔 교육훈련이다. 즉 자신의 책임하에 스스로의 이해와 평가에 의해서 개인적 성장과 향상 의욕을 갖고 자주적으로 노력하는 것으로서 자기성장의 과정이라고 할 수 있다.

2. 교육 대상자에 따른 구분

1) 신입사원 대상(orientation training)

신입사원 대상 교육훈련은 새로운 사람이 조직에 첫인상을 형성하는 오리엔테이션 성격이 강하다. 세부적인 실행계획이 필요하며, 조직의 개요 파악과 조직의 구성원이라는 인식을 심어주는 내용으로 구성된다. 오리엔테이션을 중심으로 여기에 기초실무교육이 첨가될 수도 있다. 신입사원을 대상으로 한 교육훈련에는 주로 다음과 같은 내용이 필수적으로 제공되는 것이 좋다

- 조직의 기본목표
- 목표달성을 위한 수단
- 조직이 부과하는 역할
- 주어진 역할을 효과적으로 수행하는데 필요한 구체적 행동
- 조직생활에 필요한 팀워크 능력
- 조직에 존재하는 일련의 규정과 원칙
- 의사소통 능력
- 공동체의식 등

2) 재직자훈련(refresh and extension course)

일반재직자 훈련은 재직자에게 새로운 지식 또는 새로운 규칙이나 법령의 내용을 습득시키기 위해서 정기적 또는 수시로 실시되는 훈련을 말한다. 일명 보수교육(補修敎育)이라고도 한다. 이러한 재직자 훈련은 재직종업원들에게 새로운 환경에 대응하는 새로운 지식과 기술을 제공하고 새로운 법령 등의 내용을 숙지시켜 업무의 능률을 증진시키는데 그 목적이 있다.

3) 감독자훈련(supervisory training)

한 사람 이상의 부하의 직무수행을 지휘하고 이에 대한 책임을 지는 감독자 또는 앞으로 감독자가 될 잠재력을 가진 사람에게 인간관계의 개선에 중점을 두고 행하는 훈련을 말한다. 병원의 경우 감독자 교육훈련은 병원의 부장, 팀장 및 파트장 등과 같이 감독직위에 있는 사람을 대상으로 한 것이다. 이 계층은 직접 업무도 수행하면서

상하급자간의 교량역할을 담당하기 때문에 업무와 관련된 전문지식은 물론 리더십의 양성도 필요하다고 하겠다. 감독자 훈련의 주요 내용은 인간관계, 의사전달, 인사관리, 부하의 훈련, 사무관리, 사무개선 등 기술적인 것을 들 수 있다. 이들에 대한 훈련방법으로는 강의, 세미나, 토론, 사례연구, 시청각방법, 역할연기법 등이 많이 사용된다.

4) 관리자훈련(executive training)

최고 관리층이나 중간 관리층에 속한 간부급이나 고위직에 승진할 직원에게 사회 각 분야에 대한 넓은 시야와 식견, 고도의 관리능력, 문제해결능력 내지 종합적인 판단능력을 갖추도록 하려는데 있다. 관리층의 직무는 한마디로 관리활동(managerial activities)인 계획, 조직화, 지휘, 조정 및 통제활동을 수행하는 것이다. 예를 들면 최고경영층에는 주로 전략수립에 관련된 상황판단 능력(전략수립 등)이 많이 요구되는 반면, 중간관리층에는 주로 인간관계와 관련되는 능력(리더십, 동기부여 등) 그리고 하위관리층에는 업무내용에 대한 지식 그리고 작업계층을 지휘하는데 필요한 인간관계 능력이 주로 요구된다.

도표 5-8 관리층 구분에 따라 요구되는 능력

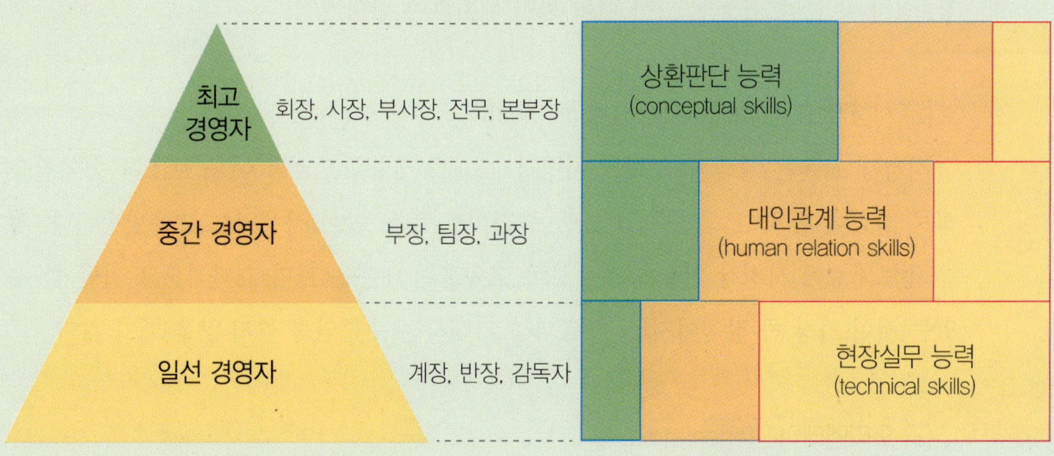

3. 교육훈련 실시 기법에 따른 분류

일단 교육훈련의 목적이 결정되면 실제 교육훈련이 실시되는데, 교육훈련 실시에 앞서 교육훈련 부서는 교육훈련의 목표와 교육훈련 방법의 특징을 고려하여 어떤 교육훈련 방법이 적절한지를 판단하여 결정하여야 한다. 조직에서 공통적으로 많이 사용되는 훈련방법과 기술을 적절한 구분을 통하여 기술하고자 한다.

1) 정보제공기법

(1) 강의(lecture)

강의(lecture)는 피훈련자를 일정한 장소에 모아 놓고 강사가 일방적으로 강의를 하고 피훈련자는 이를 듣는 방식이다. 강의는 가장 오랫동안 그리고 우리나라에서 가장 많이 사용하는 방법이다. 강의는 강사가 훈련내용을 신축성 있게 조절할 수 있고, 체계적이고 논리적인 정보전달이 가능하며, 일시에 많은 사람을 대상으로 할 수 있다는 장점을 가진다. 그러나 수강자들이 강의 내용을 얼마나 이해하고 있는지 알 수 없고, 수강자들이 능동적으로 참여할 기회가 없어 수강자들이 흥미를 잃기 쉽다는 단점도 가진다. 따라서 강의가 효과를 거두기 위해서는 적합한 교재선택, 시청각교육 병용, 질의 및 응답, 유능한 강사 섭외 등이 뒤따라야 한다.

(2) 시청각 교육방법(audio visual method)

시청각 교육은 강의식 교육에 시청각 교재를 사용함으로써 이를 보조하는 역할을 하는 방식이다. 즉 TV, 영화, 비디오, 슬라이드 등을 많이 사용하는 교육방법이다. 많은 정보자료에 시청각 기술을 적용하여 교육훈련 내용을 보다 효과적으로 전달 할 수 있는 것이 가장 큰 장점이지만 그 효과는 기대하는 수준만큼 높지 않을 때가 많다.

(3) 오리엔테이션(orientation)

오리엔테이션의 목적은 신입자에 대하여 조직생활에 필요한 기초지식의 부여, 새로운 환경에 대한 원활한 적응, 사회인으로서의 행동기준을 명확히 하고, 업무에 대한 기초지식의 습득과 집단행동을 스스로 체험시키고 그 속에서 집단에의 참여의식, 자주적인 행동, 책임감 등을 양성하는 데에 그 목적이 있다. 병원의 경우에는 병원에 대한 기초지식, 병원의 규정과 규칙, 인사방침, 시설의 이용방법, 근로조건, 직무에 대한 기초지식, 예의교육, 실무 및 실습교육 등이 일반적이다.

(4) e-러닝(e-learning, 온라인 학습)

e-러닝은 인터넷이나 사내 인트라넷(intranet)을 사용하여 실시하는 온라인 교육을 의미한다. e-러닝은 주로 웹기반 훈련, 원격훈련, 가상 강의실 및 CD-ROM의 사용으로 이루어진다. 강의내용은 교재, 비디오, 도표와 음향이 복합적으로 구성되어 있다. 사이버연수원 또는 원격교육이라고 부르는 e-러닝은 시간과 장소에 구애받지 않고 피훈련자가 학습의 속도를 조절하면서 교육훈련을 실시할 수 있다는 장점 때문에 날로 확대되는 추세에 있다. e-러닝의 장단점을 살펴보면 다음과 같다.

도표 5-9 e-러닝의 장 · 단점

장 점	단 점
• 기간과 공간의 제약을 초월하여 동시에 많은 직원을 대상으로 교육을 실시할 수 있다. • 피훈련자는 스스로 학습시간을 조정할 수 있다. • 양방향교육, 상호작용적 교육이므로 오류를 즉시 수정할 수 있다. • 교육내용의 전수가 동일하고 표준화되어 있어 훈련의 일관성이 유지된다. • 연습문제를 풀고 모범답안을 피드백 받을 수 있다. • 프로그램내에 안내문이나 보충설명이 포함되어 있다. • 교육내용을 언제든지 업데이트 할 수 있다. • 훈련자 주도의 교육훈련이 이루어진다.	• 피훈련자를 불안하게 할 수 있다. • 모든 피훈련자가 e-러닝을 잘 받아들이지는 않는다. • 컴퓨터 접속이 용이하지 않을 수 있다. • 실무나 실기가 많은 경우 e-러닝이 적합하지 않을 수 있다. • e-러닝 도입을 위한 비용이 많이 든다. • 학습의 효과가 그리 높지 않은 것으로 조사되고 있다. • 최고경영자의 적극적인 후원이 없으면 성공하기 어렵다

2) 회의식 방법(conference method)

이것은 토의식(discussion) 방법이라고 하며 매우 효과적이며 폭넓게 사용되고 있다. 이 방법의 목적은 토의를 통해서 참가자들이 공통 이해를 갖게 하며 문제를 해결하도록 시도하는 것이다. 대개 집단에서의 리더는 감독자들이다. 집단리더의 역할은 토론이 예정대로 이루어지도록 하며 참가자들이 주제에서 벗어나고자 하는 경향을 막는 것이다. 문제가 토의될 때 리더는 집단의 구성원들이 자신의 문제를 해결하도록 잘 참으면서 듣는 노력을 해야 한다. 만약 이것이 가능하지 않을 때, 리더는 학습의 촉진자로서 기여할 수 없다. 회의방법에 참여한 구성원들은 자신들이 훈련 중이라는 사실을 모를 수도 있다.

(1) 감수성 훈련(T-Group training, Sensitivity Training)

감수성훈련은 지식의 변화가 아니라 태도와 행동의 변화를 통해 대인관계 기술을 향상시키려는 것이 주된 목적이다. 서로 모르는 사람 10명 내외로 소집단을 만들어 서로 허심탄회하게 자신의 느낌을 말하고 다른 사람이 자신을 어떻게 생각하는지를 귀담아 듣는다. 이 방법은 훈련을 진행시키기 위한 전문가의 역할이 상당히 중요하다. 인위적인 개입 없이 자연스럽게 감정을 주고받을 수 있도록 분위기를 만들어야 하기 때문이다. 이 훈련을 통해 타인에 대한 편견을 줄이고 개방적 태도를 취하는 효과를 가져올 수 있으며, 토론의 변형이라고 할 수 있다.

이 훈련의 장점은 집단 내에서의 감수성이 높아지며, 집단 내에서의 자기와 타인의 성격 행동을 이해하는 것을 도우며, 인간관계에 긴요한 태도 행동의 변경에 도움을 주는 반면, 한 번에 다수의 인원이 참여할 수 없다는 단점이 있다. 실험실훈련, T 집단훈련 등으로도 불린다.

(2) 브레인스토밍(braining storming)

브레인스토밍은 여러 명이 한 가지 문제를 놓고 무작위로 아이디어를 교환하며 해결책을 찾아내자는 것이다. 브레인스토밍의 원리는 ① 한 사람보다 다수인 쪽이 제기되는 아이디어가 많다. ② 아이디어 수가 많을수록 질적으로 우수한 아이디어가 나올 가능성이 많다. ③ 일반적으로 아이디어는 비판이 가해지지 않으면 많아진다 등의 원칙에서 구할 수 있다. 그러므로 브레인스토밍에서는 어떠한 내용의 발언이라도 그에 대한 비판을 해서는 안되며, 오히려 자유분방하고 엉뚱하기까지 한 의견을 출발점으로 해서 아이디어를 전개시켜 나가도록 하고 있다. 이를테면 일종의 자유연상법이라고도 할 수 있다. 회의에는 리더를 두고 구성원 수는 10명 내외를 한도로 한다.

브레인스토밍에서 중요한 것은 산출된 생각에 대하여 비판을 하거나 섣부른 결론을 내리지 않아야 하며 여러 사람들이 자유롭게 제시한 창의적인 아이디어를 종합하여 합리적인 해결책을 모색해야 한다. 즉 브레인스토밍을 성공시키기 위해서는 다음과 같은 사항을 염두에 두어야 한다.

① 평가의 금지 및 보류 : 자신의 의견이나 타인의 의견에 대하여 일체의 판단이나 비판을 의도적으로 금지한다. 아이디어를 내는 동안에는 어떠한 경우에도 평가를 해서는 안되며 아이디어가 다 나올 때까지 평가는 보류하여야 한다.

② 자유분방한 사고 : 어떤 생각이든 자유롭게 표현해야 하고 또 어떤 생각이든 거침없이 받아들여야 한다.

③ 양산 : 질보다는 양에 관심을 가지고 무조건 많이 내려고 노력한다.

④ 결합과 개선 : 자기가 남들이 내놓은 아이디어를 결합시키거나 개선하여 제3의 아이디어를 내보도록 노력한다.

(3) 버즈그룹(buzz group)

버즈그룹이란 소집단이 토의하는 모습과 소리가 마치 꿀벌이 윙윙거리는 소리를 뜻하는 영어단어 'buzz'와 같다는 점에 착안하여 붙여진 이름이다. 즉 집단구성원이 모두 다함께 토의에 직접 참여하기 어려운 대집단인 경우에 활발한 토의의 진행을 위하여 5~10명의 소집단들로 분리하여 분과형태로 토의를 진행하는 기법이다. 대집단을 여러 개의 소집단으로 나누어 토의학습을 전개하는 것으로, 각 소집단들은 벌이 윙윙거리는 것처럼 구성원들끼리 왁자지껄하게 의견을 교환하면서 주체적으로 토의를 진행한다. 소집단 토의가 끝난 후 최종적으로 전체 집단이 다 모여 각 분과별 토론의 결과를 종합하여 정리함으로써 대집단 종합토론의 성과를 얻고자 하는 기법이다.

3) 직무병행기법

(1) 직무순환(job rotation)

직무순환은 조직구성원에게 폭넓은 경험을 주기 위하여 여러 분야의 여러 직무로 순환시키는 실무훈련방법이다. 대졸신입사원의 경우에는 여러 기능분야에 6개월 내지 1년 동안 근무시키면서 기본적인 실무경험을 갖도록 한다. 직무순환에 대해서는 다양한 의견이 있지만 일반적으로 일반경력자(generalist)를 양성하는 데에는 효과적인 훈련방법으로 인식되고 있다.

① 장점

- 전사적인 업무의 이해로 리더의 자질향상에 기여한다.
- 실제적인 상황에서 훈련이 이루어지므로 전이효과가 높다.
- 직무를 전반적으로 이해하게 되어 업무부서간 협동적 태도가 길러진다.
- 타부서와 네트워킹의 기회를 제공한다.
- 현업에 싫증난 경우 새로운 업무로의 이동을 촉진한다.

② 단점

- 지나친 직무순환으로 각 분야별 전문가 양성에 방해가 될 우려가 있다.
- 새로운 학습자의 등장으로 업무현장의 수행의 질이 떨어질 우려가 있다.

(2) 멘토링(mentoring)

멘토링은 단순하게 말하자면 젊고 경험이 부족한 사람이 경험과 나이 많은 사람에 의해 훈련되고 개발되는 관계라고 할 수 있다. 이런 맥락에서 보면 멘토(menor)는 교사이고 충고자이고 모델이고 가이드이고 심지어는 멘티(mentee)를 보호해주는 사람이기도 하다. 멘토의 일반적인 정의를 제시하면 다음과 같다. 내용다지기 5-2

- 멘토는 대개 멘티보다 나이가 많고 세상에 대한 경험이나 전문영역에 있어서 기술을 더 많이 가진 사람이다.
- 멘토는 성실, 높은 기대감, 유머를 가진, 멘티의 삶에 있어서 촉매의 역할을 할

내용다지기 5-2

참스승의 모델

미국 위스콘신 주의 천재 연구소에 근무하던 "찬드라세키르" 박사에게 시카고 대학에서 겨울 방학 동안 고급 물리학에 관한 특강을 해 달라는 전화가 걸려 왔다. 그는 흔쾌히 승락을 했다. 그러나 몇 주 후에 학생 수가 너무 적어 강의를 취소해야 한다는 전화가 왔다. 박사는 몇 명이 등록했는지를 물었고 학교 측에서는 두 명뿐 이라고 대답을 했다. 찬드라세키르 박사는 학생들의 신상을 물은 뒤 숫자에 상관없이 그 두 사람을 위해 강의를 하겠다고 약속했다. 유난히 추운 겨울 방학 이었지만 그는 한 주에 두 번씩 2시간을 달려와 두 명을 위해 열심히 강의를 했다. 그로부터 10년 뒤, 이 두 학생은 노벨 물리학상을 받았다. 그들은 "첸넝양"과 "출도리"라는 중국계 미국인이었다. 수상 소감을 묻는 자리에서 두 사람은 이렇게 대답을 했다. "단지 두 사람을 위해 열정적으로 강의해 주셨던 찬드라세키르 박사님이 저희들을 이 자리에 서게 해주셨습니다".

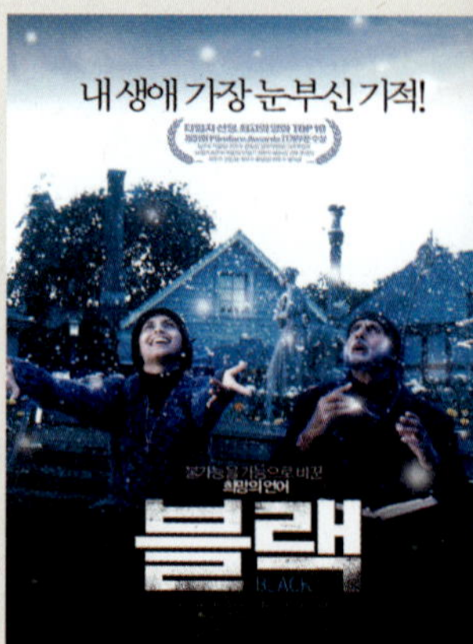

수 있는 사람이다.

- 멘토는 개인의 기술을 향상시키는 과정에서 지식, 기술, 비전, 그리고 역동과 헌신을 다하는 사람이다.

(3) 코칭(coaching, 실무지도)

코칭(실무지도)은 일상근무 중에 상관이 부하에게 직무수행에 관련된 기술을 가르쳐주거나 질문에 답해 주는 각종 지도역할을 말한다. 즉 코칭은 경험과 지식에서 앞서는 사람이 그렇지 못한 학습자에게 학습자의 사전지식과 스스로의 책임감을 전제로, 학습자가 보다 나은 특정 부분의 수행문제를 깨닫고 개선할 수 있도록 도움을 주는 1:1의 커뮤니케이션을 통한 교육방법이다. 실무지도에서의 상관과 부하의 관계는 마치 가정교사와 학생과의 관계처럼 아주 우호적인 분위기 속에서 지도, 조언, 답변, 격려를 통해 부하의 변화를 유도하는 것이다. 코칭은 구성원과 코치(coach)가 수평적 관계를 이루며 파트너로서 개인의 잠재력 성장을 도모한다는 점에서 교육자가 우월한 위치를 점하는 컨설팅(consulting)이나 멘토링(mentoring)과는 차이가 있다.

4) 시뮬레이션기법

(1) 시뮬레이션(simulation, 모의실험)

시뮬레이션, 즉 모의실험은 실제와 유사한 가상적 상황을 꾸며 놓고 피훈련자가 거기에 대처하도록 하는 훈련방법이다. 시뮬레이션 훈련상황에서 피훈련자는 업무압력을 받지 않으면서 현실과 같은 작업조건에서 학습을 하게 된다. 실제 직무상황과 동일한 특별시설속에서 이루어지는 비행기의 파일럿이나 기내요원들의 훈련, 우주선에서 일하는 우주비행사 등이 해당된다. 최근에는 기술발전에 힘입어 오디오시설, 비디오시설, 그리고 컴퓨터 등을 이용해 3차원으로 구성된 가상직무환경에서 훈련이 이루어지기도 한다. 넓은 의미로 보면 사례연구, 역할연기, 감수성 훈련 등도 모의실험의 범위에 포함시킬 수 있다.

(2) 역할연기(role playing)

역할연기(role playing)는 어떤 사례 또는 사건(주로 인간관계, 상하관계)을 피훈련자들이 여러 사람 앞에서 실제의 행동으로 연기하고, 사회자가 청중(연기에 참여하지 않은 피훈련자)들에게 그 연기내용을 비평 토론하도록 한 후 결론적인 설명을 하는 교육훈련 방법이다. 역할연기법(role playing)은 정신병 치료를 위한 진단요법의 하나인 심리극(psycho drama)에서 유래한 것으로 오늘날은 경영교육에서도 활용되고 있다. 이는 실제상황에서 특정 인물의 역할을 연기하도록 하여 직무 역할 및 상황에 대한 인식 능력을 높이고자 하는 것이다. 인간관계훈련을 비롯하여 판매원 훈련 등에도 활용한다. 역할연기의 장점으로는 ① 참가자에게 흥미와 체험감을 준다는 것, ② 문제점을 정확히 노출시킨다는 것, ③ 직접 실연하지 않아도 자기판단을 가지게 한다는 것 등이다. 또한 피훈련자가 순차적으로 실연을 하면 비교가 되어 그 효과는 크고 관람자들의 평가를 받음으로써 그 성과를 높일 수도 있다. 특히 병원에서는 환자를 접하는 의사, 간호사, 입 퇴원 담당 직원들의 환자응대, 고객과의 전화응대 등의 훈련에 활용될 수 있다.

(3) 사례연구(case study)

사례연구(case study)는 실제 일어난 특수한 사례를 여러 사람이 사회자의 지도하에 토의하는 것을 의미한다. 여기서 사례는 피훈련자들에게 말 · 인쇄물 · 그림 · 영화 등으로 제시된다. 사례연구는 피훈련자가 전원이 능동적으로 참가할 수 있으며, 주입식 교육을 탈피하고, 독립적 · 분석적 사고능력과 문제해결 능력을 발전시켜 준다는 장점이 있는 반면, 작은 집단 내에서만 가능하며 상당한 시간이 소요되고 적합한 사례를 구하기가 쉽지 않다는 애로점이 있다.

(4) 행동모델법(behavior modeling)

행동모델법은 관리자 및 일반종업원에게 어떤 상황에 대한 가장 이상적인 행동을 제시하고 교육참가자가 이 행동을 이해하고 그대로 모방하게 하는 것이다. 즉 이 모형은 강의, 시청각 교육 그리고 역할연기법에 피드백 강화법칙을 적용하여 피교육자의 기술향상과 행동개선을 가져오게 하는 훈련방법이다. 이 방법은 다음과 같은 절차로 구성된다.

① 강사는 간단한 대인관계 기술에 대해 짧게 그 원리를 설명한다.

② 피훈련자는 영화나 비디오를 통해서 어떤 상사가 앞에서 강사가 설명한 대인관계 기술을 능숙하게 실행하는 것을 관람한다. 강사는 비디오를 반복해서 보여주

면서 핵심원리, 절차 등 학습의 요점을 자세히 설명한다.

③ 피훈련자는 다른 훈련자와 함께 역할연기를 통해서 앞서 관람한 기술을 실습한다.

④ 피훈련자는 자신의 역할연기에 대한 피드백을 제공받고 그 기술을 능숙하게 구사할 수 있다는 자신감을 가질때까지 계속 반복한다. 이 방법은 일반적으로 감독자들의 대인관계 훈련에 그 효과가 좋은 것으로 인정되고 있다.

(5) 인 바스켓(in-basket training)

이 훈련은 주로 관리자의 의사결정능력을 제고하기 위해 개발된 기법이다. 훈련실시자는 훈련참가자에게 가상의 조직에 대한 정보, 즉 제품내용, 조직구조, 종업원에 대한 정보 등을 제공한 후 이들에게 특정 경영상황에서 문제해결을 위한 의사결정을 하게한다. 예를 들면, 훈련참가자를 병원의 구매팀장 자리에 데리고 가서 현재 구매팀장으로서의 업무를 처리하게 한다. 구매팀장의 책상위에는 구매 관련 제반 서류가 놓여있고 구매팀 직원들은 현재 결재를 받기 위해 대기하고 있으며 고객으로부터 전화도 받게 된다. 즉 모의 경영상황을 '하나의 광주리에 담아' 훈련참가자로 하여금 이를 처리하게 하는 것이다. 이러한 인 바스켓 상황에서 훈련참가자는 현재의 업무상황을 신속하게 판단하고 중요한 순서대로 의사결정을 내려 업무를 처리해야 하는 의무를 부여받는 것이다. 이 기법의 장점은 모의상황이 다양하고 실제와 같기 때문에 훈련참가자에게 흥미를 불러일으키긴 하지만 훈련의 효과를 측정하는데 어려움이 있다는 단점이 있다.

V 교육훈련 평가

1. 평가의 의의와 목적

1) 평가의 의의

교육훈련의 평가란 교육훈련의 목적이 어느 정도 달성되었는지 그 효과를 분석 · 평가하는 활동을 말한다. 교육훈련의 평가를 위해서는 교육훈련의 목표를 명확히 설정하고 객관적인 평가기준을 마련하여야 한다. 그러나 교육훈련의 종류에 따라 계량적으로 파악할 수 있는 비교적 객관적인 측정단위가 있는 경우가 있지만, 개인의 태도변화나 복잡한 능력의 향상을 목적으로 하는 교육훈련 같은 경우 객관적인 측정단위로 나타낼 수 없는 경우도 많다. 교육훈련은 시간과 비용이 많이 드는 일종의 투자이기 때문에 반드시 적정한 평가가 이루어져야 한다.

2) 평가의 목적

교육훈련활동에 대하여 평가를 실시하는 목적은 다음과 같다.

① 교육 대상자들의 인지적, 정서적, 행동적 변화의 정도를 확인한다.

② 교육목표 달성 정도를 파악하여 해당 교육 프로그램의 존재 가치를 확인하고, 유지와 수정 및 폐지 여부를 결정하는 기본 자료로 활용한다.

③ 교육훈련 활동이 추구한 다양한 목적이 다양한 효과(경제적, 교육적 등) 측면에서 달성되었는지 의사결정자에게 정보를 제공한다.

④ 교육프로그램의 참가자 및 실시자에게 프로그램의 실시결과를 피드백 한다.

⑤ 교육훈련시스템의 취약한 부분을 밝혀 향후 인력개발활동을 계획하는데 보다 유용한 자료를 제공한다.

2. 교육훈련 프로그램 평가 모형

교육훈련을 어떻게 평가할 것인가는 훈련을 시작하기 전에 이미 설계되어야 한다. 이러한 측면에서 가장 널리 활용되고 있는 교육 프로그램 평가 모형은 Kirkpatrick(1994)가 개발한 4수준 평가 모형이며, 반응평가 →학습평가 →행동평가 →결과평가가 서로 순차적으로 연결되어 있는 것이 특징이다.

도표 5-10 커크패트릭(D. L. Kirkpatrick)의 4단계 평가모형

단계	개념	평가내용	평가방법	평가조건
1단계: Reaction (반응평가)	참가자들이 프로그램에 어떻게 반응했는가를 측정하는 것으로 고객만족도측정이라 할 수 있음	교육내용, 강사 등	• 교육/강사만족도 설문, 인터뷰 등	• 교육목표와 부합
2단계: Learning (학습평가)	프로그램 참여결과 얻어진 태도변화, 지식증진, 기술향상의 정도를 측정	교육목표 달성도	• 지필검사, checklist등	• 반응평가의 긍정적 결과 • 구체적 목표 • 교육내용과 목표의 일치
3단계: Behavior (행동평가)	프로그램 참여결과 얻어진 직무행동 변화를 측정하는 것	학습내용의 현업 적용도	• 인터뷰, 설문지, 실행계획, 관찰 등	• 반응/학습평가의 긍정적 결과 • 습득한 기능에 대한 정확한 기술 • 필요한 시간, 자원
4단계: Result (결과평가)	훈련결과가 조직의 개선에 기여한 정도를 평가	교육으로 조직(병원)이 얻은 이익	• 교육 후 생산성/성과향상 측정, 비용-편익분석 등	• 이전 3단계에서의 긍정적 결과

평가단계에서 정보의 가치는 1단계에서 4단계로 갈수록 더 높아지고 활용빈도는 4단계로 갈수록 적이며 평가의 난이도는 4단계로 갈수록 더욱더 높아진다.

1) 반응평가(reaction, level 1)

(1) 개념과 필요성

반응평가란 교육프로그램 전반에 대한 교육참가자들의 반응을 통해 만족정도를 평가하는 것으로 Kirkpatrick은 고객만족도 측정이라고 하였다. 프로그램참여자가 자료, 강사, 시설, 방법, 내용들을 포함한 프로그램 전반에 대하여 느끼고 생각한 바를 평가하는 것이다. 즉 교육훈련이 끝난 직후 참가자들을 대상으로 설문조사를 실시하여 교육훈련이 유익하였는지, 배운 내용이 양적으로 질적으로 적절했는지, 흥미가 있었는지 등을 측정하는 것이다.

프로그램의 질을 결정하는 중요한 구성요소는 참가자 요구들을 충족시키는 것으로, 1단계 반응평가(고객만족도 측정)에 의해 수집된 자료는 교육프로그램의 질을 개

도표 5-11 교육훈련 평가의 4가지 수준

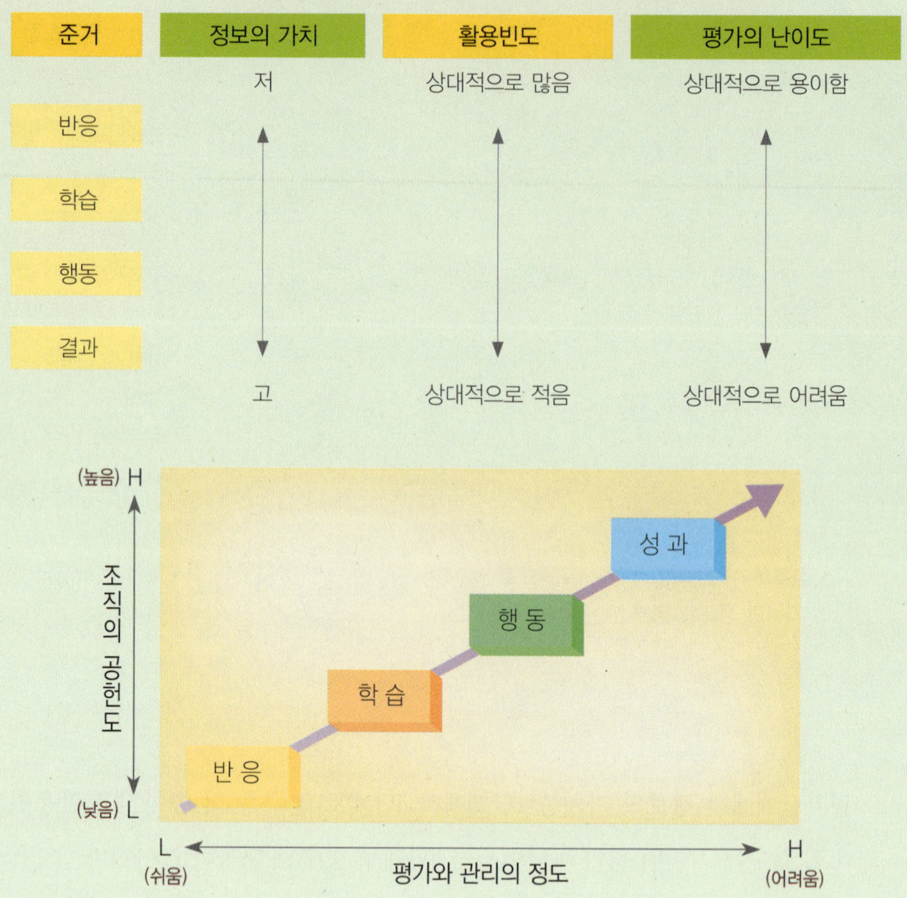

선하기 위해 활용된다. 즉 반응평가는 학습효과에 영향을 미치는 제반 요인에 대한 분석을 통해서 요인별 개선점을 파악하여 교육평가의 최종목표인 생산성 향상에의 기여도를 측정하기 위한 기초자료로서 활용되기 때문에 그 필요성이 있다.

(2) 반응평가의 특징

- 교육과정 전반에 대한 반응도 또는 만족도를 평가하기 때문에 사전평가가 필요 없다.
- 교육과정의 종류나 특성에 관계없이 평가방법이나 평가항목이 크게 다르지 않다.
- 특별한 자료수집 및 분석능력을 요구하지 않기 때문에 전문적인 기술이나 복잡

한 통계적인 지식을 필요로 하지 않으며 2, 3, 4단계에 비해 상대적으로 실시하기 쉽다.

- 교육프로그램 전체에 대한 교육생의 심리적 상태를 파악할 수 있다.
- 학습목표 달성 정도와는 상관관계가 희박하다. 프로그램에 대한 만족도가 높다고 해서 목표달성도가 반드시 높다고 보장할 수 없다.

(3) 학습자 반응평가(예시)

구분	문항	전혀 아니다	그렇지 않다	보통 이다	그렇다	매우 그렇다
기대치 및 준비도	나는 교육훈련과정 참석시 많은 기대를 가지고 참석하였다.					
	교육이수에 필요한 사전지식과 기술을 습득하고 있다.					
교육프로그램 및 내용	본 교육과정은 목표를 달성하였다.					
	교육과정의 내용은 효과적으로 구성되었으며 이해하기 쉬웠다.					
	교육과정의 교육형태(온라인, 집합 등) 및 교육방법은 적절하였다.					
	교육과정은 만족스러워 다른 사람에게 추천하겠다.					
강사	강사의 전문성(지식, 스킬 등)은 충분하였다.					
	교수기법에 따른 교육내용 전달능력은 충분하였다.					
교육환경	교육장, 숙소, 식당 기타 부대시설은 모두 편리하였다.					
	병원 및 상사는 교육참여에 대해 적극적으로 지지하였다.					
	교육과정을 위한 교육담당자의 서비스는 전반적으로 만족스러웠다.					
교육 시스템 및 교재	교육과정 진행중 문의사항에 대해 신속하고 적절하게 피드백 해 주었다.					
	과정진행시 시스템은 장애없이 원활하게 운영되었다.					
	교재는 업무수행, 자기개발에 도움되었다.					
업무 활용도	교육내용은 경영 및 조직의 목표에 부합하였다.					
	교육내용은 업무수행과 관련이 높았다.					
	교육내용이 업무성과 향상에 도움이 될 것이라 생각한다.					
	교육내용은 업무에 적용(벤치마킹, 제안 등)하기에 쉽다.					
기타	본 과정에 대한 건의사항이나 의견이 있으면 자유롭게 기술하여 주십시오.					

자료: 이원희(2016) 일부 수정

(4) 반응평가의 문제점

외국의 한 실험에 의하면 설문에서 배웠다고 응답한 것과 실제로 그들이 배운 것과는 무관한 것으로 나타났다. 또한 설문에서 재미있었다고 응답한 것과 실제로 그들이 흥미를 느낀 것 사이에는 의미 없는 관계로 나타났다. 따라서 반응평가 설문지를 유일한 평가도구로 활용하는 것은 무리가 있다. 또한 반응평가를 하는 시점이 주로 학습 마지막에 실시하기 때문에 그 당시 학습자의 심리상태는 만족한 상태이므로 반응평가를 실시하면 관대화경향이 나타나기 쉽다.

2) 학습평가(learning, level 2)

(1) 개념과 필요성

교육을 통하여 의도했던 지식, 기능. 태도에 습득이 얼마만큼 달성되었는가를 평가하는 것이 학습평가이다. 평가내용은 학습내용에 대한 테스트가 주로 사용되며, 일반적으로 학습 전과 후의 측정점수를 비교하여 평가가 이루어진다. 다라서 프로그램 종료 후에 전체적인 교육효과를 판단하기 위해 실시되는 총괄적인 성격을 띠는 평가로 학업성취도 평가 또는 일반적인 의미에서 시험이라고 볼 수 있다. 하지만 프로그램의 학습효과성을 측정하고 개선을 위한 기회를 위해서도 실시된다.

학습평가의 필요성은 다음과 같다.

- 교육생 개개인의 학습성취 정도 파악 및 수료여부 결정
- 교육과정의 효과성 검증 및 수정/보완사항 확인

학습평가에서 조직원들의 성과(performance)는 지식, 기능, 태도의 보유 정도에 의해 결정된다. 따라서 업무수행에 필요한 지식, 기술, 태도요인 중 어느 하나라도 결여된다면, 조직 구성원은 기대되는 성과를 제대로 나타내지 못한다. 높은 학습성취도는 배운 내용의 업무활용도를 높일 가능성이 크게 되어 있다.

(2) 학습평가의 이점

학습평가의 장점은 다음과 같다.

- 학습을 측정하고 평가하는 체계적 접근
- 프로그램의 개선을 위한 학습데이터의 추적관리
- 프로그램의 유지 및 수정에 대한 규명

- 학습자들의 즉각적인 수행에 반영 또는 잠재 가능성에 대한 만족감

그러나 학업성취도가 높다고 해서 반드시 현업적용도 또는 실제 적용할 수 있는 능력이 그만큼 높다고 보장할 수 없다. 학습환경과 전이환경과의 차이 때문에 그럴 수 있다.

(3) 학습평가 실시상의 제한점

- 교육목표의 달성유무를 측정하기 어려운 경우가 많다(교육목표를 평가문항으로 개발하기 어려운 경우).
- 신빙성 있는 검사지의 개발이 어렵다.
- 평가도구 개발에 많은 시간과 노력이 투자되어야 한다.
- 평가를 제대로 실시하려면 많은 시간이 소요된다.
- 평가결과 분석에 많은 시간이 소요된다.

3) 행동평가(behavior, level 3)

(1) 정의와 목적

피교육자가 교육훈련을 통해 배운 기술, 지식 등을 직무에 복귀한 후 현장에 얼마나 잘 전이(transfer of training) 되었는가에 초점을 두는 것으로 배운 내용을 자신의 업무에 얼마나 효율적, 효과적, 계속적으로 적용하는지를 평가하는 과정이다. 아무리 학습평가가 좋아도 현장에서 행동으로 변화되지 않는다면 아무런 의미가 없을 것이다.

행동평가는 교육훈련 결과가 현업에 직접 적용되었는지를 알아보기 위한 평가로 현업에서의 업무수행 정도를 평가하고 측정하는 것을 목적으로 한다. 이를 나열하면 다음과 같다.

- 교육 목표 및 내용이 현업에 활용성 등 밀접한 관계성 유무를 확인
- 교육내용이 단순지식 전달이 아닌 현업 직무향상에 초점을 두었는지 확인
- 업무환경이 교육을 통해 습득된 내용을 적용하도록 지원하는가 확인

(2) 행동평가의 활용과 특징

행동평가는 다음과 같은 영역에서 활용된다.

- 프로그램의 내용, 방법 등의 개선

- 교육종료 후 내용, 방법 등의 개선
- 경영성과 기여도 평가를 위한 기초자료로서 활용

행동평가가 반응평가나 학습평가보다 어려운 이유는 참가자들이 행동변화를 보일 수 있는 기회를 얻을 때까지 행동의 변화를 나타낼 수 없기 때문이다. 그리고 행동변화가 발생할 시기를 예측할 수 없다. 또한 직무에 적용하기 위해서 격려와 보상 등 긍정적 업무여건을 조성하는 것이 중요하며 내적, 외적 보상이 필요하다.

4) 결과평가(성과평가, result, level 4)

(1) 개념과 필요성

사용자들은 무엇보다고 조직목표의 성취도에 미치는 효과를 측정함으로써 교육훈련을 평가하고자 한다. 즉 생산성이나 이직, 서비스의 질, 고충 및 불만해소, 사기향상, 시간절약, 수익성, 비용과 같은 결과지표들이 상대적으로 구체적이고 현실적이기 때문에 교육훈련 전후의 기록을 비교하는 평가를 하고자 한다. 결과평가가 필요한 이유는 다음과 같다.

- 교육훈련비 지출의 효율적 운영의 요구 증가
- 조직내 모든 부서의 성과향상의 기대 증가
- 교육이 경영전략과 연계성을 유지하고 있는지 확인
- 교육에 대한 지속적 관심을 유지시킬 수 있는 근거자료 제시 요구
- 경영성과 기여도 평가의 활용

(2) 결과평가의 활용과 특징

결과평가는 다음가 같은 영역에서 활용할 수 있다.

- 교육효과가 전체 경영성과에 가져다 주는 효과 파악
- 교육훈련투자비의 수익률 분석으로 교육예산 집행의 당위성 입증
- 경영성과에 기여 가치를 입증함으로써 인적자원개발 부문의 위상 향상 및 경영층 신뢰 확보
- 교육예산 수립시 정당성 확보

결과평가는 무엇보다 평가실시에 따른 비용이 많이 소요되고 평가기간이 장기적이라는 특징이 있다. 또한 반응평가, 학습평가, 행동평가(현업적용도 평가)는 조직 구성

원 개인들에 관심을 갖는 반면, 결과평가(경영성과 기여도 평가)는 조직 전체의 영향 정도를 측정하는 것이기 때문에 조직성과의 영향요인은 통제 불가능한 요소가 많으므로 순수한 교육효과를 분석해 내는데 현실적인 한계가 있을 수밖에 없다.

VI 병원 교육훈련의 방향

급변하는 보건의료환경과 경쟁의 심화로 인력의 중요성이 커지고 있고 동시에 교육훈련의 중요성도 부각되고 있다. 따라서 병원의 지속적 성장과 교육훈련의 효과를 높이기 위해서는 다음과 같은 방향으로 나아가야 할 것이다.

(1) 교육훈련은 비전과 전략 그리고 지식가치에 적합한 교육훈련이어야 한다. 병원의 비전과 전략은 병원의 교육훈련프로그램이 어떻게 구성되어야 하고 어떤 방향으로 나아가야 하느냐를 제시하여 준다. 내용다지기 5-3

(2) 교육훈련의 내용은 글로벌화에 적합하여야 한다. 개방화가 급속히 진행되면서 세계는 급속히 변화하고 보건의료시장은 더욱 확대되고 있다. 따라서 미래지향적인 병원경영인이 되려면 직무와 인간에 대한 기본적인 관리능력, 글로벌화

내용다지기 5-3

하버드대학의 놀라운 연구결과

미국 하버드대학에서 꿈이 사람의 인생에 끼치는 영향에 대 해 조사한 자료가 있다. IQ와 학력, 자라온 환경 등이 비슷한 사람들을 상대로 25년 동안 연구한 결과 놀라운 사실이 발 견됐다. 명확하고 장기적인 목표가 있던 3%의 사람은 사회 각계의 최고 인사가 됐고, 10%의 단기적인 목표를 지녔던 사람들은 대부분 사회의 중상층을 이뤘으며, 목표가 희미했 던 60%는 사회의 중하위층에, 그리고 목표가 없던 27%의 사람들은 모두 최하위 수준의 생활을 하고 있었다고 한다.

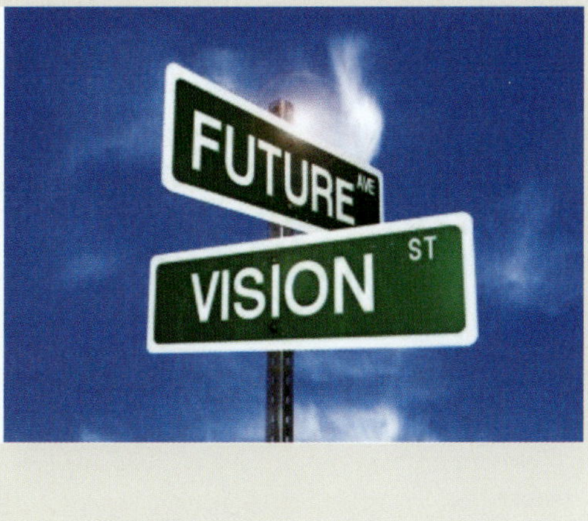

에 걸맞은 전문지식, 투철한 사명감과 도전의식, 의사소통능력 등을 두루 갖추어야 한다. 이러한 능력을 갖추기 위해서는 우선 일정기간 동안 교육훈련을 실시한 후 활용기간에 적절한 평가도구를 제작, 능력점검을 하고, 이를 활용할 수 있는 수준까지 내실화된 프로그램을 교육대상자의 계층별 · 수준별로 차등화하여 필요한 기간에 교육을 이수토록 하는 시스템이 선행되어야 한다.

(3) 정보화 · 디지털화에 적합한 교육훈련이어야 한다. 병원이 급변하는 환경변화에 적응하려면 필요한 정보를 수집 · 분석하고 이를 병원경영에 적절하게 활용할 수 있는 능력이 요구된다. 오늘날 컴퓨터의 대중화, 정보기술의 발전 및 경영정보활동의 증대는 병원경영에 있어 직무환경은 물론 조직구성원의 직무내용과 상호작용, 의사결정 및 경영정보시스템과 조직구조설계에 중요한 변수로 작용하고 있다.

(4) 경영이념, 병원문화 형성에 기여하는 훈련이어야 한다. 병원은 경영다각화, 조직다양화, 종업원의식의 개성화 등 새로운 방향으로 끊임없이 변화되고 있어 경영이념 및 비전을 명시함으로써 조직에 활력을 불어 넣을 수 있다. 바람직한 병원문화의 형성과 발전은 체계적인 변화계획과 관리에 의해서 효과적으로 형성된다. 따라서 교육훈련 담당자는 병원문화, 즉 병원의 이념, 가치체계, 직장규범과 행동기준, 사원의 사고, 행동양식, 조직의 관습과 관행, 전통 및 기풍과 분위기 등 다각적인 측면에서 검토해야 하며 이를 위해 교육훈련은 필수적이다.

(5) 교육훈련에 대한 평가결과는 인사정책에 반영될 수 있어야 한다. 오늘날 대부분의 조직은 교육훈련을 실시한 후 평가를 하지 않거나 피교육자의 수상소감, 간담회 등에 의해 사후평가만을 실시하는 경우가 많다. 교육훈련평가는 훈련 전, 훈련 직후, 그리고 일정기간 후의 3단계평가 방법이 바람직하다. 특히 평가의 신뢰성을 확보하기 위해 교육훈련 전 · 후의 평가는 반드시 실행되어야 한다.

바람직한 교육훈련의 핵심은 최고경영자의 의지이다. 최고경영자가 병원목표를 달성하는데 필요한 생산성 목표와 함께 교육훈련이 병원목표를 뒷받침하고 있다는 사실을 인식하고 주도적인 노력과 지원을 아끼지 않아야 한다.

학습내용

1 교육훈련의 중요성과 목적을 설명할 수 있어야 한다.

2 교육훈련을 실시하기 위한 필요도 분석과 교육훈련을 위한 준비는 어떠한 것이 있는지 이해하고 있어야 한다.

3 교육훈련의 목표와 교육훈련을 담당하는 사람들은 누가 있는지 설명할 수 있어야 한다.

4 교육훈련을 위한 실시방법을 교육장소, 교육대상자, 교육방법에 따라 구분하여 설명할 수 있어야 한다.

5 교육훈련 후 실시하는 교육평가 기준과 평가방법을 설명할 수 있어야 한다.

6 병원에서의 효율적인 훈련방법을 설명 할 수 있어야 한다.

사랑

김유미

사랑한다는 건
자유를 조금씩
잃어가는 거다

어느 순간
스스로가 스스로를
가누지 못하게 될 때

몸 속 깊숙히
꽃가루는 번져

아니야, 아니라고
몸부림쳐봐도

더이상 자신은
자신의 소유가 아닌 것

사랑한다는 건
이 세상 단 한사람
그 앞에
항복하는 거다.

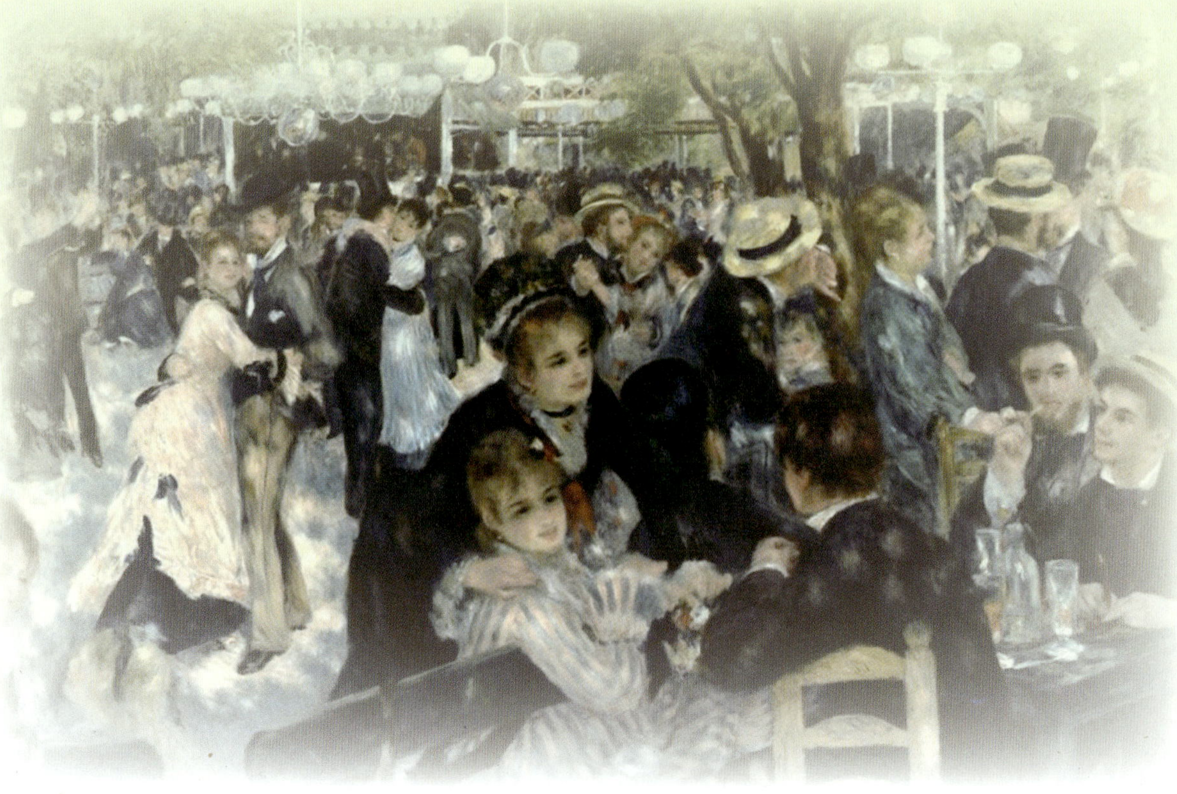

제6장

경력개발

경력개발은 개인의 경력욕구 및 조직의 경력기회를 파악하여 이를 통합하는 과정이며 이를 위한 실천방법으로는 경력경로의 설계, 교육훈련, 전환배치, 승진 등이 있다. 따라서 경력관리가 성공을 거두기 위해서는 사원 개인, 직속상급자, 조직 모두 각자 주인의식을 가지고 역할을 다해야 한다. 경력개발계획이 실행되는 과정을 보면, 경력계획은 조직의 승진수급계획 자료를 가진 관리와 경력희망을 가진 사원을 만나서 최종 경력목표를 정하고, 구체적인 승진진로와 시기를 설정한 후 진행해 나가면서 필요하면 수정보완을 해나가야 한다. 경력개발 모형은 경력 닻 모형(career anchor)과 경력단계 모형(career stage)이 있다.

I 경력개발의 의의

1. 경력개발의 개념

1) 경력개발의 중요성

경력(careers)이란 '길'을 의미하는 말로서 일반적으로 '한 개인이 일생에 걸쳐 일과 관련하여 얻게 되는 경험'을 뜻한다. 일시적으로 특정 조직에서 일하거나 특정 직위에서 특정 업무를 수행하는 것도 하나의 경력이 만들어지는 과정이라고 볼 수 있다. 이처럼 경력은 직업과 관련된 한 사람의 총체적인 이력으로써 개인차원의 중요한 관심사이기 때문에 사람들은 자신의 다양한 욕구를 만족시키기 위해 경력계획을 수립하고 이를 달성하기 위해 경력관리를 하게 된다.

한편, 종업원의 경력은 조직에서도 관리해야 할 주요한 관심사항이다. 왜냐하면 조직은 미래에 조직이 추구하는 비전과 목표를 정하고, 이를 달성하기 위해 경영전략을 구상하게 되는데 이를 현실화시키기 위해서는 그에 걸맞은 인적자원이 존재해야 하기 때문이다. 따라서 개인이 자신의 인생목표를 위해 경력계획을 수립하고 관리해 나가듯이 조직 역시 조직목표 달성을 위해 종업원들의 경력을 관리하게 된다.

한 개인은 병원에 입사하여 월급을 받으면서 노동력을 제공한다. 동시에 자신의 능력과 기술 그리고 경험을 쌓아 나간다. 즉 조직과 개인이 함께 성장해 가는 과정이다. 조직이 가만히 두어도 종업원들은 스스로 경력을 향상시켜 나가겠지만 그 속도와 효율성은 매우 떨어질 것이다. 따라서 조직이 개인의 경력 향상을 위해 좀 도와준다면 상호 간 큰 도움이 될 것이다. 한 예로, 대학을 졸업하고 대형병원에 유능한 의무기록사로 입사를 했는데 사정이 여의치 않아 구매부서에서 일을 한다고 가정해 보자. 개인 본인도 적성에 맞지 않을뿐더러 생산성 향상이나 조직의 능률성 향상에 큰 도움이 되지 못할 수도 있다. 이는 병원 뿐만 아니라 개인에게도 손해를 끼치는 행위이다.

2) 경력관리의 요소

이처럼 개인의 경력계획과 조직의 개인에 대한 경력관리 활동을 연결시켜서 개인의 경력개발에 도움을 주기 위한 계획을 경력개발계획 또는 경력개발프로그램(career development program)이라고 한다. 경력개발계획은 개인과 조직의 상호 약속이며, 어느 한쪽에서 일방적으로 세우는 것도 아니다. 조직은 개인과 상담을 통하여 그가 원하는 직무분야와 승진계획을 알아내고, 조직은 그러한 직무분야가 미래에 어느 정도 필요한지, 그리고 조직 내에 다른 사람은 몇 명이나 더 있는지 종합적으로 검토하여 본인에게 가능성을 알려준다. 동시에 그러한 경력을 효과적으로 쌓아가도록 방법도 알려주고 가는 길도 열어준다. 내용다지기 6-1

따라서 경력개발(career development)이란 용어는 경력개발과 계획(career development and planning), 경력관리(career management), 경력계획(career planning), 경력개발계획(career development program: CDP) 등으로 표현되고 있으며 이러한 용어들은 경력개발을 지칭하는 대표적인 용어라고 할 수 있다. 이들 간의 용어의 차이는 활용이나 이용 면에서는 다소 상이한 차이를 보이고 있지만 일반적으로 다음과 같은 세 가지 요소로 집약될 수 있다.

(1) 경력목표

경력목표는 개인이 경력상 도달하고 싶은 미래의 직위(position)라고 할 수 있다. 또는 개인이 도달하고 싶은 최고의 성공목표를 의미한다.

내용다지기 6-1

칭기즈칸의 나를 극복하는 방법

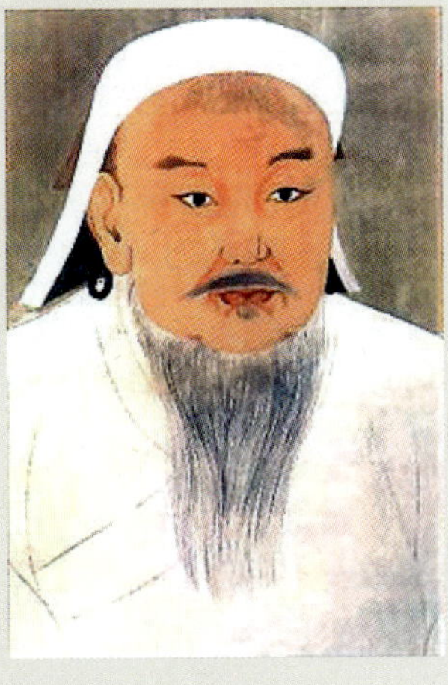

집안이 나쁘다고 탓하지 말라.
나는 아홉 살 때 아버지를 잃고 마을에서 쫓겨났다.
가난하다고 말하지 말라.
나는 들쥐를 잡아먹으며 연명했고, 목숨을 건 전쟁이 내 직업이고 내 일이었다.
작은 나라에서 태어났다고 말하지 말라.
그림자 말고는 친구도 없고 병사로만 10만, 백성은 어린애, 노인까지 합쳐 2백만도 되지 않았다.
배운게 없다고 힘이 없다고 탓하지 말라.
나는 내 이름도 쓸 줄 몰랐으나 남의 말에 귀 귀울이면서 현명해지는 법을 배웠다.
너무 막막하다고, 그래서 포기해야겠다고 말하지 말라.
나는 목에 칼을 쓰고도 탈출했고, 뺨에 화살을 맞고 죽었다 살아나기도 했다.
적은 밖에 있는 것이 아니라 내 안에 있었다.
나는 내게 거추장스러운 것은 깡그리 쓸어버렸다.
나를 극복하는 그 순간 나는 칭기즈칸이 되었다.

(2) 경력계획

경력계획은 경력목표를 설정하고 이 경력목표를 달성하기 위한 경력경로를 구체적으로 선택하는 과정을 설명하고 경력성과를 실행하는 과정을 말한다. 즉 경력목표를 실현시키기 위한 실행프로그램을 의미한다.

(3) 경력개발

경력개발은 개인적인 경력계획을 달성하기 위하여 개인 또는 조직이 실제적으로 참여하는 활동을 말한다.

경력목표, 경력계획, 경력개발을 3요소로 갖는 경력관리는 도표 6-1과 같은 관계가 성립된다. 경력계획의 절차는 조직 내의 개인으로부터 경력목표와 그 경력목표를 달성 할 수 있는 경력경로를 알 수 있게 해준다. 그리고 경력개발의 제반활동을 통하여 각 개인은 자기 자신을 개발하고 나아가서는 경력목표의 달성을 촉진시키는 방법을 찾게 되며, 목표와 실제 활동 사이에서 발생하는 오차는 피드백 과정을 거쳐 경력계획과 경력개발 활동에 반영된다.

도표 6-1 경력관리의 3요소

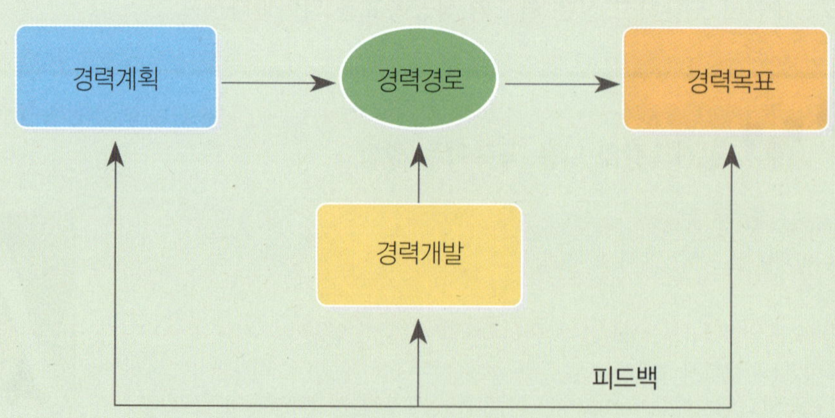

2. 경력개발의 목적과 주체

1) 경력개발의 목적

(1) 유능한 인적자원의 확보 및 배분

경력개발은 종업원의 노동의 질을 향상시키고 이직을 방지하며, 후계자 양성을 기함으로써 인재의 확보와 배분에 기여한다. 또한 경력개발은 조직의 목적을 달성하기 위해 어떤 직책의 담당자가 언제, 어떻게 충원될 수 있는가에 대한 장 · 단기의 정보를 제공하고, 경영상 중요한 직종인 관리직과 전문직의 인원확보 및 배분에 필요한 정보를 제공함으로써 이에 대한 대책을 강구할 수 있게 된다.

(2) 종업원의 성취동기 유발

경력개발의 기본목표는 종업원의 성취동기 유발에 있다. 경력계획은 종업원들에게 승진 가능성을 제시함으로써 자기발전을 위한 명확한 목표를 갖게 하고, 스스로 질서에 따라 노력하는 기회를 마련해 주며, 또한 기본적으로 직장에 대한 안정감을 가지고 자기능력을 마음껏 발휘할 수 있게 함으로써 성취동기를 유발시키게 된다.

2) 경력개발의 주체

사원 각자가 자기 나름대로 경력계획을 수립한 것을 조직이 관리해주는 것이 경력관리라면, 개인이 할 일은 자신의 경력목표달성을 위해 최종경력에 이르는 과정과 시기를 정하고 미리 예측하여 준비하면서 기초를 쌓아가면 된다. 또한 조직이 할 일은 조직의 미래전략과 비전을 확인하고 거기에 필요한 인력을 언제 얼마나 제공해야 하는지 계획을 세워서 이에 걸맞은 필요인력을 선발, 배치할 수 있도록 개인의 경력계획과 서로 이어주면 된다. 이러한 경력관리가 성공을 거두기 위해서는 사원 개인, 직속상급자, 조직 모두 각자 주인의식을 가지고 역할을 다해야 한다. 궁극적으로 진정한 경력개발관리는 개인차원의 경력개발 노력과 조직차원의 경력관리 노력이 조화를 이루었을 때 그 결실을 볼 수 있는 것이다. 내용다지기 6-2

(1) 사원의 역할

- 자신의 능력과 관심사, 기호, 희망을 정확히 인식하고 확인한다.

내용다지기 6-2

직업별 평균수명

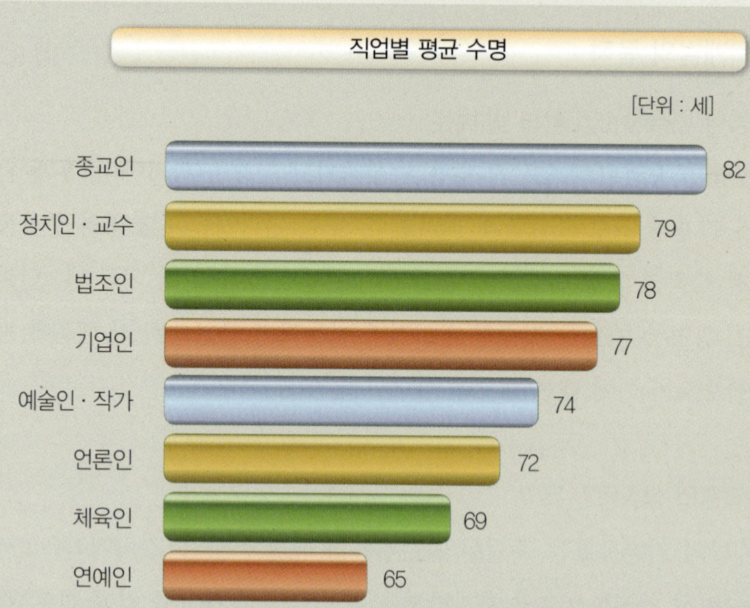

※ 10년간(2001~2010년) 직업군별 평균 수명 기준 자료 : 원광대

국내에서는 종교인이 가장 오래 살고 연예인과 체육인은 단명하는 것으로 조사됐다. 원광대는 최근 10년 간(2001~2010년) 직업별 평균수명을 조사한 결과 종교인이 82세로 가장 장수하는 반면 가장 단명하는 직업은 연예인(65)으로 나타났다. 연예인들은 평균수명이 계속 낮아진 것으로 조사됐다. 종교인에 이어 교수 · 정치인(79), 법조인(78), 기업인(77), 고위공직자 · 예술인 · 작가(74), 언론인(72), 체육인(69) 순이었다. 언론에 난 부음기사와 통계청의 사망통계자료를 바탕으로 조사를 했다. 1963~2010년까지 48년 동안 언론에 난 3,215명의 부음기사와 통계청의 사망통계자료를 토대로 한 직업군별 평균수명은 이와 다소 다르게 나타났다. 조사 결과 48년 간 전체 직업별 평균수명은 종교인이 80세로 가장 높았다. 정치인(75), 교수(74), 기업인(73), 법조인(72), 고위공직자(71), 연예인 · 예술인(70), 체육인 · 작가 · 언론인(67) 등이 뒤를 이었다. 연구팀은 종교인이 장수하는 이유로 규칙적인 활동과 정신수양에다 가족관계로 인한 스트레스가 적고 과욕이 없으며, 절식, 금연, 금주를 생활화하면서 환경오염이 적은 곳에서 생활하기 때문이라고 분석했다.

- 개발이 필요한 부분이 어느 분야이며, 어느 정도인지 파악한다.
- 자신의 경력최종 목표와 단계에 대해 상급관리자와 상담한다.
- 경력목표와 단계과정과 거치는 시기를 확정한다.

(2) 상급자의 역할

- 조직내 필요경력과 승진여석에 관한 정보를 확보하여 사원에게 제공한다.

• 사원개인의 희망사항과 조직의 필요사항을 연결해 준다.
• 사원 개인목표의 실현가능성과 현실성을 판단하여 제시해 준다.
• 개인의 경력개발을 지원하고 필요한 정보를 제공한다.

(3) 회사(조직)의 역할

• 경력계획의 모델을 제시한다.
• 상급자에게 부하상담에 필요한 정보를 제공한다.
• 경력개발을 위한 경험과 실천의 장을 마련하고 기회를 제공한다.
• 교육훈련을 확대하고, 경력훈련 시설과 기회를 만들어 지원한다.

3. 경력개발계획의 실행과정

경력개발계획이 실행되는 과정을 살펴보면 다음과 같다. 경력계획은 조직(회사)의 승진수급계획 자료를 가진 관리와 경력희망을 가진 사원을 만나서(경력상담) 최종 경력목표를 정한다. 그리고 그곳에 이르는 구체적인 승진진로와 시기를 설정한 후(경력진로 설정) 진행해 나가면서 수시로 진행과정을 살펴보면서, 원래의 계획과 대조하여 필요하면 수정 · 보완을 해나가는 과정을 거친다.

도표 6-2 경력개발 계획의 실행과정

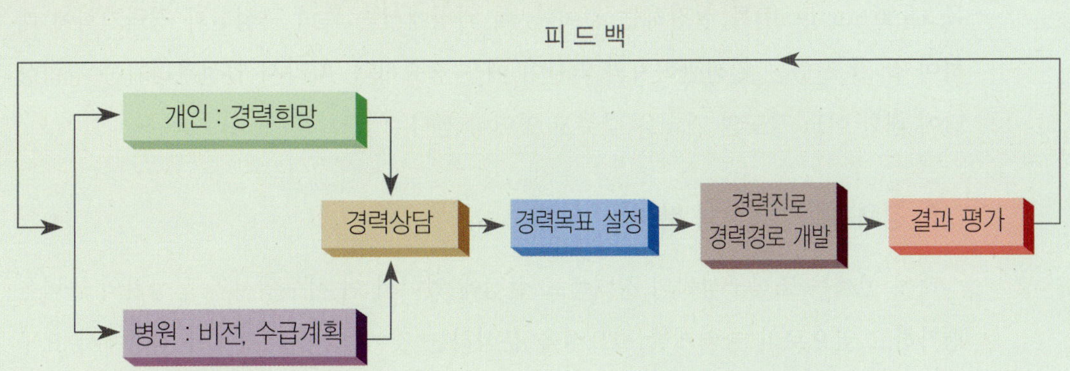

1) 구성원의 인적자료 수집

경력개발계획의 첫 번째 순서는 조직구성원의 일반적인 인적사항으로부터 학력, 경험, 기술, 적성과 능력에 관한 평가, 인사고과 자료 등 모든 인적자원 자료를 수집하고 정리하는 것이다. 여기서 구성원은 자신의 능력과 취미, 그리고 적합한 경력 등에 관한 자기평가(self-assessment)를 통하여 자기 자신의 강점과 약점에 대한 인식을 높일 수 있다.

2) 직무분석과 인력계획

두 번째는 직무분석을 통하여 각 직무의 직무내용은 물론 자격조건과 직무 간의 연결 관계와 승진패턴 그리고 승진진로를 명백히 하는 것이다. 또한 조직의 계획과 인력계획을 통하여 조직의 장기적이고 단기적인 인력수요를 분석한다.

3) 경력기회에 대한 커뮤니케이션

세 번째는 조직체의 인력수요를 중심으로 경력기회와 옵션(option)들을 조직구성원들에게 알려주는 것이다. 새로운 직무나 공석을 게시할 수 있고, 인사고과 면접을 통하여 새로운 경력기회도 토의함으로써 조직 내의 경력기회를 의식하도록 한다.

4) 경력상담과 경력목표 설정

네 번째는 일선관리자나 전문경력상담자와의 상담을 거쳐 구성원들이 자기의 경력목표(career goal)를 설정하는 것이다. 이 과정에서는 특히 구성원과 경력기회에 대하여 잘 알고 있는 일선관리자의 역할이 매우 중요하다. 따라서 일선관리자는 경력상담에 대한 어느 정도의 기술을 갖추고 있어야 한다.

5) 경력개발의 필요성 분석

다섯 번째는 조직구성원의 경력목표 설정에 있어서 현 직무에서의 구성원의 능력을 평가하고 앞으로의 능력개발 필요성을 분석하는 것이다. 이 과정에서 직무에서 요구되는 능력수준과 구성원이 현재 갖추고 있는 능력을 비교하여 필요한 능력개발을 능력요소별로 평가함으로써 보다 현실적인 경력목표를 설정하는데 도움을 줄 수 있다.

6) 경력진로의 설정

여섯 번째는 구성원(홍길동)의 경력목표(2014년 원무과장 승진)를 달성하기 위하여 구성원이 거쳐나가야 할 직무와 그동안에 수행해야 할 중요 교육훈련프로그램 등 경력진로(career path)를 설정하고 실무경험을 주기 위한 특별임무도 포함함으로써 구성원의 구체적인 인력계획을 작성하는 것이다.

7) 결과분석 및 경력계획의 조정

이와 같이 작성된 경력계획은 구성원의 직무수행과 능력개발에 기본지침으로 활용된다. 그러나 구성원의 실제성과와 그의 경력목표상의 변경 그리고 조직체의 상황변동에 따라서 구성원의 경력계획은 주기적인 결과평가와 경력상담을 거쳐서 적절히 조정 · 수정되어 나간다.

4. 경력개발관리의 원칙

1) 적재적소배치의 원칙

경력관리는 인재를 적재적소에 배치하는 것을 원칙으로 하고 있다. 즉 종업원의 적성, 지식, 경험 및 기타 능력과 조직의 목표달성에 필요한 직무가 잘 조화되도록 맞추는 것을 골격으로 하고 있다. 이를 위해서는 자격요건과 종업원의 적성 및 선호도에 대한 정보를 충분히 파악하여야 한다.

2) 승진경로의 원칙

경력관리는 명확한 승진경로의 확립을 그 원칙으로 하고 있다. 이 원칙은 병원의 모든 직위는 계층적인 승진경로로 형성되고 정의되며, 기술되고 평가되어야 한다. 즉 과학적인 직계를 이루고 그에 따른 승진관리가 이루어져야 한다는 것이다.

승진경로의 설정은 질적 인사계획 수립에 있어서 본질적인 문제해결의 길잡이가 된다. 승진직계는 각각 직무평가의 과정을 거쳐서 제시되므로 이는 노동의 질과 양을 존중하는 기초자료가 되기도 한다.

3) 후진양성과 인재육성 원칙

경력관리는 조직내부에서 후진양성의 확립을 원칙으로 하여야 하며 이는 조직에서 자체적으로 유능한 인재를 확보하는 것을 말한다. 즉 인재확보를 외부에서 채용하는 방법보다는 내부에서 자체적으로 양성하는 것을 원칙으로 삼으며 이는 종업원에게 성장의 동기부여를 제공하고 조직에 적극 동참함으로써 인재를 확보할 수 있다.

4) 경력기회개발의 원칙

근로자가 그들의 경력상 필요성을 알게 되면, 조직은 경력경로를 작성해야 하며, 근로자의 능력발전의 기회가 제한된다고 인정되는 조직의 직업은 별도로 명시하여 이를 후보자에게 알려야 한다. 승진기회가 많지 않은 근로자들도 그들의 경력개발 기회를 갖기를 원하며 그때 적용될 수 있는 기준은 회사의 재직 년수에 의한 연공이다. 그러므로 조직은 연공에 의한 경력기회의 개발을 통하여 승진경로가 어떠한 부서에만 국한되지 않도록 기회를 골고루 확장시켜야 한다.

Ⅱ 경력개발 모형

경력개발은 개인측면에서 볼 때 '한 개인이 일생에 걸쳐 일과 관련하여 얻게 되는 경험을 통해 자신의 직무관련 태도, 능력 및 성과를 향상시키는 과정'이며, 조직측면에서는 '한 개인이 입사로부터 퇴직에 이르기까지 경력경로를 개인과 조직이 함께 계획하고 관리하여 개인욕구와 조직목표를 달성해가는 총체적 과정'이다. 이러한 경력개발에는 몇 가지 의미를 지니고 있다.

첫째, 경력개발은 개인과 조직의 공동참여를 중시하는 과정개념이다. 즉 경력개발은 조직구성원의 경력계획과정에서 개인욕구와 조직욕구를 조화시켜나가는 일련의 과정이다.

둘째, 장기적인 관점의 인재육성이다. 즉 경력개발은 한정된 시점에서의 인적자원개발을 도모하는 것이 아니라 입사에서 퇴사까지 조직구성원들이 희망하는 경력경로를 적재적소의 원칙에서 고려하고 조정하여 장기적으로 인적자원을 효율적으로 관리하는데 그 목적이 있다.

셋째, 개인의 주관적 관점을 강조한다. 즉 경력개발에 있어서 조직의 입장에서 바람직한 경력경로라 할지라도 당사자인 개인의 입장이 보다 중시되어야 한다.

넷째, 개인적으로는 자아개념의 확대를, 조직의 입장에서는 인적자원개발을 의미한다. 개인적 차원에서 경력개발에 따른 직무의 변화는 역할과 신분의 변화를 동반하게 되어 개인의 존재에 역할이 추가되면서 삶의 변화가 온다. 조직의 경우 직무순환을 통해 조직구성원의 직무 간 흐름을 장기적 관점에서 계획하고 관리하여 인적자원을 효율적으로 개발할 수 있게 된다.

인간은 어떤 사람이 되고자하는 꿈을 가지게 마련이다. 사람마다 꿈이 다르고 어떤 꿈을 꾸느냐에 따라 동기부여의 내용도 달라지기 마련이다. 또한 본인이 꾸는 꿈을 달성하는 데는 일정한 과정을 거치기 마련이다. 많은 학자들이 경력개발과 관련한 모형들을 연구하고 분석하여 하나의 이론으로 경력개발모형을 정립하였다. 여기서는 대표적으로 언급되고 있는 개인차원의 경력개발 모형인 경력 닻 모형(career anchor)과 경력단계 모형(career stage)을 살펴보기로 한다.

1. 경력 닻 모형(career anchor) : 정태적 접근

샤인(E. H. Schein)은 경력과정에 대한 연구에서 많은 사람들에게 있어 그들의 삶을 이끄는 일정한 태도의 증후군이 어릴 때 형성된다는 것을 파악하였다. 이러한 증후군은 욕구 · 가치 및 재능의 조화에 의해 형성되고, 하나 또는 그와 관련된 몇 개의 경력행태에 일생의 닻을 내리도록 한다고 주장하였다. 이러한 요인을 경력 닻(career anchor)이라고 명명하였다. 즉 어떤 사람이 경력목표를 갖게 되면 그 사람은 그 쪽으로 항상 동기가 부여되며, 그것과 관련된 일에만 관심을 갖고 그 주변을 맴돌면서 젊음을 보낸다. 마치 배(개인) 한척이 어느 항구(경력목표)에 다다르면 닻을 내리고 거기에 정박하여 그 닻에서 멀리 떨어지길 싫어하는 것과 비슷하다. 여기서 경력추구의 최종 골인점을 경력 닻이라고 하는데 사람들은 대강 다음 다섯 가지 경력 닻 중에서 한두 개를 택하는 것으로 알려져 있다. 내용다지기 6-3

내용다지기 6-3

꿈이 있는 사람

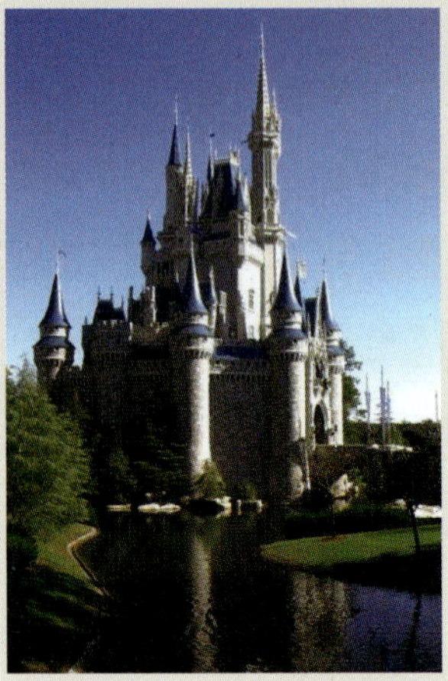

짐 스토벌이 들려주는 얘기 한마디. "그 친구는 사는 동안 하루도 빼놓지 않고 꿈을 가지고 있었고, 한 꿈이 이뤄지면 또 다른 꿈을 꾸며 살았어. 그 친구를 통해 많은 사람들이 꿈이란 어떻게 꾸는 것인지, 더 멋진 세상은 어떻게 상상해야 하는 것인지 알게 되었지. 그 친구 이름이 바로 월트 디즈니야. 하지만 한 가지는 꼭 명심해라. 네 꿈은 반드시 네 꿈이어야 한다. 다른 사람의 꿈이 네 것이 될 수는 없어. 그리고 꿈이란 가만히 두는게 아니라 계속해서 키워나가는 것이다"(**짐 스토벌**의 '최고의 유산 상속받기' 중에서)

1) 관리자 닻(managerial competence: 관리능력 중심)

관리자 닻의 유형에 속하는 사람들은 자신이 진정으로 일반관리자(최고관리자)가 되기를 원한다. 이 유형은 책임수준, 리더십 발휘의 기회, 전체조직에 대한 공헌기회의 증대, 높은 수입 등을 의미하는 승진을 최고의 가치로 생각한다. 즉 이 경로를 선호하는 사람들은 전문분야에서 성공하기보다는 조직 내에서 상사로부터 인정을 받아 상위직급 또는 관리직으로 승진하는데 관심이 높다. 또한 이들은 조직에 대한 만족이나 몰입도는 높은 반면, 기술적인 성과측면에서는 별로 두드러지지 않는다. 이들이 선호하는 보상형태는 승진을 시켜주거나 그들의 능력 · 성과를 인정해 주는 것이다.

2) 전문가 닻(technical-functional competence: 기술, 기능중심)

전문가 닻의 유형에 속하는 사람들은 특정 종류의 작업에 강한 재능과 동기유인을 가지고 있으며 직무의 내용에 관심이 많다. 이들은 감독자나 관리자로의 승진보다는 생명공학 전문가, 심장이식 전문가 등이 최종경력의 꿈이 되며, 새로운 지식창출이나 신기술개발을 위해 연구개발 업무에만 전적으로 몰입하기를 좋아하는 성향을 지닌다. 또한 전문분야를 잘 모르는 관리자의 칭찬보다 같은 분야의 전문가들인 동료나 상사에게서 인정받는 것에 더 큰 가치를 두며 교육의 참여, 전문가 모임의 참석, 도서나 장비 구입을 위한 예산의 제공 등 전문기술 증진기회가 제공되는 것도 자신의 가치가 인정을 받는 것으로 인식한다.

3) 조직인 닻(security or stability: 안정중심)

조직인 닻은 자신의 직업안정, 고용안정 등에 강한 욕구를 가지고 있는 사람들이다. 이들은 직장 옮기기를 싫어하고 어느 한 직장에서만 계속 뿌리내리려 한다. 따라서 안정적이고 예측이 가능한 직무를 선호하며 보수의 인상, 작업조건의 향상이나 복리후생 등의 외재적 요인에 대한 관심이 직무확충이나 직무개발, 내재적인 동기부여보다 많으며 연공적인 급여체계를 선호한다. 그러므로 독자적인 길을 걷기보다는 한 회사의 구성원으로서 봉급을 받으며 계속 같은 곳에서 직장생활을 영위하려 한다. 자신의 꾸준한 성과나 조직에 대한 충성심으로 인정받기를 원하며 이로 인해 직장안전이 강화되기를 바란다.

4) 기업가 닻(creativity: 창의적 기업가 정신)

기업가 닻을 추구하는 사람들은 항상 새롭고 기발한 것을 만들어 내려고 하는 강렬한 욕구를 갖게 된다. 이들은 자신의 부를 축적하기 원하며 부의 축적을 사업성공의 척도로 본다. 이들은 창조욕구가 강하며, 끊임없이 새로운 도전을 하며, 소유권을 가장 중시하고 조직에서의 복리후생 등에는 별로 관심이 없다. 기존 조직 안에서 성공하는 것보다는 자신의 기업을 창업하거나 사내벤처 등을 통해 경제적 보상과 함께 자율성을 확보하고자 하는 욕구가 강하다.

5) 자유인 닻(autonomy and independence: 자율과 독립)

자유인 닻의 유형에 속하는 사람들은 조직은 개인을 규제하려고 하며, 비이성적이고 강압적이라고 생각하므로 자유로운 직업을 갖기 원한다. 프리랜서, 컨설턴트 등으로 출세하면서 조직에 얽매이는 것을 싫어하고 이 회사 저 회사 가리지 않고 자기 일만 있으면 찾아다니는 유형이다. 이들은 상여금 등 성과에 의한 보상을 선호한다.

내용다지기 6-4

따라서 조직에서 효과적으로 개인의 경력개발을 수행하기 위해서는 조직의 관리자들은 여러 가지 경력의 닻 중에서 각 개인이 어떤 경력 닻에 내리려고 하는지를 발견하고, 개인에 적합한 경력계획을 수립해야 한다. 이를 표로 요약하면 도표 6-3과 같다.

내용다지기 6-4

자유가 아니면 죽음을 달라

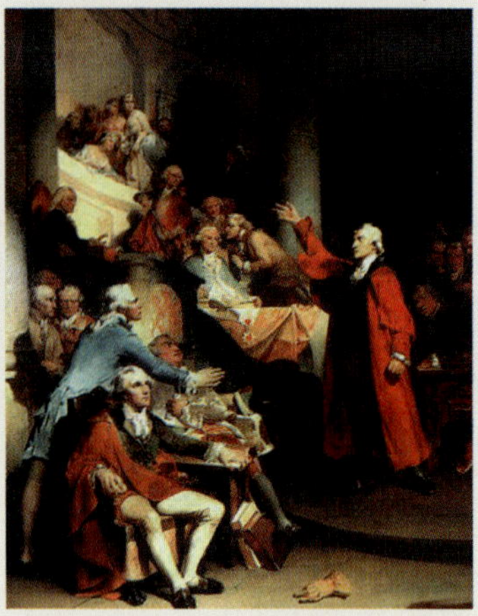

1775년 3월 28일 버지니아주 하원에서 미국 독립전쟁 당시 독립 운동가였던 페드릭 헨리는 막강한 영국의 힘에 눌러 침묵만을 지키고 있는 많은 사람들에게 신념과 용기를 불러일으키는 감동적인 연설을 했다. "여러분 우리는 단독으로 전투를 하는 것이 아닙니다. 하나님은 우리의 전투에서 우리 편이 될 지원군을 일으켜 보내줄 것입니다"라며 연설 마지막에서 "디만 나에게 자유를 달라, 그렇지 않으면 죽음을 달라!"라는 불후의 명언을 남겼다.

도표 6-3 샤인(Schein)의 다섯 가지 경력 닻

구 분		개인적 특성	적합한 업무	대표직종
닻1	관리자 (관리능력)	복잡한 경영문제를 분석해결하기를 선호함. 영향력을 행사하고 권력의 행사를 즐김. 조직의 최고 관리자가 되고자 함.	공장관리와 판매관리, 대기업 및 유명회사 근무	관리직
닻2	전문가 (기술, 기능)	일 자체에 흥미, 승진거절, 일반적 관리와 기업정치를 싫어함, 연구개발 선호	기능부서의 직무, 전문적 자문, 프로젝트관리	연구직
닻3	조직인 (안정)	직무안정성과 장기적 경력에 의해 동기부여됨, 지리적 재배치를 싫어함, 조직가치와 규범에 순응, 봉급자생활 선호	소규모의 가족소유 기업, 대규모 공공사업체	관료직, 정형화된 직위
닻4	기업가 (창의적 기업가 정신)	자기사업 시작을 선호, 소규모의 유망기업을 선호, 벤처 선호	일반관리자문, 재정거래, 합병인수 등	사업직, 비정형화된 직위
닻5	자유인 (자율과 독립)	조직의 제약으로부터 벗어나고자 함, 자신의 일을 스스로 하고자 함, 대기업과 공무원 싫어함	학문, 글쓰기와 출판, 프리랜서, 컨설턴트 등	자유직, 자율적인 지위

자료: 최종태(2006) 일부 수정

2. 경력단계 모형(career stage) : 동태적 접근

대부분의 사람들은 직장에 취업하여 승진을 하고 나이가 들면 퇴직하는 일련의 생물학적 삶의 사이클을 가지게 된다. 물론 모든 사람이 연령대별로 동일한 경험을 하는 것은 아니지만, 사람이 연령이 증가함에 따라 개인이 경험하게 되는 경력욕구의 단계별 모형을 홀(Hall)은 제시하고 있다. 홀(Hall)은 개인의 경력단계가 탐색단계, 확립단계, 유지단계 그리고 쇠퇴단계로 진행된다고 주장하였다.

도표 6-4 경력개발 단계

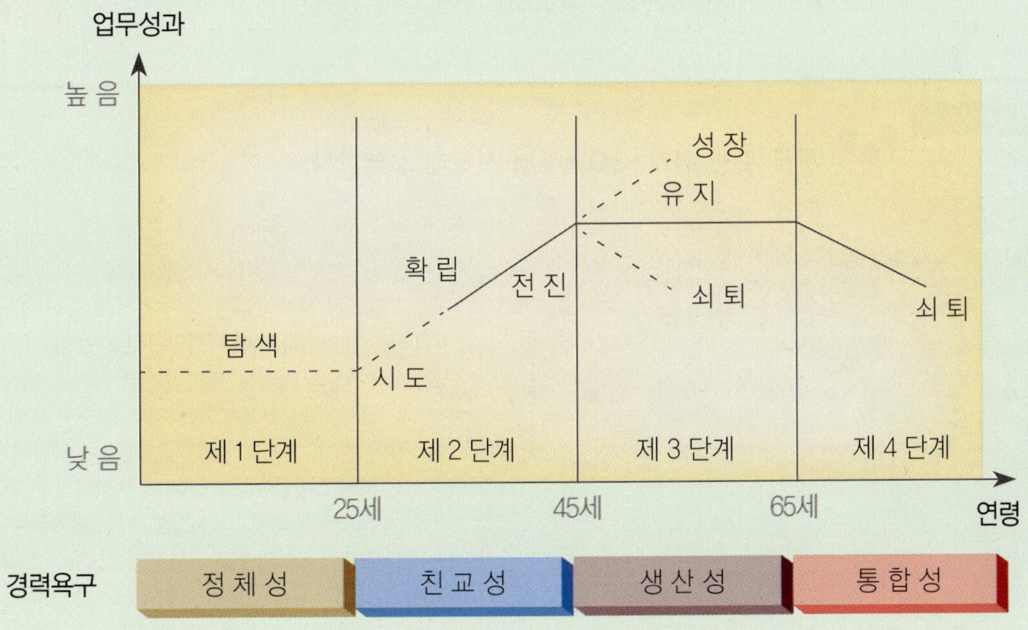

1) 탐색단계(exploration stage)

제1단계는 25세 이하에서 나타나며 개인이 자아개념(self-concept)을 정립하고 경력방향을 결정하는 단계이다. 이때 직업탐색이 일어나며 경력 또는 일에 대한 정체성이 형성된다. 이 단계의 마지막 부분은 시도기(trial period)로서 직장에 들어온 지 1~2년 되는 시기이며 자신에게 적합한 분야를 탐색하고 이에 따른 직무를 찾아내어 수행하며 전 생애에 걸쳐 걸어갈 경력경로를 설계하는 단계이다(정체성의 경력욕구).

2) 확립단계(establishment stage, 정립 · 정착단계)

두 번째 단계는 약 25세부터 45세의 확립단계로서 선택한 분야에서 정착하려고 노력하고 결국에는 한 직업에 정착하는 단계이다. 일단 개인이 특정 직무에 정착하게 되면 성과가 향상되며 조직에 대해서는 친밀감 및 귀속감을 갖게 된다. 그뿐만 아니라 다른 동료들 또는 라이벌 간에 상당한 경쟁심도 작용하게 된다(친교성의 경력욕구).

3) 유지단계(maintenance stage)

제3단계는 45세부터 65세까지의 유지단계이다. 이 단계에서 개인의 관심은 오로지 일에 매달리는 것이며(생산성이 최고조) 하는 일에 있어 새로운 것은 적으나 일관성

내용다지기 6-5

한국 중년 위기, 30대부터 시작해 오래간다.

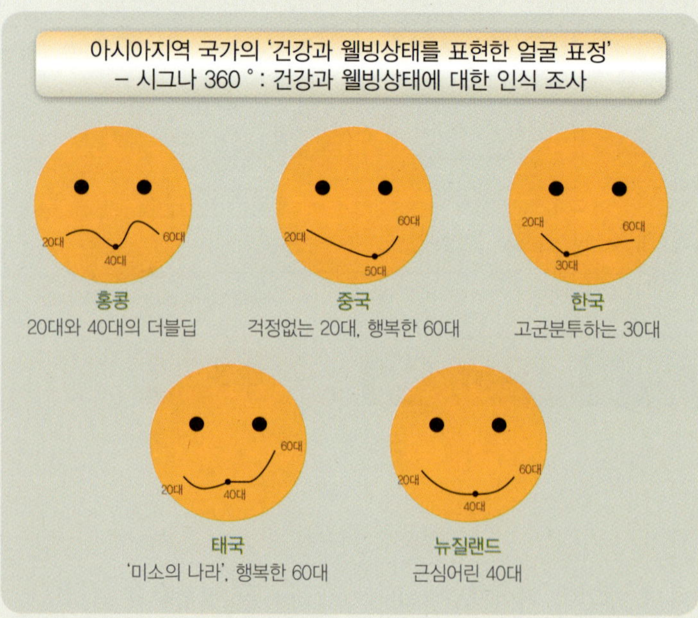
아시아지역 국가의 '건강과 웰빙상태를 표현한 얼굴 표정'
– 시그나 360° : 건강과 웰빙상태에 대한 인식 조사
20대
40대
60대
홍콩
20대와 40대의 더블딥
20대
50대
60대
중국
걱정없는 20대, 행복한 60대
20대
30대
60대
한국
고군분투하는 30대
20대
40대
60대
태국
'미소의 나라', 행복한 60대
20대
40대
60대
뉴질랜드
근심어린 40대

한국 30대의 웰빙지수가 다른 연령대에 비해 가장 낮다는 조사결과가 나왔다. '중년의 위기'가 30대에서 시작해 다른 국가에 비해 오래 지속된다는 분석이다. 라이나생명은 본사인 시그나 코퍼레이션이 아시아 태평양지역 국가를 대상으로 실시한 '시그나360°웰빙지수 결과'를 통해 이같이 밝혔다. 시그나360°웰빙지수는 웰빙에 대한 인식 전반을 비롯한 5가지 핵심 부문(신체건강, 사회관계, 가족, 재정상황, 직장과 관련된 건강 및 복지)에 대한 상태를 측정해 지수로 나타낸 것이다. 올해 한국, 중국, 태국, 홍콩, 뉴질랜드 등 주요 아시아태평양 5개국과 영국을 대상으로 처음 실시됐다. 조사 결과, 한국인의 웰빙지수는 30대가 59.9점으로 전 연령대에서 가장 낮았다. 다른 나라와 비교해도 한국 30대의 웰빙지수는 제일 낮게 나타났다. 대부분의 국가에서 40대 웰빙지수가 낮다는 점을 감안하면 이른바 '중년의 위기'가 빨리 나타난다는 것으로 라이나생명은 해석했다. 한국의 30대들은 재정적인 스트레스와 직장에서의 고충이 건강과 웰빙수준에 가장 큰 영향을 미친다고 답했다. 라이나생명은 "일명 '낀 세대'로 불리는 30대의 경제적 여건, 불안정한 직장 생활과 불확실한 미래에의 두려움으로 전반적인 웰빙 수준이 낮다고 평가한 것"으로 분석했다. 한국 30대들은 웰빙 전반에 대한 자기 평가 항목에서도 부정적인 답변이 많았다. 20대의 43%가 긍정적으로 응답한 반면, 30대는 전 연령대에서 가장 낮은 30%만이 그렇다고 답했다. 1년 전에 비해 웰빙이 더욱 나빠졌다는 답변이 3분의 1에 달했다. 직장 관련 질문에서도 직장 안정성, 급여, 가정과 일의 균형 등을 묻는 전 항목에서 다른 연령에 비해 모두 가장 부정적으로 답했다. 직장이 본인의 적성에 맞는지에 대한 질문에서도 불만족도가 가장 높았다.

이 존재한다. 이 시기는 무엇인가 의미 있는 것을 만들어내려고 노력하는 시기로서 생산의 시기라고도 한다. 또한 이 시기에 중년의 위기(mid-crisis)가 나타나며 개인이 얼마나 잘 극복하느냐에 따라 다시 성장할 수도 또는 쇠퇴해 버릴 수도 있다(생산성의 경력욕구). 내용다지기 6-5

4) 쇠퇴단계(decline stage)

마지막 쇠퇴단계는 개인이 조직에서 은퇴준비를 하는 시기이다. 육체적으로나 정신적으로 능력이 쇠퇴하는 시기이며 경력개발에 대한 동기부여가 줄어드는 시기이다. 이 시기를 통합단계라고도 하는데 그 이유는 자신의 인생에 대한 의미를 총정리한다는 뜻이 내포되어 있기 때문이다(통합성의 경력욕구).

이상에서 살펴본 홀(Hall)의 경력단계 모형에서 단계를 구분하는 연령은 개인마다 문화권마다 다소 차이가 날수 있겠지만 전체적인 흐름은 유사하다고 볼 수 있다. 이와 같이 개인의 경력욕구는 고정된 것이 아니라 변화를 그 전제로 하고 있다.

Ⅲ 경력개발의 문제점과 개선방안

1. 경력개발의 문제점

경력개발의 필요성은 누구나가 인정하고 절실히 요구되고 있지만 막상 경력개발제도를 도입하려고 하면 여러 가지 이유로 어려움에 처해질 수 있다. 어려움에 처하게 하는 여러 가지 요인 중 몇 가지만 살펴보면 다음과 같다.

1) 경력목표의 불일치

조직구성원이 과다한 자기중심적 경력발전만을 원함으로써 비현실적인 경력목표를 추구하는 것이다. 자기 경력발전에 대해 높은 수준의 목표를 추구하려는 의지는 좋지만, 조직구성원의 경력발전은 어디까지나 조직의 전반적인 상황에 맞추어서 계획되어야 한다. 그러므로 조직구성원은 조직의 상황은 물론 자기평가를 통하여 자기 자신의 정확한 위치를 파악하여야 한다.

2) 빠른 승진경로 지향

경력개발계획은 승진 뿐만 아니라 구성원의 적성과 능력에 따라 가장 적합한 경력경로를 추구하여야 한다. 하지만 구성원들은 경력개발을 승진과 동일시하는 경향이 많은데 이것도 하나의 문제점으로 지적될 수 있다. 승진만을 경력개발의 목적으로 보고 빠른 승진경로에 너무 많은 관심을 보임으로써 많은 구성원들이 인기직무로 경력목표를 집중시키는 경향이 발생하기 때문이다.

3) 과다한 의존경향

경력계획은 인적자원부서와 경력전문가의 책임이라는 그릇된 인식하에 경력계획을 전적으로 이들에게 맡기고 의지하는 경향이 많다. 이러한 문제는 인적자원부서와 경력전문가 뿐만 아니라, 경력계획프로그램 전체에 대한 조직구성원의 불신문제를 야기할 수 있다.

4) 경력정체

조직구성원은 여러 경력단계를 거치면서 신체적 노화와 능력상의 도태로 인하여 경력상의 정체 또는 고원현상(career plateau)과 침체(stagnation)를 겪을 수 있다. 특히 조직이 획기적인 구조조정을 필요로 할 때에는 이로 인한 경력상의 재조정도 필요하게 된다. 따라서 일선관리자와 경력전문가의 소신 있는 상담역할이 중요하다. 구성원의 경력정체를 미리 예측하고 이에 대한 사전방지를 취하는 것이 바람직하다.

5) 경영층의 인식과 지원 부족

경력개발계획이 조직구성원의 자기개발 뿐만 아니라 조직의 발전도 이끈다는 점을 경영층이 인식하고 적극적인 지원을 해주어야 하나, 설계를 위한 비용 및 시간손실과 초기에 생산성의 저하를 우려하여 거부감을 보이거나 소극적인 자세를 보일 수 있다.

2. 병원 내 경력개발의 문제점

경력개발에 대한 관심이 증가하고 도입의 필요성이 강조됨에도 불구하고 병원의 경우에는 고도의 전문직들의 집합이라는 이유 때문에 경력개발에 대한 관심이 부족한 실정이다. 우리나라 병원조직에서 경력개발이 활성화되지 못하고 있는 이유는 다음과 같다.

1) 장기적인 경력개발계획 미흡

인력의 활용이나 육성이 장기적인 계획을 두고 이루어지는 것이 아니라 그때그때 병원의 일시적 필요에 의해 임기응변적으로 이루어지고 있다. 중소 규모의 병원은 물론이고 대규모의 병원들도 장기적인 관심에서의 인력 육성에 대한 체계적인 개발 청사진이 없으며, 특히 경영자의 의지가 거기까지 미치지 못하고 있는 실정이다. 병원의 장기발전에 필요한 인재의 역량과 수준을 파악하려는 체계적인 작업도 이루어지지 못하고 있으며 인력에 대한 체계적인 정보관리도 이루어지지 못하고 있다. 체계적이고 장기적인 인력 육성의 목표가 없는 관계로 체계적인 교육훈련이 전혀 이루어지지 못하고 있으며, 설사 이루어진다 해도 친절 교육 등 단기적 필요성에 의한 것이다. 병원 전체의 발전전략과 인력개발제도 간에 연계성이 미흡하며 따라서 인력운용의 유효성이 떨어지고 있다.

2) 면허위주의 인력으로 인한 경력개발의 한계

병원은 면허위주의 구성원들로 인해 병원입사시 배치부터 획일적으로 이루어진다. 의사들의 진료과목이 이미 정해져 있고 의사 외의 직종에 있는 직원들의 희망도 잘 고려되지 못하는 경우가 많다. 간호사들의 경우 개인의 생활 사정에 대응한 배치가 잘 고려되지 못하고 있으며, 행정직원들의 보험 청구부서를 비롯한 일부 부서로의 진출도 제한적이다. 따라서 의사 외의 다른 직종의 직원들은 전반관리자로의 육성에 있어서 매우 제한적이다.

병원의 일방적 주도에 의해 개인의 경력관리가 이루어지다 보니 개인 측에서도 자신의 경력에 대한 비전이 부족하거나 마음의 준비가 모자라는 경우도 많다. 따라서 의사를 비롯한 우리나라 중소병원 직원들의 이직이 잦은 편이고 자신이 수행하고 있는 직무나 일하고 있는 조직에 대한 공헌도가 낮은 편이다.

3) 최고경영층의 인식부족

병원은 직원육성에 대한 상급자의 노력을 유도할 수 있는 각종 관리적 장치가 미흡하기도 하지만 무엇보다도 전문화 및 면허주의에 의한 집단주의 심리가 강하게 작용하고 있다. 또한 관리자로서의 의사는 관리마인드가 부족하기 때문에 직원들의 경력관리 자체에 대하여 무관심한 경우가 많다. 따라서 병원에 있어서 상사를 평가 할 때 부하육성 항목을 반영함으로써 직원들의 경력개발에 대한 관심을 유도할 필요가 있다.

내용다지기 6-6

'세계 최고 직장' 국내기업 9개뿐 … '반토막'

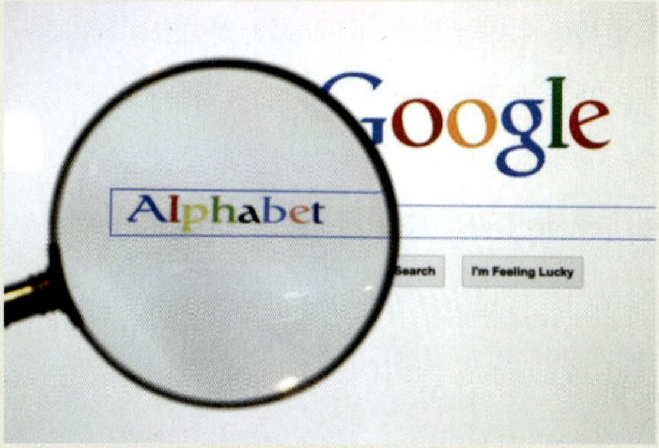

구글의 모회사 '알파벳'이 지난해에 이어 세계 최고의 직장 1위 자리를 고수했다. 500위권 순위 안에 들어간 국내 기업은 삼성전자, 신한금융그룹 등 9곳으로 지난해 대비 반토막났다. 미국 경제 전문 매체 포브스가 최근 58개국 2000개 기업을 상대로 '세계 최고 고용주'(World's Best Employers) 500곳을 선정한 결과 알파벳이 지난해에 이어 1위에 뽑혔다. 알파벳은 근로조건도 좋지만 임원 가운데 25.5%가 여성이고, 라틴계와 흑인 직원 숫자도 늘고 있는 등 다양성을 존중해주는 기업문화가 인정을 받았다. 2위는 미국 마이크로소프트(MS)가 차지했고 그 뒤를 애플, 월트디즈니, 아마존 등이 이었다. 1~5위가 모두 미국 기업이다. 홍콩 에너지업체 CNOOC, 독일 자동차업체 다임러, 태국 금융업체 카시콘뱅크, 미국 바이오기업인 셀진, 독일 BMW 그룹 등도 10위 안에 이름을 올렸다. 10위권 내 기업을 가장 많이 배출한 나라는 미국(6개)과 독일(2개)이었다. 미국 기업 185개, 중국과 홍콩 기업 80개가 500위 순위 안에 들었다. 반면 500위권 안에 든 국내 기업 수는 9개로 작년 18개 대비 절반으로 줄었다. 100위권 안에 든 국내 기업은 76위를 기록한 삼성전자가 유일했다. 신한금융그룹이 116위를 기록했고 한국투자금융지주(140위), 미래에셋대우(319위), ㈜LG(339위), LG전자(352위), 현대글로비스(354위), LG디스플레이(357위), 삼성증권(386위) 등 모두 9개 기업이 500위 안에 이름을 올렸다. 삼성 계열사 가운데 지난해 500위 안에 포함됐던 삼성SDS, 삼성생명, 삼성물산, 삼성화재 등은 모두 순위 밖으로 밀려났다. LG가 지난해 10위에서 올해 300위권 밖으로 밀려났고 LG디스플레이도 33위에서 357위로 하락하는 등 LG 그룹도 대체로 부진했다. 포브스는 매년 매출액, 수익, 자산, 시가총액 등을 기준으로 선정된 '글로벌 2000'기업을 대상으로 각국 직장인이 평가한 자료들을 토대로 분석해 '세계 최고의 고용주' 순위를 추려낸다. 평가 자료의 토대가 되는 설문조사에는 직원의 직장에 대한 평가, 자신의 직장을 친구나 가족에게 추천할 것인지 여부, 앞으로 다니고 싶은 직장 등이 내용이 질문으로 구성돼 있어 사실상 '가장 일하기 좋은 기업' 순위로 여겨진다.

3. 성공적인 경력개발을 위한 지원제도

결론적으로 말해 경력개발계획이 성공을 거두기 위해서는 조직의 업무, 즉 직무구분을 적절히 하고 채용시부터 적성, 능력 등을 고려한 구성원의 선발과 개별적인 업무분야에 필요한 지식의 습득을 위한 교육과정의 면밀한 배려, 그리고 각자의 적성을 찾고자 하는 구성원의 노력과 그 적성에 맞는 소질의 개발과 업무배치를 하려는 조직의 배려가 종합적으로 조화를 이룰 때 가능해 진다. 경력관리가 원활히 이루어지기 위해서는 이를 뒷받침하는 지원시스템이 확립되어야 하는데 대표적인 제도들을 살펴보면 다음과 같다. 내용다지기 6-6

1) 사내공모제도(job posting)

사내공모제도(job posting and bidding)는 조직내 인사부서에서 임의로 결정하여 이동시키는 것이 아니라, 공석에 대한 자격요건을 내부적으로 공고하고 후보자들이 경쟁적으로 지원하게 하여 가장 적당한 후보자를 선택하는 제도이다. 사내공모제도가 한시적으로 운영되는 제도가 아니라 지속적으로 살아있는 제도가 되기 위해서는 공모자들의 적극적인 관심과 업무주관부서의 제도원칙 준수, 제도에 대한 적극적인 홍보 등 많은 요인들이 상호 복합적으로 작용해야 제도 본연의 목적달성이 가능하다.

사내교육프로그램과 연계시켜 특정 직무를 담당하기 위해서는 특정교육프로그램을 이수하여 통과해야 한다는 점을 사전에 공고하는 것이 중요하다. 그래야 조직구성원 스스로가 직무이동에 대비하여 자기개발을 하고 자기교육계획을 통한 경력계획을 수립할 수 있기 때문이다.

2) 멘토제도(mentor system)

멘토(mentor)라는 어원은 그리스 신화에서 유래되었는데, 그리스 신화에 나오는 영웅인 오디세우스는 트로이와의 전쟁을 위해 출정하면서 그의 친구인 멘토에게 자기의 아들 텔리마커스를 훌륭한 통치자로 교육시켜 줄 것을 부탁한데서 비롯되었다. 따라서 멘토는 연하의 동료 또는 신입사원에게 이미 조직에서 터득했던 지혜와 경험을 전해주는 연장자로 통용되고 있다. 멘토는 경험 많은 연장자로서 조직의 후진들에게 역할모델(role model)이 되고 경력계획 및 대인관계 개발과 관련된 후원, 피드백을 제공하여 조직구성원들의 경력기회에 영향을 미칠 수 있는 의사결정자에게 기억될 수 있도록 멘토시스템이 조직내에 정착되어 있어야 한다.

3) 경력상담 제도(career counseling system)

경력상담은 종업원과 조직의 상호이익을 위해 개인의 자질과 조직의 필요성과의 일치성을 찾는 과정이다. 따라서 경력상담은 종업원의 진로를 결정하고 전문적인 성장분야를 파악하고 수용하는데 도움을 준다. 경력상담은 주로 본인과 관리자의 직접대면을 통해 이루어지며, 면담을 할 때에는 개인은 과업과 관련된 사항 뿐만 아니라 개인신상에 대해서도 상담할 수 있으므로 조직적, 개인적 관점을 종합한 총체적 경력개발 및 관리가 될 수 있다. 이러한 경력상담은 초기경력단계에 있는 신입사원이나 초급사원들의 경력진로 결정에 매우 큰 도움을 줄 수 있고, 조직을 알리고 구성원의 능력과 조직의 기회를 접목시킬 수 있는 좋은 기회가 되기도 한다.

4) 자기신고 제도(self-reporting system)

자기신고제도는 조직이 종업원에게 자기의 직무내용, 직무담당에 있어서 능력의 활용정도, 능력개발에의 희망, 적성여부, 전직희망, 취득한 자격에 대한 일정한 양식의 자기신고서에 기술케 한 후 부서장을 통하여 인사부문에 정기적으로 신고하는 제도를 말한다. 이 제도는 종업원의 알려지지 않은 개성이나 특기 등을 정확히 파악할 수 있을 뿐만 아니라 그들의 능력개발의 필요성과 지도방향을 올바르게 파악하고 지도할 수 있게 된다.

5) 직무순환 제도(job rotation system)

직무순환제도는 각자의 담당직무를 순차적으로 교체함으로써 조직의 전반적인 업무를 이해하고 직무, 기술, 경험을 풍부하게 하는 제도이다. 종업원이 직무순환을 통해 경력관리의 평가와 방향설정 단계에서 취득한 자신의 적합한 직능이 무엇인지 실제 경험할 수 있으며 또한 새로운 동기부여, 새로운 업무기술을 습득하여 유연한 과업활동을 돕는 제도이다.

학습내용

1. 경력개발이 왜 중요한지, 경력관리를 위한 요소는 어떠한 것들이 있는지 설명할 수 있어야 한다.
2. 경력개발의 목적과 경력개발의 주체를 이해하고 있어야 한다.
3. 경력개발계획의 실행과정을 설명할 수 있어야 한다.
4. 경력개발관리의 원칙을 설명할 수 있어야 한다.
5. 경력개발모형 중 경력 닻 모형을 설명할 수 있어야 한다.
6. 경력개발모형 중 경력단계모형을 설명할 수 있어야 한다.
7. 병원내 경력개발의 문제점을 언급하고 성공적인 경력개발을 위한 제도는 무엇이 있는지 설명할 수 있어야 한다.

겨울 사랑

김남조

겨울은 성숙한 계절
봄에 사랑이라 싶은 한 마음을 만나
望月의 바람 부풀더니
가을엔 그 심사 깊어만져
모진 기갈에 시달렸지

눈 시린 소금밭의 짠맛보다도
더 매운 겨울 모랫바람
수수천만 조각의 삭풍이 가슴 맞대인
이 쩡한 돌거울에
눈꽃 송이송이 흩날리고
눈부시며 눈부시며
그대 보이옵느니

피가 설었을 젠
못 얻은 사랑
삼동 바닥 없는 추위에
無償의 축원 익혀
오늘 임 맞이하네

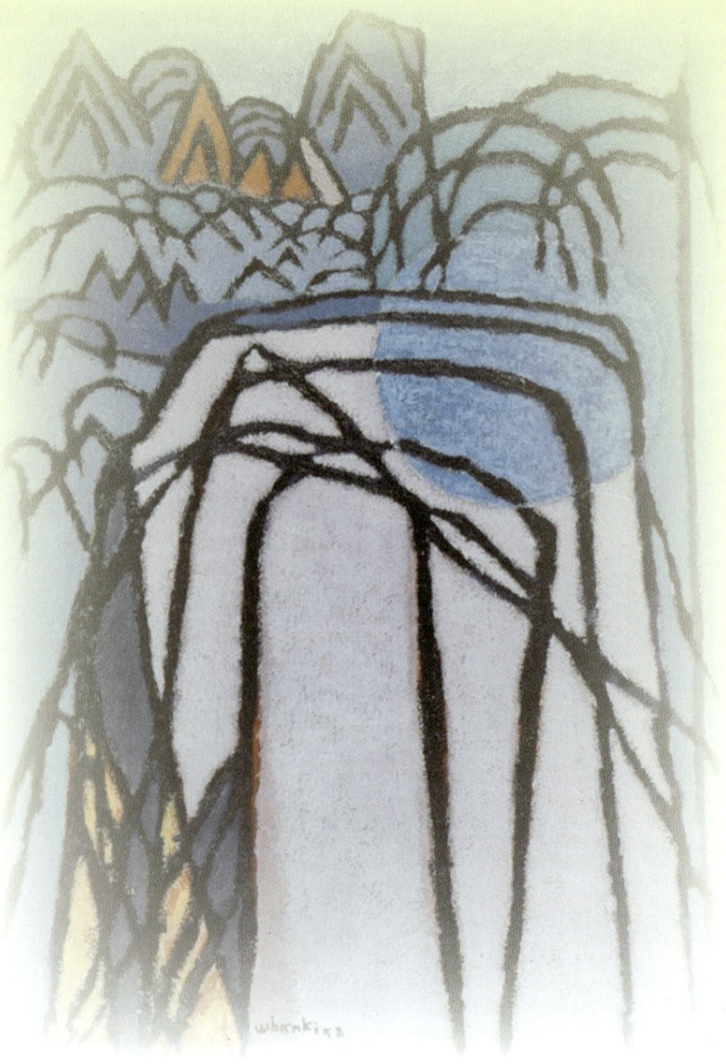

제7장
인사평가관리

인사평가는 종업원의 능력, 개인특성, 작업행동 그리고 성과를 측정하는 것이다. 인사평가의 목적은 인력확보, 인력개발, 임금결정, 인력유지 및 방출 등 인사관리 전반에 있어 보다 나은 의사결정을 지원하기 위한 유용한 정보를 제공하는 것이다. 인사평가제도가 효율성을 갖추기 위해서는 타당성, 신뢰성, 수용성, 실용성을 확보하여야 한다. 인사평가의 방법으로는 서열법, 평가척도법, 체크리스트법, 강제배분법, 행위기준평가법, 중요사건기술법, MBO, 평가센터법, 자기평가법 등이 있다. 합리적인 평가를 위해서는 평가시스템을 합리적으로 구축해야 하며, 동시에 평가자의 평가오류도 최소화되도록 하여야 한다. 바람직한 인사평가를 위해서는 명확한 평가목적 설정, 조직의 목표와 부합, 인사평가의 공정성 확보, 명확한 평가근거의 확보, 인사평가의 결과에 대한 피드백이 중요하다.

I 인사평가의 개요

1. 인사평가의 의의와 목적

1) 인사평가의 정의

인사고과 또는 인사평가(merit rating or performance appraisal)는 조직이 종업원의 직무수행상의 업적(성과)과 종업원의 능력 그리고 종업원의 태도 · 성격 등을 측정하는 활동이라고 할 수 있다. 즉 일정기간 동안 종업원의 업적, 현재 보유하고 있는 능력, 잠재력 및 태도나 가치관을 측정하며, 평가결과에 따라 조직은 보상, 교육훈련, 전환 및 승진 등의 대응조치를 취하여 조직이 궁극적으로 원하는 결과를 얻기 위한 노력을 하게 된다. 따라서 조직입장에서 인사평가는 조직이 원하는 행동을 유발하고, 조직이 원하는 능력과 잠재력을 보유하도록 하며, 구성원들이 자신의 능력을 최대로 발휘할 수 있도록 종업원에 대한 정보를 수집하는 과정으로서의 의의를 갖는다. 한국이나 일본에서는 사람의 평가에 있어서 업적과 함께 잠재적 또는 현재적 능력 및 자질 등을 곁들여 전인격적으로 평가하므로 이를 인사고과 또는 근무평정(merit rating)이라고 한다. 반면에 미국이나 유럽에서는 업적평가의 비중이 높아서 주로 성과평가(performance appraisal)라고 부른다. 흔히 인사고과와 인사평가를 동의어로 사용하기도 하고 인사평가를 인사고과보다 광의로 해석하기도 한다. 여기서는 편의상 인사고과의 의미가 포함된 광의의 인사평가라는 용어로 통일하여 사용하고자 한다.

인사평가는 전통적으로 과거의 실적이나 인적 특성에 따라 서열이나 우열을 판정하여 비교 · 추정(merit rating)하는 것이 일반적이었으나, 근래에는 각 직무담당자의 성과를 평가함과 동시에 그가 지닌 잠재적 능력 및 개발가능성에 초점을 둠으로써, 조직구성원에 대한 동기부여의 수단으로 활용하고 있을 뿐만 아니라 평가결과를 목표달성을 위한 종합적인 통제의 한 과정으로 활용하고 있는 추세이다. 내용다지기 7-1

내용다지기 7-1

직장인 87.5% "사내 인사 평가에 문제 있다"

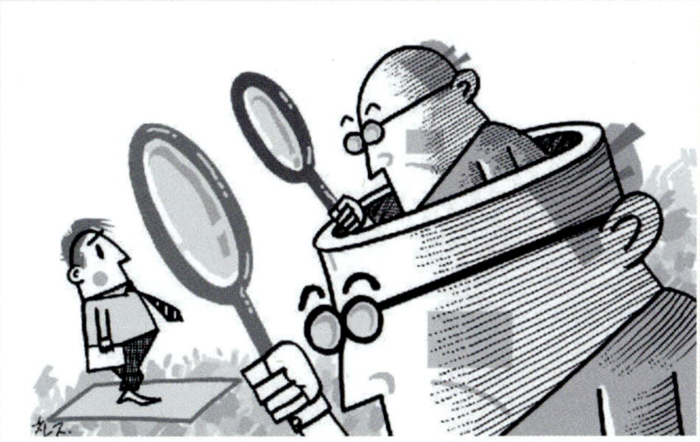

직장인 10명 중 8명 이상은 사내 인사에 문제 의식을 갖고 있는 것으로 나타났다. 취업 포털 업체인 커리어에 따르면 직장인 464명을 대상으로 '사내 인사혁신'이란 주제로 설문 조사한 결과, 응답자의 87.5%가 '직장 내 인사혁신이 필요하다'고 답했다. '어떤 종류의 인사혁신이 필요하다고 생각하는가'에 대한 질문에 대해선 '사내 문화 개선'(42.9%)이 1위를 차지한 가운데 '승진 제도 및 인사 평가 개선'(28.6%), '면접 방식 변화'(21.4%) 등이 뒤를 따랐다. 이어 '능력보다 학벌로 사람을 평가하지 않았으면 좋겠다', '복지 및 업무 체계 개선', '제대로 된 업무 체계' 등의 의견도 나왔다. '실제 여러 기업에서 채택하고 있는 인사 혁신안 중 본인 회사에 적용했으면 하는 사항(복수 응답 가능)'에 대해선 '자율 출퇴근제'(24.9%)가 가장 많았으며 '성과 보상제'(20%)가 나란히 1,2위에 올랐다. 또한 '정년 100세 제도'(11.4%), '팀원이 팀장 면접에 참여하는 상향식 면접'(10.7%)', '팀장 없는 날'(10.3%), '회의 없는 날'(8.8%)', '수평적 호칭'(7.6%)', '동료 평가'(6%) 순이었다. 사내 분위기와 관련 '5점 만점으로 평가한다면 몇 점이라고 생각하나'에 대해선 응답자의 절반 가량이 '3점(53.5%)'이라고 답했다. 이어 '0점'이라는 답변이 18.7%로 뒤를 이었고 '2점(9.4%)', '5점(7.6%)', '1점(7.1%)', '4점(3.7%)' 순이었다. 커리어 관계자는 "아직도 많은 직장인들은 자기 자신에 대해서 회사로부터 공정한 평가를 받고 있지 못하고 있다고 생각하는 것 같다"며 "각 기업들은 보다 객관적인 인사 시스템을 도입할 필요성이 있는 것으로 보인다"고 말했다.

2) 인사평가의 성격

첫째, 인사평가는 조직내 구성원을 대상으로 한다.

둘째, 인사평가는 구성원과 직무와의 비교를 원칙으로 한다. 즉 종업원의 직무수행상 나타나는 업적을 중심으로 파악한다. 그러므로 직무와 직무를 비교해서 직무의 상대적 가치를 평가하는 것이 직무평가라면, 인사평가는 사람과 직무의 관계를 평가하는 것이다.

셋째, 인사평가는 상대적인 평가이다. 인사평가의 결과를 절대적인 것으로 이해하여 인적자원관리의 지침으로 다루어서는 안된다.

넷째, 인사평가는 객관성을 높이기 위하여 특정목적에 맞도록 조정되는 경향이 있다. 예를 들어 직접보상(임금)을 위해서는 업적을 중심으로 하고, 장차 기회보상(승진) 및 교육훈련을 위해서는 능력을 중심으로 해야 한다.

3) 인사평가의 목적

인사평가의 목적은 종업원의 가치를 객관적으로 정확히 측정하여 합리적인 인사관리의 기초를 부여함과 동시에 종업원의 노동능률을 향상시키고 동기유발을 형성시키는데 있다.

(1) 합리적 승진과 적정배치

인사평가는 합리적 승진과 배치전환의 근거자료가 된다. 승진과 배치는 주로 해당 직위가 필요로 하는 능력과 적성을 고려하여 이루어지는데, 인사평가는 종업원의 업적과 능력 그리고 태도를 측정함으로써 상위직급 또는 다른 직무를 효과적으로 수행하는데 필요한 자질을 갖추고 있는지를 판단할 수 있어 승진과 배치전환의 자료로 활용할 수 있다.

(2) 능력개발

종업원의 현재능력 및 잠재능력을 평가하여 병원의 요청 및 종업원 각자의 성장의 기회를 충족시킬 수 있다.

(3) 공정한 처우

종업원의 능력 및 업적을 평가하여 급여, 상여금, 승진 등에 반영함으로써 보다 적정한 처우를 실시하며 의욕의 향상이나 업무성적의 증진에 이바지할 수 있다. 즉 인사평가활동을 통하여 종업원의 성과정도를 측정하고, 측정결과에 입각하여 더 많은 업적을 보인 종업원이나 팀에게 더 많은 보상을 제공함으로써 종업원에 대한 공정한 보상의 기준이 된다.

(4) 인적자원개발 계획의 기초자료 제공

종업원의 연령, 성별, 직종, 기능정도, 근무연수 등에 따라 실시되는 장 · 단기 인력개발계획 수립의 기초자료가 된다. 인적자원개발은 조직이 필요로 하는 능력을 확인하고, 종업원들이 그러한 능력이 있는지를 측정한 후, 부족한 능력을 여러 가지 교육훈련방법을 통하여 함양하게 된다. 이러한 인적자원개발 과정 중 개발대상과 개발내용 등의 결정은 인사평가 자료에 근거하여 이루어지므로 인사평가는 인적자원개발의 기초자료를 제공하게 된다.

(5) 선발도구의 타당성 평가자료 제공

인사평가를 통하여 종업원의 근무능률을 평정하여 해당 종업원의 채용시험, 승진 등이 과연 타당하였는가 하는 인사기능의 타당성을 측정하는 도구로서도 활용된다. 조직은 합리적인 인력충원을 위해 다양한 선발도구를 사용하게 된다. 그러나 어떠한 선발도구가 보다 타당성이 있는지는 실무에 투입되어 근무할 때 확인할 수 있다. 그러므로 인사평가 자료는 어떠한 선발도구가 효과적인 선발도구인지를 확인할 수 있는 자료가 된다.

(6) 조직개발 및 근로의욕증진

인사평가를 통하여 직무담당자의 조직과의 관계나 직무조건의 결함을 발견하고 개선할 계기를 찾는 동시에 종업원의 성취의욕의 자극제로서 활용한다.

(7) 인력조정을 위한 기초자료 제공

인사평가는 인력방출의 근거자료가 된다. 조직이나 부서의 규모를 축소해야하는 상황일 때 조직은 어쩔 수 없이 일부 종업원을 방출하게 되는데 이때 방출대상자 선정을 위한 자료로써 인사평가 자료를 사용할 수 있다.

2. 인사평가의 검증기준

병원에서 도입하고 있는 인사평가제도가 추구하는 목적을 달성하기 위해서는 몇 가지 사항을 갖추고 있어야 한다. 즉 평가내용이 인사평가 목적을 얼마나 잘 반영하고 있느냐와 관련되는 타당성(validity), 평가하려는 내용이 정확하게 측정되어지는 정도를 말하는 신뢰성(reliability), 인사평가제도를 피평가자인 종업원이 정당하다고 느끼는 정도인 수용성(acceptability), 인사평가제도가 비용효과적인 측면에서 얼마나 실용성(practicability)을 가지고 있느냐에 따라 평가의 질이 달라진다.

1) 타당성(validity)

인사평가에서 타당성은 평가내용이 평가목적을 얼마나 잘 반영하느냐에 관한 것이다. 즉 평가를 통해 측정된 결과가 실제 직무성과와 얼마나 관련성이 높은가를 나타내는 것이다. 평가목적이 보상을 위함인지, 교육훈련을 위함인지, 이동배치를 위함인지를 분명히 하고 그것을 위한 평가요소를 선정하여 관리해야 한다. 예를 들어, 대학병원에서 환자에 대한 만족도를 평가하고자 한다면 접수부서나 외래부서 등을 평가할 때 사용해야지 병원내 수리공을 대상으로 평가할 때 사용해서는 안된다. 또한 금년도 성과보너스를 주기 위해 평가가 필요하다면 평가요소는 당연히 개인들의 업적이어야 하는데 그들의 미래 잠재력이나 자격증 유무 등을 평가하여 보너스를 지급하는 기준으로 삼는다면 타당성이 적은 평가라 할 수 있다.

2) 신뢰성(reliability)

일단 평가요소가 정해지면 그 요소들이 얼마나 정확하게 측정하는지가 중요한 문제이다. 즉 신뢰성은 성과측정에 있어서 결과치의 일관성 또는 안정성을 나타내는 지표이다. 영어회화 발음실력을 평가하면서 시험관의 귀가 잘 안 들린다든지 하면 정확한 평가를 하기 어려울 것이다. 그러므로 평가자들의 능력도 매우 중요하지만 편견을 갖지 않고 객관적으로 평가할 수 있어야 한다. 그뿐만 아니라 인사평가 방식이나 평가표가 어떻게 만들어져 있는지에 따라 평가의 정확성이 좌우된다. 신뢰성을 저해하는 요인으로는 평가자의 피평가자에 대한 편견, 평가자의 오류, 피평가자의 정보부족 등을 들 수 있다. 인사평가에서 나타나는 전형적인 오류는 후술한다.

3) 수용성(acceptability)

평가제도나 절차가 합리적이며 공정하다고 느껴지면 피평가자들은 그 결과에 쉽게 승복하고 평가결과에서 지적된 내용을 받아들이면서 자기 행동을 반성하고 개선하려고 힘쓸 것이다. 인사평가제도 도입 및 운영시 종업원의 수용성을 확보하지 못할 경우 병원은 인사평가를 통해 추구하는 목적달성이 어려워질 수 밖에 없다. 예를 들면, 인사평가제도 도입시 노조가 이의제기 내지 저항을 한다면 평가결과에 따른 승진의사결정시 종업원들은 동의하지 않게 된다. 따라서 조직은 인사평가제도를 도입할 때 종업원의 수용성을 높이기 위한 적극적인 노력을 해야 한다. 이를 위해서는 인사평가제도 도입시 종업원에게 필요한 교육을 실시하고, 종업원(노조)을 대표로 참여시켜 의견을 구함과 동시에 평가자에 대한 교육도 실시하는 것이 인사평가제도에 대한 수용성을 높일 수 있는 방안이다.

4) 실용성(practicability)

평가결과를 얻기까지 들어가는 비용은 만만치 않다. 예를 들면, 인사평가표 개발비, 평가시간, 평가요소 측정과 계산에 들어가는 비용과 시간 등의 물질적 비용 뿐만 아니라, 평가로 인한 사원들의 긴장과 스트레스, 잘못된 평가로 인한 상 · 하급자 간의 갈등과 사원끼리의 경쟁 등은 보이지 않는 비용이다. 이러한 유 · 무형의 비용이 많이 들어가기 때문에 인사평가로 인해 이득이 더 많아야 한다는 것이 실용성의 문제이다.

3. 인사평가 주체

그동안 대부분의 조직에서 실시한 인사평가는 직속상관 혹은 차상급자에 의한 평가가 대부분이었다고 해도 과언이 아니다. 하지만 최근 들어 조직의 업무가 점점 더 복잡해지고 조직구조도 수평화, 복잡화되어감에 따라 상급자 혼자서는 부하들을 제대로 평가할 수 없게 되었다. 직속상관에 의한 평가 뿐만 아니라 부하에 의한 평가, 동료에 의한 평가, 고객이나 외부전문가에 의한 평가 등으로 다양해졌다.

1) 자기평가(self-rating)

자기평가는 자신의 성과에 대해 자기스스로 평가하는 것을 말한다. 자기평가는 남들이 관찰할 수 없는 부분까지 평가할 수 있으며, 자기 평가과정에서 자신의 강점과 약점을 진솔하게 표출하고 개선을 위한 목표를 세우도록 유도할 수 있는 장점이 있다. 하지만 자기 스스로를 평가할 때 본인을 관대하게 평가하는 경향이 있다.

2) 상급자에 의한 평가

가장 전통적인 방식이며 직속상사는 부하직원의 성과를 사실적이고 객관적으로 그

도표 7-1 인사평가의 주체

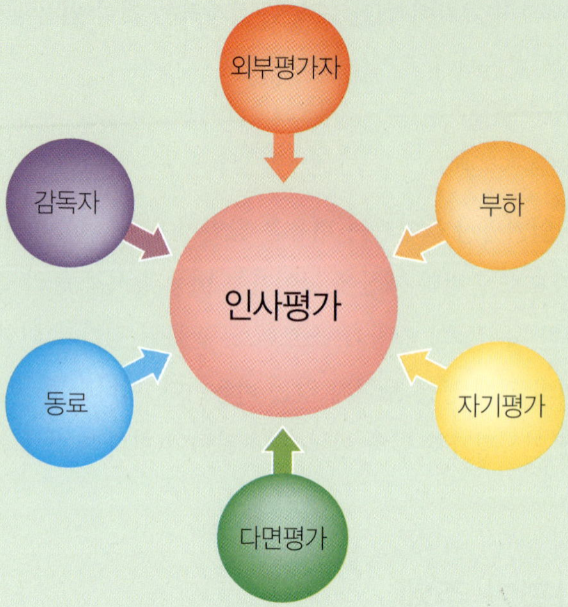

리고 공정하게 평가할 수 있는 가장 자격 있는 사람이라는 가정에 기초하고 있다. 상사는 피평가자를 관찰 및 접촉할 기회도 많고, 이미 과거에 피평가자의 업무를 경험한 경우가 대부분이기 때문에 관찰기회와 평가능력이라는 두 가지 요건을 충족시키는 평가자로 볼 수 있다. 일반적으로 가장 타당한 인사평가의 주체는 피평가자의 직속상사라고 알려져 있다. 내용다지기 7-2

3) 하급자에 의한 평가

부하직원이 상사를 평가하는 경우 장점은 상사와 부하직원 간의 관계가 위기상황인지 혹은 상사가 유능한 관리자인지를 확인하는데 유용하다는 점, 상사들로 하여금 부하직원에 대해 보다 민감하게 대응하도록 한다는 점 등을 들 수 있다. 하지만 상사가 부하에게 지나치게 잘 보이려고 한다면 오히려 부작용이 나타날 가능성도 많다. 또한 보복의 두려움으로 부하직원이 상사에 대한 사실적인 평가가 어려울 수도 있으며, 부하에게 평가를 받는다는데 대한 상사의 부정적 인식으로 인해 조직의 위화감과 갈등을 부추길 수 있다.

4) 동료에 의한 평가

같은 부서에서 같은 업무를 수행하고 있는 사람들이 평가자가 되어 동료를 평가하는 것을 동료평가라 한다. 이는 상사가 부하직원을 관찰할 기회가 적지만 동료끼리 관찰할 기회가 많은 업무이거나 자율성이 강한 조직일 때는 유용한 방식이 될 수 있다. 하지만 동료평가는 다른 동료들의 성과에 충분한 정보를 가지고 있어도 정보제공을 꺼려할 수 있고, 제도를 악용하여 동료를 공격적으로 평가할 수도 있으며, 관대하게 혹은 적당히 평가할 가능성도 상존한다.

내용다지기 7-2

인사평가 오류에 빠진 흔한 상사 유형 TOP5

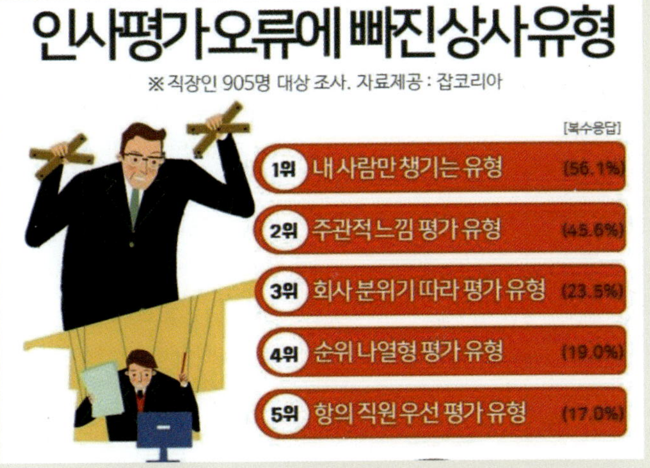

상반기 평가를 받은 직장인 절반 가까이는 평가 결과가 공정하지 못하다고 인식하고 있으며, 이들 중 25%는 상반기 인사 평가 후 다른 회사로 이직을 결심한 것으로 나타났다. 또한, 인사평가 오류에 빠진 상사 유형 1위로 '자기 라인 사람 챙기기에 급급한 상사 유형'을 꼽았다. 취업 포털 잡코리아가 남녀 직장인 905명을 대상으로 조사한 결과, 설문에 참여한 직장인 42.3%가 현재 근무하고 있는 회사의 인사평가 방식은 상사에 의한 수직평가라고 응답했다. 이어 '자신의 목표 달성률에 따라 평가를 받는 목표관리 평가'(23.1%), '부하나 동료에 의한 다면평가'(21.4%), '자기고과'(8.1%)등의 순으로 나타났다. 현재 인사 평가를 하고 있는 관리자급 직장인들을 대상으로 공정한 평가를 하고 있는지 질문한 결과, 절반이 넘는 60.9%가 '그렇다'고 응답했다. 하지만 평가를 받고 있는 피평가자 직장인들의 36.9%만이 공정한 평가를 받고 있다고 생각하는 것으로 나타나 뚜렷한 차이가 있었다. 이번 조사 결과 직장인들의 자사 인사평가 프로세스에 대한 신뢰도는 절반 수준에도 못 미쳤다. 설문에 참여한 직장인 중 20.2%는 '전혀 신뢰할 수 없다'고 응답했으며, 32.5%도 '어느 정도 신뢰할 수 없다'고 응답 한 것. 반면 '매우 신뢰한다' 3.2%, '어느 정도 신뢰한다' 44.1% 순이었다. 특히 올 상반기 인사평가가 완료된 직장인들을 대상으로 조사한 결과, 46.4%가 '공정한 평가가 아니었기 때문에 불만'이라고 응답했다. 인사평가 이후 계획에 대해서는 '상반기 평가 후 다른 회사로 이직을 결심했다'(25.8%), '자기계발 등 더욱 열심히 해야겠다고 다짐했다'(24.8%), '인사평가는 형식적일 뿐 덤덤하다'(22.0%), '고과 결과에 대한 실망감으로 의욕이 상실됐다'(14.1%), '직장 내 인맥 관리를 잘해야겠다고 생각했다'(6.3%) 순으로 나타났다. 반면 '나의 업적에 대해 인정 받은 것 같아 뿌듯하다'는 응답은 5.4%에 그쳤다. 또한, 인사고과 시즌 직장 내에서 흔히 볼 수 있는 오류에 빠지기 쉬운 평가자 유형(복수응답)으로는 '자기 라인 사람 챙기기에 급급한 상사 유형'이 응답률 56.1%로 가장 많았다. 이어 '능력이나 업무성과 보다는 자신의 주관적인 느낌을 우선하여 평가를 하는 유형'(45.6%), '개인 실적이 아니라, 회사 분위기 및 실적에 따라 평가하는 유형'(23.5%), '순위부터 매기고 점수를 끼워 맞춰서 평가하는 유형'(19.0%), '강력하게 항의 하는 직원들을 우선으로 평가하는 유형'(17.0%), '차등 없이 모두에게 후하게 점수를 주는 유형'(16.6%) 순이었다. 한편, 직장인 41.9%는 인사평가가 '회사의 형식적인 제도'라고 생각하고 있었으며, 현 인사평가의 문제점으로는 '업적고과와 능력고과의 연계 미흡'(33.8%), '관리부서 지향적인 평가'(32.6%), '일보다 사람 중심의 평가'(28.1%), '부서 이기주의 및 온정주의 평가'(27.3%) 등을 지적했다.

도표 7-2 **인사고과 근무성적 평정표(하향평가용)**

1. 피평정자

사 번	소 속	직 위	성 명	비 고

2. 평정자 확인

구 분	소 속	직 위	성 명	확인 날인
1차평정자				
2차평정자				

3. 평가요소

평가요소		배점	평가내용수	평가등급					1차	2차
				수	우	미	양	가		
업적	공헌 기여도	5	– 담당한 직무분야 업무개선이나 공헌정도	5	4	3	2	1		
업무 능력	업무의 지식	5	– 관리자로서 업무수행에 필요한 경험보유정도 – 업무수행상 필요한 전문지식과 상식정도	5	4	3	2	1		
	기획 능력	5	– 병원경영에 필요한 새로운 아이디어 제안 능력 – 유연한 사고력과 분석력 정도	5	4	3	2	1		
	이해 판단력	5	– 병원경영 목표에 대한 핵심 파악능력 – 병원방침에 대한 신속하고 정확한 대처능력	5	4	3	2	1		
	창의력	5	– 유연한 사고와 새로운 아이디어를 구체화 시키는 능력정도 – 문제해결을 위한 종합적인 방안을 입안하는 능력	5	4	3	2	1		
의욕	경영 의식	5	– 병원의 입장에서 걱정하고 소신있게 진언하는 관철능력 – 관리자로서 병원경영목표를 위한 자기헌신 정도	5	4	3	2	1		
	책임감	5	– 업무수행 결과에 얼마나 책임있는 태도로 끝맺는가 – 성실한 근무자세와 책임있는 태도로 타인에게 신뢰 받는가	5	4	3	2	1		
	추진력	5	– 업무수행상 곤란한 경우에도 주어진 권한내의 완수능력 – 담당업무를 의욕적이고 적극적으로 완수하는가	5	4	3	2	1		
기타	통솔력	5	– 부하와의 원만한 인간관계를 유지하는가 – 부하를 장악하고 일사분란한 팀웍을 유지하고 있는가	5	4	3	2	1		
	부하 육성력	5	– 부하의 능력, 적성을 정확히 판단하여 일을 맡기는가 – 부하직원의 지식, 기능등 직무수행능력을 육성하는 능력	5	4	3	2	1		
종합평가				합 계						

※ 평가자는 자신의 평가도 공정하게 평가되기를 바라듯 본 평가표도 성심껏 공정하게 평가하여 주시기 바랍니다.

도표 7-3 ▶ **인사고과 근무성적 평정표(상향평가용)**

1. 피평정자

사 번	소 속	직 위	성 명	비 고

2. 평정자 확인

사 번	소 속	직 위	성 명	확인 날인
미기재	미기재	미기재	미기재	미기재

3. 평가요소

평가요소		배점	평가내용수	평가등급					평가
				수	우	미	양	가	
1	조직관리	5	– 전문직식과 명확한 판단으로 부하를 장악하고 일사분란한 팀웍으로 업무를 수행해 나갑니까?	5	4	3	2	1	
2	추진력	5	– 업무추진에 의욕적이고 어려운 상황에서도 적절한 해결책을 제시하고 있습니까?	5	4	3	2	1	
3	의사소통	5	– 직원과의 대화와 의견수렴에 적극적으로 타부서와 원만한 유대관계를 유지하며 업무상 협조를 이끌어 내고 있습니까?	5	4	3	2	1	
4	변화수용	5	– 다양한 가치를 이해하고 환경에 변화를 적극적으로 수용하고 있습니까?	5	4	3	2	1	
5	직원육성	5	– 조직능력 향상을 위한 귀하의 지식, 기능, 태도 및 직무수행능력을 지속적으로 육성하여 줍니까?	5	4	3	2	1	
6	책임감	5	– 문제발생시 타인에게 책임을 전가함 없이 스스로 책임을 지고 있습니까?	5	4	3	2	1	
7	업무태도	5	– 항상 단정한 몸가짐과 친절한 자세로 고객지향적으로 행동하고 있습니까?	5	4	3	2	1	
8	정보관리	5	– 업무수행에 필요한 정보를 직접 수집하여 부서 직원들에게 전달하고 있습니까?	5	4	3	2	1	
9	공정성	5	– 공과 사를 명확히 구분할 줄 알고 자신의 이해관계와 감정에 사로잡혀 차별대우를 하지 않습니까?	5	4	3	2	1	
10	친밀도	5	– 나의 상사를 존경하는 마음과 그를 본받고 싶은 생각을 가지고 있습니까?	5	4	3	2	1	
종합평가				합 계					

※ 본 평가서는 귀하의 소속 상급자에 대하여 부하직원의 입장에서 상사의 부서운영 능력에 관하여 평가하는 것입니다. 평가내용은 비밀이 보장되도록 처리하오니 진솔하게 기재하여 주시기 바랍니다.

5) 외부평가자

해당 분야의 전문가나 고객 등 조직외부의 사람들도 평가자로 포함되기도 한다. 외부전문가는 사실상 피평가자의 직무태도, 작업행동, 성과에 대해서는 관찰기회가 없기 때문에 알 수가 없다. 그러나 피평가자와 관련되는 서류나 몇 가지 테스트, 인터뷰를 통해 현재의 능력, 잠재능력 그리고 적성에 대해서는 많은 정보를 획득할 수 있다.

고객이 피평가자를 평가하는 경우 획득할 수 있는 정보는 극히 제한적이다. 피평가자의 고객에 대한 태도 및 작업행동(서비스 친절성 등) 정도에 대한 어느 정도 정보를 획득할 뿐이다.

6) 다면평가

360도 평가라고도 불린다. 이는 자기 자신, 직속상사, 부하직원, 동료 그리고 고객까지 평가자에 참여시키는 것으로 최근 들어 대중화되어 가고 있다. 다면평가는 피평가자에 대한 행동을 다양한 시각에서 평가하여 평가의 타당성을 높이고자 하는데 그 목적이 있다. 즉 한사람이 보는 것 보다 여러 사람이 평가하는 것이 오류의 가능성이 적다. 평가대상자를 가까이서 정확히 관찰할 수 있는 많은 사람들로부터 강점과 약점을 정확히 진단받아서 당사자에게 알려준다면, 자아개발에도 효과적이고 정확한 평가를 할 수 있다는 점에서 다면평가를 도입하고 있다. 그러나 다면평가방식의 여러 가지 난제와 부작용, 그리고 그 효과에 대한 정확한 근거의 부족, 상급자들의 부정적인 태도 등으로 인해 본격적인 도입이 지연되고 있는 실정이다.

(1) 다면평가의 장점

다면평가의 장점은 상급자에 대해 하위자가 평가한다는 점, 다수의 평가자들이 평가에 참여한다는 점이다. 그리고 평가에 다수의 인원이 참여함으로써 많은 정보가 반영될 수 있어 편파적인 오류를 어느 정도 해결할 수 있다. 다수인원이 참여하고 평가결과가 기록으로 남게 되어 인사청탁 등 부정적인 요인을 방지할 수 있으며, 기존의 연공서열 인사기준을 타파하여 우수 인재의 발탁인사가 가능하다는 장점이 있다.

도표 7-4 다면평가 평가자 구성

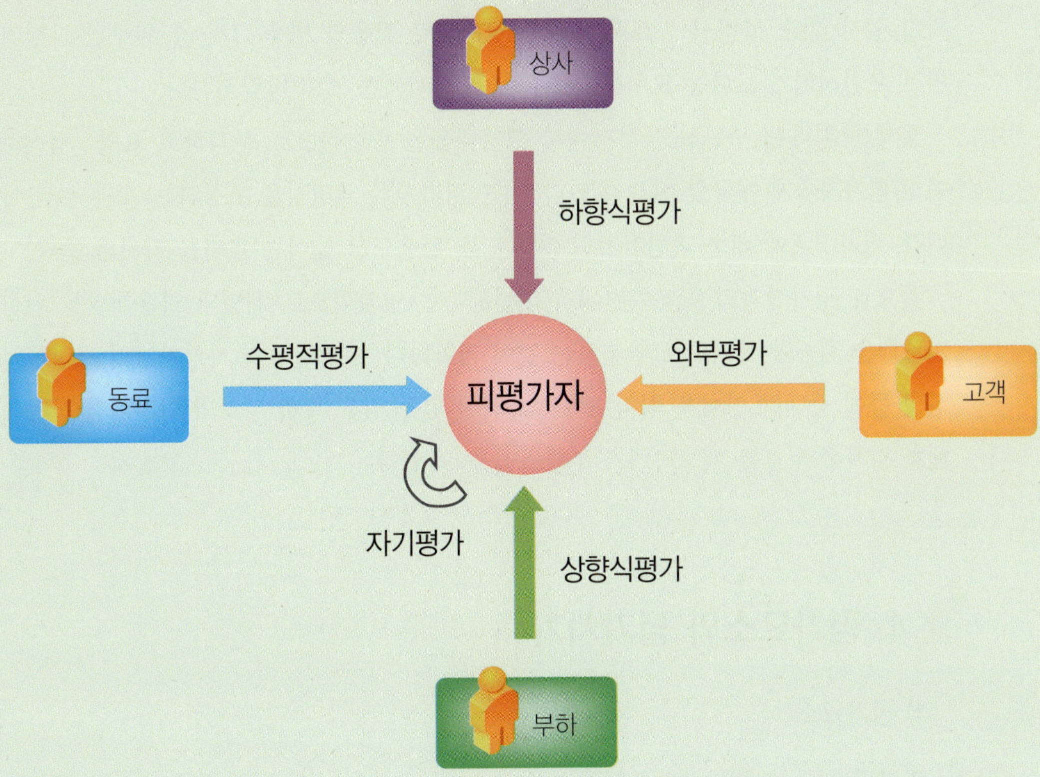

(2) 다면평가의 문제점

피평가자에 대한 정보가 부족한 상황에서 평가를 하여야 하는 경우가 발생될 수 있고, 출신지역 · 학연 등에 따른 정실평가, 업무노력보다는 인간관계에 치중하거나 주변인의 잘못에 대한 지적이나 충고를 기피하는 분위기가 조성될 가능성도 있다. 또한 각 평가자별로 상이한 기준에 따라 평가가 이루어져 평가의 공정성 확보에 어려움이 있으며, 평가절차가 복잡하다는 단점도 있다.

(3) 다면평가의 개선 방안

다면평가가 제대로 된 효과를 기대하기 위해서는 다음과 같은 몇 가지 개선사항을 염두에 두어야 한다.

첫째는 무엇보다 동료 혹은 부하에 의한 평가의 경우 개개인의 익명성 보장이 중요하다. 익명성이 보장되지 않은 상황에서 동료나 부하가 피평가자를 있는 그대로 평가하기 쉽지 않다. 따라서 동료나 부하를 평가자로 활용할 경우 그들 중 일부만을 평가자로 포함시키기 보다는 모두를 평가자로 포함시키는 것이 바람직하다.

둘째는 평가를 주관하는 부서에서 평가내용을 종합적으로 분석하고 요약 · 정리하여 피평가자에게 제공할 필요가 있다. 이는 평가자의 익명성을 보장하는 효과 뿐만 아니라, 평가결과에 대한 피평가자의 이해도 및 활용도를 높이는 효과를 가져다 준다.

끝으로 평가결과의 활용측면에서 다면평가는 일차적으로 개인의 역량개발을 위한 피드백을 제공할 목적으로 활용하는 것이 적합하다. 평가결과가 피평가자의 보상이나 상벌 등에 중대한 영향을 미치도록 설계되어 있을 경우 특히 부하의 입장에서 상사에 대한 정확한 정보를 제공하기가 부담스러울 수 있다.

4. 평가요소와 평가시기

1) 평가요소

인사평가를 실시하는 이유는 한마디로 말해 종업원이 일을 잘해서 조직의 목표를 최대한 달성시켜 달라는 것이다. 이러한 목표를 달성하는데 있어 종업원의 무엇을 평가해야 하는가? 이것이 평가요소에 관련된 문제이다. 종업원이 일을 얼마나 잘 하였으며 또한 잘 할 수 있는가를 평가하는 것이 인사평가이다. 즉 사원들이 업무를 수행한 결과와 업무수행능력을 평가하는 것이다. 이러한 평가요소들을 구분하면 결국 다음과 같은 3가지 요소를 평가하는 것이 될 것이다.

(1) 개인의 능력 및 특성에 대한 평가

특성평가는 피평가자의 능력이나 개인적 특성과 지식을 평가하는 것이다. 예를 들면 의사결정 능력, 회사에 대한 충성심, 의사소통능력, 주도성, 창조성 등과 개인적인 특성과 지식 등에 관한 부분이다. 이 방법은 종업원이 무엇을 하는지를 측정하지 않고 종업원이 어떤 사람인가를 측정하기 때문에 타당성이 문제가 될 수 있다. 왜냐하면 직무상의 행위는 개인의 특성 뿐만 아니라 상황요인이나 환경요인에 의해 영향을 받기 때문이다. 또한 개인의 특성평가는 상당히 주관적으로 이루어지기 때문에 평가자 간 일관성이 부족하다. 마지막으로 평가결과정보는 종업원에게 피드백하는데 적합하지 않다. 예를 들어, '귀하는 너무 부끄럼을 많이 탄다'라는 정보는 종업원에게 유용한 피드백이 아니며, 경우에 따라서는 사생활 침해의 우려도 있다. 이러한 평가는 인사평가의 주된 요인으로 삼기는 어렵지만 평가정보 중에서도 리더십과 같이 업무수행능력과 관련된 부분도 존재하기 때문에 행동이나 업무실적을 통해 판단할 수 없는 부분에 한정하여 사용할 수 있다.

(2) 개인의 태도·행동에 대한 평가

행위평가는 피평가자가 직무를 수행하는데 구체적인 행동에 초점을 맞춘 것이다. 사원들의 태도, 인품, 성실한 행동 등을 평가한다. 이 방법은 특성평정보다는 타당성이 높다. 또한 평가정보는 피드백용으로 사용하기도 적합하다. 예를 들어 판매사원의 경우 '언어적 설득행동'을 관찰 할 수 있고, 관찰된 행동을 성과정보로 활용할 수도 있다. 이러한 행동정보는 어떤 행동을 평가기준으로 삼아야 할지 정확하게 구분하기 어렵다는 한계를 갖지만, 경험 있는 상급자들이 판단하기에 장기적 성과와 관련된 행동을 평가하여 독려할 수 있다는 장점이 있어 실제 많이 사용되고 있다. 타인을 돕는 행위, 정직한 행위, 회사의 방침을 수호하고 따른 행위, 신뢰성 있는 인간관계 행위 등은 성과와 긍정적 상관관계를 가지고 있다. 반면, 절도, 상해폭력, 흡연, 마약 등은 분명 직무성과를 낮추는 요소임에 틀림 없다.

(3) 개인의 성과에 대한 평가

성과평가는 종업원이 업무를 수행하여 달성한 업적에 초점을 맞춘 것으로, 일반적으로 결과는 측정이 용이하고 객관적이기도 하기 때문에 많이 사용한다. 그렇지만 결과만을 평가요소로 선정하여 측정하는 경우, 결과와 관련되지 않은 부분들이 소홀히 다루어질 수 있다. 예를 들어, 자동차 판매직의 경우 자동차 판매량이 중요한 평가요소이지만, 만일 오직 판매량만 평가요소로 삼아 봉급을 책정하는 경우 판매사원들은 자동차판매나 봉급과는 직접적인 관련은 없지만 조직차원에서는 필요한 사무 처리나 기타 업무에 소홀하게 된다. 따라서 성과관련 정보를 주요 평가기준으로 사용하면서 행동관련 정보와 개인적 특성 정보를 보완적으로 활용하게 된다.

2) 평가시기

인사평가를 언제 실시하느냐 역시 인사평가제도의 성공에 영향을 미칠 수 있다. 평가의 시기는 다음과 같이 제시할 수 있다.

- 입사 후 수습기간이 종료될 때
- 전환배치 직전
- 교육훈련 참가자 선발시
- 인센티브 책정시
- 상사가 교체되었을 때
- 매 6개월 혹은 매 1년마다 정기적으로

인사평가제도의 타당성과 관련해 볼 때 해당 목적인 승진, 인센티브, 배치이동 등에 대한 의사결정시 인사평가를 실시하는 것이 이상적이다. 신뢰성을 높이기 위해서는 자주 실시하는 것이 오류를 줄이는 효과가 있겠지만, 실용성측면에서 보면 지나치게 자주 실시할 경우 그 만큼 비용이 많이 들어가게 된다. 또한 빈번한 실시는 평가자가 직속 상사일 경우 그들로부터의 저항도 예상된다. 왜냐하면 평가한 부하가 승진이 된다면 좋겠지만 그렇지 못할 경우 심적 부담은 매우 크게 될 것이기 때문이다.

Ⅱ 인사평가 방법

인사평가 방식은 매우 다양한 형태로 개발되어 있다. 하지만 병원의 규모, 평가목적, 사원의 특성, 그리고 평가자의 평가능력 등에 따라 가장 적합한 방식을 선택하여 사용하면 된다. 여기서는 일반적으로 많이 사용되고 있는 전통적인 평가방법과 현대적인 평가방법 몇 가지를 소개하고자 한다.

1. 전통적 평가방법

1) 서열법(순위법, ranking method)

피평가자의 근무태도나 능력에 대하여 서열을 매기는 방법으로 순위법이라고도 한다. 서열법은 보상의 차별적 지급이 필요할 때 유용하다. 성과정도는 계량화하지 않기 때문에 종업원 성과 간의 양적 차이는 드러나지 않고 단지 종업원 간의 서열만 나타난다.

서열법의 장점으로는 관대화경향이나 중심화경향 등의 오류를 예방할 수 있고, 간단하고 실시가 용이하며 비용이 저렴하다는 것이다. 반면 단점으로는 동일한 직무에 대해서만 적용 가능하며 부서 간의 상호비교는 불가능하다는 점, 피평가자의 수가 너무 많으면 서열결정이 어렵고 너무 적으면 평가의 의미가 없다는 점, 구체적인 평가기준이 없으므로 불평과 저항의 소지가 있으며, 절대적인 성과차이를 구별할 수 없다는 점이다.

도표 7-5 서열법

평가요소	업무량	창의력	지식 · 기능	책임감	협조성	이해력	순위 합계	종합 순위
김유나	1	3	4	4	4	4	20	4
김다운	3	4	1	3	3	3	17	3
이지후	2	1	3	1	2	1	10	1
김효현	4	2	2	2	1	2	13	2

2) 평가척도법(평정척도법, rating scale method)

평가척도법은 가장 오래되고 광범위하게 활용되는 방법으로 몇 개의 평가요소(업무실적, 직무수행능력, 직무수행태도 등)를 정해 놓고 그 요소에 대하여 숫자화 또는 문자화시키는 평가방법이다. 비교적 간단하여 일반기업에 널리 보급되어 있다. 특히 미국에서는 90%가 이 방식을 적용하고 있다.

평가척도법에는 단계식평가척도법(multiple-step rating scale method)과 도식평가척도법(graphic rating scale method) 두 가지가 있다. 단계식평가척도법은 평

도표 7-6 **단계식 평가척도법**

소속 : 원무과	성명 : 김시내				
평가등급 평가요소	수(5점)	우(4점)	미(3점)	양(2점)	가(1점)
지 식	○				
의사소통			○		
판 단 력	○				
관리능력		○			
우 수 성		○			
팀 워 크				○	
대인관계능력				○	
독 창 성			○		
창 의 성		○			
문제해결			○		
합 계	5+3+5+4+4+2+2+3+4+3=35점			평가자 : 정 현 진 (인)	

도표 7-7 **도식 평가척도법**

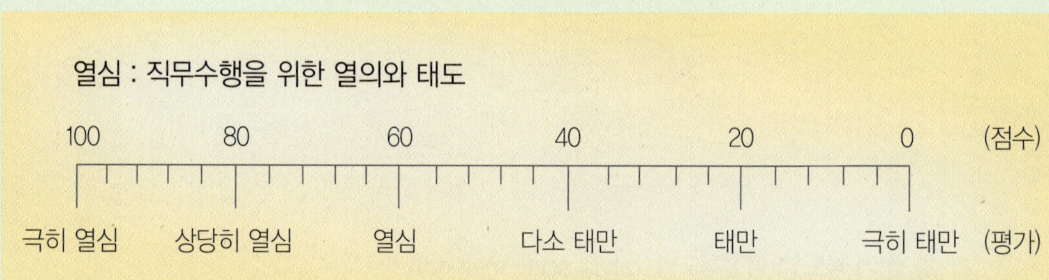

가요소의 척도를 몇 가지로 구분하여 각 등급에 A, B, C, D 또는 수, 우, 미, 양, 가 혹은 1, 2, 3, 4, 5 등의 평가기준을 두는 것이다. 이것을 일명 비연속적 척도법이라고 한다. 그리고 도식평가척도법은 조직의 각 구성원이 가지고 있는 특성과 직무수행에서 나타난 실적정도에 따라 각 평가요소마다 체크할 수 있는 연속적인 척도를 마련해서 평가자가 그 척도상의 임의의 장소에 체크할 수 있도록 하는 방법이다.

평가척도법의 장점으로는 한 번에 많은 종업원을 대상으로 할 수 있으며 객관성을 확보할 수 있다. 또한 평가양식의 작성이 용이하여 비용이 절약되며, 평가결과가 숫자화 되기 때문에 조정이 용이하다. 단점으로는 각 평가요소에 인위적으로 점수를 부여하므로 관대화경향이나 중심화경향 등의 오류가 나타나며, 후광효과 같은 심리적 오류가 발생한다. 또한 평가자의 주관성이나 편견이 개입될 우려가 있다.

3) 체크리스트법(대조표법, checklist method)

체크리스트법은 평가요소를 대변하는 직무와 관련된 구체적인 사례들을 여러 개 제시하고, 그 중에서 피평가자의 행동이라고 여겨지는 것을 있는 대로 표기하여 체크된 개수와 그들의 가중치를 감안해서 점수화하여 평가하는 방법이다.

장점으로는 평가결과가 신뢰성과 타당성이 높은 것으로 알려져 있다. 그리고 개별 평가요소에 가중치를 평가자가 모르기 때문에 관대화, 중심화 경향 등이 최소화 될 수 있다. 그리고 평가가 용이하고 부서 간의 상호비교가 가능하다는 점이다. 단점으로는 각 개인의 직무에 적합한 행동표준 항목을 개발하기가 어렵고 가중치에 대한 과학적

도표 7-8 체크리스트법

다음 항목 중 피평가자(예: 안미선)의 전형적인 행위와 일치하는 곳에 체크(√)하시오

항 목	점 수
(√) 문제에 봉착하면 단호하게 대처한다.	4.9
(　) 모든 부하들을 대상으로 공정한 승진의사결정을 한다.	5.0
(　) 반복적으로 발생하는 문제에 대해 임시방편의 해결책을 제시한다.	3.0
(　) 1년에 한 두차례 근무평정을 실시한다.	4.1
(　) 부하의 낮은 성과에 대해 잘 지적하지 않는다.	2.2
(√) 하급자들과 문제해결을 위해 자세히 논의한다.	4.6
(√) 부하의 업무를 철저히 검토하고 실수를 정확히 지적한다.	4.2
(　) 성과가 나쁜 부하에게도 성과급을 준다.	2.0
(√) 개인의 상황을 고려하지 않고 회사정책을 실행에 옮긴다.	2.3
(　) 부하의 업무를 자세히 살펴보지 않고 일을 시킨다.	2.0
(　) 문제에 직면했을때 문제해결을 위한 지침을 제공할 능력이 없다.	2.3
(√) 다른 관리자들과 좋은 관계를 유지하고 있다.	5.0
(　) 종업원의 복지에 관심을 보이긴 하지만 실천에 옮기지는 않는다.	2.7

주 : 평가자는 오른쪽 점수를 모르는 상태에서 평가를 실시한다.

평가점수 : 4.9＋4.6＋4.2＋2.3＋5.0＝21.0

검토과정에 따른 비용부담이 든다는 것을 들 수 있다.

4) 강제배분법(강제할당법, forced distribution method)

강제배분법은 평가상의 착오로 나타나는 집중화경향, 관대화경향의 폐해를 방지하기 위하여 근무성적을 강제로 배분하는 방법이다. 학점을 부여할 때 A학점(10%), B학점(20%), C학점(40%), D학점(20%), F학점(10%) 등으로 강제 배분하는 예를 들 수 있다.

장점은 평가의 집중화, 관대화 경향을 방지할 수 있다. 단점으로는 피평가자의 수가 적고 평가자 중에 탁월한 인물이 없을 경우에도 강제배분 때문에 최상의 등급으로 평가될 수 있는 모순이 있다. 즉 평가자는 부하직원 중 누군가를 최하위 범주에 넣으려면 심리적으로 부담을 가질 수 밖에 없다. 또한 강제 할당되는 두 사람 간의 차이가 희박할 경우에도 한 사람에 대해서는 A, 또 한 사람은 B로 할당하는 경우 평가자 스스로 난감해진다.

도표 7-9 강제할당법

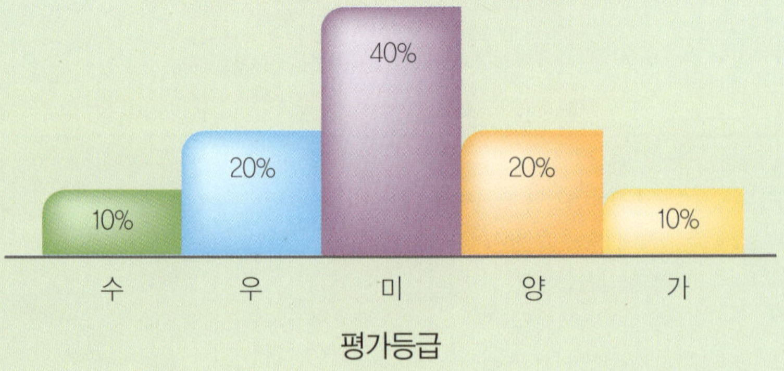

2. 현대적 평가방법

1) 행위기준평가법(Behavioral Anchored Rating Scale: BARS)

행위기준평가법은 최근에 주목을 받고 있는 평가방법이다. 이 평가법은 중요사건

서술법과 도표식평가법을 결합한 방법이다. 즉 도표식 평가척도법이 갖는 평가요소 및 등급의 모호성과 주관적 판단 개입, 그리고 중요사건 서술법이 갖는 상호비교의 곤란성을 보완하기 위하여 두 방법의 장점을 통합시킨 것이다. 주관적 판단을 배제하기 위하여 직무분석에 기초하여 직무와 관련된 중요한 과업분야를 선정하고, 각 과업분야에 대해서는 가장 이상적인 과업수행 행태에서부터 가장 바람직하지 못한 행태까지를 몇 개의 등급으로 구분하고, 각 등급마다 중요행태를 명확하게 기술하고 점수를 할당한다. 이때 중요한 행태는 중요사건 서술법에서 아이디어를 얻을 수 있다. 또한 평가척도는 직무수행 담당자와 관리자가 공동으로 참여하여 설계한다.

장점으로는 행위 · 성과 · 유효성 간에 명확한 구분을 가능하게 해주며, 평가자 및 피평가자에게 성공적인 행위에 대한 지침을 마련해 주므로 성과향상을 위한 교육효과가 있고 수용성이 매우 높으며, 구체적인 행동패턴을 평가척도로 제시하기 때문에 후광효과, 관대화 경향, 중심화경향을 줄일 수 있어 신뢰도가 높다는 점이다. 단점으로는 평가척도를 개발할 때 각 점수에 맞는 행동을 찾아 구분하여 제시하는 것이 쉽지 않으며, 많은 시간과 비용이 소요된다는 점이다.

도표 7-10 ▶ 행위기준 평가법

ㅁ 평가대상자의 행태를 가장 잘 대표할 수 있는 난에 체크하여 주십시오.
평가요소 : 문제해결을 위한 협조성

등 급	행 태 유 형
( ) 7	부하직원과 상세하게 대화를 나누고 그에 대한 해결 방안을 내놓는다.
( ) 6	스스로 해결할 수 없는 문제는 상관에게 자문을 받아 해결책을 모색한다.
( ) 5	스스로 해결하려는 노력은 하나 가끔 잘못된 결과를 초래한다.
( ) 4	일시적인 해결책으로 대응하여 문제가 계속 발생한다.
( ) 3	부하직원의 의사를 고려하지 않고 독단적으로 결정을 내린다.
( ) 2	문제해결을 할 때 개인적인 감정을 앞세운다.
( ) 1	어떤 결정을 내려야 할 상황인데 결정을 회피하거나 계속 미룬다.

2) 중요사건서술법(critical incident appraisal method)

중요사건서술법은 부서에서 발생한 주요 사건상황에서 피평가자가 보여준 주요행동(호의적 혹은 비호의적 행동)을 자유스럽게 서술하는 것을 말한다. 이 방법은 평소에 평가자가 관찰한 내용을 기록해 두었다가 평가시에 사용하는 것이 일반적인데, 다른 평가방법과 함께 근거 제시용으로 사용된다. 이 방법의 장점으로는 종업원에게 피드백 할 수 있으므로 개발목적에 유용하며, 객관적인 증거에 기초를 두고 평가하므로 타당성이 증대된다는 점이다. 반면 감독자별로 주요 사건에 대한 정의가 달라 어떤 감독자의 평가를 받느냐에 따라 평가내용이 달라질 수 있으며, 이 평가방법을 위해 상급자(평가자)가 매일 혹은 주별로 부하직원의 행동을 기록해야 한다는 부담감이 있다. 또한 피평가자들이 평소에 평가자의 평가노트에 두려움을 느껴 가식적 행동을 할 수도 있다는 한계가 있다.

도표 7-11 중요사건서술법

〈미리 만들어 놓은 중요사건의 예〉

1. 일하면서 불쾌감을 표시하거나 화를 낸다.
2. 동료 직원 돕기를 거부한다.
3. 작업방법의 개선을 제안한다.
4. 훈련받는 것을 거부한다.
5. 동료직원이 상부 지시를 받아들이도록 설득한다.

3) MBO(목표관리법, Management By Objectives: MBO)

피터 드러크(P. F. Drucker)를 중심으로 개발된 목표관리법은 평가과정에 평가자와 피평가자가 다같이 참여하여 목표를 설정하고, 기말에 업무수행과정과 결과를 목표와 비교 · 분석 · 평가하여 문제점과 개선방안을 공동으로 검토하며, 이 과정에서 다음 기간의 목표도 설정하는 최종목표의 달성에 초점을 둔 평가방법이다. 즉 기말의 평가에서 미리 설정된 구체적인 목표를 달성 또는 초과 달성한 피평가자는 높은 점수를 받고 목표에 미달한 피평가자는 낮은 점수를 받는다. 그러나 MBO에서 가장 중요한 것은 평가기간중과 평가후의 목표달성 정도에 대한 자세한 피드백이다. 이 피드백을 통하여 피평가자는 자신에 대한 평가결과의 수용도를 높일 수 있을 뿐만 아니라 차기의 성과향상에 대한 구체적인 자료를 얻게 되는 것이다. MBO의 중요한 특징은 목표의 설정에 감독자와 직원이 함께 참여하도록 하고 정해진 기간의 마지막에 실시하는 업적평가에도 공동으로 참여하는 것이다(예: 우리병원 내과 수술팀의 상반기 고객만족이

80%였는데 하반기 목표는 85%로 하자). 이것은 직무를 수행하는 직원당사자의 자율성을 강조하는 평가방법이다. 때문에 관리직, 전문직, 영업직 등의 평가에는 유용하지만 모든 직무에 일괄적으로 적용하는 데는 무리가 있다.

MBO는 평가자와 피평가자가 합의하여 목표를 설정하였기 때문에 피평가자가 설정된 목표를 달성하기 위해 보다 더 분발하는 효과가 있으며, 목표 또는 평가표준이 모호(주도성, 협동심 등)하지 않고 측정가능(환자 만족도를 전년대비 5% 이상)한 형태로 구성되어 있기 때문에 평가 및 피드백 과정이 용이하다는 장점이 있다. 그러나 MBO의 효과적인 시행에는 시간과 비용이 많이 소요되며, 자신의 성과목표와 자기개발 목표를 직무수행자가 직접 설계해야 하기 때문에 조직 구성원의 성숙도가 필수적이다. 그리고 설정된 목표가 달성되지 못했을 경우 강력한 처벌을 한다면 MBO의 본질인 개발성과 참여성이 퇴색될 수 있어 주의를 요한다.

목표관리제도는 능력주의 및 성과주의 기업문화를 병원경영에 적용하기 위해 병원계에서도 도입하여 시행하고 있는데 우선 목표설정이 용이한 부분부터 도입하는 것이 바람직하다. 목표관리는 보상제도와 연계해야 하는 만큼 평가에서 공정성과 투명성이 보장돼야 실효를 거둘 수 있다. 즉 공정하고 투명한 평가를 바탕으로 보상시스템과 연계해야 생산성 향상이라는 궁극적인 목표를 달성할 수 있다. 또한 목표관리는 기본적으로 결과를 중시하는 경영방식이긴 하나 병원의 특수성을 감안해 의료환경과 병원경영여건의 변화를 고려해야 실효를 거 둘 수 있다. 내용다지기 7-3

4) 평가센터법(Assessment Center Method: ACM)

평가센터제도는 피평가자들을 10~15명의 소집단 단위로 구성하여 2~3일 간에 걸쳐 평가센터에서 집중 평가하여 그 잠재능력을 평가한다. 즉 특정한 평가팀이 승진대상이나 선발대상을 평가하기 위해 마련한 평가방법들의 집합이라고 할 수 있다. 그러나 실제로는 특정한 장소에 피평가자들을 모아놓고 관찰하면서 평가만 전문적으로 하기도 한다. 이 평가 기간 중에는 복수의 평가전문가들이 여러 가지 평가법을 사용하여 이들 피평가자들의 여러 가지 평가측면들을 다각적으로 측정하게 된다. 평가방법으로는 문제해결 시뮬레이션, 사례분석, 역할연기, 의사결정실습, 심층면접, 적성검사 등이 있다. 장점으로는 피평가자의 재능을 나타내는데 동등한 기회를 가질 수 있고, 여러 평가기법과 다수의 평가자가 동원되기 때문에 신뢰도가 높고, 피평가자의 업적

내용다지기 7-3

MBO의 원조, 철저한 목표 관리

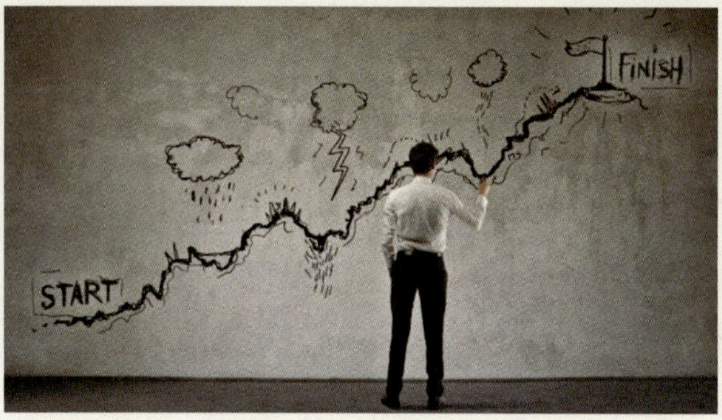

기원전 29년 8월, 승리자 옥타비아누스는 로마에서 사흘 동안 웅장하고 화려한 개선식을 거행했다. 당시 개선식에서 시가행진을 할 때 노예를 시켜 큰 소리로 "메멘토 모리(Memento mori)"를 외치게 했다. 이는 라틴어로 "죽음을 기억하라"는 뜻이다. 오늘 승리했다고 개선식을 치르지만 인간은 언젠가는 죽는다는 것을 기억하고 겸손하게 행동하라는 의미에서 생겨난 전통이다. 카이사르의 유언장이 공개되었을 때 철부지라고 놀림받았던 옥타비아누스가 로마 세계의 최고 권력자로 역사의 전면에 우뚝 섰다. 그 광경을 누가 상상할 수 있었겠는가? 그는 카이사르가 기대한 대로 후계자로서 반석 위에 올라섰다. 만약에 후계자 선정이 잘못되었다면 카이사르는 역적으로 남아 불우한 사람으로 역사에 기록되었을지 모른다. 후계자가 성공했기에 카이사르의 역사도 성공한 역사가 된 것이다. 화려한 개선식은 끝났다. 이제 현실적인 문제가 기다리고 있다. 1인자가 된 옥타비아누스가 해결해야 할 당면 과제는 무엇일까? 프리츠 하이켈하임은『로마사』에서 다음과 같이 제시하고 있다. 첫째, 야만족으로부터 로마 세계를 보호해야 하는 안전 보장의 문제다. 제국 내에는 평화가 깃들었지만, 라인 강과 도나우 강 너머에서 부유하고 평화로운 제국 속주를 호시탐탐 노리는 야만족들로부터 변경 지역을 보호해야 했다. 둘째, 50만 명의 군대를 적절한 수준으로 감축하는 문제가 남았다. 야만족들보다는 오히려 제국 군대가 내부의 평화와 안정에 훨씬 더 큰 잠재적 위협이었다. 야심차고 무자비한 장군들의 지휘하에 그들은 멀지 않은 미래에 다시 국가를 전복시키고 분열시킬 수 있었다. 악티움 해전 이후에 옥타비아누스는 70개 군단을 거느리고 있었다. 그중에서 30개 군단은 유지하고 나머지 40개 군단은 해산시킬 필요가 있었다. 그런데 군대 해산이 쉬운 일은 아니었다. 전역한 군인들을 어떻게 보상할 것인가 하는 과제가 있었다. 셋째, 정치체제와 행정 개혁을 단행하는 문제다. 강력한 중앙 정부를 수립하고, 카이사르가 약화시킨 원로원의 위신과 권위를 회복시키고, 국가의 수장으로서 군대를 장악하고, 제국 행정 체계를 수립하고, 속주의 공공 재정과 행정을 조절하고, 외교 문제를 감독하고, 자신의 적절한 후계자를 발굴하여 키우고, 고대의 도덕률을 되살리고, 국가 종교를 재건해야 했다. 이처럼 산적한 문제들을 어떻게 풀어나갔을까? MBO(Management by objective), 즉 목표 관리였다. MBO는 "조직의 목표를 달성하기 위해 구성원 각자가 자신의 목표를 설정하고, 그 목표 달성을 위해 노력하는 과정"을 말한다. MBO에는 장기 목표와 단기 목표가 있다. 장기 목표는 5년, 10년, 20년도 걸릴 수 있다. 장기 목표를 달성하기 위해 단기 목표, 중기 목표를 설정하여 목표를 달성해나가야 한다. 오늘날 경영에서 중시하는 MBO의 원조가 바로 옥타비아누스라고 할 수 있다. 옥타비아누스는 '팍스 로마나(Pax Romana)', 즉 로마에 의한 평화를 정책의 방침으로 내걸었다. 카이사르의 클레멘티아에 이어 팍스 로마나를 제시한 것이다. 시오노 나나미는『로마인 이야기』6권에서 이렇게 의미를 부여한다. "기원전 44년 3월 15일, 카이사르의 육신은 죽었다. 그러나 카이사르가 정말로 죽은 것은 기원전 30년이었다. 이때부터 비로소 옥타비아누스의 시대가 열린다. 아니, 아우구스투스라고 불러도 좋을 것이다. 초대 황제 아우구스투스에 의해, 카이사르가 타도한 공화정 로마를 대신하는 제정 로마가 시작되었기 때문이다." 카이사르는 원로원이 주도하는 공화정으로 돌아가려는 회귀주의자들이 대세를 이루고 있는 상황에서 홀로 모든 개혁을 구상하고 기반을 닦아놓았다. 후계자 옥타비아누스는 카이사르가 깔아놓은 마스터플랜 위에서 카이사르가 꿈꾸었던 세계를 구현해나갔다. 옥타비아누스는 카이사르와 비교할 때 두 가지 이점을 가지고 있었다. 첫째, 회고주의자들이 내전이 계속된 14년 동안에 대부분 죽거나 노쇠하여 역사의 무대에서 물러났다는 점이다. 둘째, 아그리파와 마이케나스라는 동년배의 협력자를 얻어 팍스 로마나를 기치로 신생 로마제국을 굳건하게 출발시킨 점이다. 카이사르는 "누구나 모든 현실을 볼 수 있는 것은 아니다. 대부분의 사람은 자기가 보고 싶어 하는 현실밖에 보지 않는다"고 말했다. 그러면서도 그는 뛰어난 재능을 가진 사람들에게 보고 싶지 않은 현실도 보여주려 노력했다. 반면에 옥타비아누스는 보고 싶어 하는 현실밖에 보지 않는 사람들에게 그들이 원하는 현실만을 보여주었다. 그러나 그 자신은 보고 싶지 않은 현실을 냉철하게 직시하면서 치밀한 목표 관리를 통해 목표를 달성해나갔다. 카이사르와 옥타비아누스는 동일한 목표를 가지고 있었다. 하지만 도달하는 수단은 각각 달랐다. 왜 그랬을까? 옥타비아누스가 처한 환경이 카이사르와 달랐기 때문이다. 첫째, 옥타비아누스는 신중한 성격을 타고났다. 그는 몸이 약했고 내성적인 성격이었기에 매사에 돌다리도 두드리며 건너는 스타일이었다. 대신에 치밀하고 기획력이 뛰어났다. 둘째, 카이사르의 암살을 통해 살해당하면 목표 자체가 물거품이 된다는 교훈을 터득한 까닭에 카이사르처럼 급진적으로 개혁을 서두르지 않았다. 최고 권력자가 되었을 때 카이사르의 나이는 51세이고, 옥타비아누스는 33세였다. 카이사르는 55세에 암살당했고, 아우쿠스투스는 76세까지 장수했다. 2세기 초의 역사가 타키투스가 아우구스투스와 카이사르를 비교한 내용이 흥미롭다. "아우구스투스는 유일한 승자가 된 뒤에도 남들이 눈치채지 못하도록 오랜 시간을 들여 한 가지씩 권력을 수중에 넣어 모든 권력을 장악했다." "카이사르는 유일한 승자가 되자마자 당장 종신 독재관에 취임하고 억지로 혁명을 추진했다." 이런 점에서 많은 연구자들이 정치가로서는 아우구스투스가 카이사르보다 적절한 인물이었다고 주장한다.

이 아니라 잠재능력 · 적성 등에 초점을 맞추어 승진의사결정이나 교육훈련 및 인력공급 예측에 적합하다는 점이다. 단점으로는 시간과 경비가 많이 든다는 점이다.

5) 자기평가법(self-rating method)

피평가자가 자신의 능력(기술, 지식 등)과 희망(직무, 환경, 훈련 등)을 서술하여 보고하도록 함으로써 이를 통해 평가하는 방법으로 주로 관리층의 평가에 보충적으로 사용된다. 자기신고법이라고도 한다. 자기평가법은 직원자신의 가치를 누구보다도 가장 잘 파악하고 있는 것은 자기 자신이라는 가정 하에 구체적인 업무 수행과정에서 자기능력을 평가하고 개발하는데 그 목적이 있다.

자기평가의 가장 큰 장점은 자신의 직무수행에 대한 체계적 반성의 기회를 제공함으로써 직원의 능력발전을 도모할 수 있다는 점이다. 그러나 자기평가만으로는 평가의 객관성을 확보하기 어려운 바, 동료평가, 감독자 평가와 병행하면 결함을 어느 정도 보완할 수 있다. 이와 같은 자기평가법은 상벌의 자료로 활용하기보다 구성원의 능력발전을 돕는데 활용할 경우 아주 효과적인 것으로 알려져 있다.

Ⅲ 인사평가의 문제점과 개선방안

1. 인사평가의 오류

인사평가 과정에는 평가결과를 왜곡시키는 여러 가지 오류가 개입될 가능성이 많다. 평가상의 오류는 대부분 평가방법과 평가자에 기인하므로 평가방법의 개선과 평가자 훈련을 통해 오류의 가능성을 줄일 수 있다. 인사평가상의 오류로는 한 평가요소에 대한 평가자의 판단이 연쇄적으로 다른 요소의 평가에도 영향을 주는 연쇄효과(후광효과, 현혹효과, halo effect), 평가자가 모든 피평가자들에게 대부분 중간수준의 점수를 주는 심리적 경향인 집중화 경향(central tendency), 평가결과의 분포가 우수한 쪽으로 집중되는 경향인 관대화 경향(tendency of leniency), 고정관념을 가지고 평가하는데 오는 상동적 오류(stereotyping), 시간적 차이에서 오는 최근효과(recent effect), 다른 피평가자들의 평가결과로 인해 특정 피평가자의 평가에 영향을 주는 대비오류(contrast error) 등이 있다. 내용다지기 7-4

도표 7-12 공통적인 평가자 오류

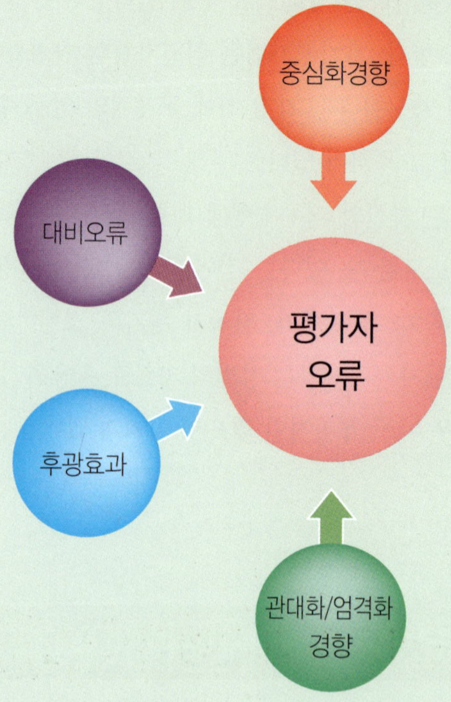

1) 후광효과(연쇄효과, 현혹효과, halo effect)

평가대상을 전반적인 인상이나 특정한 요소로부터 받은 인상에 의하여 평가하려는 경향을 말한다. 즉 어떤 종업원의 특정한 평가요소가 매우 뛰어나거나 매우 나쁜 경우 다른 요소의 평가에까지 그 특정한 평가요소의 성적이 영향을 미치게 되는 경우를 말한다. 예를 들어, 피평가자를 평가할 때 친절성 · 성실성 · 책임감 등이 평가대상일 경우, 피평가자가 매우 친절한 경우 친절성에 높은 점수를 줄 뿐만 아니라 성실성 · 책임감 항목에도 높은 점수를 주는 경우를 말한다. 후광효과는 원래 뒤에서 빛을 보내어 앞에 있는 얼굴의 식별을 잘 못한다는 의미인데 '친절성'이라는 항목이 '성실성, 책임

내용다지기 7-4

인사담당자 70%, 인사평가 기간 아부하는 직원 '싫어'

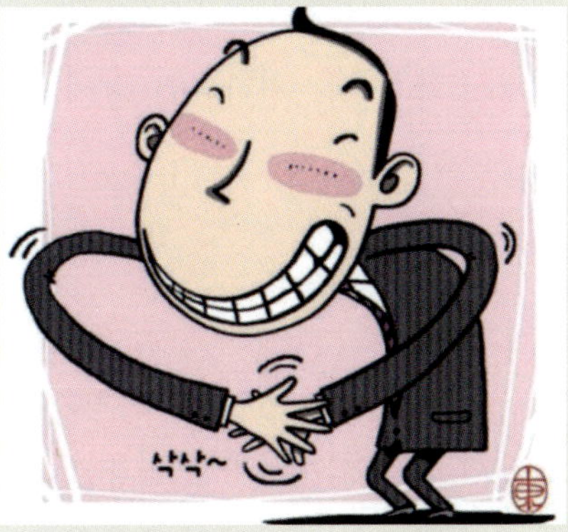

인사평가를 잘 받기 위해 아부하는 직원은 인사담당자에게 부정적인 인상을 주는 것으로 나타났다. 취업포털 커리어는 인사담당자 378명을 대상으로 한 설문조사에서 응답자의 69.6%가 '인사평가 전 아부하는 직원에 대해 부정적으로 생각한다'고 답했다고 9일 밝혔다. '아부하는 직원을 안 좋게 생각하는 이유'는 '아부한다고 해서 달라질 것은 없어서(79.5%)'가 가장 많았다. 이어 '오히려 역효과가 나기 때문에(12.6%)', '오글거리고 쑥스러워서(4.2%)', '원래 아부하는 것을 싫어해서(3.4%)' 순이었다. 반대로 '아부하는 직원을 좋게 생각하는 이유'로는 '좋은 모습을 보이려는 것이 나쁘다고 생각하지 않아서(77.4%)'라는 의견이 1위를 차지했다. 이어 '승진을 하거나 연봉을 올리기 위해 아부는 당연한 행동이라고 생각해서(20%)', '아부를 통해 좋은 결과를 얻기 때문에(1.7%)', '나를 비롯하여 누구나 다 하기 때문에(0.9%)' 순으로 나타났다. 이와 함께 인사담당자 10명 중 6명은 '인사평가 기간에 업무성과를 제외하고 특별히 신경쓰거나 주의깊게 보는 행동이 있다(59%)'고 답했다. 주로 '업무시간에 하는 딴짓(41.8%, 복수 응답 가능)'이 가장 많았다. '회사 비난 혹은 규정에 어긋나는 행동' 31.2%, '지각 여부' 22.9%, '상사에게 잘 보이고 있는지' 3.1%, '야근 여부' 1.1%였다. 그렇다면 인사평가 기간 동안 보이는 행동들이 평가 결과에 영향이 있을까. '영향을 미친다' 78.6%, '영향을 미치지 않는다' 21.4%로 나타났다. 이밖에 '인사평가 방식(복수 응답 가능)'은 '상사에 의한 수직평가 방식(50.4%)'이 절반을 차지했고 '자기평가 방식(24.3%)', '후배/동료를 포함한 다면평가 방식(19.6%)', '테스트 방식(5.1%)', '없다(0.4%)' 순이었다.

감' 뒤에서 그 평가에 영향을 미쳐 성실, 책임감에 대한 식별을 정확히 하지 못한다는 것이다.

반면 실력과 능력은 겸비했지만 어떤 특정행동이나 특성(더딘 동작, 빈약한 외모나 낮은 학력 등)으로 인해 평가에 손해를 보는 경우도 허다하다. 이를 부정적 후광효과 또는 뿔 효과(horn effect)라고 한다. 예를 들어 어떤 사람이 동작이 매우 느리다고 할 때 평가자가 동기부여가 없다거나 야심이 없다거나 실행능력이 떨어지는 것으로 평가하는 경우이다. 정리하면 어떤 특성이나 결과에 의하여 더 좋은 성과평가를 일관되게 받으면 후광효과, 더 나쁜 성과평가를 일관되게 받으면 뿔 효과의 오류에 빠져있다고 정리할 수 있겠다.

2) 중심화 경향(central tendency)

중심화경향은 평가자가 모든 피평가자들에게 대부분 중간수준의 점수를 주는 심리적 경향을 말한다. 예를 들어 매우 좋음(5점), 약간 좋음(4점), 보통(3점), 약간 나쁨(2점), 매우 나쁨(1점)의 척도가 있는 경우 평가가 보통(3점)으로 집중하는 경향을 말한다. 이러한 경우는 특히 평가대상을 잘 모를 때 그리고 비공식 집단의 유대감 때문에 부하들의 평가에 심리적 부담을 느끼는 평가자가 책임회피의 수단으로 모든 피평가자들에게 비슷한 수준의 점수를 줄때 나타나는 현상이다. 집중화경향을 피하려면 강제배분법을 사용하면 된다.

3) 관대화 경향(tendency of leniency)

피평가자를 실제능력이나 성과보다 후하게 평가하는 경향을 말한다. 이러한 평가는 대개 평가자의 의도적인 주관적 평가라고 할 수 있다. 관대화 경향이 나타나는 이유는 부하를 나쁘게 평가하여 대립할 필요가 없다고 느낄 때, 자기 부하를 타부서의 종업원에 비하여 승진에 유리하게 하고자 할 때, 낮게 평가하면 자신의 통솔력이 부족하다고 오해 받을 우려가 있어 이를 회피하고자 할 때 많이 나타나게 된다. 관대화 경향과는 정반대로 평가결과의 점수분포가 낮은 쪽에 집중되는 경향은 엄격화 경향(tendency of strictness or severity)이라고 한다.

4) 상동적 오류(常同的 오류, stereotyping : 고정관념)

상동적 오류란 특정한 사람에 대해 갖고 있는 평가자의 지각에 의해 나타난다. 예를 들면, 평가자가 평소 특정종교, 사회단체 등에 대해 좋지 않은 감정을 갖고 있을 때 이러한 감정이 평가에 나타나는 것이다. 평가자가 평소 노조에 대해 병원의 발전적인 조직으로 보지 않고 투쟁적이고 해를 끼치는 조직으로 볼 때 그의 피평가자가 노조에 매우 적극적인 사람일 때 실제보다 그의 능력과 업적을 낮게 평가하는 오류를 말한다. 이러한 상동적 오류는 연령, 성별, 출신지역 그리고 직종에 대하여 형성될 수 있으며 이로 인해 공정한 평가를 그르칠 수 있다.

5) 최근효과(recency effect, 시간적 오류)

최근효과는 평가자가 피평가자의 성과를 평가하는 시점에서 가까운 시간 내에 발생한 실적이나 사건들에 대해 높은 가중치를 두는 것을 말한다. 예를 들어, 상사가 평가기간 2주 동안에 있었던 업무성과 달성만으로 부하직원의 성과를 평가하는 경우가 이에 해당된다. 이러한 효과는 평가자가 오래전의 성과를 기억할 수 없는 현상에서 기인할 수도 있다. 이러한 효과를 이해하는 피평가자들은 높은 평가점수를 얻기 위해 평가시즌 즈음에 업무와 감독자에 대해 보다 많은 관심을 보이기도 한다. 이런 오류를 줄이기 위해서는 평가자는 평소에 피평가자의 성과에 대한 관찰 내용을 일지에 기록한 뒤, 평가시즌에 그 자료를 검토하여 평가하여야 한다.

6) 대비오류(contrast error)

평가는 성과표준과 실제종업원의 성과를 비교하여 판단하여야 함에도 불구하고 다른 사람과 비교함으로써 발생할 수 있는 오류가 대비오류이다. 예를 들면, 한 집단에서 한 사람만 빼고 나머지는 평범한 성과를 보일 경우, 그 한 사람은 매우 높은 평가를 받게 되는 경우를 들 수 있다. 또한 순서에 의해서도 영향을 받는데 우수한 종업원 다음에 평가되는 종업원은 실제보다 낮게 평가되고, 능력이 부족한 종업원 평가 다음에 평가되는 종업원은 상대적으로 더 높게 평가되는 경우이다.

2. 인사평가의 저해요인

1) 인사평가의 독점과 권위주의

대부분의 인사평가를 실시하는 조직에서는 인사평가관리를 대부분 상부에서 장악하고 있으며 인사권도 여기에 포함되고 있다. 중요한 부서의 인사권은 사실상 경영관리자의 상부에 집중되어 있기 때문에 인사평가가 제대로 실행될 수 없는 경우가 많다.

인사평가가 당초 목적대로 정확하게 실시될 수 없는 또 하나의 이유는 일반적으로 경영자의 권위주의 심화와 중간관리자의 관리의식이 심화되어 있다는 것이다. 또한 우리나라 전반에 만연되고 있는 학연, 지연, 혈연 등 정실주의 인사관리 등이 문제가 된다.

능력주의 · 성과주의 경영사상의 결여도 인사평가의 저해요인으로 볼 수 있다. 즉 이제까지의 경영관리에 있어서는 각 작업부서별로 성과를 측정하고 평가하는 능력위주 · 성과위주의 경영방식이 아니었다. 여기에서 각 관리자에게는 인사관리의식이 희박해지고 무조건 상사에게 잘만 보이면 된다는 정실주의 경영사상이 만연되었던 것이다.

내용다지기 7-5

"호칭 대수냐" 직급 · 연공서열 파괴… "승진 맛안나" 부작용도

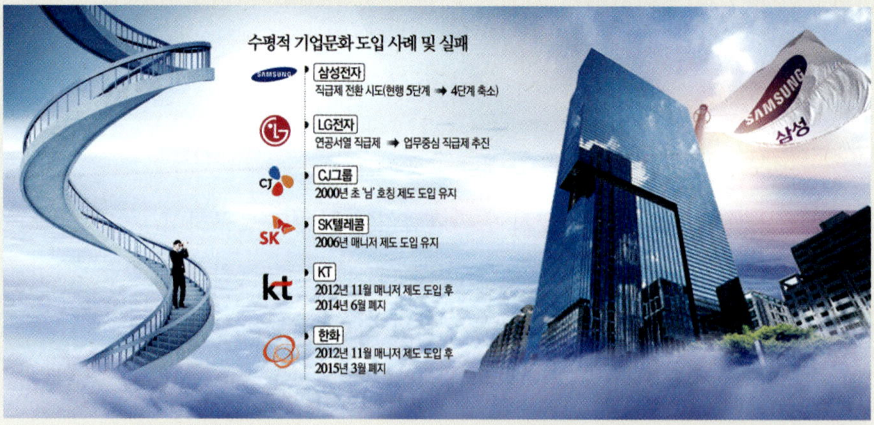
수평적 기업문화 도입 사례 및 실패
삼성전자
직급제 전환 시도(현행 5단계 → 4단계 축소)
LG전자
연공서열 직급제 → 업무중심 직급제 추진
CJ그룹
2000년 초 '님' 호칭 제도 도입 유지
SK텔레콤
2006년 매니저 제도 도입 유지
KT
2012년 11월 매니저 제도 도입 후
2014년 6월 폐지
한화
2012년 11월 매니저 제도 도입 후
2015년 3월 폐지

국내 주요기업들이 연공서열과 직급제를 파괴하며, 수평적 조직문화 개선에 적극 나서고 있다. 소통 창구를 강화하고 능력 중심으로 인사시스템을 구축해 바뀌는 환경에 능동적으로 대처하기 위한 조치로 해석된다. 그간 대기업에서는 연공서열과 직급제 문화가 여러 부작용을 낳고 있다는 의견이 꾸준히 제기됐다. 대한상공회의소와 맥킨지가 임직원 4만여명을 대상으로 실시한 '한국기업의 조직건강도와 기업문화 종합보고서'에서도 비과학적 업무프로세스와 상명하복의 불통문화가 조직을 멍들게 하는 근본적인 문제점으로 지목했다. 하지만 갑작스런 조직문화 변화로 인한 부작용도 속출할 수 있어 '운영의 묘'가 필요하다는 지적도 나오고 있다. ◇전근대적 조직문화 바꿔야 산다. 삼성전자는 본사인 디지털시티에서 '스타트업 삼성, 컬처혁신 선포식'을 갖는다. 이날 구체적으로 조직체계의 내용이 담긴 것은 아니지만 전근대적 조직체계를 뜯어고치는 방향타를 제시할 예정이다. 이미 삼성전자는 현업부서에서 '사원-대리-과장-차장-부장'의 5단계 직급체계를 '사원-선임-책임-수석' 4단계로 축소해 실행하고 있다. 삼성바이오로직스와 삼성바이오에피스는 이달 초부터 대리와 과장, 차장, 부장 등과 같은 기존 직급 대신 프로와 담당으로 사용하고 있다. 삼성생명 역시 이달 말부터 5단계 직급(사원-대리-과장-차장-부장)을 4단계(사원-선임-책임-수석)로 단순화하기로 했다. LG전자는 연공서열 위주의 직급제를 업무 중심으로 전환하기 위한 인사시스템을 만들고 있다. 기존 5단계로 구분한 호칭은 그대로 유지하되 파트장이나 팀장, 프로젝트 리더 등 역할 중심 체제로 전환하는 방향이다. 이런 대기업의 직급제 파괴 바람의 시초는 CJ그룹이라 볼 수 있다. 2000년대 초 CJ그룹은 수평적 조직문화를 깨고 창의적인 조직문화 조성 차원에서 '님' 호칭을 도입했다. 이어 2002년 다음커뮤니케이션(현 카카오)이 CEO(대표이사)를 포함해 모든 임직원의 호칭을 '님'으로 정했다. 카카오와 합병한 이후에는 영어 닉네임으로 직급을 부르고 있다. SK텔레콤은 2006년부터 매니저 제도를 도입해 사용하고 있다. 기존 직책명을 유지하는 본부장, 실장 등 직책자를 제외한 직원들은 호칭을 매니저로 모두 단일화했다. 이 같은 기업문화 변화 바람은 하루가 다르게 급변하는 환경에 적응하고, 생산성 향상도 꾀하자는 의도에서 시작한 것으로 풀이된다. 대한상의 기업문화팀 전인식 팀장은 "한국기업 문화의 가장 큰 문제로는 상사와 부하직원 간 소통이나 업무 지시가 위계적으로 이뤄지고 있다는 점"이라며 "조직 내 소통문화를 조성하기 위해서는 직급이나 호칭은 반드시 개선시켜야 한다"고 강조했다. ◇직급제 폐지 부작용 우려 시각도 상존한다. 직급제를 폐지했다가 다시 부활시킨 사례도 적지 않다. KT는 2012년 11월 이석채 전 회장 시절에 매니저 제도를 도입했지만, 황창규 회장이 취임 이후인 2014년 6월 접었다. 업계에서는 황 회장이 매니저 제도의 문제점을 지적한 뒤 직급제를 부활시킨 것으로 보고 있다. 이 같은 이면에는 매니저 제도가 공기업 잔재가 뿌리 깊게 남아 있는 KT에 별다른 효과를 보지 못한 것이 한 원인으로 지목됐다. 또 근속연수에 관계없이 매니저로 불리다 보니 직급제 승진의 동기부여 역할도 작용하지 못했다는 지적이다. 한화그룹도 메니저 제도를 도입했지만, 직급제를 다시 부활시켰다. 한화그룹은 수직적 문화 대신에 수평적 소통관계를 구축하기 위한 차원에서 2012년 매니저 제도를 도입했지만, 직급제의 관행을 벗어나지 못하고 2015년 회귀한 것이다. 직급제 전환을 검토하고 있는 일부 그룹들 역시 이 같은 부작용을 고려하고 있다는 후문이다. 제도 도입으로 얻는 것보다는 사기 저하와 혼란을 가중시킬 수 있다는 우려가 크다는 점에서다. 이 때문에 직급제 폐지에 따른 '운영의 묘'를 살려 부작용을 최소화해야 한다는 목소리도 커지고 있다. 주원 현대경제연구원 이사는 "대기업들이 소통을 중시하는 서구적 기업문화를 속속 도입하는 곳이 늘어나고 있지만 근본적인 문제 해결 방식은 아니라고 본다"며 "호칭 하나에 신경을 쓰기보다 기업의 본원적인 경쟁력을 키우는 데 집중하는 것이 더 효과적"이라고 조언했다.

2) 연공서열 인사관리의 고질화

종래 우리나라에 있어서의 인사관리 기준은 나이, 학력, 근속년수를 토대로 한 전형적인 연공서열에 두고 있었다. 그리고 이는 바로 전통적인 우리나라 윤리관 내지 가치관에 근거하고, 관리자들은 아직까지도 이와 같은 가치관에서 탈피하지 못하고 있는 것이다. 물론 연공서열식의 인사관리가 절대적으로 나쁘다 말할 수는 없다. 능력위주의 인사관리와 연공서열식에 있어서 어느 것이 좋겠느냐의 기준은 종업원의 근로의욕과 만족도를 어느 정도 고취시킬 수 있겠느냐와 경영성과가 어느 것에서 더 높게 나타낼 수 있느냐에 달려있는 것이다. 그리고 그것을 결정해 주는 기준은 종업원과 경영자가 어떠한 제도를 더욱 공평하다고 보느냐에 달려 있는 것이다. 따라서 만일 종업원이 종래와 같은 연공서열식이 더욱 공평한 것이라고 생각한다면 그러한 제도하에서 그들의 근로의욕은 더욱 고취될 것이다. 그러나 생산성 향상과 경영성과를 기준으로 한 능력위주의 인사관리가 더 좋다면 이것을 선택해야 할 것이다. 내용다지기 7-5

3) 가족주의적 정실주의

우리나라도 정보화와 현대문명, 경영규모의 확대 등으로 인해 사고방식은 급속히 변화하고 있다. 그러나 현재에도 대규모 경영에 여전히 가족주의적 정실주의사상이 존재하고 있으며, 신세대에 있어서는 이를 거부하는 경향이 더욱 높아져 가고 있다. 따라서 이제 우리 병원조직도 연공서열식 인사관리제도에서 능력과 성과위주의 새로운 인사평가 및 인사관리제도로 전환되어야 하겠다.

3. 바람직한 인사평가 방향

1) 명확한 평가목적 설정

가장 우선적으로 인사평가의 목적을 명확하게 설정함으로써 평가자나 피평가자 모두 그 목적을 정확하게 이해하도록 해야 한다. 또한 인사평가는 되도록 종업원의 개발을 목적으로 시행하여야 하며, 관리목적의 인사평가는 필요에 맞추어 최소화하되 피평가자들로부터 공정하게 지각될 수 있도록 하여야한다. 인사평가가 개발목적으로 이루어지는 경우에는 조직과 종업원 모두에게 도움이 되기 때문에 평가자와 피평가자 간의 관계가 개선될 가능성이 있고 부하직원의 의욕도 높아질 수 있는 반면, 관리목적으로 이루어지는 평가는 기대한 만큼의 평가결과가 도출되지 않을 때 불공정하게 인식할 가능성이 높으며 상사와 부하 간의 관계도 악화될 가능성이 크기 때문이다.

2) 조직의 목표와 부합

평가기준과 평가내용은 조직의 전략적 목표와 연결되어 있어야 하고 직무기준과도 관련된 것이어야 한다. 평가기준이나 내용이 전략적 목표와 연결되어 있는 경우 평가자와 피평가자는 자연스럽게 조직이 추구하는 목표를 생각하게 되고, 특히 전략적 목표달성에 어떤 행동과 성과가 중요한지를 파악하면서 직무를 수행할 수 있기 때문이다.

3) 인사평가의 공정성 확보

인사평가방법은 평가목적에 일치하며 업무의 특성 및 평가방법의 장단점을 고려하여 효과성과 효율성을 확보할 수 있는 것으로 선정하여야 하고, 선정된 인사평가방법은 공식적으로 공개한 후에 사용하여야 한다.

평가자는 평가동기의 왜곡 가능성이 적고, 관찰기회가 많으며, 평가능력이 있는 사람으로 선정하고, 선정된 평가자에 대해서는 평가훈련을 실시하여 평가과정의 공정성 확보와 평가오류의 최소화를 유도해야 한다. 또한 평가자의 재량권은 제한적이어야 하며 평가자의 재량권에 대한 범위는 공식적으로 공개되고 명시되어 있어야 한다.

또한 단일 평가자보다는 복수의 평가자를 선정하여야 하며, 단일 평가자 체제인 경우에는 독단적 평가로 인해 종업원 경력이 침해받는 것을 방지할 수 있도록 피평가자의 이의신청이 있는 경우 조직 자체적으로 재검토하는 과정도 존재해야 한다.

4) 명확한 평가근거의 확보

종업원의 인사평가에 대한 기록이 상세하게 정리되어 인사평가결과의 근거로 제시될 수 있어야 하며, 성과와 무관한 다른 요인이 영향을 미치지 않도록 해야 한다. 인사평가결과는 종업원의 신상에 중대한 영향을 미치기 때문에 평가결과에 대한 공정성 시비는 항상 도사리고 있다. 따라서 인사평가결과의 충분한 근거가 될 수 있도록 성과기록이 정확하고 완전하며 적절하게 보존 · 제시되어야 한다.

5) 인사평가 결과에 대한 피드백

인사평가에 대한 피드백은 인사평가 과정을 마무리하는 매우 중요한 과정이므로 평가자의 피드백 능력을 향상시키기 위한 피드백 향상 훈련프로그램을 제공하여야 하며, 동시에 평가결과가 좋지 않은 종업원을 개선하는데 도움이 되는 카운슬링 제도와 개발프로그램이 존재하여야 한다.

효과적인 인사평가를 위한 지금까지의 내용을 요약하면 인사평가는 인사평가의 목적에 맞는 타당성과 인사평가의 제도 · 절차 · 결과 등에 대한 구성원들의 공정성 인식과 수용성, 평가도구 및 평가자의 평가행위에 대한 신뢰성, 그리고 평가비용 이상의 실익을 얻을 수 있는 실용성이 확보되어야 한다. 지금까지 살펴본 인사평가에 대한 내용을 요약하면 도표 7-13과 같다.

도표 7-13 인사평가의 내용(요약)

누가? (who)	• 평가자: 직속상사, 하급자, 동료, 자기자신, 외부, 다면평가 • 피평가자: 전종업원
무엇을? (what)	• 대상: 종업원 • 내용: 현재의 실적, 미래의 능력 • 구체적 사항: 개인특성과 능력, 달성된 성과
왜? (why)	• 인력배치 이동 • 인력개발 • 인력계획 • 인사기능의 타당성 측정 • 성과측정 및 보상 • 조직개발 및 근로의욕 증진
언제? (when)	• 공식적: 매년, 6개월, 분기 • 비공식적: 매주, 매일, 계속
어디서? (where)	• 현장(on the job): 상사의 사무실, 하급자의 작업장, 기타 • 현장외(off the job): 고정사무실, 상담실, 휴게실, 기타
어떻게? (how)	• 방법 – 전통적 방법: 서열법, 평가척도법, 체크리스트법, 강제할당법 – 현대적 방법: 행위기준평가법, MBO, 평가센터법, 중요사건 서술법, 자기평가법 • 문제점: 현혹효과, 집중화 경향, 관대화 경향, 상동적 오류, 최근효과, 대비 오류

자료: 최종태(2006) 일부수정

학습내용

1. 인사평가의 의의와 목적을 이해하고 있어야 한다.
2. 인사평가의 검증기준을 설명할 수 있어야 한다.
3. 다면평가를 설명할 수 있어야 한다.
4. 인사평가의 요소와 평가시기를 설명할 수 있어야 한다.
5. 인사평가 방법 중 전통적 평가방법을 설명할 수 있어야 한다.
6. 인사평가 방법 중 현대적 평가방법을 설명할 수 있어야 한다.
7. 인사평가의 오류 중 후광 효과, 중심화 경향, 관대화 경향, 상동적 오류, 최근 효과, 대비오류 등을 설명할 수 있어야 한다.
8. 인사평가를 저해하는 요인을 설명할 수 있어야 한다.
9. 바람직한 인사평가를 하기 위한 조치들을 설명할 수 있어야 한다.

오늘도

김용택

오늘도 당신 생각했습니다
문득문득
목소리도 듣고 싶고
손도 잡아보고 싶어요
언제나 그대에게 가는 내 마음은
빛보다 더 빨라서
나는 잡지 못합니다
내 인생의 여정에
다홍꽃 향기를 열게 해 주신
당신
내 마음의 문을 다 여닫을 수 있어도
당신에게 열린 환한 문을
나는 닫지 못합니다
해 저문 들길에서
돌아오는 이 길
당신은
내 눈 가득 어른거리고
회색 블럭담 앞에
붉은 접시꽃이 행렬을 섰습니다

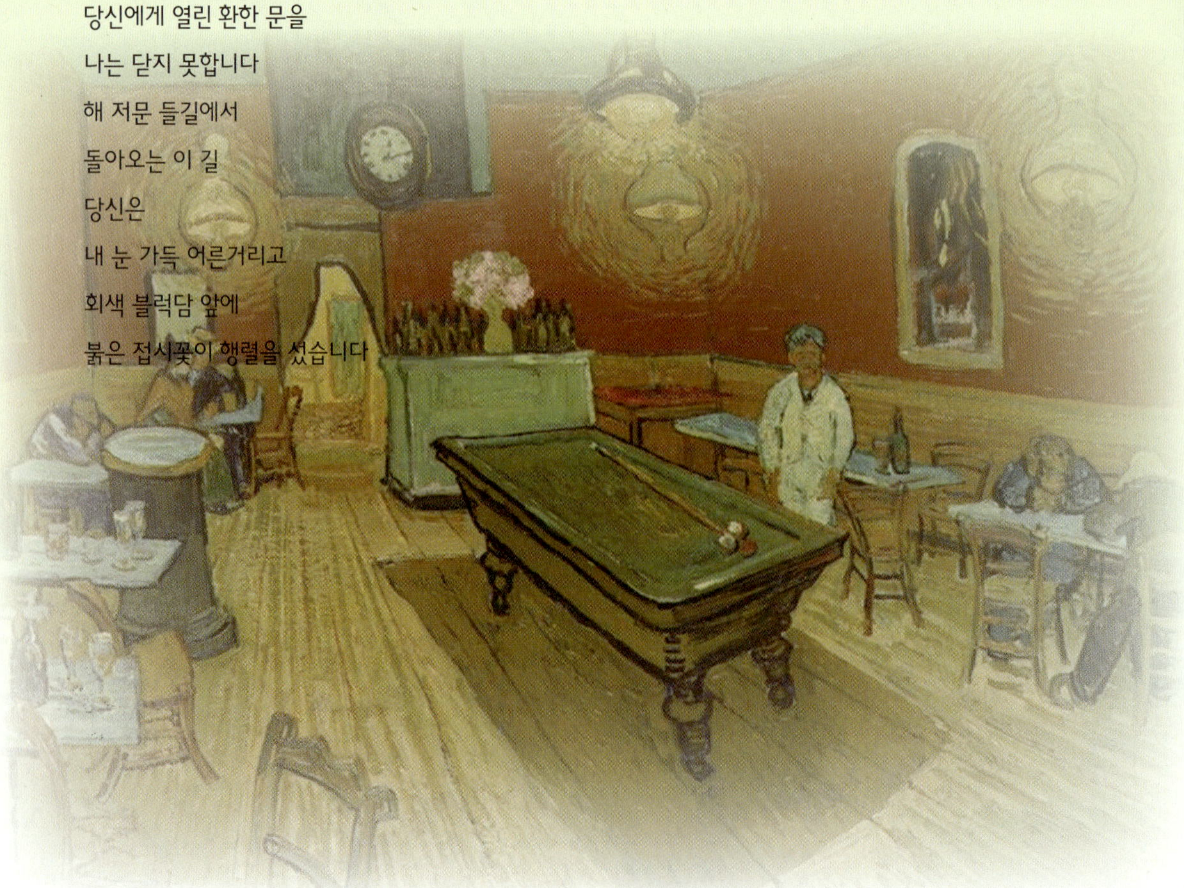

제8장
인사이동관리

인사이동은 조직에서 계획적으로 이루어지는 것이며 조직의 생산성 향상, 유연성 제고, 구성원의 능력개발, 동기부여 향상, 직무만족 향상 등을 목적으로 시행된다. 인사이동은 배치전환, 승진, 징계관리 등으로 구분할 수 있다. 배치전환은 생산성 향상과 조직 활성화, 종업원의 동기부여를 향상시키기 위한 것이다. 승진관리의 기본방침은 연공주의, 능력주의로 구분할 수 있으며 두 방침은 상호배타적이 아닌 상호보완적으로 활용되어야 한다. 승진의 유형은 연공승진, 직위승진, 자격승진, 대용승진 등이 있다. 징계관리는 합목적적이고 공정하며 객관적인 방향으로 이루어져야 하고, 해고와 같은 중징계의 경우는 법률적 검토가 충분히 이루어져야 한다.

I 인사이동의 의의

1. 인사이동의 의의

인사이동은 종업원을 선발하여 배치한 후에 종업원들이 업무를 수행해 나감에 따라 나타나는 능력 및 성과 등의 변화를 평가하고 평가결과에 따라 행하는 조직내의 배치전환, 승진, 이직 등을 말한다. 인사이동은 배치전환, 승진, 이직(전직, 사직, 퇴직, 해고) 등으로 구분할 수 있으나 이직은 조직을 완전히 떠나는 것이기 때문에 별도의 장(제13장)에서 기술하였다. 그리고 여기서는 추가적으로 징계관리에 대해서 알아본다. 징계는 그 목적과 방침 그리고 조치에 있어서 인사이동과는 다른 의미를 지니고 있는 것이 사실이나 편의상 인사이동과 관련하여 징계의 목적과 과정 그리고 방법을 간단히 살펴본다.

인사이동은 종업원과 조직 모두에게 커다란 의미를 가지고 있다. 먼저 종업원 입장에서 볼 때 인사이동은 임금과 함께 자신에 맡겨지는 직무와 권한 및 책임의 변화를 의미하며, 임금과 작업환경 등 근로조건의 변화를 의미하기도 하기 때문이다.

한편, 조직의 입장에서 볼 때 인사이동은 환경변화에 따른 조직의 유연성을 확보하는 방안의 하나이며, 직무의 특성과 종업원 능력을 적합화시킴으로써 생산성을 향상시키는 방안이 되기도 한다. 또한 인사이동은 종업원들의 주요 관심사이기 때문에 조직이 시행하는 인사이동의 운영여하에 따라 종업원의 자기개발 노력, 근로의욕, 생산적인 협력의도 등에 변화가 따를 수 있어 생산성이나 조직효과성과도 직결되는 문제이기도 하다. 따라서 인사이동은 종업원에게는 자신의 신분상의 변화를 의미하는 것이며, 조직에게는 유연성 및 생산성과 직결되는 문제이므로 조직은 인사이동에 세심한 주의를 기울여야 한다.

2. 인사이동의 목적

인사이동은 종업원에 대한 조직적 차원에서의 계획적인 이동을 말하는 것으로 경영기능의 효과적인 달성과 노동력의 이용 및 인재육성에 도움이 되는 것을 목적으로 한다. 세부적으로 살펴보면 다음과 같다.

1) 적재적소 배치 실현

인사이동을 통해 적재적소에 배치전환될 경우 개개인이 능력을 보다 잘 발휘할 수 있어 생산성이 향상될 수 있다. 자신의 능력을 최대한 발휘할 수 있거나, 자신의 능력을 향상시킬 수 있는 직무를 수행하게 됨에 따라 구성원의 직무만족 정도가 증가할 수 있다.

2) 근로의욕 향상

종업원이 동일한 직무에 오래 근무함으로써 능력정지나 퇴보현상이 나타나거나, 종업원과 관리감독자 간 또는 종업원 상호 간에 불화가 있어 사기가 저하된 경우에는 이동을 시킴으로써 조직활동을 원활하게 하고 사기를 높일 수 있다. 또한 인사이동을 통해 한 부서나 한 직위에 장기간 머물게 됨에 따라 발생 할 수 있는 매너리즘(타성)을 타파하는데 도움이 된다.

3) 조직의 유연성 제고

경영환경 변화에 따라 사업별 또는 부서별로 인적자원의 수요변동이 있을 경우, 인사이동을 통해 유연하게 대처할 수 있다. 병원이 성장하고 발전함에 따라 조직구조의 변경 또는 새로운 직무를 만들 경우에는 이에 대응할 정원의 수정이 필요하게 되어 인사이동이 있어야 한다.

4) 직무순환을 통한 인재양성

병원이 필요로 하는 인재는 실무경험을 통하여 육성할 수 있는 인사이동이 요구된다. 특히 우리나라와 같은 연공서열제도가 대부분인 나라에서는 실무경험을 통하여 여러 가지 직무내용을 잘 파악하여 미래의 상급직위를 수행할 수 있는 능력을 개발할 수 있다.

3. 인사이동의 원칙

1) 적재적소의 원칙

병원은 조직의 효율성을 존중하고 이것을 통하여 병원목적의 달성을 바라기 때문에 조직구성원들의 능력과 성격을 고려하여 최적의 지위에 배치함으로써 최고도의 능력이 발휘될 수 있도록 인력관리가 이루어져야 한다. 즉 적합한 인재(적재)를 적합한 직위(적소)에 배치하는 원칙이다. 만약 능력과 적성을 고려하지 않고 인사이동을 하면 아무리 우수한 능력을 가진 종업원이라도 충분히 자기역할을 할 수 없게 되고 오히려 직무에의 부적응 현상이 나타나거나 불평 · 불만이 생길 가능성이 있다. 내용다지기 8-1

2) 실력위주의 원칙

실력위주의 원칙이란 능력을 발휘할 수 있는 업무영역을 제공하며 그 일에 대하여 올바르게 평가하고 평가된 업적과 실적에 대하여 만족할 수 있는 대우를 하는 원칙을 말한다. 이는 전술한 적재적소주의의 원칙을 포함한 광의의 개념이라고 할 수 있다.

내용다지기 8-1

적재적소(適材適所)

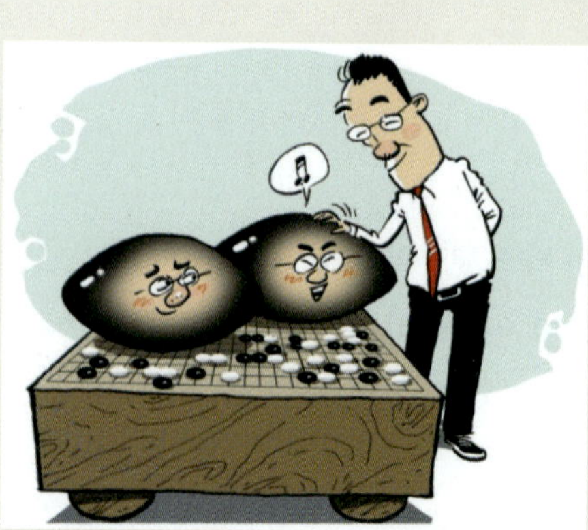

2500년 전인 춘추시대에 강대국 사이에 낀 정(鄭)나라가 있었다. 초나라와 진나라가 번갈아 쳐들어왔고, 윗사람과 아랫사람이 서로 헐뜯고 싸우는가 하면 백성들이 즐기는 음악 또한 매우 음탕했던 불안한 나라였다. 그런데 이런 정나라의 내란과 외환을 없애고 강대국들이 넘볼 수 없는 강국으로 만든 것이 당시 재상이었던 자산(子産)이었다. 자산은 많은 인재들을 적재적소(適材適所)에 배치해 정나라를 강국으로 만들 수 있었다. 적재적소는 마땅한 인재를 그에 적절한 지위에 등용함을 의미한다. 즉 어떤 일에 적당한 재능을 가진 자에게 적합한 지위나 임무를 맡긴다는 뜻인데, 공자는 '논어 헌문편'에서 자산이 정나라의 외교문서를 만드는 과정을 이렇게 기록하고 있다. "(정나라에서) 외교 문서를 작성할 때는 (창의력이 뛰어난) 비심이 초안을 작성하였고, (성격이 치밀한) 세숙이 검토하였으며, 외교가인 행인 자우(子羽)가 자구와 내용을 수정하였고, (종합 능력이 뛰어난) 동리 자산이 문장을 윤색하였다." 이렇듯 자산은 비심과 유길과 자우의 손을 거친 외교문서를 자신의 손으로 마무리했다. 먼저 비심이 작성한 초고가 마땅한지 잘못된 부분은 없는지, 혹 국가에 누를 끼치는 내용은 아닌지, 이를 통해 자국의 이익이 어떠할지 유길이 꼼꼼하게 살폈다. 그 후 자우가 문장을 가다듬고 수식했으며, 마지막으로 자산이 아름답게 윤색하는 과정을 거쳐서 작성한 것이다. 네 사람의 손을 거쳐 치밀하게 작성된 외교문서는 정나라의 위상을 높여줬고 내란과 외환이 사라진 평안한 나라로 만들었다.

이 원칙은 인적자원관리 전반을 지배하는 것이지만, 특히 인사이동에 있어서 중요한 의의를 갖는다.

3) 인재육성의 원칙

인재육성의 원칙은 종업원이 단지 현재가치의 최적사용에 한정하지 않고 새로운 일을 맡김으로써 종업원의 능력을 향상시켜 장기적으로 그 가치를 높여 사용하려는 원칙을 말한다. 이는 급변하는 경영환경에 맞춰 병원이 인력을 수시로 교체하는 것은 쉽지 않은 반면, 인간은 성취욕구를 가지고 있고 무한한 잠재능력이 있으며 끊임없이 성장 발전하는 존재이기 때문이다.

4) 균형주의의 원칙

병원은 사람과 사람이 모여 공동목적을 달성하고자 만들어진 조직이기 때문에 단순히 개개인의 적재적소만을 고려하기 보다는 조직 전체 차원에서의 적재적소가 고려되어야 한다는 원칙이다. 이처럼 균형주의는 개인별 직무적합성을 극대화시키는 것도 중요하지만 조직체의 목표달성을 위한 조직 전체의 적재적소가 최대화되도록 하여야 한다는 의미를 담고 있다.

Ⅱ 배치전환

1. 배치전환의 의의

1) 의의

배치전환(transfer) 또는 전환배치란 종업원이 새로 담당할 직무가 임금수준이나 직위 · 기능 및 책임에 있어서 종전의 직무와 별 다른 차이가 없는 수준에서 수평적으로 인사이동 하는 것을 말한다. 승진이 능력의 향상에 따라 높은 직무, 즉 조직의 서열과 권한 및 책임의 증대가 수반되는 직무로의 수직적인 상향 이동인데 반해, 배치전환은 같은 수준의 직무에로 자리바꿈하는 수평적인 이동이란 점에서 차이가 있다. 전환배치는 흔히 직무이동, 직무순환(job rotation), 순환보직 등 여러 명칭으로 부르고 있다.

2) 필요성

이러한 배치전환을 하는 이유는 무엇인가? 전환배치의 가장 큰 이유는 종업원들의 경력개발을 위해서이다. 병원은 배치전환으로 이런 저런 일을 배우고 싶은 사원들의 경력향상 욕구도 충족시켜 줄 수 있을 뿐만 아니라, 여러 가지 업무를 하다보면 한 가지 일만 한 사람보다 유능한 직원이 되기 때문이다. 물론 병원이라는 조직은 일반 조직과 달리 고도로 전문화된 기능식 및 매트릭스 조직으로 이루어져 있어 배치전환이 크게 발생하지는 않는다. 병원에서 진료를 담당하고 있는 의사들의 배치전환은 거의 이루어지지 않지만 그 밖의 직종에서는 어느 정도 배치전환이 이루어지고 있다.

또 다른 이유는 부서 간에 종업원들의 이동이 없으면 서로 인간적 유대관계도 형성되기 어려울 뿐만 아니라, 타부서 업무가 어떻게 진행되는지 알 수 없기 때문에 업무협조가 이루어지기 어렵고 상호 의사소통 장벽이 커질 수밖에 없는데 전환배치를 통해 이러한 괴리감을 줄일 수 있다.

또한 한 곳에서 같은 일만 되풀이하다보면 숙련도가 상승되는 대신에 매너리즘에 빠져서 흥미도 잃고 사기가 저하되는데, 이러한 종업원들에게 자극성 있는 분위기를 마련해 주기 위해서라도 전환배치가 필요하다. 그리고 같은 부서에서 동료 간, 상하간 갈등이 심화된 상태로 지속되는 것은 바람직하지 않으므로 이때도 부서를 이동시켜 분위기를 쇄신하기도 한다.

끝으로 배치전환은 시장의 수요변동으로 인해 특정부서의 업무량 증감폭이 커지면 인력이 남는 부서의 사원들을 인력난을 겪는 부서쪽으로 이동시키는 경우도 있다.

전환배치의 장점은 사원들의 직무경험을 넓히고 다양한 기술취득 기회를 제공해 주어 자연적인 교육훈련 효과를 거둘 수 있다는 것이다. 그러나 너무 빈번하거나 잘못 배치되면 그만큼의 손실도 가져오므로 배치전환의 기본원칙을 지켜서 행해야 한다. 배치관리에서 준수해야 할 기본원칙으로는 제4장에서 살펴본 바와 같이 적재적소주의, 능력주의, 인재육성주의, 균형주의를 들 수 있다.

2. 배치전환의 목적

조직경영상 인력의 효율적 활용과 조직목적의 효과적인 달성을 위하여 배치전환을 하게 되는데 배치전환을 하는 주요 목적을 개인적인 차원과 조직적 차원으로 나누어 볼 수 있다.

1) 조직차원의 목적: 생산성 향상과 조직 활성화

- 작업여건의 변화에 적절히 적응하기 위해서
- 자발적인 직무수행과 능력의 증진을 위해서
- 조직내 파벌주의와 매너리즘의 방지를 위해서

2) 개인적 차원의 목적: 동기부여와 직무만족 향상

- 부적절한 배치를 시정하기 위해서
- 작업의 단조로움을 해소시키기 위해서
- 종업원의 승진욕구를 자극하고 사기를 앙양시키기 위해서
- 종업원의 연령이나 건강상태를 고려해서
- 종업원의 창의적 활동기회를 부여하기 위해서
- 장래의 승진이나 승급을 대비해 종업원을 육성시키기 위해서

3. 배치전환의 유형

배치전환은 종업원이 이동하는 범위에 따른 분류와 종업원의 이동목적에 따른 분류로 나눌 수 있다. 이동범위에 따른 분류는 기업체의 예를 들면, 부서 간 전환(업무내용이 유사한 부서내에서 수평적으로 이루어지는 전환), 부문 간 전환(상대적으로 업무의 이질성이 큰 부문과 부문사이에 이루어지는 전환), 공장 간 전환(생산업무가 유사한 공장과 공장사이에 이루어지는 전환), 회사 간 전환(회사전체를 통해 필요한 인력, 특히 관리분야에서 폭넓게 이루어지는 전환)으로 구분할 수 있다. 한편 배치전환은 조직이 처한 상황에 대처하기 위한 목적에 의해서도 분류할 수 있는데 다음과 같이 네

가지 유형으로 나눌 수 있다.

1) 생산성 상황변화에 따른 배치전환(production transfer)

부서 간 업무량의 변화 또는 어느 부서인원의 이직으로 인하여 같은 직무수준에서 일어나는 인원의 배치전환을 의미한다. 즉 생산수요가 증가하고 있는 부문에서는 새로운 종업원을 고용해야 하는 반면, 생산수요가 감소하고 있는 부문에서는 기존의 종업원을 일시 해고해야 하는데, 해당 부문의 종업원을 생산수요가 증가하고 있는 부문의 유사직무로 전환시킴으로써 조직전체의 고용안정을 꾀하는 것을 목적으로 하는 배치전환이다.

2) 인력대체를 위한 배치전환(replacement transfer)

이는 조직체 내의 업무량이 전체적으로 감소되고 있는 경우, 이로 인한 잉여인원을 주로 연공 또는 근속연수에 따라서 인원을 조정하는 배치전환 방법이다. 경제불황이나 경영축소로 말미암아 전체적인 인원조정이 필요할 때 주로 연공서열을 중심으로 부서 간의 인원을 재배치시킴으로써 오랜 경력을 가진 구성원들을 보호하면서 조직체의 인력안정을 기하려는 것이 이 배치전환의 목적이다.

3) 근무교대를 위한 배치전환(shift transfer)

하루에 두 번 이상의 교대근무를 운영하고 있는 경우 종업원을 하나의 시간대에서 다른 시간대로 이동시키는 유형이다. 즉 교대근무는 경력개발과 관계없이 수행하는 것으로 업무는 변화되지 않고 다만 근무시간만 바뀌는 전환배치의 한 형태이다. 예를 들면, 주간 반에서 주간 B반 또는 야간 B반으로 이동시키는 것이다.

4) 개선을 위한 배치전환(remedial transfer)

최초의 배치가 적당치 않았거나, 감독자와 동료 사이에 불화가 되었거나, 나이가 너무 많다거나, 건강상태를 보아 전환의 필요성이 요구되거나, 또는 현 직무가 단조로워 싫증이 나서 다른 직무로 옮기기를 원한다든가 하는 여러 가지 이유가 있을 경우 실시되는 배치전환이다.

이상의 배치전환의 유형은 서로가 배타적인 것은 아니며 오히려 상호보완적인 것으로 다목적적인 성격을 띠고 있다. 따라서 이들 배치전환은 인적자원관리 기본방침과 인사이동정책의 테두리 안에서 실시되어야 한다.

Ⅲ 승진관리

1. 승진관리의 의의

1) 승진의 의의

승진(promotion)이란 종업원이 상위직무로 수직 이동하는 것으로 일반적으로 조직내에서 권한, 보상, 책임이 함께 수반되는 신분상의 상승을 의미한다. 승진은 더 유리한 직무로의 수직적 이동이기 때문에 대부분의 종업원은 승진을 통해 성장과 발전의 기회를 가지려하며 자기존중 내지 자아실현의 욕구를 충족시킨다. 반면 신분상승 욕구가 충족되지 못할 경우 종업원의 능률과 사기가 저하되고 좌절감을 느끼기도 한다.

특히 우리나라는 유교문화권의 영향으로 인해 체면을 중시하고 권위주의적 위계질서를 중요시하며 보다 높은 지위로 올라가고자 하는 상향의식이 강하기 때문에 승진은 개인의 가치관을 충족시키는데 중심적 역할을 하고 있다.

2) 승진의 중요성

승진은 종업원에게 매우 중요하게 인식되는데 그 이유를 몇 가지 살펴보면 다음과 같은 이유에서이다.

첫째, 개인이 조직에서 보다 높은 자리로 올라간다는 것은 자기 자신, 가족 및 주위 사람들로부터 인정감을 보장해주기 때문이다. 주위 사람들을 만날 때(동창회, 친척모임 등) 자신이 하고 있는 일이 무엇이며 조직에서의 직급이 높으면 자신의 체면을 유지 내지 높이는 기준으로써 그 역할을 하고 있는 것이다.

둘째, 승진은 개인에게 권한(power)의 증가를 가져다준다. 승진은 보다 많은 부하를 지휘할 수 있게 되고 자신의 지배욕구를 충족시켜주는 도구가 된다.

셋째, 승진은 본질적으로 보상의 증가를 가져다준다. 승진이 되면 임금상승이 따르게 되고 임금 상승은 자신에게 생활의 질을 높일 수 있는 중요한 도구가 된다.

넷째, 승진은 개인에게 성장욕구의 충족을 가져다준다. 승진을 하게 되면 지금 수행하고 있는 직무보다 도전적이고 수준이 높은 직무를 부여받기 때문에 자신의 잠재능력을 발휘할 수 있는 기회가 부여된다.

3) 승진의 기준

병원이 합리적이고 효율적인 승진정책을 수행하기 위해서는 승진에 대한 연공주의와 능력주의에 대한 병원의 기본입장이 수립되어야 한다. 연공주의가 사람중심의 인적자원관리라고 한다면 능력주의는 직무중심의 인적자원관리라고 할 수 있다. 연공주의와 능력주의 간에는 상호 간의 장 · 단점이 존재하기 때문에 이의 적절한 조화가 무엇보다 중요하다 하겠다.

(1) 연공주의(年功主義, seniority)

연공주의는 조직구성원의 승진에 있어서 연령, 학력, 근속연수, 즉 시간의 차이에 의해서 승진에 우선권을 주는 제도이다. 이는 근무연수에 비례하여 개개인의 업무능력과 숙련도가 신장된다는 사고가 전제되어 있다. 또한 연공주의가 우리나라의 경우와 같이 동양의 가족주의적 종신고용제, 온정주의, 가족주의, 유교사상, 집합주의, 장유유서 의식 등의 동양적 풍토에 기반을 두고 있다. 그리고 연공을 기준으로 승진이나 보상을 결정할 때에는 평가에 대한 객관성과 신뢰성이 확보되어 안정성을 중시하는 종업원들이나 노동조합사이에 널리 지지를 받아온 원칙이다. 하지만 최근 들어 급변하는 경영환경과 새로운 기술혁신으로 모순과 취약점이 드러나면서 이에 대한 재조명도 불가피하게 되었다. 내용다지기 8-2

(2) 능력주의(能力主義, competency)

능력주의는 조직구성원이 조직의 목표달성에 기여하는 업무수행 능력성과주의에 따라 승진에 우선권을 준다는 것이다. 합리적 사고방식을 강조하는 구미제국에서는 일찍이 발전된 개념이다. 이와 같은 능력주의는 직무와 구분하여 능력을 평가할 수 없

내용다지기 8-2

종신 고용제도

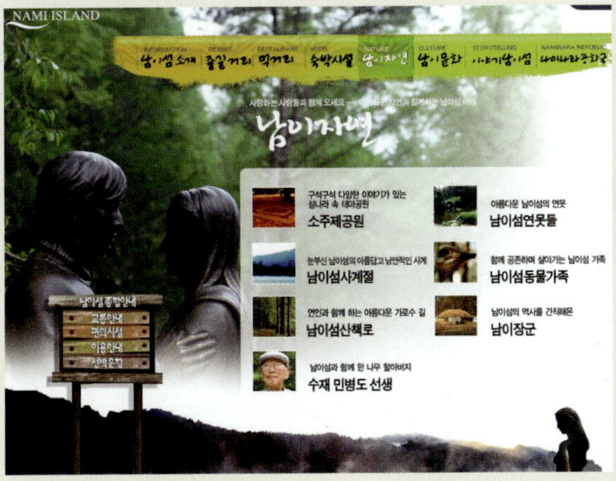

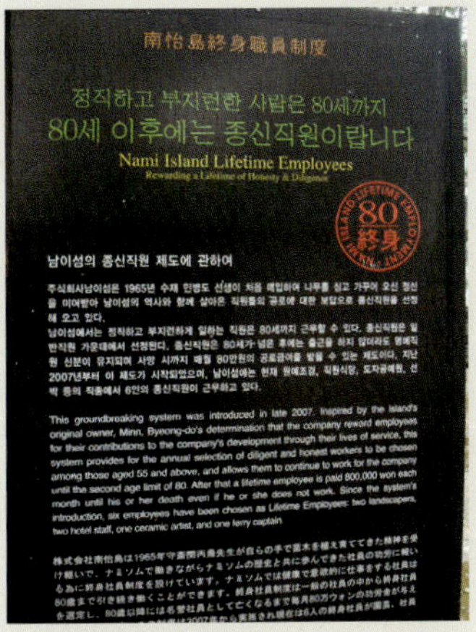

종신고용(終身雇用)은 학교를 졸업하고 한 기업에 취직하여 그 기업에서 정년까지 계속 고용되는 것을 뜻한다. 일본의 대기업에서 정사원을 고용할 때의 일반적인 관행으로 잘 알려져 있다. 1958년에 미국의 경영 컨설턴트였던 제임스 아베글렌(James C. Abegglen)이 자신의 저서 "The Japanese Factory(일본식 경영)"에서 일본식 경영의 특징으로서 종신고용, 연공서열, 기업별 노동조합을 열거하였다. 하지만 최근 들어 일본 기업에서는 경제불황의 여파로 종신고용을 더 이상 고집하기 어려워졌다. 기업체들은 종신고용제를 수정하고 많은 회사들이 정년 이전의 근로자들을 해고하고 새로운 사원을 채용하고 있는 실정이다. 이런 와중에 2010년 독일의 글로벌 엔지니어링 그룹 지멘스가 자국 내에선 이례적으로 종신고용제도를 채택했다. 그리고 우리나라의 (주)남이섬은 2008년부터 종신고용 제도를 도입했다. 종신직원이 되면 80세까지 일할 수 있고, 80세가 넘어도 죽을 때까지 건강보험 혜택과 매달 80만원씩 받을 수 있다. 종신고용제도를 어떻게 받아들이고 운용하느냐에 따라 본래의 취지를 살릴 수 있지 않을까?

으므로 합리적이고 명확한 직무분석 및 직무평가에 기초한 직무분류제도를 그 필수적인 전제조건으로 한다. 능력주의는 서구의 개인주의적 단기고용제, 기독교사상, 합리주의 등 서구적 정신풍토에 기반을 두고 있다.

이러한 능력주의는 조직의 성과를 추구하는 경영자들에게 널리 지지를 받아온 원칙으로서 임금의 급격한 상승, 기술혁신, 노동력의 부족, 개방경제 등의 새로운 경제동향에 대응하여 조직구성원의 직무수행능력을 최대한 활용하여 조직의 효율성을 높이고자 하는 신인사제도의 원칙이라 하겠다. 그러나 개인별 성과나 능력을 측정함에 있어 객관성과 공정성을 확보할 수 있는 제도적 정비가 미흡하여 조직구성원의 불만과 역기능을 초래하기도 하였다.

따라서 능력주의는 합리적이고 명확한 직무분석과 직무평가를 기초로 한 직무분류제도를 그 전제로 하고 있기 때문에 우리나라와 같이 개인별 직무영역이 불투명하고 가족주의적인 경영풍토가 상존하고 있는 상황에서는 그 실효성을 기대하기란 어려운 실정이다.

도표 8-1 능력주의와 연공주의의 비교

구분	능력주의	연공주의
• 승진요소	– 성과, 업적, 직무수행능력 등	– 연령, 학력, 근속연수, 경력 등
• 승진기준	– 직무중심(직무능력기준)	– 사람중심(신분중심)
• 임금	– 주로 연봉제	– 주로 호봉제
• 계층	– 주로 상위층, 전문직종	– 주로 하위층, 일반직종
• 이해집단과 전통	– 주로 경영자가 주장 – 개인주의 – 서구사회	– 주로 노동조합(근로자)이 주장 – 가족주의 – 동양사회
• 특성	– 승진관리의 불안정 – 능력평가의 객관성 확보가 어려움 – 개인중심의 경쟁질서 형성	– 승진관리의 안정성 – 객관적 기준 – 집단중심의 연공질서 형성

자료: 김성수(2010) 일부수정

(3) 연공주의와 능력주의의 조화

연공주의와 능력주의는 각각 특징과 장 · 단점을 가지고 있다. 이를테면 사람중심의 연공주의는 그 적용이 용이하고 또 승진관리의 안정성을 기할 수 있다. 반면 직무중심의 능력주의는 과학적이고 또 합리성을 띠고 있다. 그러나 현대의 인적자원관리는 승진기준의 비중이 점차 합리적 기준으로 강화되고 있으며, 연공주의에서 능력주의로 이행되고 있는 실정이다. 이러한 능력주의로 이행하는 과정에서 연공주의의 장점을 최대한 살려가면서 점진적으로 능력주의를 받아들이는 절충주의 방식을 취하는 경향이 강하게 나타나고 있다.

연공주의와 능력주의를 가미하여 승진방침을 설정하고자 하는 경우에는 다음과 같은 기본적인 방법을 활용할 수 있을 것이다.

① 기술수준이 낮은 직무군에 대해서는 연공요소에 더 많은 비중을 두고, 기술수준이 높은 직무군에 대해서는 능력과 성과요소에 더 많은 비중을 둔다.

② 동일한 기술수준의 경우에 급여액이 낮은 종업원 군에 대하여는 연공요소의 비중을 더 많이 두고 급여액이 높은 종업원 군에 대해서는 능력과 성과요소의 비중을 더 많이 둔다.

③ 성과의 차이가 적은 직무군에 대해서는 연공요소에 더 많은 비중을 둔다.

④ 근속연수가 적은 종업원에 대해서는 특정기간 동안 연공요소의 비중을 많이 두고, 근속연수가 증가함에 따라 성과요소의 비중을 높여간다.

2. 승진관리의 기본원칙

병원마다 고유의 경영이념 및 조직문화, 조직이 처한 환경 등이 달라도 다음과 같은 기본적인 원칙은 보장되어야 종업원들의 불편과 사기저하를 방지할 수 있다.

1) 적정성의 원칙

승진할 직위의 수가 적정하여 종업원들이 승진할 능력과 시기가 되었을 때 승진이 가능해야 한다. 승진의 자격과 시기가 되었음에도 불구하고 정체현상으로 승진할 자리가 없다면 적정성이 없는 것이다. 따라서 과거 선배들의 승진연한과 비슷한 속도를 유지하도록 장기계획을 세워야 하며 비슷한 규모의 타 병원들과 비교해서 큰 차이가 나지 않도록 승진이 이루어져야 한다. 이러한 고려가 없이 승진이 이루어지다보면 호황일 때 승진을 많이 시켜 오히려 관리자가 하위실무자보다 많아지는 현상도 주변에서 흔히 볼 수 있다.

2) 공정성의 원칙

승진대상자들에게 승진의 기회를 공정하게 배분해야 함은 당연하다. 그럼에도 불구하고 공정성원칙이 지켜지지 않아 누구는 승진되고 다른 사람은 안된다든지, 또는 승진이 특정 부서에만 치우치고 다른 부서에는 승진기회가 주어지지 않는다면 종업원들의 불만이 증가되어 이직과 탈퇴현상이 빈번하게 일어난다. 따라서 승진기준을 종업원들과 같이 만들고 승진평가 과정을 공개하여, 승진결정 과정이 공정했다는 사실을 알려주는 것이 바람직하다.

3) 합리성의 원칙

이는 승진결정에 영향을 미친 평가요소를 합리적으로 선택하여 평가했는지의 문제이다. 일반적으로 연고주의(혈연, 지연, 학연 등)에 입각한 승진관리는 비합리적인 것이며 개인의 성과, 근속연수, 자질, 능력 등과 같이 조직의 업무수행이나 목표달성과 관련성이 있는 기준에 따른 승진관리는 합리적인 것으로 인정받고 있다. 내용다지기 8-3

내용다지기 8-3

임원이 되는 사람에겐 '승진 DNA' 따로 있다?

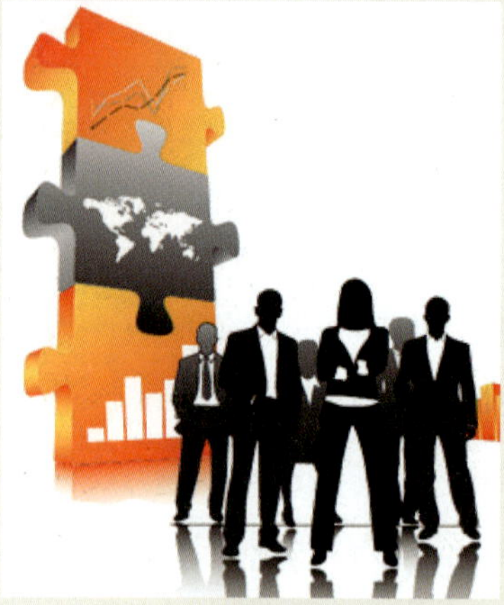

오래된 인재 논쟁이 있다. '능력과 태도'이다. 성격 나쁜 사람과는 일해도 능력 없는 사람과 함께 일을 못하겠다고 하는 사람이 있는 반면, 능력은 가르치면 되지만 성격이나 태도는 가르칠 수 없다고 하는 사람도 있다. 정답은 없다. 리더의 스타일만 있을 뿐이다. 임원급 인재 선발에는 여기 덧붙여 한 가지 요소가 더 들어간다. '신뢰'이다. 능력도 성격도 좋지만, 믿을 수 없는 사람을 임원으로 선발할 리더는 없다. 요즘 청소년들 사이에 회자되는 "외모는 예선, 마음은 본선이다"라는 말처럼, '능력은 예선, 신뢰는 본선'인 셈이다. 미래를 준비하는 기업은 임원이 될 가능성이 있다고 판단되는 인재에 대해 특별히 지원해 육성하는 프로그램을 운영해 왔다. 왜 그럴까? 요즘처럼 경력직을 선호하는 분위기에서, 다른 기업에서 투자하고 훈련시킨 임원을 영입한다면 훨씬 적은 비용으로 즉각적인 효과를 누릴 수 있을 텐데 말이다. 역시 신뢰의 문제이다. 기업의 1%, 별이 되는 사람들은 이러한 능력, 태도(성격), 신뢰를 모두 갖추고 검증된 사람들이다. 그러면 그 능력, 태도, 신뢰의 실체는 무엇일까? 먼저 능력은 해당 직무 분야의 전문성은 물론, 전략 및 재무 감각을 포함한다. 전문성이 높아도 전략 및 재무 감각을 갖고 있지 않다면, 자문위원의 성격이 강한 전문 임원이 될 수는 있을지 몰라도 실질적인 임원이 되기는 어렵기 때문이다. 핵심 인재를 전문성과 다양성을 아우를 수 있는 'T자형 인재'라고 하는 이유도 여기에 있다. T자형 인재를 선호하는 또 하나의 이유는 이들이 대개 자학 · 자습 능력을 가지고 있기 때문이다. 학교나 기업의 교육 체계에 의존하는 99%의 평범한 사람들은 T자는커녕 1자형 인재가 되기도 쉽지 않다. T자형 인재는 창의력과 열정으로 이 틀을 뛰어넘어 놀라운 방식으로 지식과 경험을 습득한다. 다음은 태도(성격)이다. 인간성을 말하는 것이 아니다. 만일 그렇다면, 사람 좋은 만년 과장님이 임원이 되어야 마땅하다. 기업에서 말하는 태도란, 성과와 연결될 수 있는 덕목, 즉 관리자로서의 자질과 태도를 말한다. 어느 대기업에 임원급 대리로 불리는 사람이 있다. 자신이 며칠 동안 야근하면서 연구한(대단치 않아 보이는) 업무 노하우를 주위 사람들에게 알려주느라고 또 야근을 하는 사원이었다. 이 사원은 지식을 공유함으로써 더 많은 지식을 창출할 수 있다고 믿는 사람이었다. 지식정보 사회에서는, 자신이 아는 지식을 승진의 무기로 이용하는 사람보다는 자신의 지식을 나눔으로써 더 큰 가치를 생산하려고 하는 사람이 리더십을 발휘해 임원이 되는 법이다. 마지막으로 신뢰이다. 신뢰는 1970년대식 충성을 의미하지 않는다. 내부의 허물을 감싸되, 오류를 예방하고 난관을 지혜롭게 돌파해낼 수 있는 역량을 의미한다. 과거에는 '신뢰=충성'으로 해석되어 '우리 회사'에서 20년 이상 성장한 사람이 핵심 임원으로 선발되었다. 지금은 핵심 임원을 외부에서 수혈받기도 한다. 전문적인 평판 조회를 통해 신뢰를 검증할 수 있게 되었기 때문이다. 신뢰를 깨는 행동은 단 한 번뿐일지라도 임원으로 가는 길에 치명적이다. 실제로 최종 면접 뒤 합격 단계에서 이 '단 한 번'으로 인해 탈락하는 경우를 보았다. 다 된 죽에 코 빠뜨려서는 안 될 것이다.

3. 승진의 유형

승진제도(promotion system)는 사람중심의 연공주의에 입각한 승진제도, 직무중심의 능력주의에 입각한 승진제도, 그리고 이 양자를 절충한 자격주의에 입각한 승진제도로 구분할 수 있으며, 이에 따른 구체적인 유형으로서 연공승진제도, 직위승진제도, 자격승진제도, 대용승진제도 등을 들 수 있다.

도표 8-2 승진제도의 유형

사람중심주의	연공승진제도
직무중심주의	직위(직계)승진제도
절충중심주의	자격승진제도, 대용승진제도

1) 연공승진제도

연공(年功)승진이란 근속연수, 학력, 경력, 연령 등 개인적인 연공과 신분에 따라 상위직급으로 승진시키는 제도이다. 연공승진이 필요한 이유로는 첫째, 상사의 주요 역할은 리더십이며, 리더십은 조직의 사정과 구성원들을 잘 아는 조직경험이 많을 때 잘 발휘 될 수 있으므로 근속연수가 많은 사람을 우대하는 연공승진제도가 적합하다는 것이다. 둘째, 병원의 업무수행은 부나 과 단위로 이루어지고 있으므로 부서 간의 원만한 조정을 위해서는 병원내 연공이 많이 쌓인 사람이 적합하므로 연공승진제도가 적합하다는 것이다.

과거 동양의 많은 기업에서 널리 사용되어 왔던 이 제도는 현재의 급변하는 환경에서는 합리적이지 못하다는 이유로 쇠퇴하고 있지만, 아직도 많은 조직에서 연공의 중요성을 인정하고 있어 연공요소를 승진결정에 상당부분 반영하고 있는 것이 현실이다.

2) 직위승진제도

직위(職位) 또는 직계(職階)승진제도는 직무중심적 능력주의에 입각한 것으로 먼저 직무를 분석 · 평가하고 이를 바탕으로 직무등급을 확정하여 직위관리체계를 확립한 후에 그 직무의 적격자를 선정하여 승진시키는 방법이다. 즉 직무내용의 종류와 필요 지식, 기술, 난이도 및 책임의 정도를 기준으로 직무자격 요건에 적합한 경험, 능력, 숙련, 기능 등을 가진 사람을 승진시키는 방법이다.

이러한 직위(직계)승진 중에서 직무의 등급보다는 업무분야별로 책임의 크기와 관장하는 부하의 수의 크기에 따라 사원, 대리, 과장, 차장, 부장 등 여러 계층의 직위를 설정하고 상위계층으로 이동시키는 것을 직급승진이라고도 한다. 우리나라 조직의 대부분은 직계승진이라기 보다는 직급승진에 해당된다고 할 수 있다. 이러한 직계 혹은 직급승진제도를 운영하는 경우 상위직급은 한정되어 있고, 승진자격을 갖춘 사람은 점차 늘어나기 때문에 승진적체현상이 발생하고 이로 인해 종업원들의 사기저하 또는 조직이탈 현상이 발생한다. 특히 고도 성장기에서 안정 성장기로 넘어가게 될 때 승진적체현상은 심해지는데 이러한 문제를 해결하는 방법으로 자격승진, 대용승진, 혹은 팀제 등이 활용되기도 한다.

3) 자격승진제도

자격(資格)승진제도는 연공주의의 장점을 살리면서 능력주의의 합리성을 가미시킨 절충적인 승진제도이다. 담당하는 직위와는 관계없이 각 종업원에게 갖추어진 개인적 자격요건을 조직내의 공식적인 자격으로 인정하고 상위급의 대우를 하는 것이다. 즉 승진에 일정한 자격(직무수행능력, 즉 직능)을 설정해 놓고 그 자격을 취득한 사람을 승진시키는 제도이다. 예를 들면, 6급사원이 5급사원이 되거나, 과장 5호봉에서 6호봉으로 올려주는 경우이다. 직능등급이 오른다고 직급이 오르는 것은 아니지만 적어도 직급승진을 위해서는 그에 해당하는 직능승진이 필수적이다. 직능등급의 승진은 상위직급의 공석과는 무관하게 개인의 연한이 차고 자격이 되면 승진시킬 수 있으므로 매우 합리적으로 운영될 수 있다. 직능승진제도에 의해 개인의 직능이 상위등급으로 이동할 경우, 자격의 상승을 의미하기 때문에 '승격(昇格)'이라고 한다.

이러한 자격승진은 승진기준으로 경력, 학력, 연령, 근속연수, 근무실적 등 개인에 속하는 형식적 요소만을 고려하는 신분자격승진과 지식(knowledge), 기능(skill), 태도(attitude) 등의 개인능력을 평가하여 장래의 유용성이나 신장 정도에 의해 승진을 결정하는 능력자격승진이 있는데, 일반적으로 자격승진제도라 하면 능력자격승진을 의미한다.

4) 대용승진제도

대용(代用, surrogate)승진은 준승진(quasi-promotion)이라고도 하는데 임시직급이나 대우제도 등이 이에 해당한다. 대용승진제도는 자격승진제도와 같이 조직내의 공식적인 자격을 인정하고 거기에 따라 승진시키는 것이 아니라, 승진은 시켜야 하나 담당직책이 없을 경우 인사체증과 사기저하를 방지하기 위하여 직무내용상의 실질적인 승진은 없이 직위명칭 등의 형식적인 승진만을 하는 경우이다. 물론 승진에 따른 부수적인 혜택이라 할 수 있는 임금, 복지후생, 사회적 신분우대 등은 새로운 직위에 맞추어 받게 된다. 따라서 실질적인 측면인 직책과 그에 따른 권력구조는 변함이 없고 단지 명칭상 형식적인 측면의 승진만 이루어지게 된다.

4. 합리적 승진관리

승진관리는 조직의 성과와 종업원들의 직장내 목표라는 측면에서 중요한 역할을 하기 때문에 효과적이고 공정하게 이루어져야 함에도 불구하고 합리적이지 못한 승진으로 인해 조직내 불화와 조직의 성과저하라는 문제가 빈번하게 발생한다. 따라서 앞에서 제시한 승진관리의 원칙을 준수함과 동시에 다음과 같은 보다 세부적인 고려사항과 절차를 통해서도 구현되어야 한다. 내용다지기 8-4

1) 승진계획의 수립

승진계획은 승진제도의 핵을 이루는 보다 구체적인 규정으로서 특정 직위의 집단에 대하여 종업원을 승진시킴에 있어서 따라야 할 절차나 기준을 정하는 것이다. 이와 같은 승진계획을 수립할 때 주의해야 할 사항들을 열거하면 다음과 같다.

① 승진계획은 승진방침에 따라 조직내의 모든 적용 가능한 직위에 대하여 승진

내용다지기 8-4

호랑이 잡아 승진한 사람

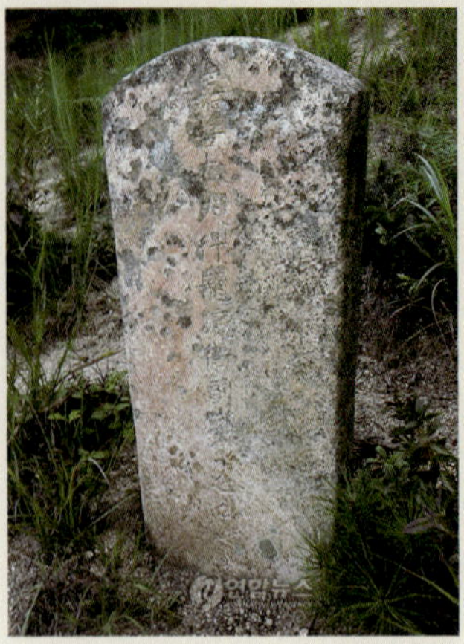

울산시 동구 마골산 불당골에는 '착호비'라는 비석이 있다. 울산시 동구지역에서 호랑이와 관련된 다양한 민담이 전해져 오는데 착호비는 조선시대 호랑이 덕분에 승진한 하급관리의 기록을 담고 있다. 당시 동구에 위치한 국영목장을 관리하는 하급관리인 전후장이 조선 영조 때 호랑이 6마리를 잡아 가선대부로 승진했다는 기록이 조선시대 승정원 일기와 2003년 발견된 착호비에 남아있다.

계획을 수립하고 실시하여야 한다.

② 승진계획을 수립하거나 진행 중인 승진계획을 수정하고자 할 경우에는 반드시 조직구성원의 의견을 참조하여야 한다.

③ 승진계획은 인력계획, 모집계획, 교육훈련계획 등과 같은 다른 부문의 인사계획과 조화를 이룰 수 있어야 한다.

④ 승진계획이 어떤 절차에 의하여 경영되고 있는가를 종업원들이 언제나 알 수 있도록 해야 한다.

⑤ 승진계획은 모든 종업원에 대하여 통일적이고 공평하게 적용되어야 한다.

2) 객관적인 승진요소 결정

승진결정을 위해서는 많은 요소를 고려해야 한다. 예를 들면, 능력, 학력, 근속연수, 경력, 승진시험, 교육훈련 평가, 추천, 최고경영진의 후원 등 다양한데 이를 구분하면 능력요소, 연공요소, 승진시험 등으로 구분할 수 있다.

능력요소는 일반적으로 기술적 능력(technical skill), 인간적 능력(human skill), 그리고 개념적 능력(conceptual skill)등으로 구분하여 승진 직급에 따라 그 중요성을 달리하여 사용하는 것이 일반적이다. 예를 들면, 고위관리자는 주로 개념적 능력을, 하위관리자는 주로 기술적 능력을 승진결정 요소로 보는 경우이다. 연공의 대표적인 요소로는 근속연수라고 할 수 있으며 이외에도 채용형태(공채, 특채 등)나 학력 등을 연공요소로 고려하기도 한다. 또한 조직에 따라서는 승진에 필요한 시험을 치루기도 한다. 시험형태는 구술면접시험, 논술시험, 실기시험 등이 치루어진다.

3) 공식적인 승진절차의 수립

승진은 조직구성원의 가장 중요한 관심사 중의 하나이므로 조직 전체의 성과와 구성원의 동기부여 그리고 능력개발의 관점에서 공정하게 다루어져야 한다. 만일 승진관리가 합리적이지 못하면 조직내의 기강이 바로 서지 못하고 조직구성원의 사기저하는 물론 조직에 대한 불신과 구성원 간의 반목을 초래할 수 있다. 따라서 승진은 합리적인 계획과 절차에 따라 수행되어야 하며, 이를 위해 승진방침, 승진결정, 승진경로, 승진자격요건 등을 명확히 하여 구성원들에게 인식시키고, 승진결정에 이의가 있는 경우에는 이를 재검토 할 수 있는 공식적인 제도와 절차도 마련해야 한다.

4) 경력관리와 연계된 승진관리

승진관리가 효과적으로 운영되기 위해서는 양성된 인재의 배분만을 고려할 것이 아니라 종업원의 성취동기를 자극하고 자아발전을 해 나갈 수 있도록 종업원의 경력관리 차원에서 운영되어야 한다.

5) 승진사후관리

승진이 내정되었다 하더라도 이를 거부할 수도 있으므로 사전에 승진내정자의 최종의사를 확인하여야 하며, 승진이 확정된 경우에는 직무재배치를 신속하게 하여야 한다. 한편 승진에 누락된 종업원은 좌절, 불만, 실의에 빠질 가능성이 있으므로 그들의 마음을 달래는 대책을 강구하는 것도 필요하다.

IV 징계관리

1. 징계관리의 의의

1) 징계의 필요성과 의의

대부분의 사람들은 조직구성원으로서 조직체의 목적 달성에 기여하고 있고, 조직체와 동료 구성원들의 기대수준에 맞는 행동을 하고 있다. 그러나 극소수의 구성원들이 전체 구성원들의 일반적인 행동기준에 어긋나는 행동을 취함으로써 조직체의 목적 달성과 조직구성원 간의 상호관계에 위협을 줄 수 있다. 따라서 조직은 이러한 역기능적 행동을 억제할 필요성이 있다. 조직이 조직목표를 달성하기 위해 조직구성원들에게 기대하는 최저의 행동기준을 설정하고 이를 위반하는 구성원에 대해 적절한 조치를 취하는 인적자원관리 과정을 징계(discipline)라고 한다.

2) 징계대상 행동

조직은 조직에 해가 되는 행동을 명시하고, 그러한 행동이 발생할 경우 징계에 처한다는 것을 사규에 명시하며, 그러한 사규를 준수할 것을 약속하는 서명을 받는 것이 관례이다. 조직에 따라 차이는 있으나 대체로 부당한 태업, 파업, 노조협약사항이나 중재사항을 이행하지 않는 경우, 상사에 대한 부당한 또는 의도적인 불복종이나 반항 행동을 하는 경우, 서류나 정보자료를 위 · 변조하는 경우, 고용계약에 합의된 사항을 이행하지 않거나 성과가 부진한 경우, 일정수준 이상으로 무단결근하거나 지각하는 경우, 근무 중 음주하거나 마약소지 또는 복용하는 경우, 절도행위 및 도박행위를 하는 경우, 조직의 자산을 고의적으로 파괴하는 경우, 그리고 안전 및 건강관리 규정을 고의적으로 위반하는 경우 등을 징계대상 행동으로 정하고 있다. 내용다지기 8-5

3) 징계관리의 효과

조직에 해가 되는 다양한 행동을 징계대상으로 규정하여 관리하는 경우 다음과 같은 효과를 기대할 수 있다.

내용다지기 2-4

부엉이 걷어찬 축구 선수 징계

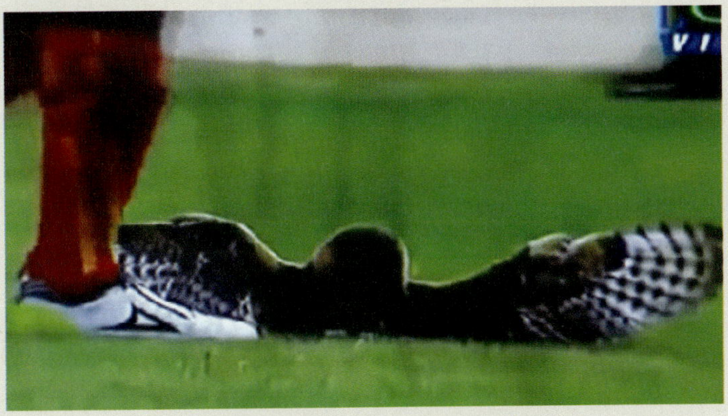

축구 경기 도중 경기장에 앉아 있는 부엉이를 걷어차 죽게 한 축구 선수가 결국 징계당했다. 콜롬비아축구협회는 데포르티보 페레이라의 수비수 루이스 모레노에게 벌금 560달러(약 62만원)과 2경기 출장정지 징계를 내렸다. 콜롬비아에서 열린 데포르티보-아틀레티코전에서 벌어진 일 때문이었다. 경기가 한창이던 그라운드에 부엉이 한 마리가 앉은 것이 사건의 발단이었다. 부엉이는 페널티 박스 근처에 앉아 있다가 모레노가 찬 공에 맞고 쓰러졌다. 주심은 부엉이를 치우려고 경기를 멈췄다. 모레노는 공을 밖으로 걷어내듯 다친 부엉이를 그라운드 밖으로 찼다. 부엉이는 동물병원으로 옮겨져 치료를 받다가 쇼크로 숨졌다. 공교롭게도 부엉이는 홈팀 아틀레티코의 마스코트였다. 아틀레티코 팬들은 모레노에게 "킬러"라며 야유를 보냈다. 모레노는 "부엉이가 날아갈 수 있는지 확인해보려고 했다"며 궁색한 변명을 했지만 성난 팬들은 분을 삭이지 못했다. 콜롬비아 축구협회는 "부엉이는 바랑키야(아틀레티코주의 주도)의 상징이다. 과격한 행위로 홈팬들을 도발하려는 모습으로 인정된다"며 징계사유를 밝혔다.

(1) 징계대상 행동의 예방 효과

징계는 징계방침과 규정을 명확히 하고 징계대상 행동이 발생하지 않도록 사전에 충분한 고지와 주의를 촉구함으로써 징계대상 행동의 발생을 사전에 예방할 수 있는 효과를 가져 온다.

(2) 행동개선 효과

위반행위를 하거나 그러한 징후가 보이는 종업원에게 징계규정을 중심으로 상담, 지도, 자기반성의 기회 등을 통해 종업원의 행동을 바람직한 방향으로 개선해 나가는 효과를 얻을 수 있다.

(3) 처벌 효과

사전에 충분히 고지하였음에도 불구하고 최소한의 행동규칙을 위반한 종업원에 대해서 벌칙을 적용함으로써 해당 종업원의 규칙위반 행동을 중단시키는 효과가 있다. 징계에 의해 중단효과를 얻기 위해서는 해당 벌칙은 적어도 위반으로 얻을 수 있는 이익보다 벌칙으로 받게 되는 불이익이 더 커야한다. 그러지 않을 경우 위반행위는 일시적으로 중단될 뿐 지속성을 갖지 못하게 된다.

2. 징계시스템의 설계

징계시스템 설계에는 두 가지 접근방법, 즉 처벌을 강조하는 전통적인 방법과 종업원의 행동개선을 목적으로 하는 방법이 있다. 전통적 접근은 처벌을 위한 징계에 중점을 두는 반면, 행동개선 목적의 징계는 징계의 타당성과 종업원 자신의 자기통제에 의한 행동변화를 강조하고 있다.

도표 8-3 징계관리 접근방법

전통적 징계	행동개선 목적의 징계
• 경영층의 일방적 방침 설정 • 처벌목적 강조 • 선례에 의한 처벌 • 규정에 의한 예외 없는 처벌 • 일률적인 처벌 강조 • 홍보를 통해 준법행동을 강화	• 징계의 정당성과 합법성 강조 • 행동개선 강조 • 선례 참조 • 조직의 목적에 따른 신축적 징계 • 징계시스템의 주기적 평가 • 자기통제 및 유도 강조

두 방법 중 행동개선목적의 징계가 더 바람직한 것은 물론이다. 행동개선 목적을 위한 징계시스템을 설계하려면 도표 8-4와 같은 몇 가지 기본요소를 갖추어야 한다.

1) 합법적인 징계시스템 설계

징계방침과 규칙은 종업원들의 지지와 협조를 얻을 수 있는 내용으로 설정되어야 한다. 조직구성원이 받아들일 수 없는 징계방침과 규정은 합법성이 없으며, 그 목적이 의문시될 수 있다. 징계규정은 조직구성원 전체의 가장 근본적인 목적과 이를 달성하는데 필요한 최저 행동기준을 중심으로 설정되어야 한다.

도표 8-4 징계시스템 설계과정

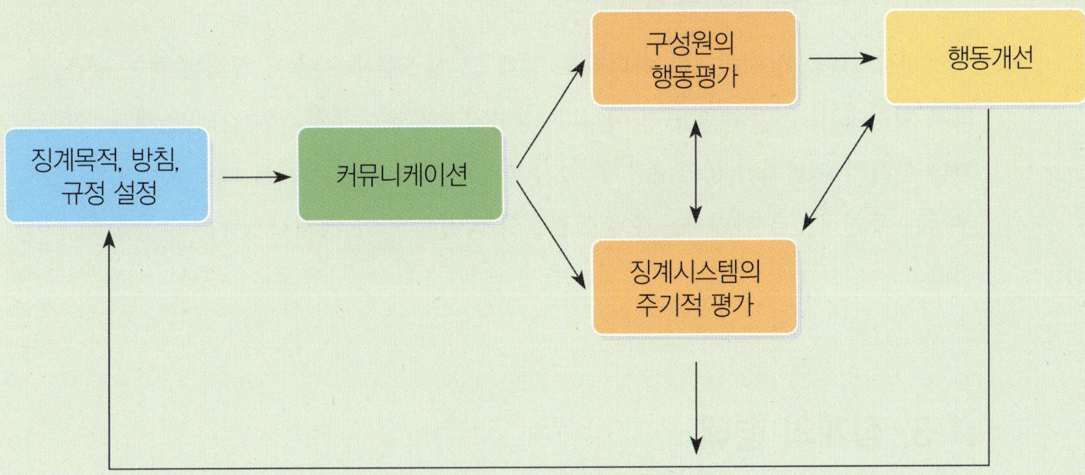

2) 징계체계에 대한 충분한 커뮤니케이션

징계방침과 규칙이 결정된 후에는 그 내용이 모든 종업원들에게 명확하게 전달되어야 한다. 이를 위해 종업원들에게 징계방침과 규칙을 설명한 책자를 준비하여 배부하고 실무자의 직접적인 커뮤니케이션을 통해 이를 이해시켜야 한다. 징계방침과 규정을 설정하는데 있어 관리자들이 참여하게 되면 보다 공정하고 실현가능한 징계시스템이 설계될 수 있으므로 실제 커뮤니케이션에 있어서도 그들의 적극적인 협조를 얻을 수 있다.

3) 징계대상 행동의 명확화와 개선행동 제시

종업원의 징계대상이 되는 행동을 문서에 기록하는 경우 애매하게 표현되는 것이 일반적이며, 경우에 따라서는 종업원들은 자신들이 왜 징계되어야 하는지를 이해할 수 없고, 징계조치를 수용하지 못하는 경우도 있다. 따라서 징계대상이 되는 행동들을 사전에 분석 · 평가하여 사례 등을 제시함으로써 종업원들 스스로 어떠한 행동이 징계대상이 되며, 어떤 처벌을 받는지를 알 수 있도록 하여야 한다. 그리고 가능하면 징계행동사례 외에도 상황별로 바람직한 행동사례를 제시하는 것도 도움이 된다.

4) 징계시스템의 주기적 평가

징계시스템을 설정하였다 하더라도 실제 그 시스템에 맞추어 징계를 하는 것은 관리자 입장에서 그리 쉬운 일이 아니다. 상사입장에서는 부하직원 간의 관계가 악화되거나 부서의 분위기가 험악해질 수 있기 때문이다. 이러한 문제를 해결하기 위해 인사부서는 주기적으로 관리자들과 종업원들의 의견을 받아 징계시스템을 수정해 나가야 한다.

3. 징계의 형태

1) 경고와 견책

경고나 견책은 징계의 수위가 약한 형태로서 위반의 정도가 약하거나 초행인 경우에 많이 사용하는 징계방법이다. 경고는 구두 경고와 서면 경고가 있으며, 시말서의 제출을 요구하지 않는 일종의 훈계로서의 의미를 지니고 있다. 반면 견책은 사용자가 근로자의 위법한 부당행위에 대하여 이를 반성토록 하고 또 장래에 다시 반복되는 일이 없도록 시말서를 제출하도록 하는 것이 일반적이다.

2) 감봉(감급)

감급은 종업원의 노무제공 태만이나 직장규율 위반에 대한 제재로서 근로자가 받는 임금액에서 일정액을 공제하는 것을 말한다. 국가공무원법에 의한 공무원의 경우에는 감봉은 1월 이상 3월 이하의 기간 동안 보수의 3분의 1을 감한다.

3) 정직 또는 출근정지

정직 또는 출근정지는 근로관계를 존속시키면서 근로자의 노무제공을 일정기간 금지시키며 그 기간 동안의 임금을 지급하지 않는 것을 의미한다. 출근정지 기간에는 임금이 지급되지 않으며 해당기간은 근속연수에도 포함되지 않는 것이 일반적이다. 국가공무원법상 공무원의 정직은 1개월 이상 3개월 이하의 기간으로 하고, 정직 처분을 받은 자는 그 기간 중 공무원의 신분은 보유하나 직무에 종사하지 못하며 보수의 3분의 2를 감한다.

4) 징계해고

징계해고는 징계처분 중 가장 강력한 것으로 근로관계를 소멸시키는 사용자의 일방적 의사표시이다. 해고는 최후수단으로 사용되어야 하며 해당 부서관리자는 상위관리층과 인적자원관리부서 그리고 인사위원회와 충분히 협의하여 결정해야 한다. 징계해고와 비슷한 용어에 정리해고(dismissal)가 있다. 이는 긴박한 경영상의 이유로 적용되는 것으로 징계로 이루어지는 징계해고와는 다른 것으로 개인별로 이루어지는 것이 아니라 집단으로 이루어지며 일시에 이루어지는 경우가 많다.

도표 8-5 징계의 종류

징계의 종류	내 용
• 경고	구두, 서면 등으로 잘못을 지적, 훈계
• 견책	반성과 장래에 두 번 다시 반복되는 일 없도록 경고
• 감봉	임금에서 일정액의 금액을 공제 처분
• 정직/출근정지	신분은 보유, 출근정지, 노무의 수령거부 임금미지급
• 강등	직급을 상위에서 하향시키는 처분
• 권고사직	징계대상자에게 사직을 권고
• 징계해고	노동관계를 단절하는 가장 무거운 제재방법

학습내용

1. 인사이동을 하는 목적과 그 원칙을 설명할 수 있어야 한다.
2. 배치전환의 필요성과 목적, 배치전환의 유형을 설명할 수 있어야 한다.
3. 승진의 중요성과 승진기준을 설명할 수 있어야 한다.
4. 승진의 기본원칙과 승진의 유형을 설명할 수 있어야 한다.
5. 합리적인 승진관리의 원칙을 설명할 수 있어야 한다.
6. 징계가 필요한 이유와 징계의 형태를 설명할 수 있어야 한다.

그 길을 추억하며

안희선

여기 길이 있어요
깊은 밤, 까아만 어둠 속에

바닷가 국도를 바람따라 가다 보면,
당신이 있는 곳에 닿을 수 있겠죠

바다를 만질 수 없어요
아마도 내 감각은 너무 오래 잠 들었나봐요

어둠 속에서도 바다는 푸른 빛,
밤하늘의 별들이 그렇다고 말하네요

이제, 당신이 있는 곳에 도착합니다
머얼리 당신의 미소가 보여요

다시 보니 눈물이네요

내 슬픈 계절 속에
언제나 당신의 모습이 그랬던 것처럼

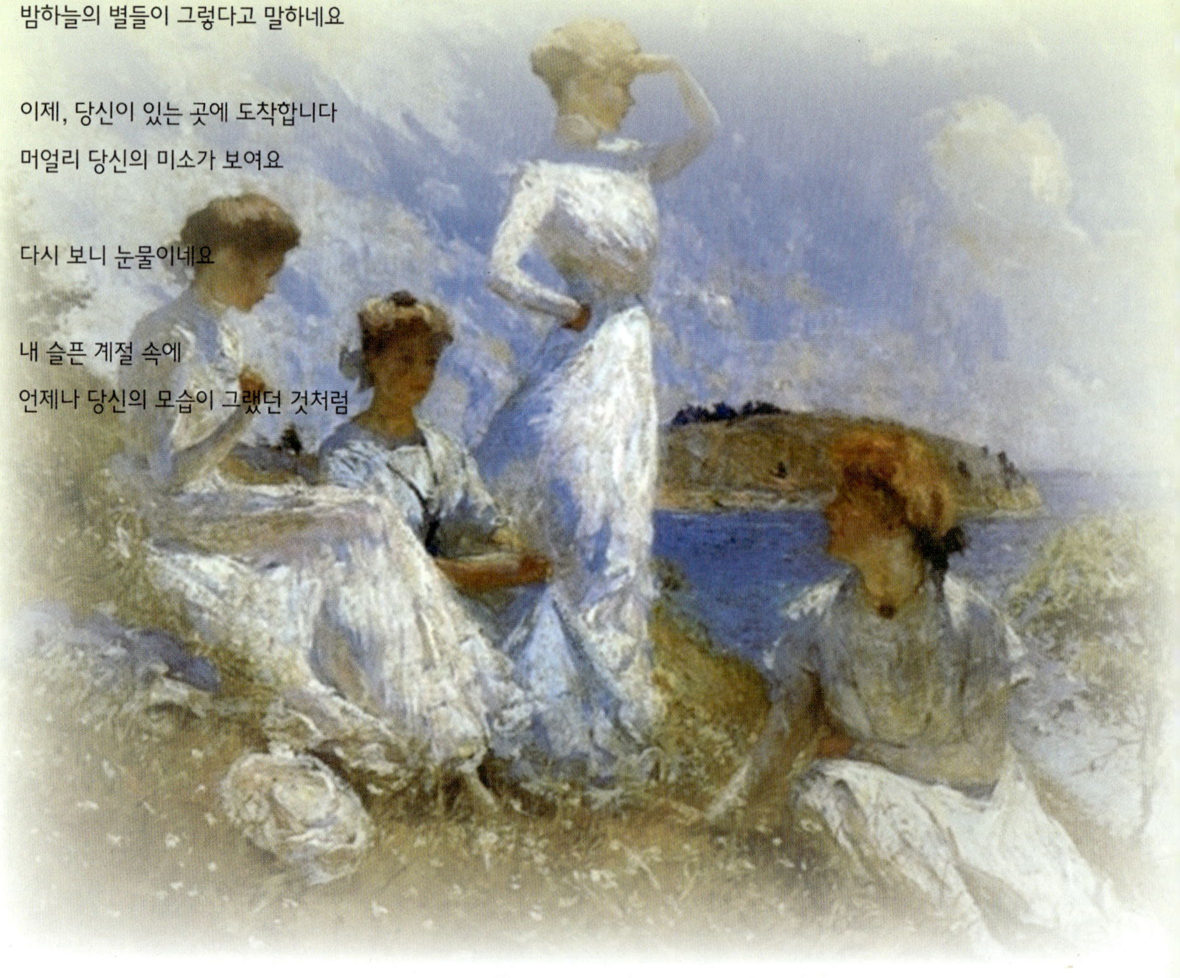

제9장
임금관리

임금은 생산성 향상의 중요한 도구이면서 종업원의 소득의 원천이기 때문에 효율적인 관리가 요구된다. 조직의 입장에서 임금은 비용이 되고 종업원의 입장에서 보면 소득의 원천이 된다. 따라서 임금은 적정성, 공정성, 합리성 원칙에 의해 지급되어야 한다. 임금의 적정성 관리를 위한 임금수준은 생계비, 기업의 지불능력, 기타 노동시장에 의해 정해지고, 공정성 관리를 위한 임금체계의 구성요소는 기본급, 수당, 상여금, 퇴직금 등이 있다. 또한 임금의 합리성 관리를 위한 임금형태는 시간급과 성과급이 있다. 성과급에는 개인을 단위로 하는 개별성과급제와 집단이나 팀을 단위로 하는 스캔론 플랜, 럭커플랜 등이 있다. 마지막으로 개별종업원의 능력, 실력 및 공헌도를 평가하고 계약에 의해 임금액을 결정하는 연봉제에 대해 알아본다.

I 임금관리의 의의

1. 임금의 개념

1) 임금의 의의

종업원은 조직(병원)에 공헌을 하면서 조직으로부터 무엇인가를 얻는데, 그것은 경제적인 보상 외에 승진, 칭찬, 인정감, 생활안정 등의 비물질적인 것까지도 포함된다. 이것을 통틀어 개인이 조직으로부터 받는 보상이라고 한다면, 그 속에는 심리적 만족감인 내적보상까지 포함된 것이다. 그러나 인적자원관리에서 보상관리라고 할때는 고용관계의 일부분으로서 종업원이 조직으로부터 받는 금전적 보상과 서비스적 복리후생을 말한다. 이러한 보상에는 직접보상인 임금과 간접보상인 복리후생으로 나뉘면서 전자는 임금관리(급여관리), 후자는 복리후생(복지관리)이라는 명칭으로 다루게 된다. 보상이 이처럼 포괄적 의미가 있기 때문에 '보상관리'가 곧 '임금관리'처럼 사용되기도 한다. 사실 여러 가지 보상유형 중 임금이 대부분을 차지하기 때문에 이 두 개념을 혼용하여 사용해도 무방하지만 보상관리가 임금관리보다 포괄적인 개념만은 틀림없다.

임금과 유사한 용어로는 급여, 월급, 봉급, 급료 등 다양하게 사용되고 있으나 내용은 동일하다고 볼 수 있다.

2) 임금의 정의

우리나라 근로기준법에는 "임금이란 사용자가 근로의 대가로 근로자에게 임금, 봉급, 그 밖에 어떠한 명칭으로든지 지급하는 일체의 금품을 말한다"라고 정의하고 있다. 따라서 임금은 다음과 같이 정리할 수 있다.

- 임금은 사용자가 근로자에게 지불하는 것이어야 하므로 사용자가 아닌 자가 지급한 것은 보수의 성격을 띠어도 임금이 아니다.
- 근로의 대가로 지급된 것이어야 하며 사용자가 근로자에게 주는 것이라도 은혜적(경조비, 혼인비용 등)으로 지급한 금품이나 실비변상(출장비, 판공비, 기밀비, 교제비 등)한 것은 포함하지 않는다.

• 모든 금품이므로 사용자가 근로의 대가로 지급한 것이라면 현금은 물론 현물도 포함한다.

3) 임금의 지급원칙

우리나라 근로기준법에는 임금지급의 원칙을 정하고 있다.

(1) 통화지불의 원칙

사용자는 근로자에게 통화로서 임금을 지급하여야 하며, 근로자에게 불리한 현물급여는 금지된다. 법령이나 단체협약에 의한 예외를 제외하고 임금은 화폐(은행권과 주화)로 지급되어야 한다. 다만, 은행에서 발행하는 자기앞수표는 통화지불의 원칙에 위배되지 않는다.

(2) 직접지불의 원칙

임금은 근로자에게 직접 지불되어야 한다. 여기서는 법령이나 단체협약에 의한 예외가 인정되지 않으며, 위임이나 대리에 의한 임금수령도 인정되지 않는다. 다만, 근로자가 질병 등으로 인해 그 가족의 사자(使者)로서 임금을 수령하거나 근로자의 희망에 의해 지정된 은행에 입금하는 경우는 직접지불의 원칙에 반하는 것은 아니다.

(3) 전액지불의 원칙

법령 또는 단체협약에 의해 임금의 공제가 인정되는 경우를 제외하고는 임금은 그 전액을 근로자에게 지불하여야 한다. 법령에 의해 공제가 인정되는 것은 건강보험료, 주민세, 국민연금 등이 있으며 단체협약에 의해 인정되는 경우는 조합비 일괄공제가 있다.

(4) 정기지불의 원칙

근로자의 생활안정을 위하여 임금은 매월 일정한 날에 1회 이상 지급하여야 한다. 다만, 임시로 지급되는 임금 · 수당은 예외가 인정된다.

2. 임금관리의 중요성

임금관리의 중요성은 크게 종업원 개인, 조직, 사회 세 가지로 구분하여 살펴볼 수 있다.

1) 개인에 대한 중요성

임금은 근로자 개인에 있어서 경제적인 면에서는 생계를 유지하는 수입(income)의 원천으로 인간의 의식주에 대한 생리적 욕구를 충족시켜주는 가장 기본적인 수단이다. 또한 임금은 근로자의 경제적 · 물질적 생활을 풍요롭게 함과 동시에 양질의 교육 · 건강 및 문화적 생활도 누릴 수 있도록 함으로써 생활의 질(quality of life)을 향상시키기도 한다. 그리고 임금은 근로자의 사회적 욕구 및 존경욕구를 충족시켜 준다. 근로자는 임금을 갖고 결혼, 각종 사회단체의 가입과 사회활동을 원활하게 할 수 있고 더욱이 임금이 자신의 능력이나 조직의 성과를 반영할 때는 타인으로부터 인정과 존경의 원천이 되고, 성취의 척도가 되기도 하며 사회적 위신이나 신분 및 성공을 결정하는 역할도 한다. 내용다지기 9-1

2) 조직에 대한 중요성

임금은 종업원의 입장에서는 수입의 원천이라 할 수 있으나 조직(병원)측에서 보면 비용의 요소가 된다. 비용요소인 임금은 병원의 이윤과도 밀접한 관계를 갖고 있어서 비용의 증감현상은 병원이윤에 직접적인 영향을 미치기도 한다. 임금은 종업원입장에서 보면 수입의 원천이라는 개념과 조직의 측면에서 보면 비용요소라는 이 두 개념의 상충 때문에 흔히 노사 간 충돌을 가져오는 가장 큰 이유가 되기도 한다. 병원은 직원들에 대한 임금이 비용 중에서 매우 큰 비중을 차지하기 때문에 이를 효과적으로 통제하는 동시에 생산성에 대한 기여도에 따라 임금을 결정하려고 한다. 임금은 또한 비용요소인 동시에 생산원가의 주요 부분을 차지하고 있다.

3) 사회에 대한 중요성

임금은 전체사회에 대해서도 중요한 영향을 미친다. 즉 임금은 다양한 사회적 집단에 중요한 영향을 미치고 있으며, 고임금은 공동사회의 번영을 증대시킬 수 있는 많은

내용다지기 9-1

"한국 대·중기 임금격차, 선진국보다 크다"

기업 규모별 평균임금 국제 비교

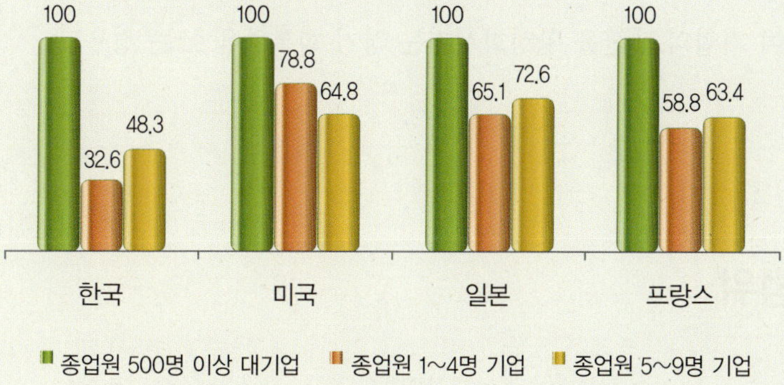

종업원 500명 이상 대기업 평균임금 국제 비교
(단위 달러)

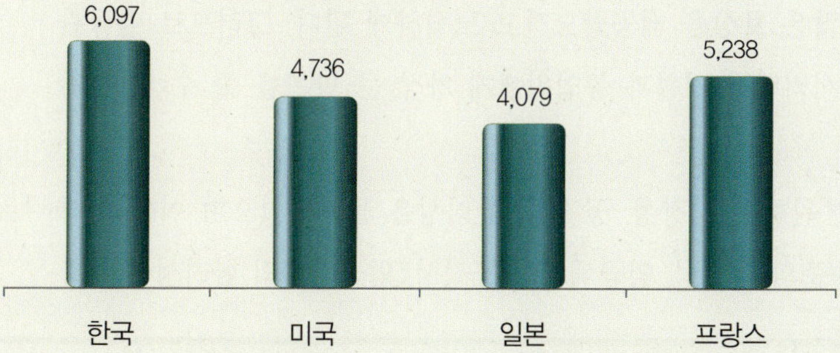

한국 대기업 임금이 미국·일본·프랑스 대기업보다 최대 50% 더 많다는 연구결과가 발표됐다. 대-중소기업 간 임금 양극화를 개선하려면 대기업 노동조합의 '임금 극대화 전략'과 재벌의 '나홀로 고임금' 전략을 함께 포기해야 한다는 대안이 제시됐다. 경제사회노동위원회(위원장 문성현)가 서울 중구 태평로 프레스센터에서 연 '양극화 해소와 양질의 일자리 창출' 정책토론회에서 노민선 중소기업연구원 연구위원은 "한국의 대-중소기업 간 임금 격차가 선진국보다 더 크다"고 발표했다. 노 연구위원의 자료를 보면, 한국에서 500명 이상 대기업 소속 종업원 1인당 월 평균임금(2017년 기준)을 100으로 했을 때 종업원 1~4명 기업과 5~9명 기업의 임금은 각각 32.6%, 48.3%에 불과하다. 반면 미국(2015년 기준)은 각각 78.8%와 64.8%, 일본(2016년 기준)은 65.1%와 72.6%, 프랑스(2015년 기준)는 58.8%와 63.4%다. 또한 한국의 종업원 1인당 평균임금은 3302달러로 미국(4200달러), 일본(3504달러), 프랑스(3811달러)의 78.6~94.2% 수준인 데 견줘, 한국의 500명 이상 대기업 월 평균임금은 6097달러로, 미국(4736달러), 일본(4079달러), 프랑스(5238달러)의 116.4~149.5% 수준으로 오히려 더 높다. 나라별 평균임금은 물가 등을 고려한 구매력평가 기준으로 산출됐다. 한국의 대-중소기업 간 임금격차가 심화하면서 일부 대기업 정규직 노동자의 고임금에 대한 비판이 제기돼온 가운데, 종업원 500명 이상 대기업을 기준으로 국제 비교가 이뤄지기는 처음이다. 이날 토론자로 나선 정승국 중앙승가대 교수는 "대-중소기업 간 불평등 구조의 주된 수혜자층은 대기업 정규직 노동자"라고 지적했다. 노 연구위원은 "한국은 10명 미만 영세기업에서 일하는 근로자가 43%에 이른다"며 "한국의 임금격차 문제가 영세기업 종사자 비중이 낮은 선진국보다 더 심각하다"고 강조했다. 대기업 정규직 중심인 노동운동의 '임금 극대화 전략'과 재벌대기업의 '나홀로 고임금 전략'을 모두 포기해야 한다는 주장도 나왔다. 조성재 한국노동연구원 노사관계연구본부장은 "노조는 임금 극대화 전략을 수정해 임금 평준화 내지 연대임금 전략을 채택하고, 임금뿐만 아니라 고용안정까지 종합적으로 고려해야 한다"며 "사용자도 일본 사례처럼 노조와의 조정행동을 통해 임금격차를 줄이고, 고용안정 중심의 포용과 통합의 노사관계 및 고용시스템 구축을 위해 노력해야 한다"고 주장했다. 한국 경제의 성장 잠재력과 혁신 가능성을 확충하기 위해서도 노동시장의 이중화를 해소해야 한다는 주장도 제기됐다. 조 본부장은 "대기업·공기업·정규직 등의 1차 노동시장과 중소기업·비정규직 등의 2차 노동시장이 서로 다른 원리로 작동하는 노동시장의 이중화가 고착되고 있다"며 "대기업은 소수 정규직만 고용하고 비핵심 업무를 아웃소싱하는 방식으로 외부의 저임금 노동자들을 활용하면서, 단가 인하 등을 통해 중소기업의 지불능력을 제약해 중소기업 노동자들은 높은 임금을 받을 수 있는 가능성이 원천 봉쇄되고 있다"고 분석했다. 그는 "한국 사회가 고용의 질 악화와 임금격차 확대의 악순환에 빠지면서 사회통합성을 해치고 노동력을 비롯한 자원의 원활한 이동을 가로막아 한국 경제의 성장 잠재력과 혁신 가능성도 축소시킨다"고 지적했다.

구매력을 근로자에게 부여하고 있다. 근로자에게 지급된 임금은 소득으로서 저축과 소비로 나누어지고 그 소비지출은 곧 기업의 제품(병원의 서비스)에 대한 수요로서 나타나게 된다. 그러므로 불황기에 정부는 대규모의 공공사업을 추진하여 임금을 지급함으로써 구매력을 조성하여 기업의 생산을 활성화시키는 경기 회복책을 쓰는 경우도 많다.

3. 임금관리의 범위

임금은 병원의 입장에서는 원가구성요소의 하나로서 재료비나 경비와 마찬가지로 비용으로 생각하기 때문에 그 지급총액을 줄이려고 노력하게 되고, 종업원의 입장에서는 기본적으로 생존권을 보장해주고 나아가 인간다운 생활을 유지토록 해 주는 것이므로 가급적이면 더욱 많은 보상을 제공받으려고 노력하게 된다. 그러므로 임금관리는 양자의 요구를 절충시키면서 병원과 종업원에게 가장 큰 만족을 줄 수 있는 방향으로 진행되어야 한다.

따라서 임금관리의 기본원칙은 적정성, 공정성, 합리성을 들 수 있으며 이에 따라 임금관리의 체계도 임금수준의 적정성, 임금체계의 공정성, 임금형태의 합리성이란 측

내용다지기 9-2

최저임금

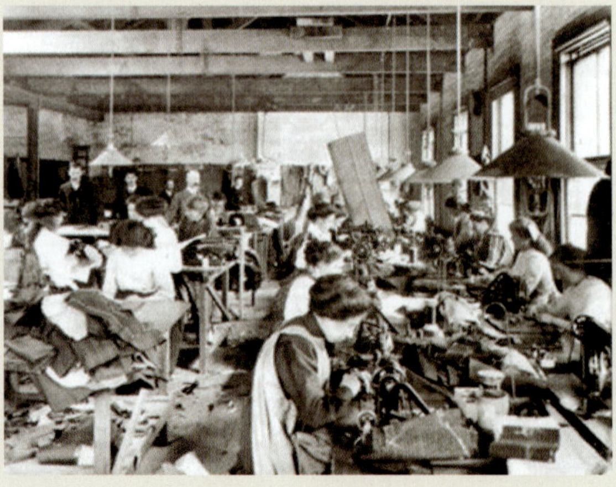

최저임금제를 처음 도입한 국가는 뉴질랜드(1894년)와 호주(1896년)다. 20세기 초반 영국과 프랑스 · 미국 등이 뒤를 이었고, 1928년 국제노동기구(ILO)는 '최저임금결정제도의 수립에 관한 협약'을 채택했다. 이후 대공황과 제2차 세계대전을 전후해 전세계로 확산됐다. 우리나라에서는 1953년 근로기준법을 제정하면서 최저임금제를 실시할 수 있는 근거를 뒀다. 그러다가 우여곡절 끝에 1988년에 비로소 최저임금제가 본격적으로 실시되었다. 최근 들어 말레이시아, 인도네시아, 몽고, 베트남, 중국, 캄보디아 등 아태 지역 국가들도 최저임금제를 실시하거나 도입을 추진하고 있다.

◀ 최저임금제는 처음에 열악한 환경에서 저임금을 받으며 노동하는 작업장(sweat shop)의 확산을 막는 방법의 하나로서 제시되었다(1890년대 sweat shop의 모습).

면에서 파악되어야 한다.

1) 임금수준 관리

임금수준(wage level)관리란 문자 그대로 종업원들에게 지급하는 평균임금의 수준이 동종업계의 조직에 비하여 어떠한지의 문제이다. 너무 높아도 안되고 너무 낮아도 안되며 적정수준을 유지하는 것이 관건이다. 임금의 수준은 임금의 크기를 말하는데, 임금수준의 적정성은 근로자들의 생계와 만족, 조직의 지불능력, 사회적 보상 수준을 고려하여 결정하게 된다. 병원은 이러한 요인들을 고려하여 그 병원에게 가장 적합한 수준을 유지하는 것이 중요하다. 내용다지기 9-2

2) 임금체계 관리

임금체계(wage system)관리란 임금제도를 선정하는 문제인데, 정해진 임금총액 또는 평균임금을 종업원들에게 어떤 기준으로 배분하는지의 문제이다. 같은 병원이지만 분명히 누구는 더 받고 누구는 덜 받아야 한다. 무엇을 기준으로 하여 나눌 것인가? 그 결과 받는 임금수준은 개인 간에 차이가 발생할 것이며 따라서 각 집단별로도 차이가 날것이다. 예를 들면, 부서 간, 업종 간 혹은 학력 간의 차이가 있을 것인데 이를 임금구조(wage structure)라고 한다. 이러한 구조의 차이가 큰 병원도 있고 작은 병원도 있을 것이다. 이러한 차이도 너무 많이 나거나 너무 적게 나도 안되며 적정한 기준에 의해 배분되어야 한다.

3) 임금형태 관리

임금형태(wage form)관리란 한사람에게 정해진 임금총액을 언제 어떤 형태로 지급하는 지의 문제인데, 예를 들면, 근무시간에 따라 시간급을 줄 수도 있고, 성과를 기준으로 성과급을 줄 수도 있다. 혹은 일 년에 한 번 연봉으로 지급할 것인지, 매월 똑같은 액수로 나누어 지급 할 수도 있다. 기본급을 크게 지급하고 나머지(복리후생비, 훈련비 등)를 작게 지급하든지 기본급을 작게 지급하고 나머지를 크게 할 수도 있다.

도표 9-1 임금관리 체계

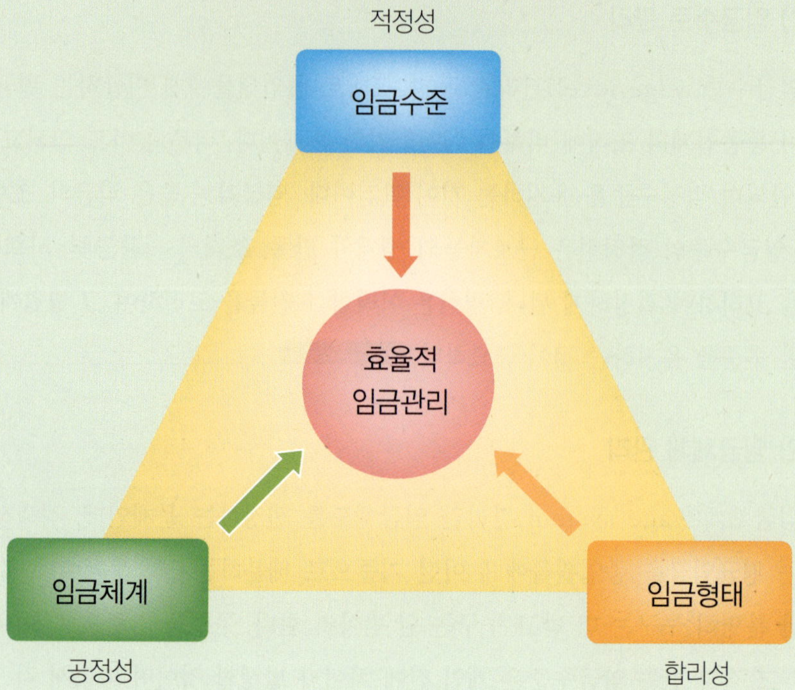

임금수준 관리: 적정성

1. 임금수준의 의의

임금관리에서 적정성의 원칙이란 종업원이 병원으로부터 받는 임금수준이 병원의 입장과 종업원의 입장, 그리고 전반적 노동시장의 입장 모두에게 적정한 액수만큼 결정되어야 한다는 것이다. 따라서 적정성의 원칙이 적용되는 분야가 임금수준관리이다.

임금수준은 일정기간 동안 병원내의 모든 근로자에게 지급되는 임금총액을 의미한다. 그러나 좁은 의미로는 총임금을 모든 종업원 수로 나눈 개인의 평균임금을 일컫는다. 임금수준은 한 병원의 종업원이 받는 평균임금이므로 임금관리에서 가장 중요한 지표이다.

임금수준을 정할 때 병원에서 택할 수 있는 대안은 다음 세 가지이다. ① 임금인상 경쟁을 다른 병원보다 앞서서 주도하든지(일명 선도전략, lead strategy), ② 다른 병원들과 보조를 맞추어 나가든지(동행전략, match strategy), ③ 다른 병원수준보다 낮게 책정하든지(추종전략, lag strategy) 하는 것이다. 다른 병원보다 높게 책정하면 유능한 종업원을 유인하고 유지하기도 쉽지만, 다른 병원보다 낮게 설정하면 인건비는 낮출 수 있을지는 모르지만 유능한 종업원을 선발하기는 쉽지 않다. 하지만 다른 병원보다 임금수준이 낮아도 승진이 더 빠르다든지, 작업환경이 다른 병원보다 좋거나 인간적 분위기가 더 좋다면 낮은 임금수준의 부작용은 어느 정도 누그러뜨릴 수 있다.

2. 임금수준의 결정요인

일반적으로 병원이 지불하는 임금은 지속적으로 종업원을 확보하고 유지하기 위해서 절대적으로 필요한 최저임금수준(minimum wage system)과 더 이상 지불할 경우 병원자체의 생존이 위협받을 수 있는 최고임금수준(maximum wage system) 사이에서 단체교섭과 판단을 통해 결정된다. 즉 임금수준을 결정하는데 생계비, 지불능력, 노동시장요인 등 세 가지 요인이 작용하는데 종업원에게 지불되는 임금의 상한선

도표 9-2 임금수준의 결정요인

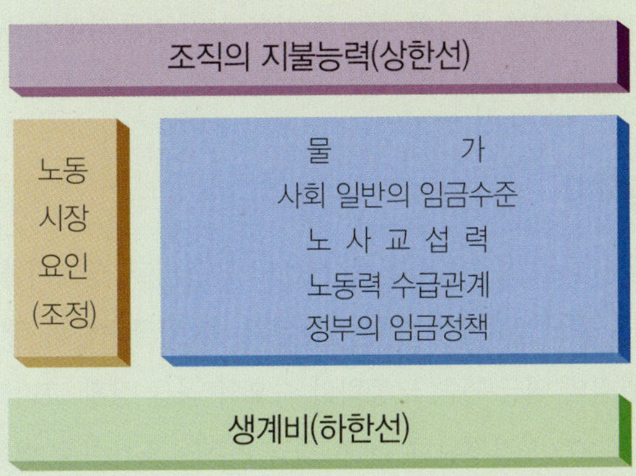

은 병원의 지불능력에 의해 크게 영향을 받는다. 한편 임금수준은 종업원들이 최소한의 인간다운 삶을 유지할 수 있는 생계비 수준을 유지해야 한다. 또한 이 범위 내에서 병원과 종업원들 사이에 노동시장의 요인(다른 병원의 임금수준, 노동력 수급상황, 노사관계 등)을 매개로 임금수준이 결정된다.

1) 병원의 지불능력

임금은 근로자의 입장에서는 높을수록 좋겠으나 병원의 입장에서는 재무 상태에 따라 낮은 임금을 지급하는 경우와 우수 종업원 확보를 위해 높은 임금을 지급하기도 한다. 그러나 병원의 지불능력을 벗어난 임금은 결과적으로 병원경영을 어렵게 하기 때문에 임금수준은 병원의 지불능력 범위 내에서 결정될 수 밖에 없다. 병원의 지불능력을 파악하는 기준으로는 생산성과 수익성을 분석함으로써 알 수 있다.

2) 생계비

종업원은 자기가 받은 임금을 토대로 자신의 삶은 물론 가족의 생계문제를 해결할 뿐만 아니라 다음의 노동력을 재생산할 수 있는 기반을 형성하게 된다. 따라서 종업원들의 생계비는 임금산정의 최저기준일 뿐 아니라 그들의 인간적인 삶을 보장해 줄 수 있는 기초가 된다. 하지만 실제로 생계비를 측정하기는 어려운데, 그 이유는 문화생활은 한 달에 몇 번 해야하며 음식은 어떻게 먹는 것이 생계를 최소한 유지하는 것인지에 대한 기준이 모호하기 때문이다. 또한 물가수준 변동량을 객관적으로 산출하기도 어렵다. 그리고 생계비산정 시 종업원의 라이프사이클도 고려해야 하는데, 갓 대학을 나온 독신자 신입사원과 유치원생을 둔 기혼사원, 결혼적령기의 자녀를 둔 나이 든 사원의 생계비는 달라야 한다.

3) 노동시장요인

병원의 임금수준은 지불능력을 상한선으로 그리고 생계비를 하한선으로 하여 그 중간지점에서 노동시장요인에 의해 결정된다. 즉 임금수준의 상한선과 하한선의 가운데에서 다른 병원의 임금수준, 노동력의 수요와 공급 상황 그리고 노사 간의 임금교섭에 의해서 임금수준이 결정된다. 한편 임금수준은 물가수준 변동, 연공이나 인사평가 결과 등에 따라서 매년 조정된다. 이 외에도 임금수준결정에 미치는 영향으로는 최저임금법에 의한 최저임금수준 유지, 규제, 정부, 병원의 규모, 경영이념, 노동조합 등 많은 요인들이 존재한다. 내용다지기 9-3

Ⅲ 임금체계 관리: 공정성

1. 임금체계의 구성

1) 임금체계의 의의

공정성의 원칙은 임금수준이 결정된 후 그와 같은 임금총액이 종업원들에게 분배될 때 각자가 가지고 있는 인적가치, 업무성과와 업적, 직무의 가치 등에 따라 공정하게 분배되어야 함을 의미한다. 따라서 공정성의 원칙이 적용되는 분야가 임금체계관리이다. 여기서는 임금수준관리에서 산정된 임금의 총액을 각 종업원들에게 일정한 기준에 따라 공정하게 분배하는 측면이 다루어진다. 즉 종업원의 어떤 속성(학력? 능력? 성

내용다지기 9-3

상용-임시직 임금 격차, 月 215만원 사상 최고… 대기업 강성노조 때문

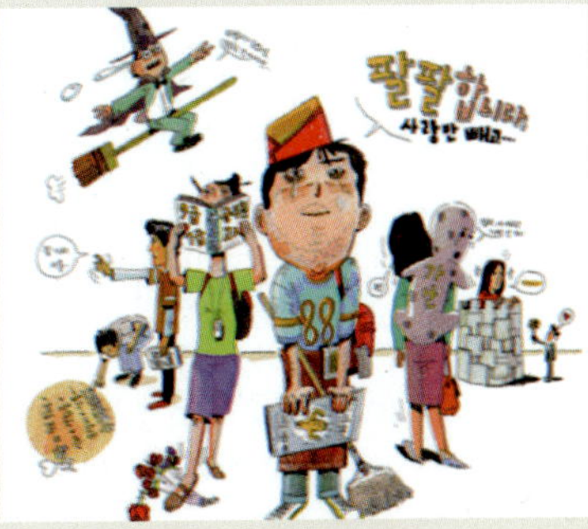

상용직 근로자와 임시·일용직 근로자 간 임금 격차가 사상 최대를 기록하는 등 임금 양극화가 갈수록 심각해지고 있다. 대기업 강성노조의 힘이 갈수록 커지면서 이 같은 현상이 심화하고 있다는 분석이다. 고용노동부가 발표한 '사업체노동력 조사 결과'에 따르면 지난해 상용근로자 5명 이상 사업체의 상용직 1인당 월평균 임금총액은 362만3000원으로, 전년 대비 3.8% 증가했다. 반면, 임시·일용직은 146만9000원으로 전년에 비해 3.1% 늘어나는 데 그친 것으로 조사됐다. 이에 따라 상용직과 임시·일용직 간 임금 차이는 215만4000원으로 벌어졌다. 전년보다 격차가 4.26% 상승하면서 사상 최고치를 기록했다. 전문가들은 대기업 강성노조의 힘이 갈수록 세지면서 이들의 임금 격차가 계속 벌어지는 것으로 분석하고 있다. 오정근 건국대 금융IT학과 특임교수는 "상용직 중 10%를 차지하는 거대 '강성노조' 때문에 우리나라 상용직 근로자들의 임금이 미국과 일본보다 높은 상황"이라고 지적했다. 오 교수는 "대기업 강성노조는 연봉 1억 원 가까운 고임금을 받으면서도 자신들이 '노동자' '피해자'라는 인식을 국민에게 심어주려고 한다"고 분석했다. 오 교수는 "이를 해결하기 위해서는 파이(경제 규모)를 키우거나, 상용직 근로자들이 자신들의 몫을 일용·임시직 근로자에게 나눠줘야 하는데 쉽지 않은 일"이라며 "반기업 정책을 없애 투자 활성화를 이끌어내고 강성노조가 좀 더 유연해져야 할 필요가 있다"고 밝혔다. 한편, 지난해 5인 이상 사업체 전체 근로자 1인당 월평균 임금총액은 342만5000원으로 전년 대비 3.8%(12만5000원) 증가했다. 물가 수준을 반영한 실질임금도 339만2000원으로 전년보다 2.8% 증가하면서 매년 꾸준히 늘어나고 있다. 반면, 월평균 근로시간은 171시간으로 전년 대비 0.9%(1.6시간) 줄었다. 상용직은 176.9시간, 임시·일용직은 112.8시간을 일한 것으로 조사돼 전년 대비 각각 0.8%, 1.6% 감소한 것으로 나타났다.

과? 근속연수?)에 더 많은 비중을 두고 임금을 결정할 것인지를 선택하는 것이 임금제도를 정하는 것이다. 그리고 임금의 목적 가운데 하나는 종업원들의 동기를 유발하는 것이기 때문에 병원의 임금구조를 설계할 때는 종업원들이 납득할 수 있는 급여시스템을 구축하여야 한다.

2) 임금체계의 구성

임금체계관리와 관련해서 크게 두 가지 문제가 중심이 된다.

① 어떠한 항목으로 임금체계를 구성할 것인가?

② 개별임금격차를 결정하는 기준은 어떻게 설정할 것인가?

전자, 즉 ①의 경우는 일반적으로 기준임금과 기준외 임금으로 구성되어 있다. 기준임금은 기본급과 정상적인 근무와 관련된 수당으로 이루어진다. 기본급과 수당을 기준임금이라고 구분하는 이유는 앞서 살펴본 바와 같이 상여금과 퇴직금 등의 산정기준이 되기 때문이다. 따라서 기준임금은 통상적인 근로시간 및 작업조건하에서의 노동에 대하여 지급되는 임금이며, 나머지 임금구성 항목을 기준외 임금이라고 부른다.

그리고 후자, 즉 ②는 개별임금의 격차를 무엇을 기준으로 결정할 것인가를 의미하는데 일반적으로 기본급의 성격에 의해 규정된다. 왜냐하면 기본급은 단일 임금항목으로서는 가장 큰 비중을 가져 임금의 기본적인 부분을 구성하고 또한 모든 종업원들에게 공통적 · 고정적으로 지급하는 항목이기 때문이다. 따라서 일반적으로 임금체계라고 말할 때는 기본급체계를 말한다. 그래서 기본급을 어떠한 기준에 의해 설정하느냐 하는 것이 임금관리체계의 핵심적인 과제가 된다. 따라서 기본급의 주요 형태인 연공급, 직무급, 직능급에 대해 알아본다. 그리고 수당은 두 가지 성격을 띠고 있는데, 정상적인 근무와 관련된 부분을 정상근무수당(직무수당, 생활수당, 장려수당 등)이라 하여 기준임금에 포함시키고, 특별근무와 관련된 수당을 특별근무수당이라 하여 기준외 임금에 포함시키고 있다.

또한 성과급의 경우 개인의 성과도 사실은 연공, 직무, 능력 등의 요소가 복합적으로 반영되어 얻어진다. 그러나 성과급은 변동적인 인센티브 성격이 강하므로 일반적으로 정상임금 이상의 추가적인 급여로 제공되고 있고, 더욱이 성과급만을 기본급으로 할 경우 종업원의 소득안정성을 기할 수 없기 때문에 본서에서는 임금형태관리에서 다루고자 한다.

도표 9-3 임금체계의 예

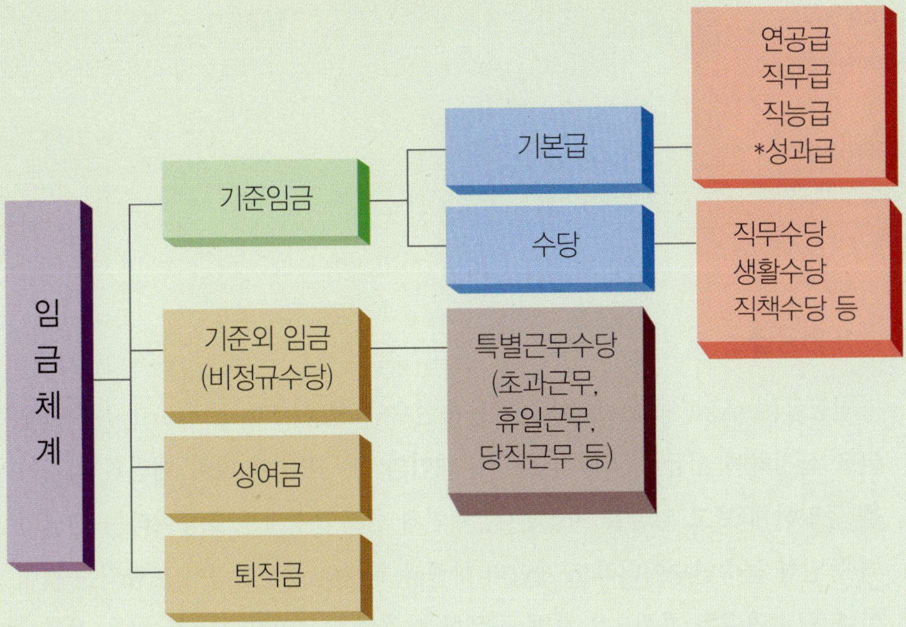

2. 임금체계의 종류

기본급은 임금의 구성항목 중 가장 중요한 부분이다. 이는 정상근무수당과 함께 기준임금으로 분류되어 상여금과 퇴직금의 산정기준이 된다. 기본급의 결정기준에는 생계비, 근속연수, 업무의 가치, 업무수행능력 등이 있다. 이러한 기준 중에 어느 부분을 중점에 두고 기본급이 결정되느냐에 따라 연공급(연령, 근속연수), 직무급, 직능급으로 구분한다.

또한 이와 같은 기본급체계에는 다시 인적요소 중심형 기본급과 직무요소 중심형 기본급으로 구분된다. 인적요소 중심형 기본급의 대표적인 형태는 연공급이며, 직무요소 중심형 기본급의 대표적인 형태는 직무급이다. 그리고 직능급은 이 양자를 절충한 형태라고 할 수 있다.

도표 9-4 임금체계(기본급)와 결정기준

보상원칙	결정기준 요소	임금체계	비고
생활보장의 원칙	연공(연령, 근속연수)	연공급	연공주의 임금체계
노동대가의 원칙	직무내용가치	직무급	능력주의 임금체계
	직무수행능력가치	직능급	
	성과가치	성과급	성과주의 임금체계

1) 연공급

연공급(seniority-based pay)은 근속연수인 연공(年功, seniority)에 비례하여 임금을 산정하여 지급하는 방식으로서, 개인의 근속연수에 따라 개인의 업적이나 성과를 동일하게 보고 임금을 지급한다. 개인의 근속연수에는 호봉이라는 개념이 포함되어 동일한 근속연수이더라도 개인의 학력과 회사의 근무경력이 포함되는 것이 일반적이다. 근속연수를 기준으로 오래 근무한 사원에게 동일한 직무를 맡은 젊은 종업원보다 임금을 더 준다는 것은 합리적이고 타당한 측면이 있다고 하는데 그 이유는 무엇일까?

① 연륜이 높으면 아무래도 숙련도가 증가되어 일을 잘한다.

② 연륜이 높을수록 생활비가 더 든다. 생계비 차원에서 임금을 더 주어야 한다(도표 9-5 참조). 일반적으로 인간의 육체적 능력은 20대 후반에서 30대 초반까지 최고점에 도달한 후 점차 완만한 감소추세를 보여준다. 정신적 능력은 대개 40대 후반 내지 50대 초반에 도달한 후 점차 완만한 감소추세를 보여준다. 근로자의 생계비를 살펴보면 20대 중반 결혼 후 분가를 한 후 점차 증가하다가 50대 중반 자녀들이 결혼 후 분가한 후에는 급격히 감소한다.

③ 동일노동을 하고 있더라도 신참보다 고참이 더 오랜 기간 동안 조직에 공헌을 하여 왔기에 성장된 오늘의 조직이 존재하게 되었다는 보답의 의미가 있다.

과거 우리나라의 많은 기업에서 연공급 체계를 따랐으나, 최근 기업환경의 변화와 경쟁의 가속화로 인해 연공에 의한 임금체계는 한계에 부딪히게 되었다. 따라서 연공급 체계를 채택하고 있던 많은 기업들도 호봉제를 폐지하고 성과의 능력을 임금에 반영할 수 있는 다양한 제도를 고안하거나 이를 연공적 요소와 적절하게 결부시켜 새로운 임금체계를 운영하는 등 변화의 모습을 보이고 있다. 내용다지기 9-4

도표 9-5 연령증가에 따른 능력과 생계비 변화

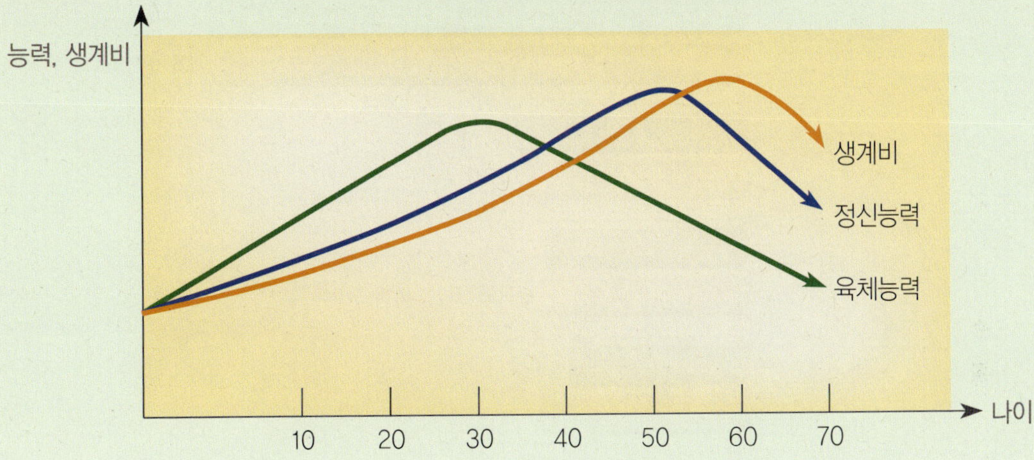

(1) 장점

- 장기근속을 유도하고 이직과 노동이동이 줄어든다.
- 노사관계의 안정화를 도모할 수 있다.
- 근속연수가 증가함에 따라 임금이 증가하므로 근로자들의 생활이 안정된다.
- 임금계산이 객관적이고 쉽다.
- 필요에 따른 조직내의 직무순환과 부서이동이 쉽다.
- 직무가치나 업적의 측정이 어려울때는 근속연수라는 객관적 기준이 정확하다.
- 수직주의 문화와 폐쇄적 노동시장이 존재하고 연공서열을 중시하는 우리나라 실정에 적합하다.

(2) 단점

- 직무수행과 능력, 성과, 직무난이도 등이 무시된 임금체계이다.
- 직무가 아닌 사람을 기준으로 한 것이므로 비합리적이며, 임금의 공평성 원칙을 실현할 수 없다.

내용다지기 9-4

호봉제로 임금격차 더 확대… 노동계도 보완 필요성 인정

사업장별 임금체계 현황

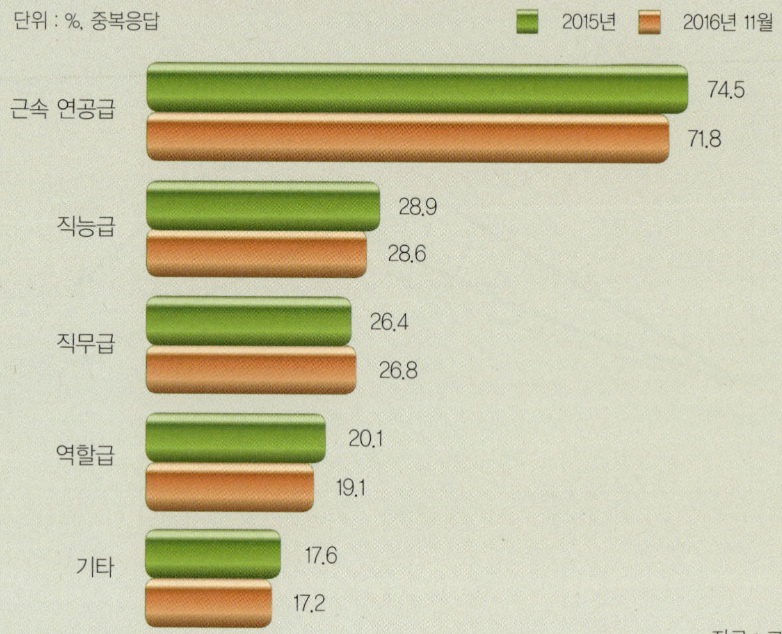

자료 : 고용노동부

한국에선 연공급(호봉제) 임금체계가 아직도 대세다. 2016년 11월 현재 71.8%에 달한다. 연공급 체계에선 해만 바뀌면 임금이 오른다. 성과나 생산성, 능력과 상관없다. 근속연수가 임금을 좌우한다. 이러다 보니 대기업과 중소기업 간 임금 격차는 갈수록 벌어진다. 같은 비율로 올려도 초봉이 높은 대기업 수준을 중소기업이 따라잡기 힘들다. 2015년 말 현재 대기업 정규직 임금을 100으로 봤을 때 중소기업 정규직의 임금은 50이 안 된다. 관련 통계를 낸 이후 격차가 두 배 이상으로 벌어진 것은 처음이다. 그래서 임금체계를 바꿔야 한다는 말이 나온다. 경제사회발전노사정위원회와 한국노동경제학회가 공동 주최한 임금토론회에서도 참석자들 모두 같은 진단을 내놨다. 전문가는 물론 노동단체 간부도 과도한 연공급에 대한 대안 모색이 필요하다는 입장을 취했다. 정진호 한국노동연구원 고용영향평가센터소장은 "유럽이나 일본과 달리 한국은 근속 20년이 지나도 가파르게 임금이 상승한다"며 "숙련이나 생산성을 고려하지 않은 근속연수로 임금을 책정하기 때문"이라고 말했다. 정 소장은 "저성장, 고령화, 정년연장, 양극화 심화와 같은 문제는 연공급의 완화 또는 새로운 임금체계로의 개편 없이는 해결하기 힘들 것"이라고 덧붙였다. 박우성 경희대 경영학과 교수는 "획일적인 임금체계보다는 역할급이나 직무급, 능력급은 물론 이런 임금체계를 버무린 종합급 등 다양한 모델을 기업 실정에 맞게 채택할 필요가 있다"고 말했다. 권순원 숙명여대 경영학과 교수는 "우리나라 대기업 노조와 근로자의 관심은 임금체계라기보다 임금수준에 대한 관심이 지배적"이라고 진단한 뒤 "대기업의 독과점적 지위를 이용해 위기관리비용을 하청업체에 전가하는 임금구조를 바꿔야 한다"고 제안했다. 노동계도 연공급의 폐해를 일부 인정하며 전향적인 자세를 보였다. 정문주 한국노총 정책본부장은 "연공급 자체를 악으로 해석하는 것은 경계해야 한다"면서도 "연공급 체계가 지속가능하지 않다"고 말했다. 임금격차를 확대하는 원인 중 하나라는 분석도 곁들였다. 정 본부장은 "연공성을 완화·보완할 수 있는 임금체계를 기업 상황에 맞게 검토해야 한다"고 말했다. 엄교수 전 민주노총 금속노조 정책기획실장도 "(임금체계 개편을) 고용안정 대책과 병행하고 사회적 연대임금과 연계한다면 대중을 설득할 방법이 전혀 없는 것은 아니다"며 "기업의 기존 질서를 최대한 유지하는 대안적 종합급이나 기업별 맞춤형 임금체계는 현실적으로 받아들여질 가능성이 크다"고 내다봤다.

- 노력과 능력을 고려하지 않아서 사원을 소극적인 근무태도, 무사안일로 유도할 수 있다.
- 전문적 인재나 특출한 업적을 낼 수 있는 고급인력의 확보와 유지가 곤란하다.
- 연공자들의 누적에 따른 인사정체와 실제 능력이나 성과보다 과도한 임금을 지불할 소지가 있다.

2) 직무급

직무급(job-based pay)은 직무평가에 의하여 평가된 각 직무의 상대적 가치에 따라 개별임금을 결정하는 임금체계의 형태를 말하는 것으로 동일노동 · 동일임금의 원칙에 입각한 임금체계를 말한다. 직무급은 직무의 가치에 부합하는 임금을 지급하기 때문에 직무를 수행하는데 필요한 능력과 종업원이 가진 능력이 일치하는 적정배치가 전제된다. 그러므로 직무급은 능력주의적 보상체계의 가장 전형적인 형태라 할 수 있다.

따라서 직무급이 효율적으로 실시되기 위해서는 직무분석, 직무평가에 의해 직무의 상대적 가치에 대한 합리적인 기준마련이 가장 중요한 선결요건이 된다. 직무평가의 방법으로는 이미 제3장에서 살펴본 바와 같이 서열법, 분류법, 점수법, 요소비교법 등이 있다.

(1) 장점

- 각 직무의 상대적 가치를 기준으로 임금을 결정하기 때문에 개인별 차이에 대한 불만이 제거된다(동일노동 · 동일임금 실현)
- 노동에 의한 부가가치의 상승도 없이 호봉이 올라 임금이 오르는 불합리한 임금 상승은 없어진다.
- 직무를 중심으로 한 합리적인 인사관리를 가능케 함으로써 노동력의 효율적인 이용과 인건비의 효율성 증대에 기여한다.
- 공정한 임금지급을 통하여 유능한 인력의 확보와 활용이 용이하다.

(2) 단점

- 직무가치의 평가와 산정절차가 복잡하고 객관적인 평가기준의 설정도 곤란

하다.

- 사원 간 임금격차가 심해지면 노조나 개인의 저항이 발생한다.
- 노동이동에 제한된 우리나라에서는 높은 가치와 임금을 받는 좋은 직무가 있더라도 쉽게 이동해 갈 수 없다.
- 연공서열적인 동양적인 기업풍토하에서 특히 장기근속자의 저항감이 강하여 실시상의 어려움이 많고, 노동조합의 반발도 만만치 않다.

3) 직능급

직능급(skill-based pay)은 종업원의 직무수행능력에 따라 개별임금을 결정하는 임금체계이다(연공급과 직무급의 절충). 즉 종업원의 직무수행능력(직능)의 발전단계에 따라 일정한 자격기준(직능자격등급)을 설정하고 이를 기준으로 임금을 결정하는 임금체계이다. 따라서 직능급의 경우 종업원들이 동일한 가치의 직무를 수행하든, 또는 근속연수와 연령 등의 연공이 동일하든지 간에 각 종업원의 직무수행능력 면에서 차이가 발생하면 임금액이 달라진다. 여기서 직무수행능력이란 일반적인 능력 뿐만 아니라 앞으로 발휘될 잠재적인 능력도 포함한 종합적인 능력을 의미한다.

직능급은 학자들에 따라 자격급, 직능자격급, 능력급 등의 명칭으로 사용되고 있다. 그러나 이는 모두 직무수행능력에 따라 임금이 결정된다는 의미에서 모두 직능급을 의미한다고 할 수 있다. 따라서 직능급이 조직내에서 효과적으로 실시되기 위해서는 종업원의 직능이 철저하게 분류되어 있어야 하고, 평가의 요소나 방법이 노사 양측에게 이해될 수 있어야 한다.

직능급이 직무수행능력에 따라 임금이 결정되는 특성을 나타내지만 실제 적용상 연공급과 직무급을 혼합한 형태의 임금체계라고 할 수 있는데, 과거 우리나라와 같이 연공급에 대한 선호도가 높은 분위기 하에서 직무급만을 도입하기 곤란한 경우에 적합한 임금체계이다. 연공급이 사람에 대한 임금이고 직무급이 직무, 즉 일에 대한 임금이라면 직능급은 일을 전제로 한 사람에 대한 임금체계로, 먼저 직능을 등급화하여 직계(예: 주임, 계장, 과장 등)를 정하고 이를 다시 세분하여 호봉의 등급(1호봉, 2호봉, 3호봉 등)을 정하는데 호봉에는 근무연수, 학력 등의 연공적 요소가 포함된다.

이 제도가 도입된 것은 일본인데 나라의 경제성장이 둔화되고 승진적체가 심해짐에 따라 더 이상 연공급 유지가 어렵게 되었기 때문이다. 일본 기업들이 고령화에 종신고용으로 연공제도를 유지하기 어렵고, 경쟁의 심화로 고급전문 인력을 확보하기 위하여 도입하기 시작하였다.

(1) 장점

- 개인의 능력을 기준하였으므로 개인의 능력개발을 유도하고 잠재능력도 인정해 줌으로써 자기개발의 욕구충족은 물론 장래의 임금액을 예상할 수 있어 근로의욕을 향상시킨다.
- 개인의 자기개발로 조직에 직접적인 성과를 가져오며, 적재적소의 인력배치에도 이바지 할 수 있다.
- 개인의 능력을 인정해 주는 제도이므로 전문인재의 확보와 유지가 쉽다.
- 직능급은 직무를 전제로 한 사람에 대한 임금이므로 연공도 어느 정도 반영할 수 있기 때문에 동양적인 조직풍토하에서 완전한 직무급의 도입이 어려운 한국에서 적합한 임금제도이다.

(2) 단점

- 유능력자와 무능력자의 임금격차로 사내분위기가 저해될 수 있다.
- 능력과 자격은 나이에 따라 계속 증가하는 것이 아니므로, 일정수준 이후 능력성장이 멈추면 오히려 임금이 동결될 수 있다.
- 능력의 평가자체가 어렵고 복잡하다.
- 실제 운용에 있어서는 종업원에게 내재하는 능력을 정확하게 판단하는 것이 대단히 어려우므로 결국 연령, 학력 등의 개인의 형식적인 속인적 요소에 의존할 수 밖에 없게 되는 결함도 있다.
- 직능이 신장될 수 있는 직종이어야 직능급 도입이 가능하므로 직능신장을 기대하기 어려운 일용잡급직이나 운전기사, 수위 등은 도입이 곤란하다.

4) 성과급

성과급(performance-based pay)이란 개별 구성원이 올린 성과나 능률에 따라서 차별적으로 지급되는 임금을 말한다. 예를 들어 영업사원에게 판매단위당 수수료를 지급하거나 생산직 직원에게 월간 생산목표를 달성하게될 때 보너스를 지급할 수는 있지만 이러한 보상은 기본급 이외의 추가급여이다. 따라서 기본급에서는 거의 적용되지 않는다. 성과급은 업적금, 변동급, 능률급이라고도 하며 노동성과를 자극한다는 의미에서 흔히들 자극급, 인센티브 임금제도(incentive plan)라고도 불린다.

Ⅳ 임금형태 관리: 합리성

1. 임금형태의 의의

임금형태의 관리는 임금의 계산 및 지급방법에 대한 관리로서 종업원의 작업의욕 및 능률향상과 직접적인 관련을 지니고 있다. 임금형태에 대한 관리는 합리성의 원칙을 바탕으로 하는데, 조직에서는 종업원들의 작업시간과 업무성과에 대한 합리적인 방법으로 임금을 지급하게 된다. 아울러 임금형태는 임금수준, 임금체계와 상호 유기적인 연계를 가지면서 관리되어야하기 때문에 조직의 입장에서나 종업원의 입장에서 모두가 이해할 수 있는 방법으로 운영되어야 한다.

임금형태 중에서 가장 중심이 되는 것은 시간급제(time payment)와 성과급제(output payment)이다. 이 양자는 서로 상반되는 것처럼 보이나, 시간급제에 있어서 일정시간에 대한 임금과 성과급제에 있어서 제품단위당의 임금 사이에는 밀접한 상관관계를 갖고 있는 것이며, 노동량 또는 생산량과 임금과의 결부가 직접적인가 간접적인가의 차이에 의하여 구별된다. 그 이외의 특수 임금제는 이 시간급제와 성과급제의 미비점을 보충하기 위한 형태라고 할 수 있다.

그리고 조직의 경영자는 임금형태를 채택함에 있어서 기본적으로 다음의 조건을 신중히 고려할 필요가 있다.

① 종업원의 노력에 상응하는 적정한 보수를 준다.

② 조직의 업적에 따라 임금을 공정히 산정한다.

③ 종업원의 능률향상을 통하여 임금액을 증가시킨다.

④ 종업원의 생활과 노동력의 재생산을 고려하여야 한다는 것 등이다.

임금형태를 구체적으로 분류하면 매우 복잡한 형태를 가지고 있으나 여기서는 임금형태를 시간급제와 성과급제로 분류하고 이들의 대표적인 임금형태를 간략하게 기술하고자 한다.

도표 9-6 임금형태의 단순분류

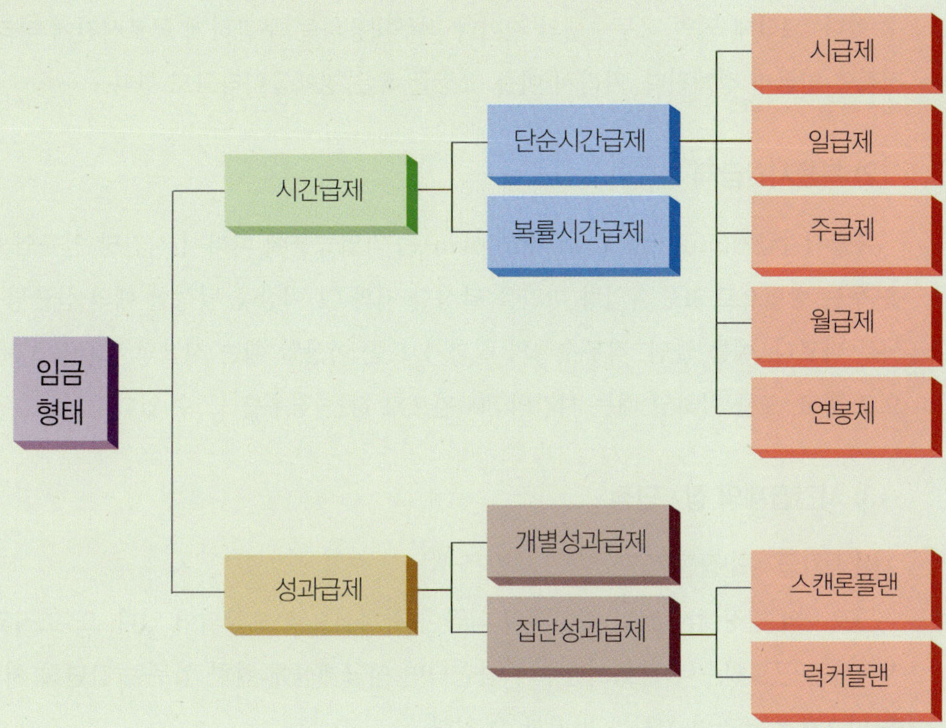

2. 시간급제

시간급은 근로자의 작업량이나 작업성과에 관계없이 단순히 근로시간을 단위로 임금액을 산정하고 지급하는 방식이다. 예컨대 시급, 일급, 주급, 월급, 연봉 등이 그것이다. 시간급은 근로자가 정해진 근로시간만 근무하면 임금을 정액으로 지급받을 수 있기 때문에 고정급 혹은 정액급이라고도 한다. 앞서 살펴본 연공급, 직무급, 직능급도 이러한 시간급의 형태로 지급하고 있다. 임금관리의 최근 이슈가 되고 있는 연봉제에 대해서는 별도로 기술한다. 시간급제는 단순시간급제와 복률시간급제가 있다.

1) 단순시간급제

단순시간급제(single time rate plan)는 단위 시간의 임률에 실제 근로시간을 곱하여 임금을 산정하는 방법으로서 가장 간단하고 기본이 되며 계산의 정확성을 기할 수 있다. 그렇게 되면 직무수행의 질이나 직무내용과는 무관하게 근로시간에 따라 확정적인 임금이 정해진다. 따라서 이를 고정급 혹은 정액급이라고도 한다.

2) 복률시간급제

복률시간급제(multiple time rate plan)는 작업능률에 따라서 시간당 임률의 차이를 두는 방법으로 표준과업량 미만을 달성할 때와 그 이상을 달성할 때의 산출방식이 서로 다르다. 예를 들면, 직무수행의 결과가 표준 이상일 때는 시간당 임금을 1,000원으로 하고, 표준 이하일 때는 시간당 800원으로 하는 경우를 들 수 있다.

3) 시간급제의 장 · 단점

(1) 시간급제의 장점

근로자의 입장에서 보면 일정액의 임금이 확정적으로 보장되어 있다. 또 조직의 입장에서는 근로일수나 근로시간수가 산출되면 임금계산에 관한 업무는 간단히 처리될 수 있으므로 품질의 저하를 방지할 수 있다.

(2) 시간급제의 단점

작업수행의 양과 질에 관계없이 임금이 지불되므로 근로자를 자극할 수 없어 작업능률이 오르지 않는다. 또 단위시간당 임금계산이 용이하지 않다.

이러한 시간급제는 실제로 다음과 같은 경우에는 성과급제를 대신하여 사용되고 있다.

① 생산단위가 명확하지 않거나 측정될 수 없는 경우
② 작업자가 생산량을 통제할 수 없을 경우, 즉 작업자의 노력과 생산량과의 관계가 없으며 기계에 의해 작업속도가 결정될 경우
③ 작업중단이 빈번하고 작업자가 그것을 통제할 수 없을 경우
④ 작업의 질이 특히 중요할 경우

⑤ 감독이 철저하고 감독자가 공정한 과업의 양을 잘 알고 있는 경우

⑥ 생산단위당 원가 중 노무비의 통제가 필요하지 않은 경우 등이다.

3. 성과급제

1) 의의

성과급(output payment)은 개별종업원이나 집단이 수행한 노동성과나 업적을 기준으로 임금을 산정하여 지급하는 임금형태이다. 즉 종업원이 특정의 질과 양의 과업을 달성한 결과에 따라서 받는 변동적인 임금을 말한다. 따라서 성과급은 업적금, 변동금, 능률급이라고도 하며 노동성과를 자극한다는 의미에서 흔히 자극급, 인센티브제도라고도 불린다. 내용다지기 9-5

(1) 성과급의 장점

① 근로자에게 합리성과 공평감을 준다.

② 근로자의 동기유발, 노력향상을 유도한다.

③ 생산량에 따라 지급하므로 인건비산정이 정확하다.

④ 성과에 따라 성과급을 배분할 경우 공동체의식을 함양하여 노사 간에 협력하도록 기여할 수 있다.

⑤ 관리자의 감독, 감시, 독촉 등의 관리가 덜 필요하다.

(2) 성과급의 단점

① 개인이나 집단의 실적 등을 평가하고 반영하는 운영과정이 어렵고(특히 정신노동의 경우) 임금결정 등에 있어 노사 간의 마찰가능성이 높다.

② 과정은 보지 않고 결과(성과)만 기준하기에 상호 간 경쟁이 심해진다.

③ 임금액이 확정적이 아니므로 근로자의 수입이 불안정하며, 특히 미숙련 및 부녀근로자에게는 불리하다.

④ 성과향상의 원인을 놓고 조직과 사원이 서로 마찰을 일으켜 협동관계와 신뢰감을 저해할 수 있다.

내용다지기 9-5

연봉 9100만원 국민銀 노조 "성과급 더 달라, 피복비도 지급하라"

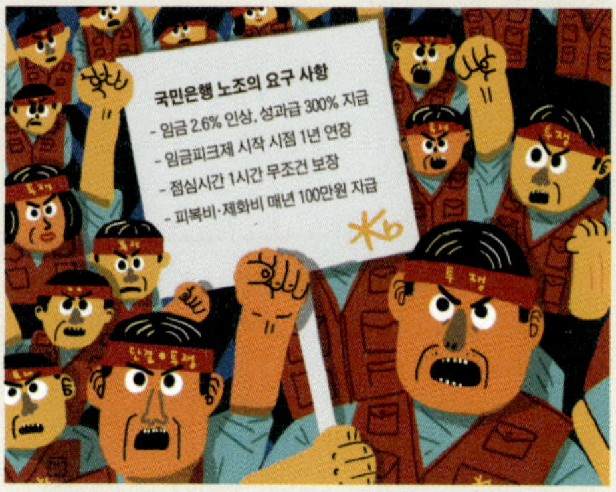
국민은행 노조의 요구 사항
- 임금 2.6% 인상, 성과급 300% 지급
- 임금피크제 시작 시점 1년 연장
- 점심시간 1시간 무조건 보장
- 피복비·제화비 매년 100만원 지급

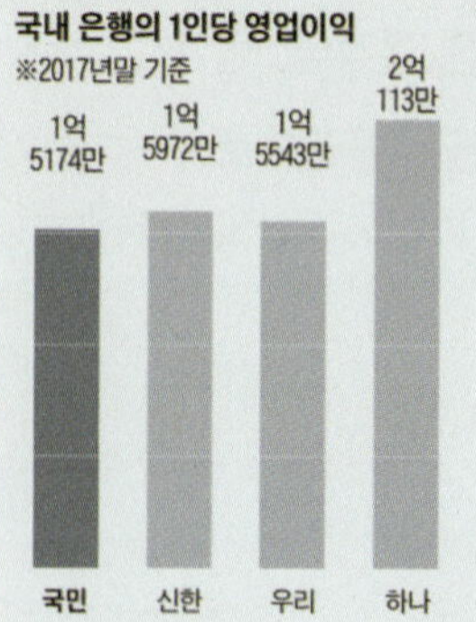

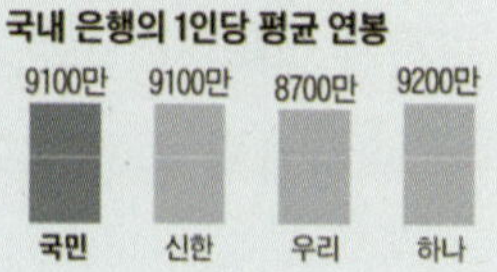

국민 vs 일본 미쓰비시은행

국민		미쓰비시
2조6326억원	영업이익	15조1113억원
1만7349명	직원 수	3만4101명
1억5174만	1인당 영업이익	4억4313만

자료=금융감독원, 블룸버그

대다수 직원이 억대 연봉자인 직장에서 직원들이 성과급 300% 지급, 매년 피복비 100만원 지급 등을 요구하며 총파업을 예고하고 있다. 대학생 사이에서 가장 들어가고 싶은 직장 3위(취업포털 잡코리아 조사)에 꼽힌 KB국민은행 얘기다(1위 삼성전자, 2위 한전). 국민은행 노조는 조합원을 상대로 총파업 찬반 투표를 하기로 했다. 노조의 주요 요구는 ▲통상임금의 300% 성과급 지급 ▲피복비 매년 100만원 지급 ▲만 55세인 임금피크제 진입 시기 1년 연장 ▲점심시간 1시간 컴퓨터 끄기 등이다. 올해 임단협에서 노사 양측이 입장 차를 좁히지 못하면서 지난 24일 중앙노동위원회의 조정이 최종 결렬됐고, 노조는 파업 수순을 밟고 있다. 국민은행 노조가 실제 총파업에 들어가면 IMF 직후였던 2000년 주택은행과 합병 반대 파업을 한 이후 19년 만의 파업이 된다. 고객 불편을 담보로 자기 이익을 관철하겠다는 은행원들의 행보에 대해 대다수 고객, 시민들은 따가운 시선을 보내고 있다. 국민은행 직원들의 평균 연봉은 9100만원(2017년 기준)에 이른다. 임금 수준만 보면 대한민국 최고 직장 중 하나다. 국민은행 노조는 올해 3조원에 가까운 사상 최대 이익을 올릴 것으로 예상되니 당연히 지난해 수준의 성과급을 지급해야 한다고 주장하고 있다. 반면 은행 측은 지난해 노사가 올해부터 자기자본이익률에 연동하는 방식으로 성과급을 정하기로 합의했는데 노조가 이를 일방적으로 무시하고 있다고 반박한다. 신한 · 우리은행은 이미 성과에 연동한 성과급을 지급하고 있고, 앞서 임단협을 마무리한 농협은행은 성과급 200%를 지급할 예정이다. 피복비와 관련해서는 올해 수평적인 기업 문화를 만들자는 취지로 대리 이하 여직원들이 입던 유니폼을 없애기로 했는데 전 직원에게 매년 피복비 명목으로 100만원을 지급하라는 것은 무리한 요구라는 입장이다. 점심시간 1시간 동안 컴퓨터를 끄자는 요구는 고객들이 피해를 볼 가능성이 제기된다. 올해 금융 노사는 산별 교섭을 통해 1시간 점심시간을 보장하되 영업점의 사정에 따라 탄력적으로 운영할 수 있도록 합의했는데 국민은행 노조는 아예 컴퓨터를 꺼 1시간을 반드시 지킬 수 있도록 하자고 주장하고 있다. 직원들이 교대로 작업하며 점심시간 고객을 맞다 보니 1시간이 제대로 지켜지지 않고 있다는 이유다. 하지만 노조 요구를 그대로 수용하면, 앞으로 은행 창구 고객들은 점심시간에 은행 업무를 보기가 더 어려워진다. 노조는 55세부터 시작되는 임금피크제를 1년 늦게 시작하도록 하자는 요구도 내놨다. 국민은행의 임금피크제는 5년에 걸쳐 임금의 60%-55%-50%-50%-50%를 주는 방식인데 진입 시기를 늦추자는 것이다. 국민은행 노조는 은행이 막대한 수익을 낸 만큼 보너스를 더 달라고 요구하고 있다. 하지만 경쟁 은행인 신한 · 우리 · 하나은행과 직원 1인당 영업이익을 비교하면, 국민은행이 1억5174만원으로 가장 낮다. 하나은행(2억113만원)과는 5000만원이나 차이가 난다. 일본 미쓰비시은행 그룹과 비교하면 국민은행 직원들의 생산성은 3분의 1 수준에 불과하다. 국내 시중은행의 영업이익은 우물 안 개구리식 이자 따먹기에 크게 의존하고 있다. IMF 외환위기 이후 은행 통폐합 등으로 덩치가 커진 시중은행들은 자산 규모가 300조원대에 이른다. 국민은행 자산(329 조원 · 2017년 기준) 정도면, 대출이자와 예금이자 간 금리 차이가 1%만 돼도 연 3조원가량 이익을 낼 수 있는 구조다. 이런 구조에서 나온 수익을 기반으로 돈을 더 벌었으니 나눠달라고 요구하는 건 지나친 욕심이라는 게 대다수 금융 전문가의 견해다. 시중은행들의 국민 경제 기여도도 낮다. 지난해 삼성전자가 145조원어치의 상품을 해외에 수출해 53조원의 이익을 낸 반면, 국민은행 경우 영업수익의 44%가 국내 대출이자에서 나왔다. 손쉽게 번 돈으로 '그들만의 잔치'를 벌인다는 비판이 나오는 이유다. 국민은행 노조의 이기적 행보에 대해 정부도 못마땅한 시선을 보내고 있다. 고용노동부 관계자는 "그동안 은행권에 구조조정을 둘러싼 갈등은 있었지만 성과급 등을 요구하며 파업을 하겠다는 건 이해하기 어려운 일"이라고 말했다.

도표 9-7 다양한 차별성과급의 유형

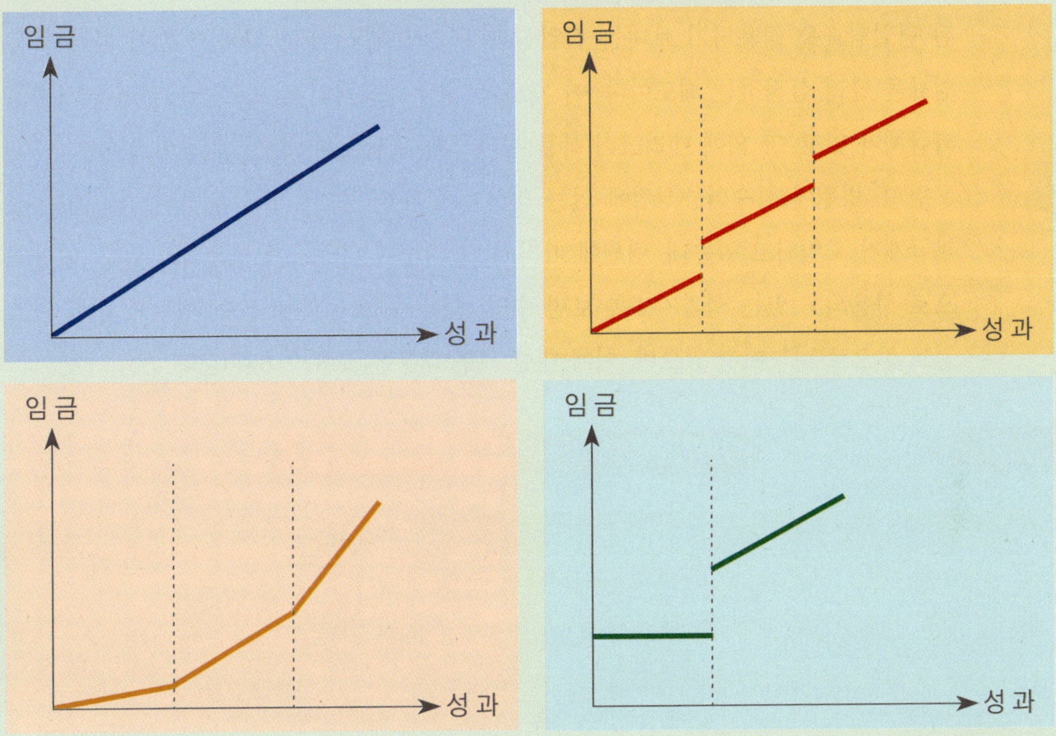

성과를 측정하는 기준으로는 생산량, 판매량, 이윤액, 비용절감액, 소요시간, 품질, 고객만족도 등이 있다. 성과급은 그 형태가 다양하게 언급될 수 있지만 일반적으로 성과급을 누구에게 지급할 것인가 하는 지급대상, 즉 성과급의 적용단위가 개인인가 집단인가에 따라 개별성과급제와 집단성과급제로 분류된다.

2) 개별성과급제(individual performance)

(1) 단순성과급제(single piece-rate plan)

성과급 중에서 가장 오래되고 가장 많이 사용되어온 제도로 제품 또는 작업의 단위당 고정된 단일의 임금을 정하고 여기에 실제의 작업성과(생산량 또는 판매량)를 곱하여 임금액을 산정하는 방식이다. 즉 작업성과의 증대에 비례하여 임금이 증대된다.

이의 장점은 이해하기 쉽고 제도의 시행이 용이하다는 점이다. 하지만 시간당 성과임률을 정하는 것이 용이하지 않다는 제약이 따른다.

(2) 복률성과급제(multiple piece-rate plan)

근로자의 작업능률을 자극하기 위하여 고안된 방식으로 단순성과급제와 같이 고정된 단일임률을 적용하기 보다는 작업성과의 고저(高低) 또는 다과(多寡)에 따라 적용임률을 달리 산정하는 제도이다. 이 제도의 가장 대표적인 것으로는 테일러식 차별성과급제가 있고, 그 외에 메리크식 복률 성과급제, 일급보장성과급제 등이 있다

한편, 병원에서 수익중심점에 있는 의사들에 대한 동기유발을 위하여 최근에는 성과급제가 도입되고 있는데, 병원에 따라서 그 기준이 다양하게 적용되고 있다. 일반적으로 사용되고 있는 성과지표를 보면 수입, 환자 수 또는 진료건수, 병원에 대한 협조 정도 등으로 나누어져 있으며, 이에 대한 세부 내용은 도표 9-8과 같다.

도표 9-8 의사들에 대한 성과급 지급 기준(사례)

성과 지표	주요 내용
수입	진료수입, 선택진료수입, 순이익
환자 수 또는 진료건수	외래환자 수, 입원환자 수, 특정 수술건수, 특정검사 건수, 온라인 상담 건수, On Call 횟수
병원 협조 사항	재원일수 단축, 의료사고 여부, 차트 작성의 완벽성

자료: 안상윤(2010)

국내 각종 병원들이 이와 같은 지표를 기준으로하여 의사들에 대하여 성과급을 지급하는 내용을 보면 다음과 같다.

- 선택진료수입에 대한 일정 비율
- 개인별 선택진료수입의 일정 비율 + 진료과별 순이익의 일정비율
- 환자 수에 비례
- 개인별 목표 설정 및 달성률
- 과별 목표 설정 및 달성률
- 병원의 목표 초과분의 일정비율

그러나 병원에 있어서 이와 같은 성과급제의 도입은 의사와 진료부서 사이에 환자를 독점하기 위한 알력이 빚어지거나 과잉 검사를 조장하여 병원 전체에 문제를 안겨주는 수도 있다. 또한 재원일수를 늘림으로써 환자 보호자들로부터 비난을 받는 수도

있다는데 유의해야 한다. 특히, 의사들 사이에서 성과급의 혜택을 보지 못하는 의사들은 이직을 고려하는 경우도 있기 때문에 제도적 장치를 통하여 예상되는 문제점들에 대한 충분한 검토가 요구된다.

3) 집단성과급제(group performance)

집단성과급제는 작업집단별로 그 성과를 측정하고 이를 기준으로 부가적 급여를 제공하는 것으로, 직무환경상 개인별 성과측정이 어려워 성과급을 적용하려면 작업집단 전체를 한 단위로 사용하지 않으면 안되는 경우 또는 구성원들 사이의 상호협조를 통하여 동기부여적 집단분위기를 조성할 필요가 있을때 사용된다. 따라서 집단성과급을 받기 위해서는 종업원들이 집단전체의 성과목표를 달성하도록 협력하고 지식을 공유해야 한다.

집단성과급의 대표적 유형은 집단성과배분제이다. 이는 종업원들이 경영에 참가하여 원가절감, 생산성 향상 등의 활동을 통해 조직성과의 향상을 도모하고 그 과실을 회사와 종업원들에게 분배하는 제도이다. 따라서 집단성과배분제의 성공은 효과적인 종업원 경영참여의 틀과 보너스의 공평한 배분을 위한 제도의 확립여부에 좌우된다. 집단성과배분제에는 여러 가지 종류가 있는데 그 중 가장 많이 사용되는 방법은 스캔론 플랜(Scanlon plan), 럭커 플랜(Rucker plan)이 있다.

(1) 스캔론 플랜(Scanlon plan)

① 의의

스캔론 플랜은 미국철강노동조합(United Steelworkers of America)의 리더였고 한때 MIT대학의 교수직을 지낸 스캔론(Joseph N. Scanlon)이 창안한 것으로 1947년 이후 미국의 많은 기업체에서 성공적으로 적용되어 좋은 결과를 가져왔으며 스캔론 제도의 기본 원리는 미국 뿐만 아니라 다른 나라에서도 널리 활용되고 있다. 이 계획은 기본적으로 생산성변동에 임금을 연결시켜 산출하는 집단성과급으로서 이를 고용주, 노동자, 사내유보의 세 몫으로 분배하는 방식이다. 즉 스캔론 플랜은 생산의 판매가치(sales value of production: 총매출액의 개념이다)에 대한 인건비 비율이 사전에 설정한 표준 이하인 경우 종업원에게 상여금(보너스)을 주는 제도이다. 이 상여금을 받기 위해서는 인건비를 가급적 줄이고 생산량은 최대한 늘려야 한다.

도표 9-9 스캔론플랜의 성과배분 방식

〈스캔론플랜의 성과배분 방식〉

- 총임금예산 − 실제임금액(기 지급액) = 절약임금액…상여자원
- 성과배분방식

상여자원
- 유보액(25%)
- 분배액(75%)
  - 회사(25%)
  - 종업원(75%)

즉 스캔론 제도는 노사 간 상호협의하에 조직체의 성과표준치(performance standard)를 설정하고 그 표준치를 초과한 이득(gain)을 회사와 구성원들 사이에 배분하는 제도로서 구성원 참여와 집단수준 인센티브 두 가지 요소를 포함하고 있다. 그런데 스캔론 플랜의 특징은 오히려 위원회제도의 운영보다는 성과에 기초한 독특한 성과분배방식에 있다.

② 성과배분 방식

과거 수년간의 보상총액과 생산의 판매가액과의 비율을 임금정수로서 결정하고, 해당 시기의 생산과 판매가액에 이 임금정수를 곱하면 총임금예산이 산정된다. 이 총임금예산에서 실제로 지급된 임금을 차감하고 남은 금액은 노사가 협력하여 달성한 생산성 향상분으로 보아 이를 상여자원(bonus pool)으로 삼는다. 이 상여자원의 25%는 생산성향상이 순조롭지 못했을 경우 상여자원 부족액을 충당하기 위하여 유보하고, 그 나머지(75%)의 25%는 회사에, 그리고 75%는 근로자들에게 분배한다. 이때 근로자들 각자에 대한 배분은 그 들의 실제 노동시간에 의한 기본급 총액에 비례하여 배분된다.

(2) 럭커 플랜(Rucker plan)

① 의의

럭커(A.W. Rucker)가 주장한 성과분배방식으로 스캔론 플랜과는 약간 다르다. 즉 스캔론 플랜은 성과분배의 기초를 생산의 판매 가치(총매출액)에 둔데 비하여 럭커

플랜은 부가 가치를 그 기초로 하고 있다는 점이다. 이는 정해진 인건비에 비해 더 많은 부가가치를 창출할 경우 조직과 종업원이 나누어 갖는 것이다. 또 이 제도는 불경기에는 보너스가 지급되지 않는 스캔론 플랜의 단점을 보완할 수 있다. 한편 부가가치를 창출하기 위해 원재료비 및 기타 비용을 포함한 생산원가를 현격히 줄이거나 더불어 산출물을 증대하기 위한 혁신활동을 하지 않으면 안된다. 즉 럭커플랜은 혁신활동을에 대한 집단적인 인센티브를 제공하는 것과 다름없는 것이다.

럭커는 1899~1929년의 30년 동안 미국 공업 통계자료를 분석한 결과 미국기업의 연간 보상금 총액과 부가가치와의 관계가 안정적 관계, 즉 부가가치에 대한 보상총액은 약 40%(39.395%) 수준에서 안정되고 있으며 이에 따라 부가가치액의 증가에 비례하여 임금이 증가되면 전체경제에 인플레 효과가 없는 임금상승이 가능하다는 결론을 얻었다.

② 성과배분 방식

부가가치의 증대를 목표로 하여 이를 노사협력체제에 의하여 달성하고, 그 증가된 생산성 향상분을 그 기업의 안정적인 부가 가치분배율로 노사 간에 분배한다는 방식이다. 이때 부가가치분배율은 급격한 기술혁신이나 제품변경 등의 변화가 없는 시기에 안정적인 비율은 노사 간에 합의해서 결정해야 하는 것이 가장 중요한 문제로 되고 있다

4. 연봉제

1) 의의

연봉제는 개별종업원의 능력, 실력 및 공헌도를 평가하고 계약에 의하여 연간 임금액을 결정하는 능력중시형 임금체계이다. 지급방식에 있어서는 종업원에게 지급하는 임금을 1년분으로 묶어서 결정하는 계약임금을 말한다. 따라서 종래의 임금체계에서 존재하던 기본급이나 수당과 같이 세분화된 임금항목이 없어지고 별도로 지급되는 상여금도 없는 것이 특징이며, 모든 임금을 일괄하여 지급액을 결정하는 것을 연봉제라고 할 수 있다.

연봉제는 서구에서 발달한 만큼 서구식 합리주의에 기초하여 효과적인 보상시스템

을 통한 목표와 성과관리를 추구할 수 있다는 긍정적인 면이 있지만, 만약 공정한 평가시스템이 존재하지 못한다면 오히려 불공정과 불만을 초래하고 종업원들 간 팀워크를 상실하게 만드는 단점도 있다. 내용다지기 9-6

2) 연봉제의 도입배경

연봉제가 한국에 도입되면서 약간 다르게 나타났다. 과거의 연공보다는 능력이나 업적을 중요한 요소로 삼는 임금체계를 연봉제라고 부르게 되었다. 또한 기존에 다양하게 발달되어 있던 수당들을 폐지하고 이것을 총액 연봉 속에 포함시켰다. 처음에는 야구선수 등 운동선수들에게 도입되다가 외국과의 합작기업과 외국계 조직의 근로자들을 대상으로 시작되었고 1990년 후반 IMF 구제금융 이후 그 도입이 확산되어 관리직, 전문직 뿐만 아니라 전 직원에게까지 적용범위가 넓어졌다. 2000년대부터 연봉제가 빠르게 확산된 배경은 다음과 같다.

첫째, 사원 간의 경쟁과 개인주의 성향이 강하게 되었다는 점이다. 과거의 공동체 사회에서는 노동조합을 전체근로자의 노동조건 향상에 힘써 사원 모두에게 적용되는

내용다지기 9-6

외모와 연봉과의 관계

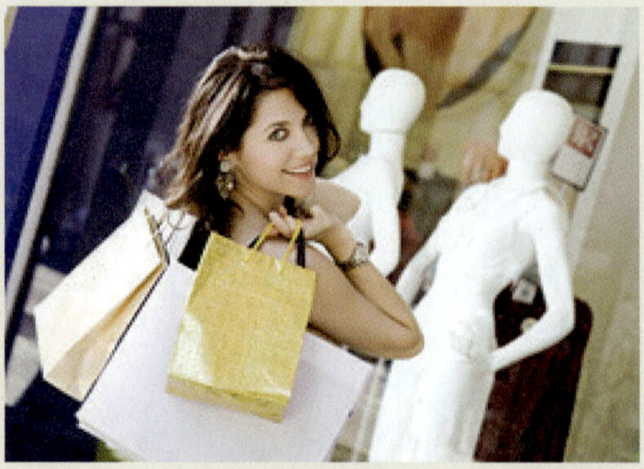

미인, 미남은 머리가 좋은 사람보다 연봉을 더 많이 받는다는 연구 결과가 나왔다. 미국의 한 연구팀은 젊은 남녀 4,000명에게 자신이 평가하는 자신의 매력도 점수를 매기게 한 뒤 이들의 지능지수(IQ)를 테스트하고 연봉을 조사했다. 그 결과 매력적으로 보이는 사람의 연봉은 평범한 외모의 사람보다 평균 5~10% 높은 것으로 드러났다. 연구 참여자 중 자신의 외모를 매력적이라고 평가한 사람은 7%였으며, 자신이 평균 이하의 외모라고 대답한 사람은 8%였다. 이런 현상이 왜 나타나는지에 대해 “잘 생긴 사람은 실력보다 더 자신감 있게 보이며, 임금 인상을 요구할 때도 당당하기 때문으로 보인다”고 해석했다. 그러나 잘 생긴 사람들이 받는 연봉은 지나친 측면이 있는 것으로 조사됐다. 외모가 평범한 사람들은 IQ가 14점 올라갈 때마다 연봉이 3~6%씩 올라가는데, 보통 사람이 미인-미남 수준의 연봉을 받으려면 현재보다 IQ가 1.4배나 높아져야 하기 때문이다. 연구진은 “외모는 분명히 연봉에 영향을 미치며, 그것도 아주 심하게 영향을 미친다”고 말했다. 잘 생긴 사람이 더 돈을 잘 번다는 연구 결과는 많고 대개 이유를 좋은 인상을 주기 때문으로 분석하지만, 잘 생긴 사람이 실제 머리도 좋다는 연구 결과도 있다. 영국 한 대학의 교수가 미국인 1만 5,197명을 조사한 결과 평균 지능지수는 아주 매력없는 사람 94.2, 매력없는 사람 94.9점, 보통 97.1점, 매력있는 사람 100.3점, 아주 매력있는 사람 100.7점으로 잘 생길수록 머리도 똑똑한 것으로 나타났기 때문이다. 그렇지 않아도 외모지상주의에 빠진 한국사회를 뒤돌아 볼 때 제발 이런 결과가 우리나라에서는 안맞았으면 하는 바람뿐이다.

도표 9-10 연봉제의 장·단점

장 점	단 점
• 사원의 동기유발(노력한 만큼의 보상) • 업적에 대응한 개별관리 • 우수인재와 전문인력 확보 • 인건비 관리 용이 • 상하 간 협조와 의사소통 용이 • 실력주의의 강화	• 눈앞의 업적추구, 질적인 생산성 향상 상실 • 갈등과 위화감 조성 • 조직구성원 간 연대감 상실 • 화이트칼라의 의욕 저하 • 부하육성의 경시 • 실패를 두려워 함

종합적 임금인상 비율이 중요했지만 이제는 평균 인상률보다는 자기 자신의 임금인상률에 더 많은 관심을 가지게 되었다.

둘째, 우리나라 임금체계가 기본급과 제수당, 그리고 상여금으로 복잡하게 구성되어 있었는데 이를 단순화하여 실질적인 임금관리를 하자는 분위기가 강했다. 즉 연봉제는 기존의 복잡한 임금구성요소들을 단순화시키는 역할을 했다.

셋째, 오랜 관행이 되어온 연공위주의 임금체계로는 사원들의 동기부여와 조직활성화에 한계가 있다고 보았다. 고부가가치를 생산하려는 창의력과 의지를 자극하고 자율적 노력을 유도하기 위해서는 이에 상응하는 임금체계가 필요하였고, 연공급은 능력의 유무, 공헌의 유무와 상관없이 똑같은 임금을 지급하기 때문에 그들의 동기를 자극할 수 없었다.

3) 연봉제의 임금구조

(1) 기본급

기본 연봉으로써 개인이 받을 수 있는 기본임금이다. 보통 연공·직무·직위에 따라 구성되는 임금에 의해서 산출된다. 연봉총액에서 차지하는 비중은 업적과 능력성과에 의해 지급되는 장려급과 조정률을 통해 결정된다.

(2) 업적급

업무성과에 의해서 결정되는 업적성과급이다. 성과달성 정도에 따라서 결정된다.

도표 9-11 연봉제의 임금구조

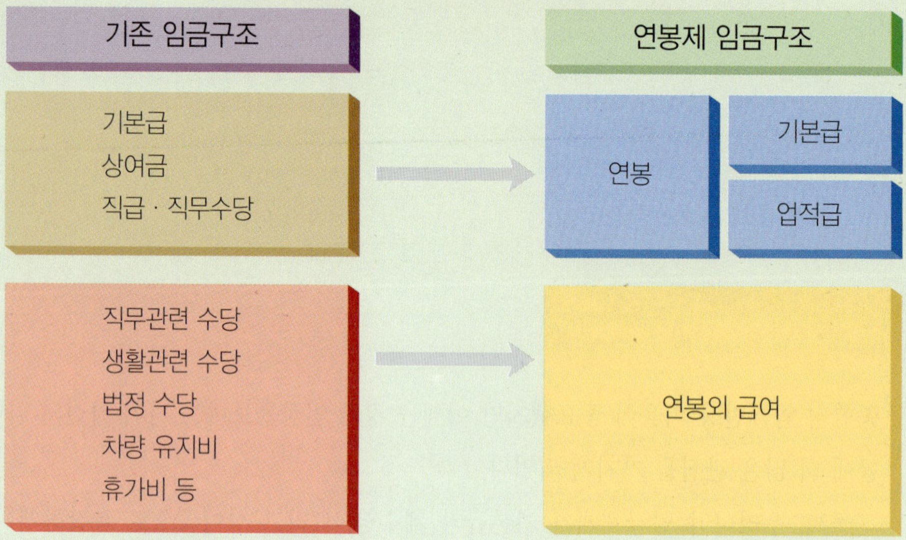

(3) 연봉외 급여

연봉에 상관없이 제공되는 것으로 기본의 연 · 월차 수당, 식사비용, 차량유지비, 휴가비 등 복리후생적 또는 실비변상적 급여 등을 통합하여 결정된다.

4) 연봉제의 유형

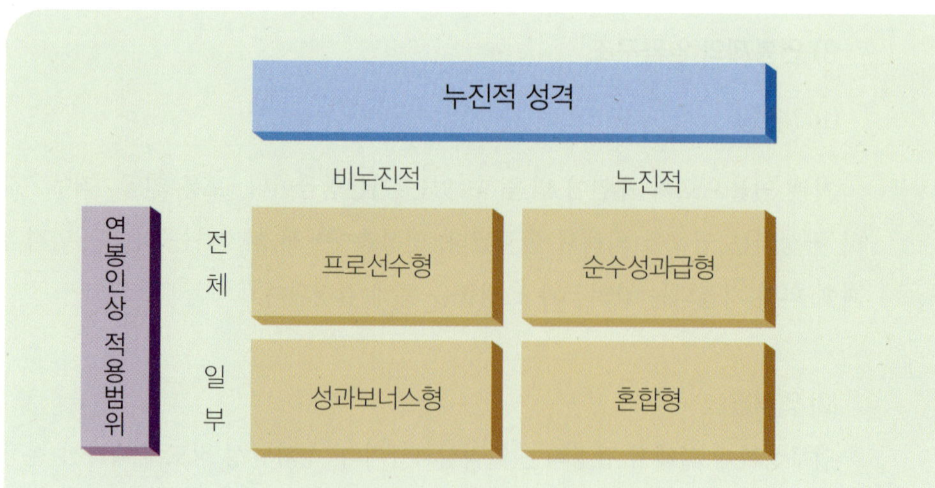

(1) 프로선수형

프로선수형(예: 야구, 축구, 농구 등) 연봉제는 연봉을 전체임금을 대상으로 하며 전년대비 임금이 누적되지 않는다. 기본급 개념의 기본연봉이 없기 때문에 매년 성과에 따라 연봉전체가 큰 폭으로 상승하거나 삭감될 가능성이 있다. 이러한 유형은 기업에서 적용하기는 어렵고 프로스포츠의 연봉형태에 일반적으로 적용된다.

(2) 순수성과급형(merit payment)

순수성과급형은 미국식 완전연봉제라고도 하는데, 연봉총액을 개별적 · 차등적으로 결정하되 매년 누적식으로 계산해 결정하는 방식을 말한다. 즉 직무별로 기준지급 수준(직무급)을 설정하고 1년의 평가결과에 따라 임금전체를 차등지급하며 이는 매년 누적적으로 적용된다. 예를 들어 전년도 연봉이 5천만원이고 업무성과율이 10%라면, 올해 연봉은 5천5백만원이 된다. 이는 임금의 차등효과가 커서 종업원의 동기부여 요인으로 작용할 수 있으나 시간이 지날수록 기업의 임금부담이 커질 수 있다.

(3) 성과보너스형(merit bonus)

성과보너스형은 총임금 중의 일부에 한해 비누진적으로 임금을 차등지급하는 방식이다. 즉 기본급은 그대로 유지한 채 성과에 따라 변동하는 상여금을 차별적으로 지급하는 방법으로 기존 임금체계를 크게 바꾸지 않고 도입할 수 있다. 비누진적 성격으로 장기적으로는 임금인상 부담이 적다는 장점이 있는 반면 적극적인 동기부여효과가 떨어진다는 문제점도 있다.

(4) 혼합형

혼합형은 순수성과급과 성과보너스형을 혼합한 것으로 기본연봉에 대해서는 누적적 임금체계를 사용하지만, 성과급과 같은 업적연봉은 당해 연도의 성과에 따라 비누적적인 보상을 적용한다. 기본연봉이 누적적으로 인상되므로 임금의 안전성과 동기부여효과를 높이면서 지나친 임금인상에 대한 부담은 줄일 수 있다. 기본연봉+업적연봉(성과급)의 형태를 취함으로써 현재 우리나라와 일본에서 많이 도입되고 있는 형태라고 할 수 있다.

5) 우리나라 연봉제 특성

우리 사회의 각 조직에서 운영되고 있는 연봉제는 흔히 '한국형 연봉제'라고 불린다. 그것은 순수한 의미의 서구식 연봉제와는 다르게 우리의 실정에 맞게 변형되어 정착했기 때문이다. 예를 들어, 미국의 프로야구단에 소속되어 있는 선수는 매년 회사와 본인의 연봉에 대하여 개별적으로 협상을 하고 그 결과 체결된 1년 간의 총액연봉을 12분의 1로 나누어 지급받는다. 연봉 외에 상여금이나 제 수당은 인정되지 않는다.

그러나 한국형 연봉제는 우리의 조직문화나 근로자들의 정서 등을 고려하여 우리 실정에 맞게 운영되는 측면이 강하다. 한국형 연봉제는 조직과 근로자들에게 익숙한 연공급 일정 부분을 기본으로 하고 개인의 능력과 업적에 따른 능력급을 가미한 방식이다. 최근에는 점진적으로 능력급의 비중을 확대하면서 순수한 연봉제를 지향하는 형태를 띠고 있지만, 현장에서 실질적인 평가와 그에 따른 차별적 임금을 기대하기는 어려운 실정이다. 이와 같은 점에서 볼 때, 한국형 연봉제는 기존의 연공급과 순수 연봉제의 중간수준인 절충형 연봉제 성격을 띠고 있다고 볼 수 있다. 내용다지기 9-7

지금까지 살펴본 임금관리의 내용을 도표로 표시하면 다음과 같다.

도표 9-12 임금관리체계의 도식화

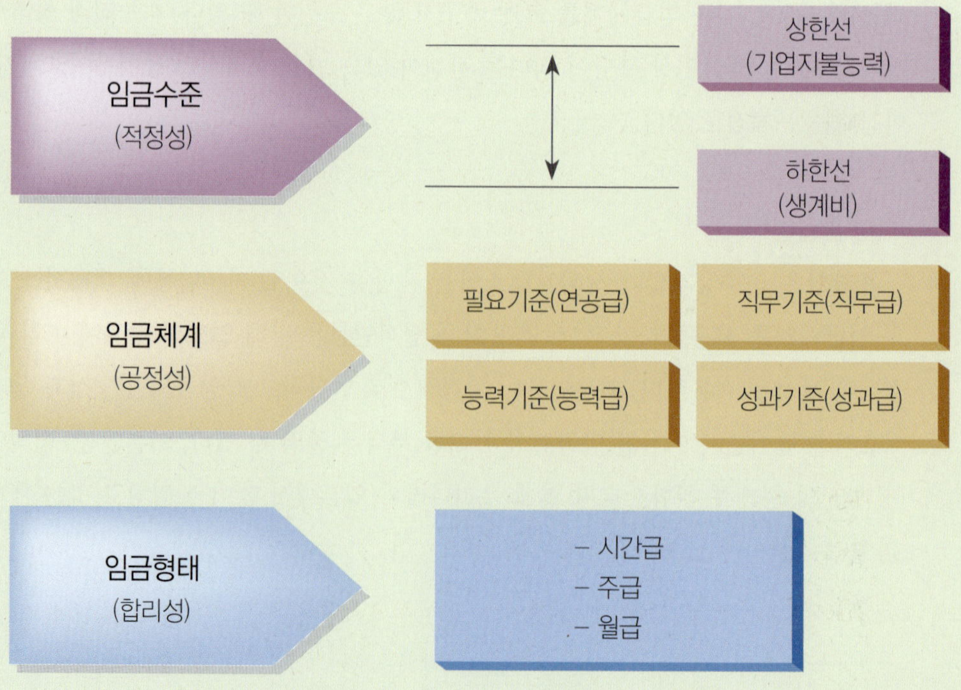

내용다지기 9-7

"연봉협상요?" 기업 10곳 중 8곳은 협상 아닌 '통보'··· 올해 평균 인상률은 8.9%

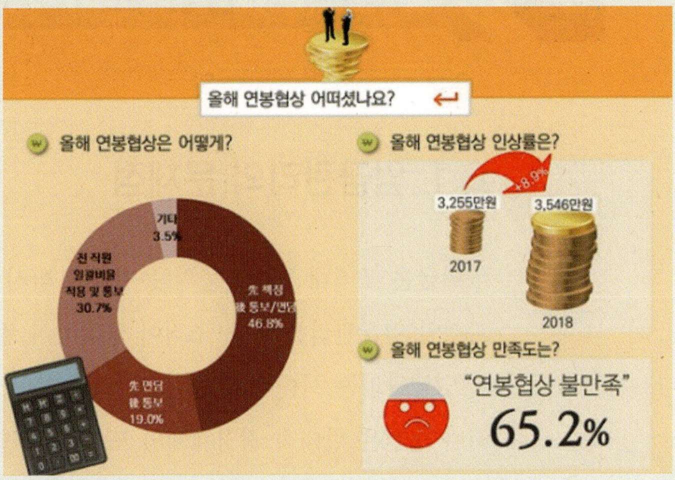

국내 기업의 연봉협상 방식은 여전히 수직적이었다. 기업 10곳 중 8곳은 연봉 계약 시 협상보다는 통보 형태로 진행했고, 아예 얼굴을 보지 않는 비대면 계약을 시도하는 기업도 적지 않았다. 취업포털 인크루트 설문조사 결과다. 인크루트에 따르면, 올해 연도 연봉협상을 마친 직장인을 대상으로 '올해 연봉이 작년과 어떻게 달라졌는지'를 묻자, 80.1%가 '올랐다(인상)'고 답했다. '안 올랐다(동결)'는 답변은 16.2%, 작년보다 '낮아졌다(삭감)'는 답변은 3.7%였다. 연봉이 인상된 직장인들의 평균 인상률은 8.9%였다. 연봉 협상 결과는 직급과 직책에 따라 차이를 보였다. 먼저, 연봉이 '올랐다(인상)'고 답한 응답자비율은 △차장급(63.0%)에서 가장 낮았지만, 연봉이 '유지됐다(동결)'는 답변에서는 여러 직급 중에서도 △차장급이 비율(33.3%)이 특히 높았다. 또한 11.6%의 △과장급 응답자들은 '연봉이 삭감됐다'고 밝혀, 전반적으로 과·차장급 선에서 연봉동결 또는 삭감을 가장 많이 경험한 것으로 나타났다. 직책에 따른 협상 결과는 어땠을까. 직책을 팀원 급, 팀장 급, 본부장/실장 급 등으로 나누어 분석한 결과 직책 별 연봉증감에도 크고 작은 차이가 있는 것으로 밝혀졌는데, 이 중에서도 특히 9.7%의 △팀장급 인사들이 '연봉이 삭감됐다'고 밝혀 전 직책 중에서도 가장 많은 타격을 입은 것으로 나타났다. 한편, 기업별 연봉 협상 스타일을 묻는 질문에 있어서는 대부분의 응답자들이 재직 직장의 '수직적인 협상 스타일'을 지목했다. "(증감률에 대해) 회사에서 先 책정 後 통보 및 면담"하는 경우가 46.8%로 가장 많았고, "전 직원 일괄비율 적용 및 통보"도 30.7%에 달했다. '협상 이전 면담을 통해 연봉 증감률을 확정'하는 경우는 단 19.0%에 그쳤다. 연봉 협상 과정의 경우 전체 기업의 16.1%가 '비대면' 협상을 원칙으로 하고 있었다. ERP 및 결재링크 등을 통해 통보 결과를 확인하게 하는 등 'e-결재 방식'을 채택하고 있다는 것. 담당자와 면대면 협상을 하는 곳은 46.7%, 조정이 필요한 경우만 면대면 협상을 진행한다고 밝힌 경우는 24.8%였다. 기업 10곳 중 8곳 꼴로 '협상보다는 미리 책정한 연봉 증감률을 직원에게 통보하고 있으며, 연봉 협상 시 직접 대면하지 않는 경우도 상당하다는 것이다. 이러한 연유로, 직장인의 65.2%는 연봉협상 결과에 불만족을 드러냈다. 만족한다고 답한 직장인은 10.6%에 불과했다. 끝으로, 연봉협상이 가장 많이 이뤄진 때는 3월이 31.6%로 가장 많았다. 이어 △1월(31.3%) △4월(20.9%) △2월(12.1%)순으로 연봉을 협상하는 기업들이 많은 것으로 나타났다.

V 우리나라 병원 임금관리의 개선방안

1. 임금관리의 문제점

임금은 조직내 구성원들의 동기를 유발시킬 수 있는 주요한 자극요소이다. 또한 효과적인 임금관리를 통해 조직이 경쟁적이 될 수도 있고 그렇지 못할 수도 있다. 때문에 임금관리는 시대적 상황과 조직의 여건에 맞게 합리적으로 잘 관리되어야 한다. 그러나 병원은 현대적 경영체계의 도입이 지연되고 있는 특성 때문에 임금관리 역시 시대에 뒤지는 경향이 있다. 현재 우리나라 병원이 당면해 있는 임금관리상의 주요 문제를 살펴보면 다음과 같다.

1) 임금체계의 경직성

우리나라 병원의 임금구성은 매우 경직적이어서 환경변화에 대한 대응력이 일반 기업에 비해 뒤지고 있다. 임금이 환경변화에 대하여 탄력적이지 못함으로써 노사갈등은 물론 경영관리 전반에 부정적인 영향을 미치고 있는 실정이다. 임금체계에 대한 개념의 확립도 애매모호하여 직무수행 능력이나 성과를 제대로 반영하고 있지 못하다.

2) 임금인상 기준 미흡

임금인상방식이 Base-up 시스템으로 정액 및 정률인상 방식이고 또 자동정기승급제도를 채택하고 있다. 임금인상이 직무의 중요성, 개인의 능력, 공헌도, 경영성과 등에 의해 결정되지 않고 있기 때문에 열심히 일하는 것 보다는 임금교섭에서 흥정을 잘하는 것이 더 중요한 것으로 인식되고 있다. 때문에 직원들이 열심히 일한 대가로 임금을 인식하기보다는 임금교섭에만 전적으로 매달리게 되는 결과를 초래하는 경향이 크다.

특히, 임금수준을 결정할 때 채택되고 있는 베이스 업 시스템은 임금배분에 있어서 공정성과 형평성을 잃게 만들고 있다. 베이스 업은 자동승급과 연계되어 있다. 승급이란 정기승급, 승격 및 승진과 개인의 신상이나 근무상태의 변화에 따른 임금증액을 의미하는데, 근속, 지식, 경험 및 기능의 향상 정도에 따라 승급이 이루어지는 것이 원칙이다. 그러나 현재 운영되고 있는 병원계의 정기승급은 위와 같은 제 요인에 의한 승급이 아니고 근속에 따른 자동승급의 성격을 띠고 있다.

3) 상여금제도의 형식적 운영

상여금제도가 형식적으로 운영되고 있는 것도 문제이다. 상여금의 산정기준이 병원마다 상이하고 인사고과나 경영성과와 무관하게 지급되고 있다. 상여금을 지급할 때 대부분의 병원들이 개인의 성과나 인사고과를 거의 반영하지 않고 있어 임금지급의 기초가 되는 인사고과를 무력하게 만들고 있다.

4) 과학적 임금관리 방안 부족

아직까지도 일부 병원에서는 체계적이고 과학적인 임금관리보다는 병원의 경영자이자 의사인 병원장들이 임금을 시혜적인 시각에서 바라보고 있다는 사실이다. 그 결과 임금결정이나 인상이 근로자들의 노력의 대가나 성과의 배분에 입각하여 이루어지는 것이 아니라 병원장의 기분에 따라 결정되는 경우가 종종 있다.

2. 병원 임금관리의 개선방향

현행 병원의 임금관리체계는 연봉제를 도입하고 있음에도 불구하고 내용적으로는 연공급체계가 유지됨으로써 임금이 동기유발 요인으로 충분히 작동하지 못하고 있다고 볼 수 있다. 개인의 능력, 공헌도, 경영성과 등이 임금관리에 반영되지 못하고 있어 근로자의 동기유발과 병원의 경쟁력 강화에도 큰 장애요인이 되고 있다. 따라서 근로자의 요구에 부응하고 병원의 지속적인 발전을 추구하기 위해서는 보다 합리적인 임금관리체계를 설계하여 운용할 필요성이 제기된다. 합리적인 임금관리체계의 도입은 개별 병원의 특성 및 실정을 고려하되 학력, 연령, 근속 등의 속인적 연공급보다는 직무와 직능성과가 중시되는 임금관리 체계로 개편하는 방향으로 나아가야 할 것이다.

동기유발의 측면에서는 무엇보다도 임금의 공정성과 직원의 만족도가 고려되어야 한다. 전략적 측면에서는 임금체계 자체가 경쟁력이 있어야 하고 임금제도가 생산성

향상을 유발할 수 있도록 바뀌어야 한다. 임금제도가 본질적으로 지향하고 있는 동기유발 기능을 제대로 수행하기 위해서는 공평한 인사평가가 전제되어야 하고, 동시에 우리 사회의 전통적인 문화적 가치관과 조화를 이룰 수 있도록 해야 한다. 또한 노사 간 신뢰 풍토가 조성되지 않으면 임금관리의 효과를 기대하기 어렵기 때문에 노사가 서로 충분한 대화를 통해 이해의 폭을 넓혀야 한다. 이와 같은 관점에서 우리나라 병원조직에서 이루어져야 할 임금체계관리의 주요 개선방향을 살펴보면 다음과 같다.

1) 능력중심 임금제도로 전환

연공서열을 기본으로 한 임금관리에서 능력 중심의 임금제도로 개선되어야 한다. 능력 중심의 임금관리체계로 전환하기 위해서는 현재 연공 중심의 직급체계를 극복하고 팀제의 활성화와 함께 직급의 단순화 및 발탁승진 제도가 일반화되어야 한다. 병원의 현행 연공급 직급체제는 인력관리 측면에서 조직과 직원 개인의 경쟁력을 강화하기 위하여 탄력적인 경영을 도모하기 어렵다. 수행 직무와 역할에 따라 인재를 육성·활용할 수 있는 능력 중심의 직급제도를 설계하고 개발해 나가야 할 것이다.

2) 호봉체계의 개선

매년 되풀이되는 노사 간 임금교섭 부담을 줄이면서 임금의 동기유발 기능을 강화시키기 위해서는 현재의 근속 기반의 호봉승급체계를 고과승급(merit pay) 방식으로 개선해야 한다. 고과승급 방식은 능력주의 임금관리를 실현시켜 생산성을 높이고 보상의 공정성과 합리성을 높이는데 기여하게 될 것이다.

3) 연봉제운영의 선진화

연봉제는 직원 개인의 능력, 실적 및 공헌도의 평가와 계약에 의하여 1년 동안의 임금액이 결정되는 능력중시형 임금지급형태이다. 국·내외적 경영 여건 변화로 인하여 어느 조직이든지 종래의 순수 연공급적 임금체계로는 이러한 변화에 탄력적으로 적응하기가 어렵다. 때문에 직무와 직능을 중시하는 임금 결정 형태로서 연봉제를 채택하는 비율이 높아지고 있다. 그러나 병원은 아직까지 연공급적 연봉제의 형태에서 벗어나지 못함으로써 연봉제가 자극이나 동기유발 요인으로 작동하지 못하고 있다. 우리나라 사회 전체적으로 볼 때 순수하게 성과 중심의 연봉제가 활성화될 수 있도록 전제조건이 성숙되지 못했기 때문에 시행상의 어려움이 있긴 하지만, 우수 인재의 확보와 국제경쟁력의 강화 차원에서 본래 취지의 연봉제 시행이 요구된다고 하겠다. 조직에 오는 충격을 줄이기 위하여 우선적으로 병원의 수익중심점에 있는 진료 전문직과 관리직 간부사원부터 성과와 연계한 연봉제를 적용하면서 점차 확대 실시하는 것이 바람직할 것으로 보인다.

4) 임금관리의 차별화

노조원과 비노조원에 대한 차별적 임금관리가 요구된다고 하겠다. 노조원에 대해서는 베이스 업을 통한 임금교섭을 하더라도 비노조원에 대해서는 고과승급제도 적용 등을 통하여 자극적인 임금 인상이 이루어지도록 하고 개별 병원의 자율적인 임금관리기능을 강화시켜 나가도록 해야 한다. 현재와 같이 총체적이고 집단적인 패턴교섭형 임금관리정책을 유지하는 한 임금이 조직의 생산성을 높이는데 기여하기는 어려울 것이기 때문이다.

5) 임금관리담당자의 교육훈련

임금관리 담당자에 대한 전문적인 교육훈련이 필요하다. 임금관리는 제도적으로 법률의 지배를 받고 있으며, 조직행동론적 측면에서는 개인의 중요한 동기유발 요인이다. 또한 오늘날 치열한 경쟁체제 속에서는 조직의 경쟁력을 보장할 수 있는 행동유발 요인이 되어야 한다. 때문에 임금관리 담당자는 관련 법률에 대한 철저한 이해가 있어야 한다. 잘못된 임금관리로 인하여 소송에 휘말리는 경우가 자주 일어날 수 있다는 것을 염두에 두고 수시로 변화된 임금관리 법령에 익숙해 있어야 한다. 또한 임금관리 담당자는 성과 지향적 임금관리를 해야 한다. 직원들이 받는 임금에 대하여 어떤 느낌이나 감정을 갖지 못한다면 조직은 그만큼 실패하고 있는 것이다. 때문에 임금수준, 임금체계 및 임금형태에 대한 합리적이고 선진화된 관리를 통하여 직원들이 동기를 부여받도록 해야 한다.

학습내용

1. 임금의 개념과 임금관리의 중요성을 설명할 수 있어야 한다.
2. 임금관리의 범위를 설명할 수 있어야 한다.
3. 임금수준의 결정요인을 설명할 수 있어야 한다.
4. 임금체계의 구성요인을 설명할 수 있어야 한다.
5. 임금체계의 연공급, 직무급, 직능급을 설명하고 이의 장 · 단점을 설명할 수 있어야 한다.
6. 임금형태 중 시간급제를 설명할 수 있어야 한다.
7. 임금형태 중 성과급제의 유형과 그 장 · 단점을 설명할 수 있어야 한다.
8. 집단성과급제 중 스캔론플랜과 럭커플랜을 설명할 수 있어야 한다.
9. 연봉제 도입배경과 연봉제의 유형을 설명할 수 있어야 한다.
10. 병원의 임금관리의 문제점과 그 개선방안을 도출할 수 있어야 한다.

겨울사랑

유안진

나 혼자서 정리하고
나 혼자서 용서하며

얼었다가 풀렸다가
한겨울도 깊어 갑니다

비바람이건 눈보라이건
나 혼자의 미친 짓입니다

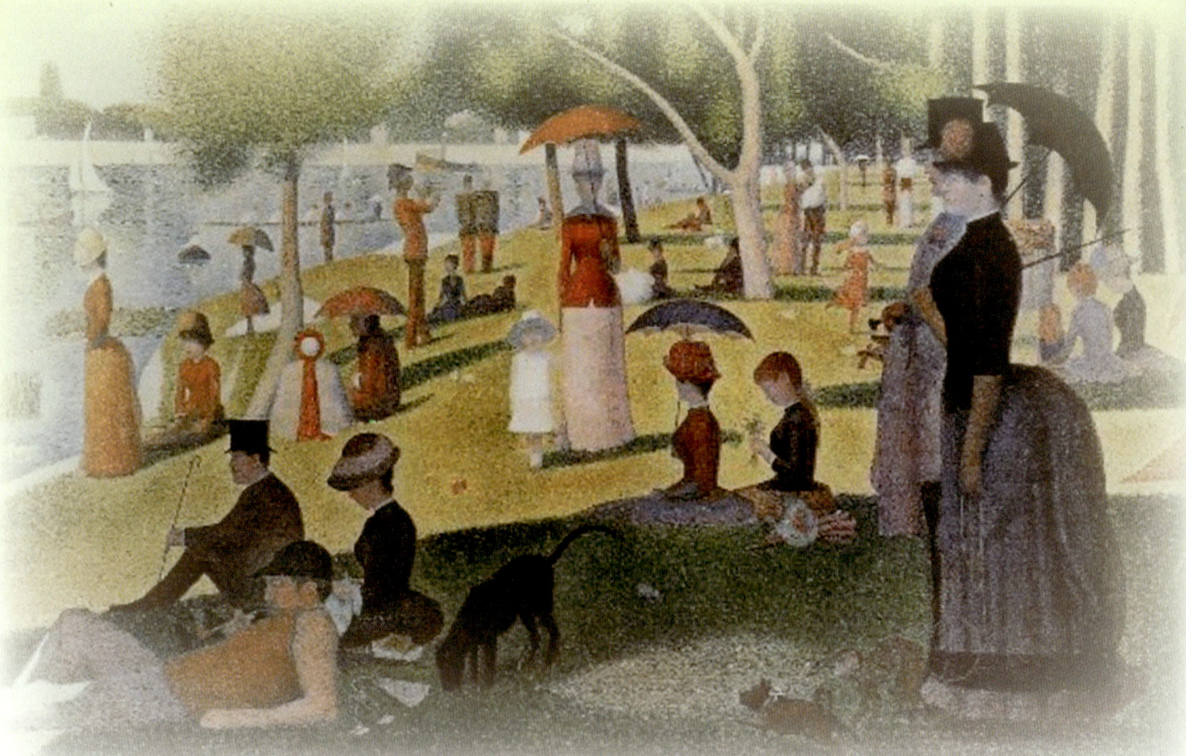

제10장
복리후생관리

노동에 대한 직접적인 보상인 임금 외에 지급되는 간접적인 보상이 복리후생이다. 법정복리후생에는 건강보험제도, 연금보험, 산업재해보상보험, 고용보험 등이 있고, 법정외 복리후생에는 생활지원시설, 금융 및 공제, 보건위생시설, 문화체육, 오락시설 등 다양하게 제공된다. 복리후생관리의 원칙으로는 적정성의 원칙, 합리성의 원칙, 협력성의 원칙이 있다. 또한 복리후생 프로그램으로는 선택적 복리후생(카페테리아식 복리후생)과 통합적 복리후생, 라이프사이클 복리후생이 있다.

I 복리후생의 의의

1. 복리후생의 개념

1) 복리후생이란?

복리후생(employee benefits and service)이란 종업원과 그 가족의 생활수준향상을 위해서 시행하는 간접적인 보상으로 임금 이외의 제 급부를 말하며, 노동의 대가인 임금을 보완해 준다는 의미에서 부가급부(fringe benefits)라고도 한다. 그 외에도 복지후생, 후생복리, 기업복지, 종업원복지, 사회적 지출, 사회적 임금 등 다양한 명칭으로 불리기도 한다.

한동안 복리후생은 조직이나 병원이 근로자들에게 베푸는 은혜적인 것으로 인식되었다. 그러나 경제발전과 생활수준의 향상에 따라 임금을 중심으로 한 기본적인 근로조건 뿐만 아니라 근로자들과 그 가족의 생활안정, 문화수준의 향상, 건강의 증진을 통한 복지 문제의 중요성이 대두되었다. 이에 따라 복리후생은 점차 임금, 근로시간 등의 기본적 근로조건을 보완하는 파생적 보상시스템으로 인식되고 있다.

2) 복리후생의 특징

간접적 보상인 복리후생은 직접적 보상인 임금과 비교해 볼 때 다음과 같은 특징을 갖는다.

(1) 간접보상 형태

임금은 개별종업원의 업무성과나 근로시간을 기준으로 지급되는 직접적인 보상이나, 복리후생은 건강진단, 상담의 제공, 각종 보험료 및 교육훈련비 제공처럼 성과나 직무와 무관하게 지급되는 간접보상이다.

(2) 집단적 보상체계

복리후생비는 기본적으로 집단적 보상의 성격을 갖는다. 즉 임금은 근로자들의 노동에 대한 대가로서 노동의 질과 양에 따라 개별적으로 차등 지급되는데 비해 복리후생은 종업원 모두에게 집단적으로 지급되는 보상체계이다. 개별종업원에게 지급되는 급여는 노동의 질, 양, 능률 등에 따라 차이가 나는데 비해 복리후생은 기본적으로 조직구성원 모두에게 동일한 기회가 부여되며, 연령, 성별, 지위, 근속연수 등 신분기준에 따라 운영된다.

(3) 보상 요구에 의한 지급

임금은 노동의 대가로서 당연히 지급되지만, 복리후생은 휴양시설처럼 종업원들이 요구하지 않으면 혜택이 발생되지 않는다. 즉 복리후생비는 업무의 수행에 따라 급부조건이나 급부내용이 결정되지 않으며, 근로자들 자신이 필요로 하는 조건이 발생해야만 복리후생의 혜택을 받게 된다.

(4) 수혜방법의 다양성

복리후생비는 매우 다양한 방법으로 지불된다. 임금은 현금으로 지급되는 것이 일반적이다. 그러나 복리후생비는 현금을 포함하여 시설의 이용이나 서비스, 현물의 제공 등 그 수혜방법이 다양하다. 내용다지기 10-1

(5) 사용용도의 한정

복리후생비는 근로자들의 입장에서 사용용도가 한정되어 있다. 임금은 근로자들의 의사대로 다양한 용도로 사용될 수 있다. 반면에 실업보험이나 연금보험 등 생활보장의 목적을 가진 것을 제외한 대부분의 복리후생비는 근로자들이 자유로이 소비할 수 있는 여지가 한정되어 있다. 즉 복리후생비가 '필요성의 원칙'에 기초하여 지급되는 이상 구체적인 필요성의 내용에 따라 그 용도가 제한을 받게 된다.

(6) 생활수준 안정 기능 및 공동체의식 함양

복리후생비는 생활수준을 안정시키는 기능을 한다. 임금은 가계에서 생활비에 충당되므로 임금이 실질적으로 상승하는 것은 생활수준의 상승을 의미한다. 그러나 복리후생비는 집단임금의 성격을 지니고 있으며, 필요성의 원칙에 의하여 지급되므로 근로자의 생활수준을 일정한 수준에서 유지시키는 안정 기능을 수행한다. 그리고 복리

내용다지기 10-1

직장인이 원치 않는 복리후생 1위는?

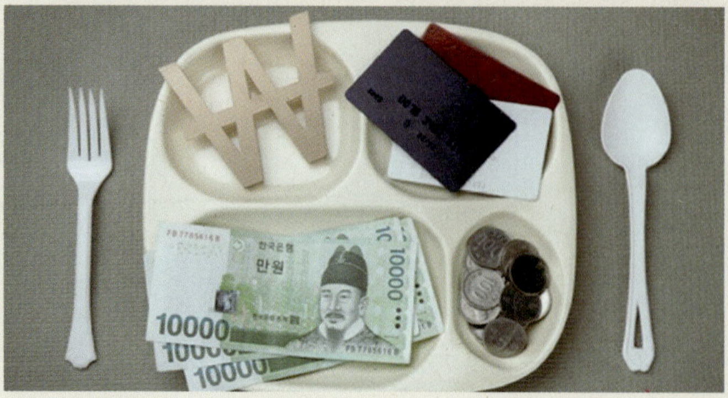

직장인들이 사양하고 싶은 회사 복리후생 1위는 '술자리 회식'인 것으로 나타났다. 취업포털 인크루트(www.incruit.com)가 작년 직장인 456명을 대상으로 진행한 설문 "사양하고 싶은 회사의 복리후생은 무엇입니까?"의 결과다. 이러한 설문결과는 회사 측과 직원 측이 생각하는 '좋은 복리후생의 기준'이 확연히 다르다는 것을 보여준다. "사양하고 싶은 회사의 복리후생"의 설문 결과에서 1위를 차지한 '술자리 회식'은 총 27%의 응답률을 보이며 직장인들에게 가장 많은 지지를 받았다. 팀 회식이나 회사 전체 회식 등 회사 차원에서는 복지로 여기고 지원해 준 회식 자리가 정작 직장인들에게는 힘겹게 느껴진 것으로 해석된다. 또 '산행을 비롯한 국내 워크샵(21%)'이 그 다음으로 선정돼 아무리 여행이라도 회사 동료나 상사와 함께 가는 여행은 원하지 않는 것으로 조사됐다. 그 다음으로는 '사내 체육대회를 비롯한 각종 행사(16%)', '의무적으로 이수해야 하는 업무능력 관련 교육 및 훈련(15%)', '영화, 뮤지컬 단체관람이나 회사 권장 도서 읽기 등의 단체 문화 체험(7%)'이 뒤를 이었다. 회사에서는 직원들의 복리 증진을 위해 마련한 행사들이 오히려 직장인들에게 부담으로 다가온 것으로 나타났다. 직장인들이 위와 같은 복리후생을 별로 달가워하지 않는 이유는 무엇일까? 이유는 간단했다. 1위는 '내 개인적인 시간(저녁, 주말 등)을 뺏기기 싫어서(32%)'가 꼽혔고, 바로 다음으로는 '몸이 피로해져서(23%)', '시간을 빼앗겨 업무에 지장을 주기 때문에(19%)'가 선정됐다. 이는 하루 중 대부분의 시간을 회사에서 보내는 직장인들이 회사 문화생활로 인해서 개인이 혼자서 혹은 가족과 보내는 시간이 줄어드는 데에 따른 불만족이라고 풀이된다. 또한 복리후생의 탈을 쓴 업무의 연장선 상이라고 보는 시각도 있었다. 그렇다면 회사 복지 행사에 참여하기 싫다고 당당히 목소리를 낼 수는 없을까? 불행하게도 응답자의 44%인 절반 가량이 상사의 눈치를 보느라 회사 복지 행사에 참여하는 것으로 조사됐다. 심지어 응답자의 15%는 참석하기 싫은 회사의 복지 때문에 이직을 고려하고 있다고 답해 눈길을 끈다. 전체 응답자 중 58%는 '달관형'으로 참석은 하되 영혼 없이 참여한다고 답해 억지로 참여한다는 반응이 대다수였다. 오직 14%만이 회사 사람들과 친해질 기회라고 생각해 긍정적으로 참여하고 있다는 반응을 보였다. 이처럼 회사가 마련한 복리후생에 반해 직장인들이 정말 원하는 복리후생은 무엇일까? 전체 응답자 중 특히 기혼인 직장인이 가장 선호하는 복지는 '자녀 학자금 지원(21%)'이었다. 그 뒤를 이어 '본인 혹은 가족 가족 의료비 지원(16%)', '중식제공(11%)', '경조사비 지원(11%)' 순으로 집계됐다. 반면 미혼인 직장인들이 가장 원하는 복지는 '중식제공(16%)'으로 선정됐으며 '자녀 학자금 지원(13%)', '경조사비 지원(13%)'을 2위로 꼽았다. 그 다음으로 '교통비 지원(12%)', '본인 혹은 가족 의료비 지원(11%)' 순이었다.

후생은 종업원들에게 사회문화적인 이윤을 제공하기 때문에 일을 통한 심리적 만족감과 공동체의식을 높이기도 한다.

(7) 일종의 기대소득

임금은 보통 매월 정기적으로 지불되지만 복리후생비는 반드시 모든 근로자들에게 동일내용의 급부가 동일시점에서 지불되는 것은 아니다. 그러나 특정시점에서는 복리후생비를 지급받지 못했다 하더라도 언젠가 그러한 혜택을 받을 수 있는 조건이 성립되면 혜택을 누릴 수 있다는 확실한 기대를 가질 수 있다. 이러한 의미에서 복리후생비는 일종의 기대소득이라고 할 수 있다.

2. 복리후생의 목적과 효과

1) 복리후생의 목적

복리후생은 산업화시기에 절박한 경제적 · 사회적 필요에 의해 생성되었으며 특히 구성원 간의 공제 및 사용자 측의 자선적 성격이 강하였다. 하지만 국가수준에서의 다양한 사회보장정책과 법정복리후생으로 인하여 기업이 수행하던 전통적인 복리후생은 점차 그 역할이 축소되었고, 대신 기업의 생산성 및 수익성을 높이기 위한 통합적 보상정책의 일환으로 복리후생이 실시되고 있다. 조직에서 추구하는 복리후생의 목적은 매우 광범위하다.

(1) 유능한 종업원의 유인

동종 산업내 임금이 유사할 경우 복리후생은 보다 유능한 종업원을 유인할 수 있는 차별적 요소로 작용한다. 보상을 많이 할수록 종업원들이 자발적으로 열심히 일하기 때문에 기업들의 생산성이 높아져 실질적으로는 비용절약이 가능해진다.

(2) 만족감 증대와 이직율 감소

조직이 복리후생을 도입함으로써 여러 가지 경제적인 이점을 얻을 수 있다는 것을 말한다. 복리후생은 임금 외에 추가적으로 얻는 보상이기 때문에 이로 인해 종업원의 사기가 높아져 성과향상으로 연결될 수 있다. 또한 복리후생은 현직 종업원의 신체적 · 정신적 성과창출능력을 유지하는데 도움을 주며 노동시장에서 보다 유리한 입장에 서서 신규인력을 확보할 수 있게 해준다. 또한 종업원에게 조직에 대한 헌신을 유도하고 결근율을 줄여 이직을 방지하는데 매우 효과적이다. 내용다지기 10-2

내용다지기 10-2

"남들만큼 일하고, 받고, 쉬고"···직장인 소원 1위는 '사내복지증대'

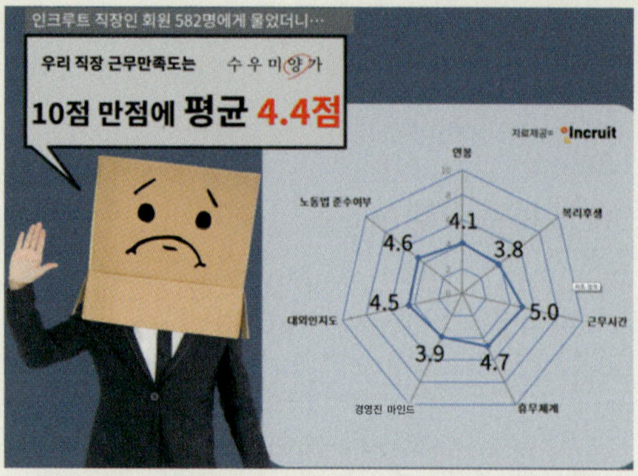

근로자들이 지금 다니고 있는 직장에서 가장 바라는 것은 연봉 인상 보다 사내복지 증대라는 설문조사 결과가 나왔다. 취업포털 인크루트는 근로자의 날을 맞아 '근로자가 진짜 바라는 것은?' 설문조사 결과 이같이 나타났다고 1일 밝혔다. 먼저, 재직중인 회사에 대한 근로자들의 평균 만족도에 대해 물었다. 만족도가 높을수록 10점에, 낮을수록 0점에 가깝게 설계한 문항에서 재직자들의 재직중인 회사에 대한 만족도는 "평균 10점 만점에 4.4점"을 기록했다. 수우미양가로 따지면 양(良), 학점으로 따지면 D학점 정도의 수준. 특히 근무시간, 휴무체계, 노동법준수여부, 대외인지도, 연봉, 경영진마인드, 복리후생 총 7개 항목별 만족도가 평가되었는데, 근소한 차이 속에 근무시간의 만족도가 5점으로 가장 높았고, 복리후생에 대한 만족도가 3.8점으로 가장 불만족스러운 항목으로 집계됐다. 순위권 내에는 없지만 기타 답변(주관식)을 통해 접수된 회사에 바라는 점 중에서는 "수당지급"에 대한 갈증이 가장 높았다. 법정수당, 야근수당, 주말수당, 특근수당, 잔업수당, 추가근로수당 등 다양한 종류만큼이나, 응당 수당지급이 되어야 하지만 그렇지 못한 현실 또한 여실히 드러났다. 이광석 대표는 "재직중인 사업장에 대한 근로자들의 만족도 및 평가의견이 여실히 드러난 만큼, 근로자들의 근무조건 향상을 위한 사업주 차원에서의 의식개선이 이루어졌으면 하는 바람"이라고 발했다. 본 설문조사는 2017년 4월 13일부터 24일까지 진행, 인크루트 회원 684명이 참여했고 그 중 재직자는 582명(86%)가 속해있었다. 남녀비율은 각 61% 대 39%, 연령대는 30대가 37%로, 회사 규모별로는 중소기업 재직자가 56%로 참여 비율이 가장 높았다. 연차별로는 0~3년차, 그리고 10년차 이상이 각 38%, 33%로 전체 응답자의 71%를 차지했고, 업종별로는 제조업 종사가 21%로 가장 많았다. 그렇다면 재직자들이 현 사업장에 가장 바라는 점은 무엇일까? 1위는 '사내복지증대'(15%)가 차지했다. 이어 '그저 남들 쉴 때 같이 쉬는 것'(11%), '대표, 임원진들의 마인드 개선'(11%)이 공동 2위에 올랐다. '합리적인 인사평가 시스템 구축'(10%), '퇴근시간 보장'(9%)이 각각 4, 5위를 차지하며 톱5에 올랐다. 재직자들이 사업장에 바라는 것은 업계 최고수준의 대우, 파격적 연봉인상과 같은 으리으리한 것들이 아니었다. '돈' 보다는, 어쩌면 소박한 근무환경 조성 또는 그저 남들과 같은 대우를 바라는 정도였다. 톱10 순위에서도 이같은 기조는 유지됐다. 6위인 '"정상적인" 급여지급'(5%), 공동7위인 '"도달 가능한" 업무목표 제시'(4%) 등에서도 알 수 있듯이 지극히 현실적인 수준에서의 요구들이 주를 이뤘다. 마지막으로 '정규직 전환', '육아휴직 보장', '정년 보장'등 제도개선과 관련한 요구사항들이 각 4%로 동률을 기록하며 10위권 내에 들었다.

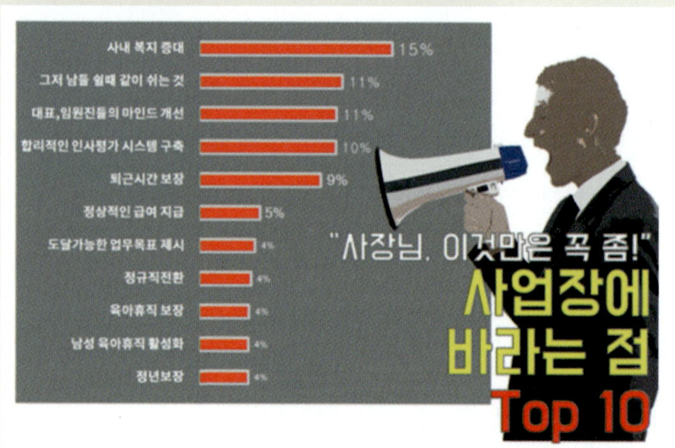

(3) 종업원의 기대 충족

특정한 휴가처럼 법적으로 강제되지 않는 경우라도 바람직하면서도 보편적으로 실시되는 복리후생에 종업원들은 많은 관심을 갖는다. 또한 복리후생의 증가는 직접적인 임금인상 대신 이루어짐에도 불구하고 종업원들은 직접임금보다 복리후생을 선호할 수 있다. 예를 들면 생명보험의 경우 조직에서 집단적으로 가입하기 때문에 종업원들이 개별적으로 보험에 가입하는 것보다 저렴하다. 또 소득이 높을수록 소득세 비율이 높아지므로 종업원들은 임금인상 대신 복리후생에 더 많은 관심을 나타내기도 한다.

(4) 외부환경변화에 부응

외부의 사회적 · 정치적 · 문화적 요구로 인해 새롭고 다양한 복지제도의 도입이 촉진된다. 기업에서는 복리후생을 통해 기업내 청소년, 여성근로자, 노령자 등 상대적으로 불리한 지위에 있는 종업원을 보호할 수 있다. 그뿐만 아니라 종업원들이 자연스럽게 인간관계를 형성하여 사회적 욕구를 충족시킬 수 있도록 스포츠, 체육 및 오락시설 등의 복리후생시설을 제공한다. 또한 기업은 의료시설, 문화시설 등을 통해 국가가 추구하는 사회복지시설에 대한 보완장치로서의 역할을 수행하게 된다. 또 노사 간 갈등을 사전에 예방함으로써 종업원과의 원만한 고용관계를 유지하고 기업에 대한 소속감과 근로의식이 고취되어 생산성 향상에 이바지 한다.

2) 복리후생의 상호관계

이러한 복리후생제도는 각각의 서로 다른 이해관계자 측면에서 볼 때 입장은 서로 다르지만 복리후생제도가 점점 늘어날 수 밖에 없다. 이러한 입장을 병원의 입장, 종업원의 입장, 노동조합의 입장에서 살펴보면 다음과 같다.

(1) 병원의 입장

종업원에 대한 임금 대신 복리후생으로 지출한다면, 종업원의 소득세 부담이 경감되기 때문에 조직은 동일한 비용으로 종업원의 욕구를 더 많이 충족시킬 수 있다. 그리고 임금이 아닌 다양한 프로그램을 만들어 종업원 개개인의 구미에 맞는 것을 제공해 준다면 훨씬 더 큰 종업원의 만족과 조직몰입을 유도할 수 있다. 이러한 이유 때문에 병원의 입장에서는 직접적인 임금인상 못지않게 점점 더 많은 복지프로그램을 개발하여 사원들에게 제공하고 있는 것이다.

(2) 종업원의 입장

복리후생과 임금은 서로 역관계에 있음은 말할 필요도 없다. 복리후생이 증가되는 만큼 임금상승 요인은 줄어든다. 이러한 역관계에도 불구하고 임금인상보다 복리후생을 선호하는 이유는 경제적으로 유리할 때도 많기 때문이다. 이를테면 생명보험을 조직에서 단체로 가입하면 적은 보험료로 가능하다. 탁아소를 운영하면 개인이 아이를 동네 놀이방에 맡기는 것보다 비용이 적게 든다. 그리고 임금인상 대신 복리후생으로 받으면 소득세도 덜 낸다. 대부분의 복리후생은 세금이 감면되거나 아예 없다.

(3) 노동조합의 입장

임금인상에 대해서 노조가 경영진과 협상하여 일단 한 번 결정되면 일정기간 동안은 더 이상 요구할 수가 없지만, 복리후생에 관해서는 필요한 경우, 또는 필요한 조합원들이 나타날 경우, 그 이슈를 가지고 사용자에게 요구할 수 있기 때문에 복리후생은 노조 간부들에게 매력적인 이슈가 된다. 그뿐만 아니라 그동안 복리후생프로그램은 사무직이나 관리직 사원 위주였으므로 이를 기능직이나 단순직종의 종업원들에게도 찾아줄 수 있다는 명분이 있으므로 더욱 관심이 가는 항목이다. 따라서 자연스레 복리후생프로그램이나 복리후생비용 지출은 임금인상보다 더 빠른 속도로 증가되어온 것이다.

3. 복리후생제도의 역사

복리후생제도는 제2장에서 살펴본 바와 같이 인적자원관리의 발전단계인 가부장적 인사관리시대부터 이미 도입되기 시작했다. 서양 선진국 기업에서는 산업혁명 이전의 가내공업 시대에서 기업주가 종업원에 대해 행사했던 가부장적 리더십의 한 구성요소인 '종업원 보호' 측면에서 복리후생제도를 도입하였다. 당시 공장근로자들의 기능수준은 매우 낮았으며, 따라서 임금수준도 낮아 이것으로 가족구성원의 생활을 꾸려 나가기가 매우 어려웠다. 이에 기업주는 종업원에 대해 마치 자식에 대한 아버지의 관계처럼 가부장으로서 종업원의 생계 및 생활보호를 위해 지원을 하게 되었다. 이 당시의 복리후생을 기업주의 종업원에 대한 부권적(父權的) 은혜 혹은 온정적 자혜로 특정 짓게 되었으며 기업주는 복리후생을 통해 노동력을 안정적으로 확보하는데 그 일차적인 목적을 두었던 것이다. 기업주는 노동의 대가인 임금 지급 외에 종업원의 건강보조, 주택지원 그리고 퇴직종업원의 생활유지 등에 관심을 가지게 되었던 것이다. 산업화가 진행됨에 따라 가부장적 인사관리가 사라지게 되고 전제적 · 착취적 인사관리가 등장하게 되자 종업원에 대한 보호 · 유지에 대해 국가가 관심을 가지게 되었고 이를 위해 사회보장관련 법률을 제정하기에 이른다. 예를 들면, 19세기 중엽 독일에서는 9세 이하 어린이의 근로금지, 16세 이하 청소년의 하루 근무시간 10시간 초과금지 또한 이들의 야간근무 및 일요일 근무금지 등에 대한 법률을 제정하였다. 이렇게 시작된 기업의 복리후생은 그 후 국가, 기업, 노조의 관심과 노력의 결과 오늘날 매우 확대되었다.

우리나라에 있어서 기업의 복리후생제도는 1919년 경성방직주식회사에서 근로자들에게 제공한 기숙사, 사택, 식사제공이 그 효시인 것으로 알려져 있다. 1961년 근로기준법에 퇴직금제도가 도입되었고, 1963년에는 사회보장에 관한 법률 및 산업재해보상법이 제정되어 기업내 종업원에 대한 복리후생문제에 대해 국가가 적극적으로 개입하기 시작하였으며, 1970년대 이후 기업의 규모가 신장됨에 따라 자발적인 복리후생제도의 도입이 더욱 확대되기에 이르렀다.

II 복리후생제도의 유형

1. 복리후생제도의 유형

복리후생은 법적인 구속력의 유무에 따라 법정복리후생과 법정외 복리후생으로 구분할 수 있다. 법정복리후생은 사회보장제도의 의미로서 건강보험, 연금보험, 산업재해보상보험, 고용보험(실업보험) 등이 이에 해당되며 종업원이 보험수익자가 되고 보험료의 일부는 회사에서 부담해준다. 이에 반해 법정외 복리후생은 강제된 것은 아니지만 조직이 스스로 비용을 부담하여 자기 조직의 종업원을 위하여 각종 보험금을 지불하거나 현물로 서비스 하는 것을 총칭한다. 법정외 복리후생은 그 유형이 매우 다양하며 노조와의 단체협상이나 경영진의 자발적 결정으로 시행된다. 여기서는 법정 복리후생제도와 법정외 복리후생제도를 대표하는 몇 가지를 기술하고자 한다.

도표 10-1 복리후생제도의 유형

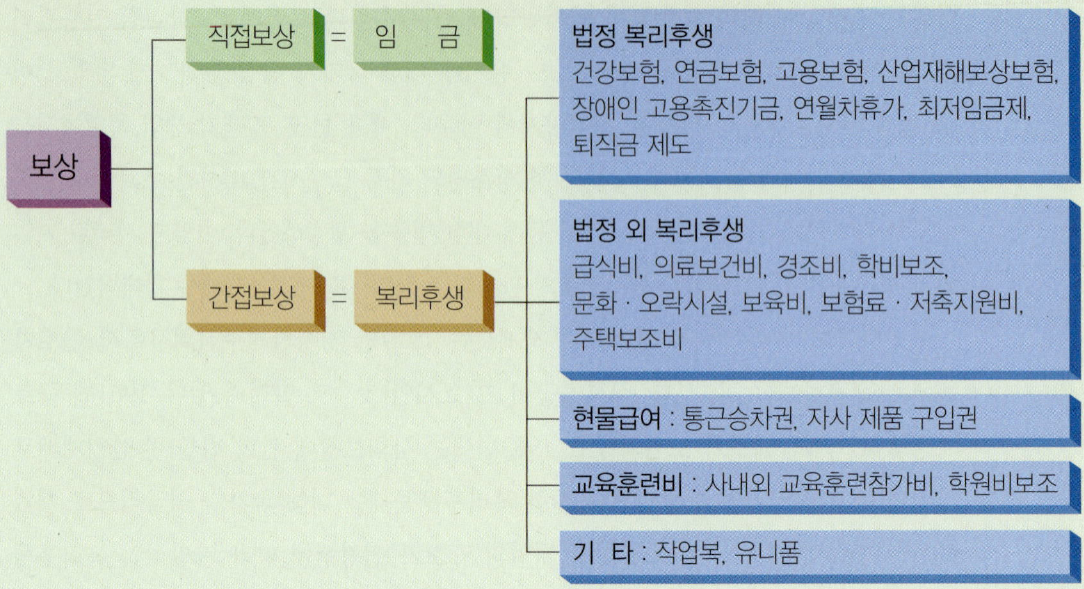

2. 법정 복리후생

법정 복리후생은 조직이 근로자들을 고용하는 한, 근로자들의 개인적 의사나 조직 방침과 관계없이 법률에 의해서 강제적으로 실시되어야 하는 시설이나 제도를 말한다. 이 법정복리후생은 국가의 사회보장제도의 일환으로 실시되며 근로자들이 당면하는 여러 가지 위험으로부터 보호하는 기능을 하고 있다. 법정 복리후생은 일반적으로 조직이 비용의 전액을 부담하거나 조직과 근로자들이 공동으로 부담하게 되는 경우가 있다. 그 내용에는 건강보험, 연금보험, 산업재해보상보험, 고용보험이 있는데 이른바 이것을 4대 보험제도라고 한다.

이러한 사회보장제도의 핵심은 사원의 안전욕구를 충족하는 것이라고 볼수 있는데, 기본적 욕구인 의식주 욕구와 생리적 욕구는 임금으로 어느 정도 보충된다고 보기 때문에 예고 없이 닥치는 불행으로부터 종업원(국민)을 보호한다는 차원이다.

도표 10-2 종업원의 안전욕구와 보험

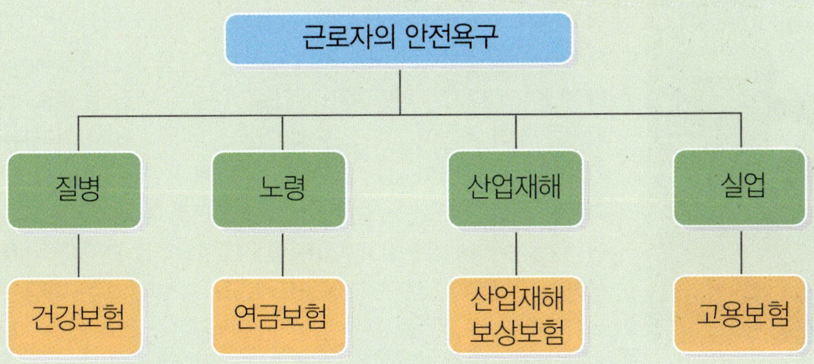

1) 건강보험제도

건강보험의 기능은 종업원이 질병에 걸렸을 때 적은 부담으로 이를 치료할 수 있게 해줄 뿐만 아니라 질병을 조기에 발견하여 예방하는데 있다. 건강보험제도는 1977년

내용다지기 10-3

하인리히 법칙(Heinrich's Law)

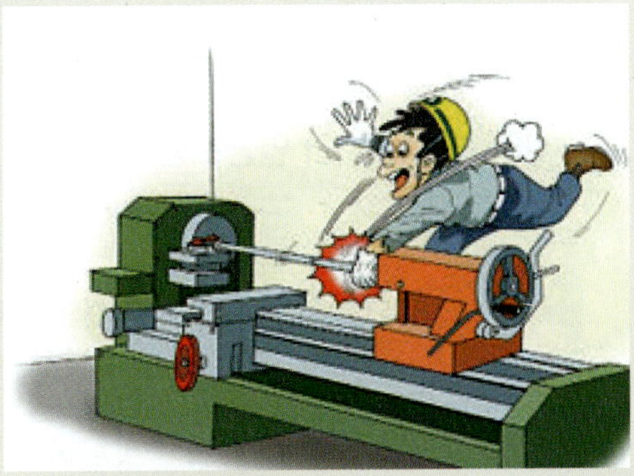

대형사고가 발생하기 전에 그와 관련된 수많은 경미한 사고와 징후들이 반드시 존재한다는 법칙으로 1931년 허버트 윌리엄 하인리히(Herbert William Heinrich)가 밝혀냈다. 업무 성격상 수많은 사고 통계를 접했던 하인리히는 산업재해 사례 분석을 통해 하나의 통계적 법칙을 발견하였다. 그것은 바로 산업재해가 발생하여 중상자가 1명 나오면 그 전에 같은 원인으로 발생한 경상자가 29명, 같은 원인으로 부상을 당할 뻔한 잠재적 부상자가 300명 있었다는 사실이었다. 하인리히 법칙은 1:29:300법칙이라고도 부른다. 즉 큰 재해와 작은 재해 그리고 사소한 사고의 발생 비율이 1:29:300이라는 것이다. 큰 사고는 우연히 또는 어느 순간 갑작스럽게 발생하는 것이 아니라 그 이전에 반드시 경미한 사고들이 반복되는 과정 속에서 발생한다는 것을 실증적으로 밝힌 것으로, 큰 사고가 일어나기 전 일정 기간 동안 여러 번의 경고성 징후와 전조들이 있다는 사실을 입증하였다. 다시 말하면 큰 재해는 항상 사소한 것들을 방치할 때 발생한다는 것이다. 사소한 문제가 발생하였을 때 이를 면밀히 살펴 그 원인을 파악하고 잘못된 점을 시정하면 대형사고나 실패를 방지할 수 있지만, 징후가 있음에도 이를 무시하고 방치하면 돌이킬 수 없는 대형사고로 번질 수 있다는 것을 경고한다. 하인리히 법칙은 노동현장에서의 재해 뿐만 아니라 각종 사고나 재난, 또는 사회적 · 경제적 · 개인적 위기나 실패와 관련된 법칙으로 확장되어 해석되고 있다.

내용다지기 10-4

카네기와 도서관

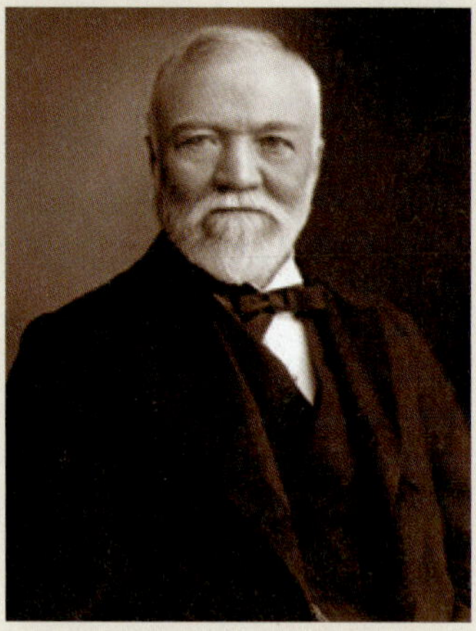

앤드루 카네기(Andrew Carnegie: 1835. 11. 25(영국 스코틀랜드)~1919. 8. 11)는 가난한 이민 가정에서 태어난 탓에 학교를 다니지 못했다. 그는 어려서부터 이 공장 저 공장 다니며 돈벌이를 하면서도 늘 배움에 목말라했다. 마침 이웃에 사는 퇴역 대령이 동네 사람들에게 서재를 개방했다. 카네기는 매일 밤 거기서 책을 빌려다 읽으며 지식을 쌓았다. 그러면서 "나도 커서 돈을 벌면 이렇게 좋은 일에 쓰겠다"고 다짐했다. 카네기가 억만장자 '철강왕'이 된 뒤 가장 정성을 기울인 자선사업이 도서관을 지어 사회에 기부하는 것이었다. "뉴욕에 이사 가면 뉴욕 공공도서관부터 가보라"는 말이 있다. 4개 연구센터와 85개 분관을 거느리고서 5,200만권 장서와 다양한 생활 · 문화강좌, 이주민 언어교육으로 '뉴욕시민을 길러내는 곳'이라는 말을 듣는다. 카네기는 1901년 이곳에 520만달러를 낸 것을 비롯해 5,000만달러를 들여 미국 전역에 3,000개 공공도서관을 세웠다. 그는 "대중을 위한 가장 훌륭한 복지 투자는 도서관을 짓는 일이다. 도서관은 스스로 돕는 자만을 도우며 사람을 결코 가난하게 만들지 않는다"고 했다. 미국에는 1만 곳 넘는 공공도서관이 있다. 운영 주체는 정부와 지자체들이지만 지금도 카네기와 같은 생각을 지닌 사람들이 힘을 보탠다. 시민이 내는 기부금이 뉴욕 공공도서관 예산의 80%를 차지한다. 공공도서관의 알찬 장서와 운영에 미국의 미래가 달려 있다고 믿는 사람들 덕분이다. 빌 게이츠는 "오늘의 나를 있게 한 것은 시골의 작은 도서관"이라고 했다.

부터 사회보험이 적용되면서 근로자 500명 이상의 기업은 강제적으로 가입하도록 했는데, 이는 업무와 관계없이 발생하는 질병이나 사고에 의해 근로자들이 직면하게 되는 경제적 위험으로부터 근로자들의 생활을 보호하는 동시에 질병을 사전에 예방하는 역할을 맡고 있다. 건강보험의 대상은 근로자 및 그 가족을 포함하며 현재 우리나라에서는 건강보험료의 50%를 사용자가 지원하도록 하고 있다.

2) 연금보험

연금보험은 노령이나 폐질 또는 사망 등의 경우에 지급하는 것으로서 본인의 노후를 보장하거나 유족의 생활을 안정시키는 것이 목적이다. 우리나라에서는 1988년부터 시행되고 있으며 2003년 7월 1일부터 근로자 1인 이상을 고용하고 있는 기업은 강제가입 대상이다. 병원이나 기업은 연금보험료의 2분의 1을 법적으로 부담해야 한다. 즉 전체 연금보험료 부담률인 9%의 2분의 1인 4.5%를 사용자가 부담해야 한다.

3) 산업재해보상보험

산업재해보상보험은 업무수행과 관련하여 발생한 부상 · 사망 등의 재해에 대하여 경제적 보상을 하는 제도로서 업무수행과 관련이 있는 부분만 보상한다. 2000년 7월 1일부터 근로자 1인 이상을 고용하고 있는 업체는 반드시 가입해야 하며 보험료는 사업주가 전액 부담한다. 내용다지기 10-3

4) 고용보험

고용보험제도는 근로자들이 실직할 경우에 발생하는 생활의 위험을 방지하는 제도로서 실업보험이라고도 한다. 우리나라에서는 1995년 7월 1일부터 사회보장제도의 일환으로 도입되어 시행되고 있다. 고용보험은 실직근로자에게 실업급여를 지급하는 것은 물론 재취업을 촉진하고 나아가서는 실업의 예방, 사내직업훈련의 강화를 위한 사전적, 적극적 차원의 사회보장제도이다. 그러므로 직업상담, 직업훈련, 직업소개를 받는데 드는 비용도 회사가 부담하며 실직 후 일정기간 동안 급료의 일정액을 지급하도록 되어있다.

3. 법정외 복리후생

법정외 복리후생은 법정 복리후생과는 달리 법률에 의하지 않고 조직이 임의로 또는 노동조합과의 교섭에 의해 시행하는 것이다. 법정 복리후생이 법률에 의해 강제적으로 주어지는 것인 반면, 법정외 복리후생은 조직의 특성 · 규모 · 환경조건 등을 고려하여 필요성에 따라 실시되기 때문에 종류가 매우 다양하다. 예를 들면 법정건강보험료를 회사가 납부하고도 건강보험에서 보조하지 못하는 특별한 질병, 건강검사, 고급약품 사용, 고급병실 사용 등을 추가적으로 보조할 수 있다. 그 외에도 일상생활 편의를 위해 통근차량 지원, 식당과 탁아소 운영, 헬스센터 설치, 문화 · 체육관 시설운영, 사내도서관 운영, 콘도이용권, 문화행사 입장권, 전세지원금 등 다양하게 운영되고 있다. 내용다지기 10-4

도표 10-3 법정외 복리후생

구 분	법정외 복리후생 종류
일상생활	주택 구입 · 임대 보조, 사원아파트, 생필품 염가 판매시설, 통근차량 운행, 교통비 · 연료비 보조, 주차공간 제공, 탁아소 · 보육원 · 유치원 운영
보건위생	헬스센터, 진료 시설, 목욕탕 · 미용실 등 보건시설, 휴양소, 방역, 냉난방, 환기, 환경위생 등
급 식	식당, 식권 발행
문화생활	예술 공연, 티켓 증정, 독서실 운영, 강연회 개최, 위탁교육, 학교 운영, 교양강좌 무료 개설, 노래방, 체육대회, 친목회 보조
생활보장	출산축하금, 조위금, 위문금

Ⅲ 복리후생의 효율적 관리

오늘날 병원에서 제공하고 있는 복리후생은 정부의 규제나 법률에 의해서 뿐만 아니라 산업사회의 발전과 함께 병원의 자발적인 복리후생제도로 인하여 비용이 점점 증가하고 있다. 또한 종업원의 복리후생관리에 관하여 영향을 미치는 요소는 여러 가지가 있다. 노동조합, 정부의 요구, 경제 및 노동시장 상황, 병원의 목표, 그리고 종업원의 선호와 태도 등인데 이들 요인들은 병원의 복리후생을 효율적으로 관리하게 하는데 있어서 중요한 요소가 된다.

1. 복리후생관리의 원칙

병원인적자원관리에서 복리후생관리는 중요한 관리의 하나이다. 따라서 복리후생관리의 효율을 높이기 위한 준비가 충실히 이루어져야 한다. 복리후생제도는 노사 간 쌍방에 모두 이점이 있으며 병원의 생산성향상의 좋은 방안이 되고 근로자의 생활향상을 증진시키는 지름길이 된다. 그러므로 병원의 복리후생관리를 위한 세 가지 원칙이 고려되어야 한다.

1) 적정성의 원칙

복리후생의 적정성원칙은 병원의 종업원에게 절실히 필요하고, 경비부담이 알맞으며, 동종 산업이나 그 지역내 산업에 대비하여 차등이 없는 복리후생관리이다. 그렇게 하기 위해서는 종업원의 의견조사를 한다든가, 복리후생시설에 대한 정책을 실현한다든가 또는 복리후생시설의 장단기계획을 수립하는 것이 바람직하다.

2) 합리성의 원칙

복리후생관리의 두 번째 원칙은 복리후생시설을 병원내에서만 하는 것이 아니고 그 지역사회나 국가에서도 추진하기 때문에 중복되지 않도록 합리적으로 조정 · 관리하도록 한다. 예를 들면, 병원은 국가의 사회보장제도와 민간회사의 보험사업을 이용하는 것 또는 지역사회와 병원이 협력하여 복리후생시설을 공동으로 설치하여 운영하는 방법도 있다. 따라서 공동성의 원칙이라고도 할 수 있다. 그렇게 하여야만 특정기업이나 병원의 복리후생시설이 그 지역사회의 타 기업에서 실시하는 복리후생시설과 그 수준면에서 적절한 관계를 맺는 적정성의 원칙이 확보될 수 있으며, 중복으로 인하여 발생하는 불필요한 비용증가를 방지할 수 있게 된다.

3) 협력성의 원칙

복리후생관리의 협력성의 원칙은 병원내 · 외의 협력관계를 의미하며, 특히 병원내에서 노사 간의 협력관계가 중심이 되는 것을 말한다. 병원복리후생의 유지 · 향상을 위해서는 병원의 책임과 동시에 근로자의 책무도 크다는 점을 인지시켜야 한다. 병원복리후생의 주체는 조직구성원이며 종업원자신을 위한 복리후생임을 인식하여야 한다. 즉 노사가 협의하여 복리후생의 내용을 충실하게 검토함으로써 알찬 시설이나 제도를 마련할 수 있으며 그 운영에 있어서도 더 한층 협력적 효과를 기대할 수 있다.

내용다지기 10-5

SK케미칼, 선택적 복리후생 'My Choice 포인트' 제도 시행

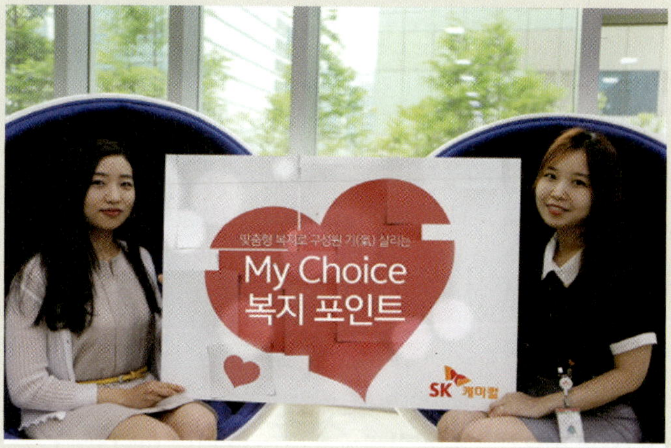

SK케미칼은 근무환경 개선을 위해 '선택적 복리 후생 제도(My Choice 복지 포인트)'를 도입한다고 밝혔다. 'My Choice 복지 포인트'는 기존 복리후생 항목을 하나로 통합해 현금처럼 사용할 수 있다. 구성원들은 △자기계발 △레저·여행·문화 △건강·생활·가정 등의 분야에서 원하는 서비스와 상품을 구매할 수 있다. SK케미칼 관계자는 "지금까지 전 구성원에게 명절 등 기념일 선물로 5~6개의 상품을 일괄적으로 제공해 왔으나 개인의 취향을 모두 만족시키는 데는 한계가 있었다"며 "선택의 폭을 넓히고 보다 편리하게 복지 서비스를 제공하려는 취지"라고 설명했다. 또한 SK케미칼은 근무 만족도와 업무 몰입도를 높이기 위한 기업문화를 조성하고 있다. 회의시간 줄이기, 보고서 만들지 않기 등 'Do Less Do More' 캠페인, 연차 사용을 독려해 재충전 기회를 장려하는 '징검다리 공동연차'를 도입했다. SK케미칼 기업문화실 배혁 실장은 "구성원들의 만족도가 높을수록 업무 성과도 향상된다"며 "앞선 기업문화 조성을 통해 글로벌 리딩 컴퍼니로 도약할 것"이라고 말했다.

2. 새로운 복리후생 프로그램

요즘 많은 기업에서는 복리정책을 '생애복지' 차원에서 다양하게 발전시키고 있다. 이러한 변화의 배경에는 다음과 같은 요인들이 작용하고 있기 때문이라고 보여 진다. 첫째, 종업원의 생활수준이 향상됨에 따라 생활수준의 최저선을 확보한다는 관점 대신 복리후생의 내용을 재구성할 필요성을 인식하게 되었다. 둘째, 물질중심의 복리후생 대신 정신적 안정과 충족을 추구하는 의식이 싹트게 되었다. 셋째, 다가오는 고령화 사회에 대응하기 위해 종업원들이 퇴직 후의 생활에 관한 것도 종업원 복지정책의 과제로 인식하고 있다. 이에 따라 많은 조직에서는 선택적 복리후생(카페테리아식 복리후생), 통합적 복리후생(홀리스틱 복리후생), 라이프사이클 복리후생 등의 새로운 복리후생제도를 모색하게 되었다. 내용다지기 10-5

1) 선택적 복리후생

(1) 의의

선택적 복리후생제도(flexible benefits plan)는 조직으로부터 일방적으로 제공되던 표준적 복리후생(standard benefits package)과는 달리 '사전에 설계된 다양한 복지메뉴 중 일정한 예산 하에서 종업원 개인의 욕구에 가장 적합한 복지항목과 수혜수준을 종업원들이 자유롭게 선택하도록 하는 제도'로 카페테리아식 복리후생제도(cafeteria benefits plan)라고도 한다.

일반적으로 복리후생제도는 비슷한 수준에 있는 종업원들에게 같은 혜택을 부여하는 것이 보통이었으나 실제로 어느 한 사람에게 가치 있는 제도가 다른 사람에게도 똑같이 가치가 있다고는 할 수 없다. 결국 복리후생의 가치는 각 종업원이 처한 특수

도표 10-4 카페테리아식 복리후생(예)

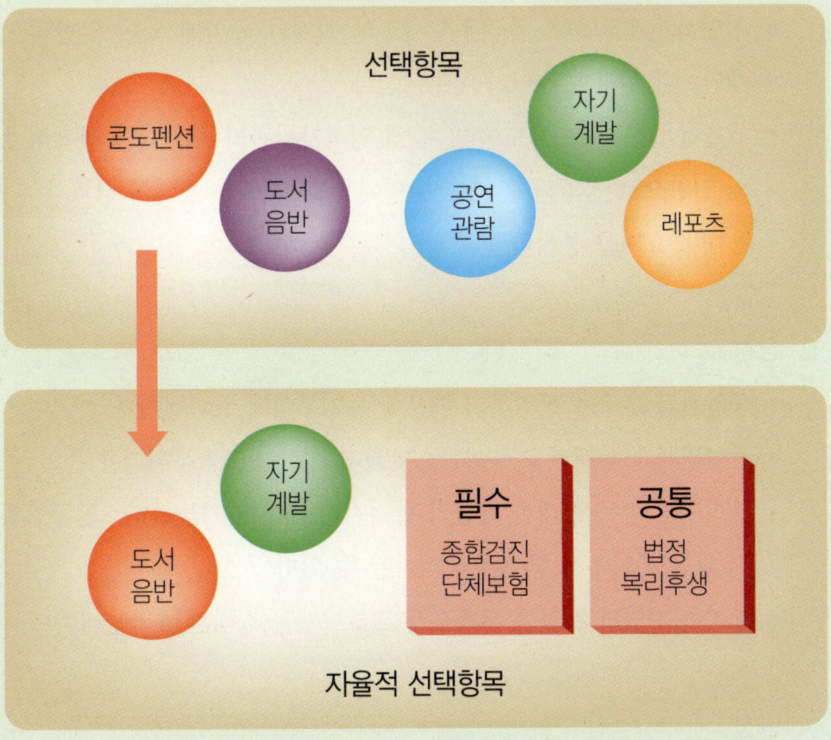

한 상황, 즉 결혼여부, 나이, 자녀의 수, 소득수준 등에 의해 결정된다고 할 수 있다. 젊은 미혼 종업원들은 아무래도 직접임금의 상승이나 교육훈련 등의 보조를 선호하는 반면, 나이 든 기혼 종업원들은 연금보험이나 건강보험제도 등의 제도를 선호하는 경향이 강하다.

이 제도는 뷔페나 카페테리아식 식당에서 자신이 원하는 음식을 선택할 수 있다는 점에 착안하여 유래된 제도로서, 이는 종업원들의 복리후생에 대한 욕구를 최대한 충족시킬 수 있도록 다양한 선택옵션을 제공하고 종업원들이 스스로 선택할 수 있게 하는 복리후생프로그램으로서 다음과 같은 특징이 있다.

(2) 특징

- 개인의 욕구를 중시한다. 제도의 설계와 운영에 있어 구성원 개개인의 다양한 욕구와 이해관계를 반영한다.
- 유연한 복지제도이다. 조직은 다양한 복지서비스를 제공하고 구성원들에게 이에 대한 선택권을 부여한다.
- 참여복지제도이다. 복리후생제도의 설계와 운영에 있어 일반적으로 구성원 개인이나 집단의 참여가 이루어진다.
- 효율을 중시하는 제도이다. 전체 인적자원관리 시스템과 총체적 보상시스템의 일환으로 운영되며, 제도 운영에 있어 개인과 조직의 성과와의 연계 및 비용대비 효과를 중시한다.

(3) 장점

- 종업원의 욕구를 반영하기 때문에 동기부여에 효과적이다.
- 종업원에게 선택권을 부여함으로써 타율적인 조직분위기를 줄일 수 있다.
- 복리후생 항목에 대한 예산의 합리적인 배분이 가능하다. 즉 종업원이 선택하지 않는 복리후생 항목은 줄여나갈 수 있다.
- 조직이 도입하고 있는 복리후생 프로그램들에 대한 효과인식이 용이하다.

(4) 단점

- 종업원들이 선택을 잘못했을 경우 조직이 추구하는 복리후생의 효과가 반감

된다.

- 프로그램의 관리가 복잡하고 운영비용이 많이 발생한다.
- 선택의 역기능이 나타날 수 있다. 종업원들이 특정 복리후생 프로그램만을 선호할 경우 그리고 프로그램의 혜택수준을 아주 높일 경우 조직의 비용부담이 증가한다.

2) 통합적 복리후생(wholistic welfare)

(1) 의의

통합적 복리후생은 종업원이 전인적 인간으로서 육체적 · 심리적 · 정신적 측면에서 균형된 삶을 추구할 수 있도록 지원하는 복리후생이다. 즉 아무리 조직에서 경제적 대우를 잘 받은 사원이라도 정신적으로 문제가 있다면 직장생활은 성공적이지 못하게 된다는 취지에서 사원의 경제적 급부 이외에도 사원의 정신적 건강과 삶의 균형을 유지할 수 있도록 그의 가정과 인격체 전체적으로 보살피자는 제도이다. 과거의 복리후생이 경제적 복리후생과 육체적 삶을 중시했다면 통합적 복리후생은 삶의 균형과 정신적 삶을 중시하는 것이라고 볼 수 있다.

(2) 등장배경

첫째, 조직경쟁력으로서 인력의 중요성이 강조되고 있다. 정보화시대의 개막과 더불어 창의적이고 혁신적인 인력의 조직행동은 조직경쟁력의 우선순위로 자리 잡고 있어 핵심인력의 유인과 보유를 위해 효과적인 방안이 필요하게 되었다.

둘째, 노동시장의 유연성증가로 핵심인력의 확보와 유지가 어려워지고 있다. 노동시장의 유연화로 인해 인력유입과 유출이 용이해져 조직의 핵심사업의 중장기 프로젝트수행에 어려움을 보이고 신세대들은 직무에 대한 도전을 통한 만족과 성취감보다 종합적인 삶의 질을 중시하는 경향이 있다.

셋째, 전체적인 삶의 균형을 중시하는 사회로 발전하고 있다. 고용관계 뿐만 아니라 사회 · 문화에 대한 질적 수준의 향상은 일보다는 전체적으로 균형된 삶에 관심을 촉진시킨다.

(3) 실천전략

통합적 복리후생은 개인적으로는 육체적 · 정신적 측면에서 균형적 삶을 유지할 수 있도록 조직이 지원하는 것이며, 궁극적 목적은 사원과 그 가족, 그리고 조직 모두 공동체로서 삶의 질 향상에 매진하려는 의도에서 출발된 것이므로 구체적으로는 다음과 같은 복리후생제도들을 개발하여 도입하고 있다.

① 일과 생활의 균형

개인의 삶의 질을 높이려면 하루 일과중의 대부분의 시간을 보내는 직장에서의 노동생활의 질(quality of working life: QWL)을 높이고, 종업원에게 사회생활과 가정생활에 투자할 수 있는 여건도 마련해 줌으로써 그들의 삶이 균형 있게 이루어지도록 병원이 지원한다.

② 참여경영 확대

종업원이 직업생활의 질을 높이려면 노동의 대가인 경제적 보상도 중요하지만 심리적 보상도 중요하다. 심리적 만족도를 높이려면 직장생활로부터 보람, 자아실현감, 자존심, 자아정체감 등을 얻어야 하는데 이들을 위한 지름길은 사원에게 경영참여와 의사결정참여의 기회를 주는 것이다.

③ 건강과 스트레스 관리

종업원의 육체적 건강과 스트레스 정도는 개인생활은 물론 직무성과나 조직분위기에 미치는 영향도 대단하다. 직무성과 향상만을 위해 개인의 건강을 해치는 일은 종국적으로 직무성과에 악영향을 가져온다는 것을 깨닫고, 각 조직들은 조직 내에 헬스센터, 진료상담실, 심리상담실 등을 개설하고 일차적으로 관리하고 있으며 외부의 전문기관과 연계하여 사원들의 육체적 · 정신적 건강을 보호하고 있다.

3) 라이프사이클 복리후생(life cycle benefit)

라이프사이클 복리후생(life cycle benefit)은 종업원의 초기 직장생활에서 정년퇴직할 때까지 종업원의 연령에 따라 변하는 생활패턴과 의식변화를 고려하여 복리후생

프로그램을 달리 제공하는 것이다. 예를 들어 연령대별 주요 관심사로 20대는 학력보강과 자부심을 증진시킬 수 있는 프로그램, 30대는 주택마련, 40대는 사회적 지위와 건강증진을 위한 프로그램에 초점을 맞추는 것이다. 연령대별 프로그램은 조직에 따라 다를 수 있으며 퇴직한 인력에 대해 조직에서 경조금, 창립기념일 초대 및 선물, 콘도, 휴양소 이용 등을 배려하는 것도 잔류근로자의 조직 일체감을 위해 필요하다. 연령대별로 선호하는 복리후생을 종합해 경제적 · 정신적 · 환경적 복리를 통합적으로 추진해 전인적 복리후생을 추구할 수 있다.

3. 복리후생의 관리 방향

조직은 복리후생제도를 통해서 근로자들을 크게 동기유발 시키거나 경쟁력을 높일 수 있을 만큼의 생산성 향상을 가져올 수는 없다고 하더라도 능력 있는 인력의 확보와 유지에 도움이 될 것을 기대한다. 그러나 근로자들의 복리후생제도에 대한 이해와 평가가 불완전하다면 이와 같은 효과를 기대하기는 어렵다. 이와 같은 문제를 극복하고 복리후생이 어느 정도는 조직의 발전에 기여하는 정책이 되도록 하기 위한 방안을 살펴보면 다음과 같다.

1) 효과적인 커뮤니케이션

조직이 아무리 우수한 복리후생제도를 도입하여 실시하더라도 종업원들이 복리후생제도에 대해 관심과 이해가 부족하다면 기대하는 효과를 거둘 수 없다. 복리후생의 효과를 높이기 위해서는 효율적인 커뮤니케이션이 절대적으로 필요한데 이를 위해서는 복리후생에 대한 설명책자를 배부하거나, 또는 전문가가 설명하도록 하거나, 각 개인별 복리후생비의 지출명세서를 작성하여 배부함으로써 가능하다. 이때는 ① 근로자들이 복리후생에 대한 조직의 관심을 신뢰할 수 있을 정도로 내용이 진실해야 하며, ② 커뮤니케이션의 방법이 각 개인들에게 적절한 것이어야 한다. ③ 또한 직접적이고 단순명료한 용어를 사용하도록 하고, ④ 근로자들이 질문이나 의견을 통하여 그 내용을 상세히 파악할 수 있도록 쌍방적 커뮤니케이션이 이루어져야 한다.

2) 직원불만의 해소

병원에서 실시하는 각종 제도는 그 내용에 있어서 언제나 모든 종업원에게 만족만을 가져다 줄 수는 없으며 복리후생제도도 예외는 아니다. 그러나 이러한 제도들이 가능한 한 그와 같은 종업원들의 불만을 해소하고 조직에 도움이 되는 방향으로 관리되어야 한다. 복리후생제도의 실시로 나타나는 병원내 불만은 크게 세 가지로 나누어 볼 수 있다. 복리후생에 대한 직원들의 불만은, ① 자신의 병원에서 실시하는 복리후생시설이나 제도가 타 병원과 비교 했을 때 미흡한 부분에 대한 불만족, ② 복리후생실시에 따른 직원 측의 비용부담에 대한 불만, ③ 그리고 조직 내에서의 복리후생 혜택과 기회에 대한 불만으로 나눌 수 있을 것이다. 이와 같은 불만을 해소하는 방안으로는 다음과 같은 방법이 있다.

① 타 병원과의 비교로 인하여 발생하는 불만은 병원이 제공하는 복리후생에 관한 전체패키지의 파악과 병원이 처한 상황을 자세히 설명함으로써 종업원을 납득시킨다.

② 비용부담과 관련한 문제는 제도의 이용규모와 상황, 그리고 비용의 분석을 통하여 병원의 부담분과 종업원부담분의 내역을 정확하게 설정하고 있다는 점을 주시시켜 해결한다.

③ 혜택의 기회에 대한 불만은 혜택의 기회를 받을 수 있는 요건을 공시하거나 기회의 횟수가 적을 경우 누구나 이해할 수 있도록 수혜의 우선순위를 정하여 이를 미리 주지시킴으로써 방지한다.

3) 복리후생비용의 파악

병원에서는 복리후생비용을 정확하게 파악하고 있어야 한다. 이것은 관리적인 필요에서 뿐만 아니라 직원들에게 복리후생의 지출상황을 인식시키기 위해서도 복리후생에 소요되는 전체 비용의 파악과 분석을 철저하게 할 필요가 있다. 이 비용 파악 방법으로는 복리후생의 연간 총비용, 연간 1인당 비용, 임금에 대한 복리후생비율, 1인당 시간비용의 네 가지가 있다. 이 중에서 두 가지 이상을 결합해서 사용하는 것이 보다 효과적이다.

① 연간 총비용은 병원내 복리후생시설이나 제도에 대해 병원이 지출하고 있는

내용다지기 10-6

'神의 직장' 위에 '신나는 직장'

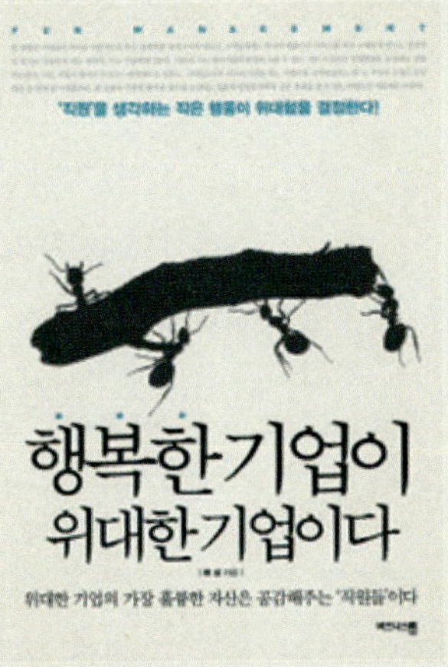

"결혼 · 출산에 1000만원을 주는 회사. 3년마다 한 달씩 세계여행을 보내주는 CEO. 야근과 주말근무는 절대금지인 업체. 적자가 나도 매년 매출의 3%를 모든 직원에게 배분하는 기업. 날씨가 좋으면 출근하지 않고 놀아도 된다는 직장. 한도 없는 법인카드를 모든 직원에서 주는 회사." 이런 황당한(?) 회사가 세상에 있을까. 믿기 힘들겠지만 대답은 '예스'다. 매년 국정감사 철이면 적자투성이의 공기업이 과도한 복지혜택을 제공했다는 소식이 들려온다. 피땀 흘려 낸 세금을 흥청망청 쓰다니, 분노가 치밀어 오른다. 언론은 '신의 직장'이라고 꼬집는다. 고용불안은 물론 쥐꼬리 만한 월급에 지친 일반 직장인들은 그저 부러울 뿐이다. 그런데 여기 또 다른 사례가 있다. 이른바 '펀(FUN) 경영'을 실천하는 국내 기업들이다. 책의 목차만 훑어봐도 흐뭇해진다. 매일 품 안의 사표를 만지작거리지만 '목구멍이 포도청'이라고 망설이는 직장인들에겐 한없이 부러운 근무조건이다. 복지혜택이 세금을 뜯어 생색내기에 나선 '신의 직장'보다 좋으면 좋았지 나쁘지 않다. 어쩌면 신도 부러워할 만큼 파격적이다. 그래도 의구심은 가시지 않는다. 과장은 아닐까. 하지만 의문은 금방 해소된다. 책에는 고개가 끄덕여지는 대목이 한둘이 아니다. '왜 내가 다니는 회사는 책의 내용과 정반대일까' 하는 탄식들이 절로 나올 만하다. 저자는 현직 언론사 데스크다. 그 때문일까. 책은 생각보다 쉽게 읽힌다. 생생한 현장감도 미덕이다. '직원이 행복해야 좋은 기업이 될 수 있다'는 신념으로 펀 경영을 실천하는 CEO들의 목소리가 곁에서 전해지는 듯하다. 펀경영의 성공사례로 소개된 CEO들은 비슷한 질문을 받았다. "직원들을 어떻게 믿고 이런 무모한 일을 벌이느냐." 일단 주변 만류가 극심했다. 그러나 아랑곳하지 않았다. '직원이 행복해야 한다'는 초심을 잃지 않고 뚝심으로 밀고 나갔다. 판단은 옳았고 결과는 대성공이었다. 지금 회사생활이 불행하다고 느끼는가. 사표를 써야 하나. 고민하지 말자. 차라리 사장님 책상 위에 몰래 책 한 권 올려두는 건 어떨까. 밑져야 본전이다.

비용을 총합계한 것으로 병원의 복리후생연차계획이나 예산의 편성에 유용한 정보를 제공하고 있다.

② 연간 1인당 비용은 근로자들로 하여금 1년 동안 각자에게 얼마의 액수가 복리후생의 명목으로 지급되고 있는가를 쉽게 알 수 있도록 해준다.

③ 임금에 대한 복리후생비율은 다른 병원과 비교하여 볼 때 각 병원이 직접적인 보상 이외에 간접적인 보상에 얼마만큼의 관심을 보이고 있는가를 알게 해준다. 따라서 이 비율을 높일수록 직접적 보상인 임금의 수준이 낮다 하더라도 종업원에 대한 적극적인 보상수준이 낮지 않음을 알 수 있으며, 보이지 않는 혜택을 종업원이 누리고 있음을 말해 준다.

④ 1인당 시간비용은 연간 1인당 복리후생비용을 연간 작업시간 총수로 나누어 구한 값인데, 이는 복리후생비에 대해 종업원 설명 자료로 사용될 수가 있으며 단체교섭 시에 유용한 자료로 사용된다. 또한 종업원들이 그들의 시간당 임금과 쉽게 비교할 수 있기 때문에 보상에 관한 문제점을 해결하는데 유용한 의사소통의 수단이 된다. 내용다지기 10-6

4) 직원의 참여

복리후생 제도의 설계와 운영에 직원의 참여가 보장되도록 한다. 최근 근로자들의 욕구는 절대적 소득수준의 향상과 함께 다양하게 변화하고 있다. 이제 갓 입사한 신세대 근로자는 기성세대에 비해 생활의 중심이 직장이나 가정보다 여가 쪽에 관심을 두고 있으므로 신세대는 여가서비스 제공, 휴가제도 확충, 육아휴가 등을 통해 더 높은 동기유발이 이루어질 수 있을 것이다. 반면 기성세대는 자녀의 학비보조, 경조비용 지원, 간병휴가 등을 통해 근로자의 근로의욕을 보다 높일 수 있을 것이다. 이처럼 근로자 각자가 처한 생애단계에 맞는 맞춤식 복리후생이 이루어지고 복리후생 본래의 효과를 거두기 위해서는 설계 시에 직원들의 참여를 활성화하는 것이 효과적이다.

5) 운영의 공정성

복리후생 프로그램을 운영하는데 있어서 공평성이 확보되도록 해야 한다. 복리혜택이 특정계층에만 편중되거나 수혜의 기준이 공정하지 못하면 위화감이 조성되고 갈등만 키우게 된다. 특히 IMF 구제금융 이후 고용형태의 다양화로 병원 내에는 정규직, 파트타임, 임시직, 파견근로자 등 다양한 근로자 계층이 형성되어 있으므로 정규직에 비해 비정규직 근로자의 기본 근로조건이 열악하고 복리혜택도 미흡하므로 비정규근로자의 사기양양 차원에서 복리 수혜의 폭을 합리적으로 조정할 필요가 있다. 또한 퇴직근로자에 대해서도 한정된 기간 동안에 일정한 프로그램에 한하여 혜택을 주면 급부액 이상의 긍정적 효과를 얻을 수 있다는 점에 유의해야 한다.

학습내용

1. 복리후생의 특징과 복리후생제도를 실시하는 목적을 설명할 수 있어야 한다.
2. 복리후생제도의 유형인 법정복리후생과 법정외 복리후생을 비교 설명할 수 있어야 한다.
3. 복리후생관리의 원칙을 설명할 수 있어야 한다.
4. 복리후생프로그램 중 선택적 복리후생을 설명할 수 있어야 한다.
5. 복리후생프로그램 중 통합적 복리후생을 설명할 수 있어야 한다.
6. 효과적인 복리후생제도를 정착시키기 위한 관리방향을 설명할 수 있어야 한다.

자나깨나 앉으나 서나

김소월

자나깨나 앉으나 서나
그림자 같은 벗 하나이 내게 있었습니다.

그러나, 우리는 얼마나 많은 세월을
쓸데없는 괴로움으로만 보내었겠습니까!

오늘은 또다시, 당신의 가슴속, 속 모를 곳을
울면서 나는 휘저어 버리고 떠납니다그려.

허수한 맘, 둘 곳 없는 心事에 쓰라린 가슴은
그것이 사랑, 사랑이던 줄이 아니도 잊힙니다.

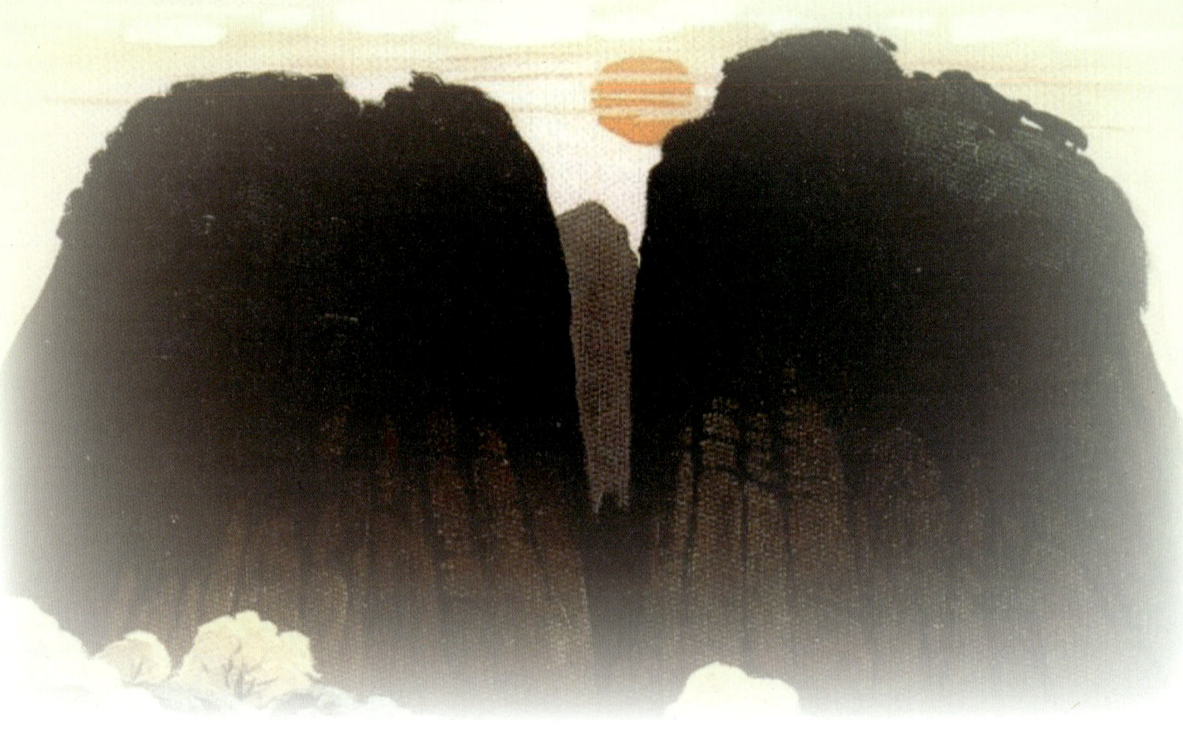

제11장
인적자원유지관리

종업원의 이직률을 줄이고 우수한 인재가 지속적으로 조직 내에 남아 공헌하도록 하기 위해서는 이들 종업원들이 지속적으로 남아 일할 수 있는 환경이 조성되어야 한다. 우선 종업원들이 만족할 만한 성과를 보이기 위해서는 종업원의 능력 뿐만 아니라 일할 의욕을 갖게 하는 동기부여가 중요하다. 리더십은 리더가 성과달성을 목적으로 집단구성원들에게 영향을 주는 과정이다. 리더십 연구는 주로 효과적이고 성공적인 리더십을 중심으로 이에 기여하는 리더의 특성(자질론)과 리더의 행동스타일(행동론) 그리고 리더십과정에 작용하는 상황적 요소(상황론)에 초점이 맞추어 이루어져 왔다. 갈등관리 또한 종업원유지의 중요한 요소이다. 개인 간 갈등을 해결하기 위한 유형으로는 강압형, 수용형, 회피형, 협조형, 타협형 등이 있으며, 집단 간 갈등의 해결로는 대면, 상위목표의 제시, 자원의 확대, 공동적의 설정, 의사소통 활성화, 구조적 요인을 개편하는 방법 등이 있다. 의사소통은 조직구성원들 간에 서로 만족스러운 관계를 맺고 이를 유지하는데 가장 중요한 과정의 하나이다.

인적자원의 유지(maintenance)관리란 조직내 인적자원이 자신의 능력을 발휘하면서 조직 내에 남아있도록 각종 배려를 행하거나, 조직에서 사람들이 직무를 수행하는 과정에서 나타나는 여러 가지 어려운 문제, 예를 들어 인간관계에 대한 고민이나 노동의 대가에 대한 불만, '평생직장' 개념이 바뀌게 됨에 따라 나타나는 불안 등을 극복하여 최대한으로 능력을 발휘하게끔 인적자원을 유지하는 활동을 말한다.

유지관리의 주요과제는 인간관계 개선을 위한 유용한 기법을 마련하는 것이다. 이러한 유지관리에는 인간관계(여기서는 동기부여, 리더십, 갈등관리, 의사소통으로 나누어 살펴본다), 퇴직, 이직 등의 활동과 근로자의 삶의 질 향상과 병원조직의 경쟁력강화를 균형있게 실현하기 위하여 조직 내에 협력적 노사관계를 구축하는 활동인 노사관계관리 등이 포함된다. 노사관계관리는 별도의 장에서 서술한다. 인적자원유지관리를 하나의 장으로 기술하기에는 다소 분량이 많아 인적자원유지관리(Ⅰ)과 (Ⅱ)로 나누어 기술하고자 한다.

Ⅰ 동기부여관리

1. 의의

우리가 조직생활을 하다보면 어떤 사람은 열심히 일하는데 반해, 어떤 사람은 마지못해 억지로 하는 경우를 흔히 본다. 이러한 문제가 동기부여와 관련된 문제이다. 먼저 개인의 입장에서 보면 동기부여는 개인이 어떤 목표의 달성 또는 욕구충족을 위해 자발적이고 목표지향적인 행위를 시작하고 방향 짓고 유지하는 과정을 말한다. 그리고 조직의 입장에서 보면 동기부여는 조직원이 직무수행과정에서 업무목표달성을 위한 조직구성원의 자발적이고 지속적인 노력을 효과적으로 발동시키는 과정이다. 이를 종합해보면 동기부여는 한편으로는 구성원 개개인이 어떤 직무를 수행하는 과정에서 자기 자신이 욕구를 충족시키고, 업무목표달성을 위해 자발적이고 지속적인 노력을 기울이며, 다른 한편으로는 조직의 관리자들이 구성원들로 하여금 그러한 행동을 하도록 촉진하는 일련의 활동과정을 말한다.

즉 동기부여는 경영자가 조직 구성원에게 그들이 갖고 있는 욕구(needs)나 충동(drives)에 힘과 변화를 부여하여 조직의 목표를 효율적으로 달성할 수 있는 행동을 유발시키는 역동적 과정이라고 할 수 있다.

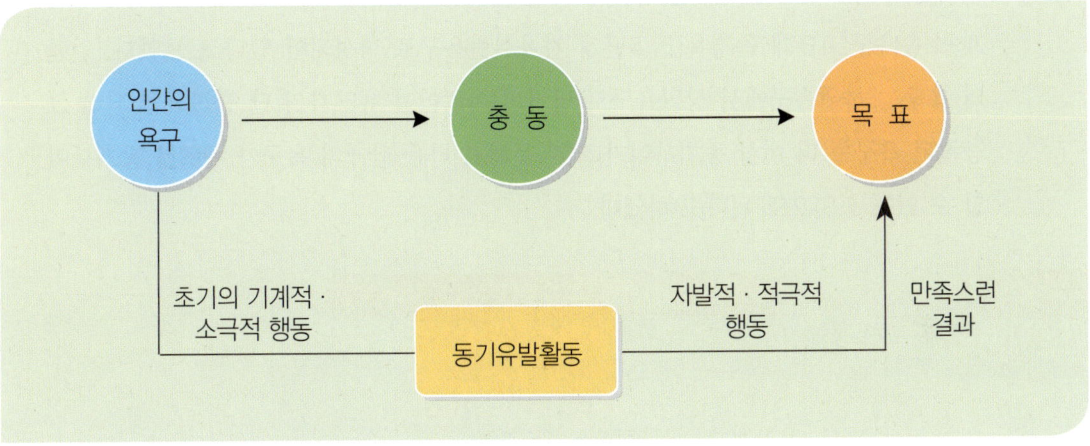

이러한 동기부여에는 내재적 동기부여와 외부적 동기부여 두 종류가 있다. 내재적 동기부여는 업무담당자와 일 그 자체와의 직접적 관계에서 발생하는 것으로서, 예를 들어 일을 수행하면서 얻어지는 성취감 · 도전감 · 확신감 등과 같은 내재적 보상들에 의해 동기부여 되는 것을 말한다. 그리고 외부적 동기부여는 일 그 자체가 아닌 일의 외부요인인 직무환경으로부터 발생하는 것으로서, 예를 들어 급여 · 부가급부 · 승진 · 감독권위양 등과 같은 외재적 보상들에 의해 동기부여 되는 것을 말한다. 여기서는 대표적인 동기부여 이론인 마슬로우(Maslow)의 욕구단계이론, 맥그리그(McGregor)의 XY이론, 허즈버그(Herzberg)의 2요인이론, 아지리스(Argyris)의 미성숙 - 성숙이론만 살펴보고자 한다.

2. 동기부여이론

1) 마슬로우(Maslow)의 욕구단계이론(needs hierarchy)

(1) 의의

마슬로우는 인간의 욕구는 강도에 따라 제1단계 생리적 욕구, 2단계 안전욕구, 3단계 소속욕구, 4단계 존경욕구, 5단계 자아실현욕구로 형성되어 있다고 보았다. 인간의 욕구는 하위욕구에서 상위욕구로 발전되는데 어떤 욕구가 일단 충족하게 되면 그 충족된 욕구는 더 이상 동기부여가 되지 못하고 다음 단계의 욕구가 행위를 동기부여할 수 있는 요인으로 된다고 하였다.

도표 11-1 마슬로우의 욕구단계

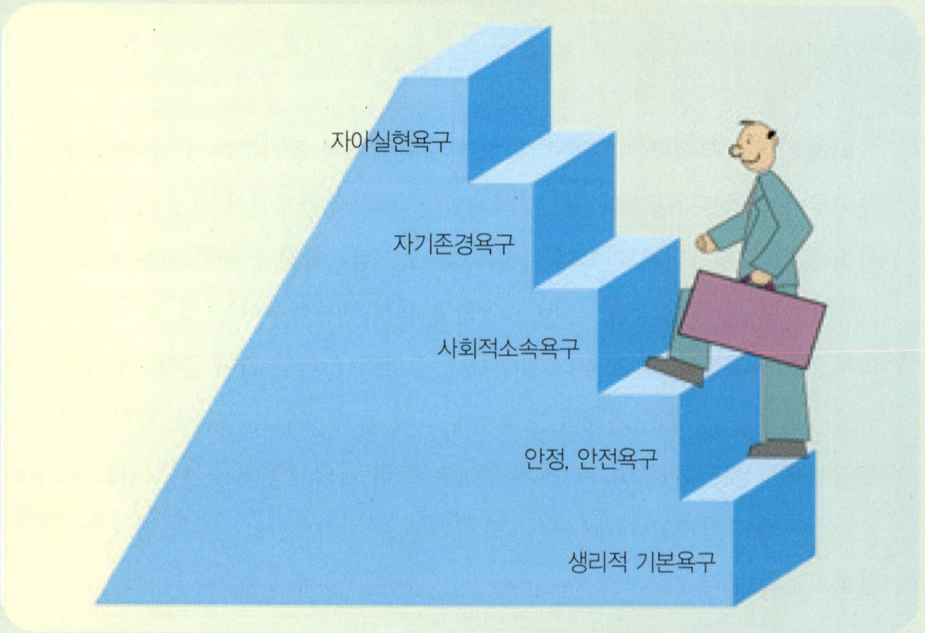

① 생리욕구(physiological needs)

이는 인간의 가장 기본계층에 있는 학습되지 않은 욕구로서 목마름, 배고픔, 수면, 성욕, 음식, 의복, 거처에 대한 욕구 등이다. 마슬로우는 이러한 기초적인 욕구들이 신체의 충분한 활동을 위해 필요한 정도로 만족될 때까지는 사람들의 행위의 대부분은 아마도 생리적 욕구수준에 머물러 있을 것이고 다른 수준의 욕구들은 거의 자극을 주지 못할 것이라고 보았다.

② 안전욕구(safety needs)

일단 생리적 욕구가 어느 정도 충족되면 안전욕구가 나타난다. 인간은 현재에 대한 관심보다는 미래에 대한 관심이 더 크다는 것이다. 때문에 신체적인 위험(사고, 전쟁, 질병, 경제불안 등)과 기초적인 생리적 욕구의 박탈로부터 자유로워지려는 욕구이다.

③ 소속감과 애정욕구(belongingness and love needs, 사회욕구)

생리적 욕구와 안전욕구가 어느 정도 충족되면 소속감이나 애정의 욕구가 지배적인 것으로 나타난다. 인간은 사회적 존재인 만큼 여러 사회집단이나 동료들과 함께 어울려 우의를 나누고 싶어 하고 이성 간 교제나 결혼을 갈구하게 된다.

④ 존경욕구(esteem needs)

인간은 어디엔가 속하려는 욕구가 어느 정도 만족되기 시작하면 어느 집단의 단순한 구성원 이상의 것이 되기를 원하며 존경을 받고자 하는 욕구를 느끼게 된다. 여기에는 자존심과 아울러 다른 사람으로부터 인정을 받는 것이 포함된다. 이 존경의 욕구가 만족되면 자신감, 명예감, 힘, 성취욕, 지위욕 등이 생긴다.

⑤ 자아실현욕구(self-actualization needs)

일단 존경의 욕구가 어느 정도 충족되기 시작하면 다음에는 자아실현 욕구가 나타난다. 이는 계속적인 자기발전을 위해 자신의 잠재력을 극대화하려는 욕구이다. 예를 들어 음악가는 음악의 세계에서, 미술가는 미술세계에서, 시인은 시의 세계에서, 공무원은 공무원 조직에서 그 잠재능력을 극대화하려고 하는 것 등이 해당된다.

(2) 평가 및 관리전략

마슬로우의 욕구단계이론의 비판은 ① 5대 욕구단계 중 순차적으로 하나가 100% 충족된 후 다음 단계의 욕구로 이동하지 않는다는 점, ② 5단계의 욕구를 명확히 구분할 수 없다는 점, ③ 개인별 · 상황별로 차이가 있다는 점, ④ 하나의 단일 욕구보다는 복합적 욕구에 의해 동기부여 된다는 점, ⑤ 생리적 욕구는 완전히 충족되지 못하고 반복된다는 점 등이다.

따라서 관리전략으로는 인간의 욕구는 일반적으로 낮은 욕구단계에서 높은 욕구단계로 이동하게 된다는 것을 볼 때, 인간의 행동은 보다 높은 차원에 의한 동기유발이 바람직할 수 있으나 보다 바람직한 방법은 개개인이 현재 바라고 있는 열망수준이 무엇인가를 알아서 이에 따른 유인을 주는 것이 타당하다고 하겠다.

2) 맥그리그(McGregor)의 XY이론 (theory X, Y)

(1) 의의

맥그리그는 조직 내에서 개인과 집단이 직무를 보는 태도성향과 직무수행 자세에 따라 인간을 X인간과 Y인간으로 구분하고 이에 대한 동기부여 방안을 제시하였다. 즉 X이론은 인간은 선천적으로 일을 싫어하며 소극적, 수동적, 종속적, 책임회피 등의 성향을 가지는 성악설에 가깝고, Y이론은 인간은 본래 일을 싫어하지 않으며 적극적, 능동적, 자율적, 독립적인 성향을 가지는 성선설에 가까운 이론에 기초한다.

도표 11-2 XY이론의 비교

인간관	X이론	Y이론
특 성	• 보통의 인간은 본래 일하기를 싫어하며 가급적이면 일을 회피한다. • 대다수 사람들은 별로 야심이 없고 책임회피를 좋아하며 오히려 명령 받기를 좋아한다. • 대다수 사람들은 조직문제를 해결할 만한 창의력이 없다. • 동기부여는 생리적 · 안전적 수준에서만 나타난다. • 대다수의 사람들은 엄격히 통제되어야 하며, 또한 조직목표를 달성하도록 강제되어야 한다.	• 일이란 조건이 허락하면 놀이나 휴식처럼 자연스러운 것이다. • 조직목표를 달성하려는 자기통제가 가능하다. • 대체적으로 인간은 조직문제 해결을 위한 창조력을 갖고 있다. • 동기부여는 생리적 · 안전적 수준 뿐만 아니라 친화 · 자존 · 자기실현의 수준에서도 찾아볼 수 있다. • 인간은 적절히 동기부여만 되면 일에 대하여 자율적이며 창조적이고 자기 통제적이다.
동기부여 방식	• 통제와 지시로 관리 • 감독철저 • 물질적 보상 • 조직은 수직적이다	• 자율에 맡긴다 • 자긍심과 위신을 세워준다 • 정신적 보상 • 조직은 수평적이다

따라서 이들을 위한 동기부여는 X이론의 경우에는 금전적 유인이나 강제적 수단(공식조직에 의한 통제, 감독, 강압, 명령, 처벌 등)이 최선책이 되고, Y이론의 경우에는 구성원들의 내재적 심리를 잘 이해하고 자율적인 업무분위기 조성 및 보상, 특히 인간의 성취욕구와 자기실현욕구를 충족시켜 주는 방법이 뒤따라야 한다.

(2) 평가 및 관리전략

XY이론은 조직 내의 인간을 재조명하도록 만드는데 큰 공헌을 하였다. 하지만 몇 가지 한계점을 가진다. X이론적 관점에서 보면 인간의 성장·발전가능성을 과소평가하고 있고, 인간의 하위욕구의 충족에만 관심을 갖고 상위욕구에 대한 관리전략을 경시하고 있다. 그리고 Y이론적 관점에서 보면 인간은 상대적·복합적인데 너무 인간을 양극화·단순화 시키고 있다. 게다가 Y이론에 대한 관리전략이 지나치게 이상적·비현실적이며, 경우에 따라서는 관리자의 명령이나 지시(X이론 관리전략)가 더 효과적일 수도 있다는 점에서 비판을 받고 있다.

맥그리그는 강제·통제·명령·처벌위주의 X이론적 관리전략을 비판하면서 조직구성원에 대한 지시와 통제가 주무기가 되어서는 안 되고 조직구성원의 잠재력이 능동적으로 발휘하게 하면서 개인과 조직이 원하는 바를 서로 통합시킬 수 있는 Y이론적 인간관이 바탕이 되어야 한다고 주장하였다. 그러나 중요한 것은 모든 사람들이 성숙할 수 있는 잠재력이나 자발적으로 성숙화 될 수 있는 잠재력을 가지고 있다는 것이지 모든 사람이 현재 성숙하다는 것은 아니므로 조직내 인력자원의 동기적 측면, 직무와 관련된 과업의 성질, 조직의 여러 가지 상황요인 등을 고려하여 가장 적절한 경우에 Y이론을 사용하는 것이 무조건 Y이론을 적용하는 것보다 효과적이다.

3) 허즈버그(Herzberg)의 2요인 이론(dual factor theory)

(1) 의의

허즈버그는 조직구성원에게 만족을 주는 요인과 불만족을 주는 요인은 상호 독립되어 있다고 주장하였다. 즉 동물적·본능적인 것으로 유쾌하지 못한 것을 피하려는 욕구, 인간적인 것으로 성장과 자기실현을 도모하려는 욕구가 이원적으로 존재한다는 것이다. 사람들이 대체로 불만을 느끼고 있을 때 이러한 불만(hygiene, 위생요인)들은 주로 그들이 일하고 있는 작업환경에 많이 관련되어 있었다. 반면 사람들이 그들의 직무에 대해 만족(motivation, 동기요인)을 경험했다고 했을 때 이들은 주로 일 그 자체와 밀접한 관계를 갖고 있었다.

(2) 내용

허즈버그는 사람들의 욕구가 단계적으로 이루어지지 않으며, 불만족과 만족증진은 서로 별개의 차원으로 이루어져 있다는 것이다. 즉 2요인 이론은 만족(동기)과 불만족(위생)요인을 동일선상의 양 극점으로 파악하여 불만족이 해소되면 만족하게 된다는 종래의 입장과 달리 도표 11-3에서 처럼 불만족의 해소 문제와 만족증대의 문제는 전혀 별개의 차원이고 각 차원에 작용하는 요인 역시 별개라는 것이다.

위생요인(불만족요인)은 이들 요인의 충족이 단지 불만족의 감소만 가져올 뿐 만족에는 작용하지 못하다는데 그 특징이 있다. 예를 들어, 우리가 생계비에도 미달하는 낮은 수준의 임금을 받게 되면 불만족을 느끼다가 임금수준이 점점 높아짐으로써 우리의 불만족은 제거되지만 일정한 수준을 넘어서면, 계속해서 임금수준이 높아졌다고 하더라도 자동적으로 직무에 대한 만족이 증대되어 일에 대한 적극적인 태도가 생기는 것이 아니라는 것이다. 이와 같은 요인에는 회사의 정책과 관리, 감독, 작업조건, 개인상호간의 관계, 임금, 보수, 지위, 안정 등이 있다.

도표 11-3 위생요인과 동기요인

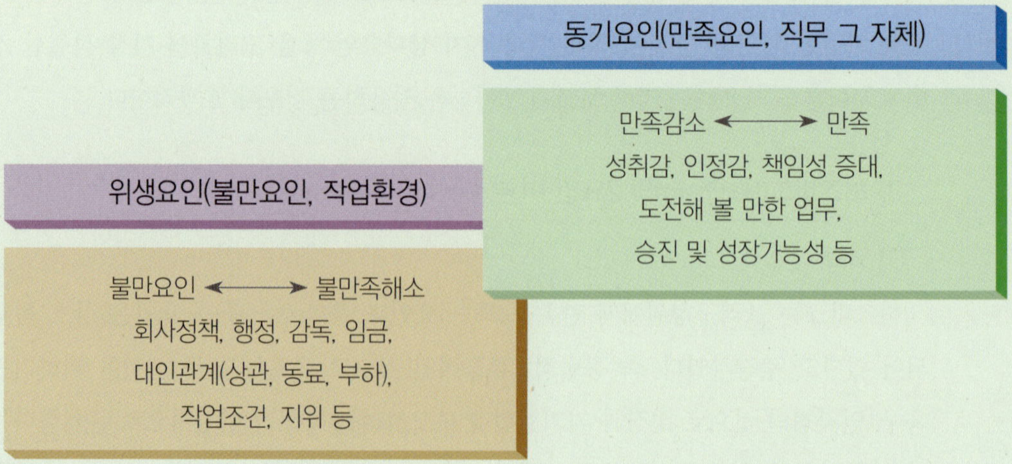

동기요인은 사람들로 하여금 보다 나은 만족과 성과를 가져오게끔 동기부여하는데 효과적인 요인을 말한다. 동기, 즉 만족요인은 이러한 요인이 충족되지 않아도 불만은 없지만 일단 충족되면 만족에 적극적인 영향을 줄 수 있고 일에 대한 적극적인 태도를 유도할 수 있다는 데 그 특징이 있다. 이러한 만족요인으로는 성취감, 인정감, 도전감, 책임감, 성장과 발전, 일 그 자체 등을 들 수 있다.

다시 말하면, 위생요인은 직무만족이나 생산성에 직접적 관련이 없고, 동기요인은 직무만족이나 생산성에 직접적 관련이 있다는 이론이다. 또한 동기요인은 직무 내재적 성격을 지니고 있는데 반하여 위생요인은 직무 외재적 성격을 지니고 있음을 알 수 있다. 따라서 구성원의 만족감을 향상시키고 좀 더 높은 동기부여를 위해서는 업무자체에서 자기 능력을 발전시키고 자기통제를 할 수 있도록 책임과 기회를 더 많이 부여해야 한다고 하는 것이다.

(3) 평가 및 관리전략

허즈버그의 2요인론의 기본 내용인 만족요인과 불만족요인에 대한 비판이 제기되고 있는데 그 이유는 다음과 같다. ① 먼저 어떤 요인을 전적으로 불만에만 작용하는 혹은, 만족에만 작용하는 요인으로 구분할 수 없다. ② 개별 종업원의 작업환경에 대한 반응이 기본적으로 유사할 것이라는 가정 하에서 이론을 전개하므로 2요인이론은 개인차를 무시하고 있다. ③ 2요인 이론의 오류로서 만족과 동기부여를 동일한 것으로 취급하고 있다. 예컨대 만족한 근로자가 반드시 열심히 일하고 성과를 올린다는 보장은 없다는 점에서 만족이 동기부여를 유도한다는 허즈버그의 주장이 비판을 받고 있다.

우리는 본 이론에서 사람들이 열심히 일을 하지 못하는 원인을 사람이 게으르다든가, 딴생각을 하고 있다든가 하는 식으로 사람 그 자체에서 문제점을 찾는 것보다 오히려 그 사람이 하고 있는 일 그 자체에서 문제점을 발견할 수도 있다는 점을 시사해준다. 예를 들어, 어떤 사람이 지정된 한 가지 일을 매일 매일 반복한다면 얼마 지나지 않아 지루함을 느끼고 일하기가 싫어져 결국에는 업무성과가 낮아질 수 있다. 따라서 조직관리자는 직무자체로부터 얻어지는 내재적 보상에 초점을 두어 일할 맛 나는 직무를 과학적으로 설계할 필요가 있다.

4) 아지리스(Argyris)의 미성숙-성숙이론(immaturity-maturity theory)

(1) 의의

아지리스는 인간은 성숙된 인간과 미성숙한 인간이 있는데 대개는 미성숙상태에서 성숙상태로 진전되는 과정이 바로 조직관리의 효율적 전략이라는 것이다. 그는 조직인의 관리는 개별적 성격의 성숙도에 따라 관리전략을 수립해야 한다고 주장하면서 미성숙-성숙이론을 제시하였다.

(2) 내용

미성숙한 사람은 대개 수동적, 의존적, 단일적, 일반적, 단기적, 종속적, 자아의식 결여 등의 특성을 지니고 있고, 성숙한 사람은 이에 상반되는 능동적, 독립적, 다양성, 구체적, 장기적, 독자적, 자아의식을 구비하고 있다. 아지리스는 이와 같은 7가지 특성의 변화를 제시하면서 하나의 인간이 미성숙한 상태에서 성숙한 상태로 변화를 가져오는 것이 발전이요 곧 성숙인 바, 관리자는 조직구성원들이 조직의 목표달성을 위해 노력함과 동시에 개인적인 욕구를 충족시키면서 성장할 기회를 가질 수 있도록 관리해야 한다고 하였다. 그는 고전적인 조직설계(관료제조직 등)가 인간의 성숙한 상태를 저해한다고 주장하면서 직무확대, 부하중심적 리더십을 통해 조직이 인간의 성숙한 상태를 조성해 주어야 한다고 한다.

도표 11-4 미성숙-성숙단계의 내용

미성숙 단계	→	성숙단계
수동적 행위		능동적 행위
의존적 상태		독립적 상태
단순한 행동		다양한 행동
엉뚱하고 얕은 관심		보다 깊고 강한 관심
단기적 전망		장기적 전망
종속적 위치		대등한 우월적 위치
자의식 결여		자아의식과 자기 통제

(3) 평가 및 관리전략

공식적 조직의 지배원리인 전통적인 조직원리는 조직의 합리성을 과도하게 추구한 나머지 인간의 성숙한 성격의 제반 욕구와 본질적인 괴리현상을 일으키고 있다. 이러한 개인과 조직 간의 본질적 괴리(인간으로서 성숙하고자 하는 이상과 그것을 제약하는 조직의 현실)는 조직구성원의 좌절감 · 갈등 · 실의 또는 단기적 전망을 심화시키는 결과를 가져온다.

따라서 효율적인 관리전략은 모든 조직구성원을 성숙한 인간으로 관리할 것은 물론, 나아가서는 조직구성원 한 사람 한 사람이 모두 하나의 인격체로서, 그리고 집단구성원으로서 최대의 성숙상태를 실현할 수 있는 기회 내지는 분위기를 적극적으로 조성해 주어야 한다. 이러한 관리를 위해 직무를 확대하고 참여적, 직원중심적 리더십 조성 등을 통해 인간의 자기실현을 가능하게 해야 한다.

II 리더십(leadership) 발휘

1. 리더십의 정의 및 중요성

리더십은 다양한 학문분야에서 연구되고 있으나 아직 공통된 이론과 결론에 이르지는 못했다. 리더십을 지도성이라고 표현하는 학자도 있고 지휘 또는 통솔로 표현하지만 대체로 '리더십'이란 용어를 사용하는 것이 일반적인 현상이다.

다양한 정의에도 불구하고 리더십이란 희구되는 목표를 달성하기 위하여 개인 및 집단을 조종하며 동작케 하는 기술을 뜻한다고 규정하는 것이 가장 적절하다고 볼 수 있다. 이를 좀 더 종합적으로 정의하여 리더십이란 조직구성원으로 하여금 바람직한 조직목적에 자발적으로 협조하도록 하는 일종의 기술 및 영향력으로 보며, 리더(leader)가 추종자로 하여금 소망스러운 상태로 행동시키는 과정이고, 목표설정에서 목표달성에 이르기까지 이를 위하여 노력하는 조직적 집단활동에 영향을 미치는 행위라고 본다. 또한 리더십의 대가인 스톡딜(Stogdill)은 리더십이란 집단의 구성원들로

하여금 특정목표를 지향하게 하고 그 목표달성을 위해 실제행동을 하도록 영향력을 행사하는 것이라고 했다. 병원조직에서 리더십이 중요한 이유를 살펴보면 다음과 같다.

① 병원조직에는 다양한 전문가가 고용되어 있어 전문가로서의 자율성과 조직의 통제욕구 사이에 부단한 긴장이 존재하고 있고, 이와 같은 긴장으로 인해 구성원들로 하여금 조직의 규칙과 과정을 준수하게 하는 리더십이 필요하다.

② 보건의료서비스 분야는 끊임없이 변화하는 외부환경에 적응하기 위한 압력이 증가하고 있다. 이와 같은 외부욕구에 적절히 대응하고 생존하기 위해서는 이에 걸맞은 리더십이 필요하다.

③ 보건의료서비스 분야에 있어서 새로운 기술 또는 새로운 제도의 도입과 같은 중요한 내부적 변화는 이와 같은 변화가 조직에 통합될 수 있는 리더십을 필요로 한다.

④ 병원에서 구성원들의 개인적 목표는 조직의 목표와 완전히 일치하지 않을 수 있다. 구성원의 목표와 조직의 목표사이에 가능한 많은 일치를 가져올 수 있도록 노력하는데 리더십이 요구된다. 내용다지기 11-1

내용다지기 11-1

처칠의 리더십

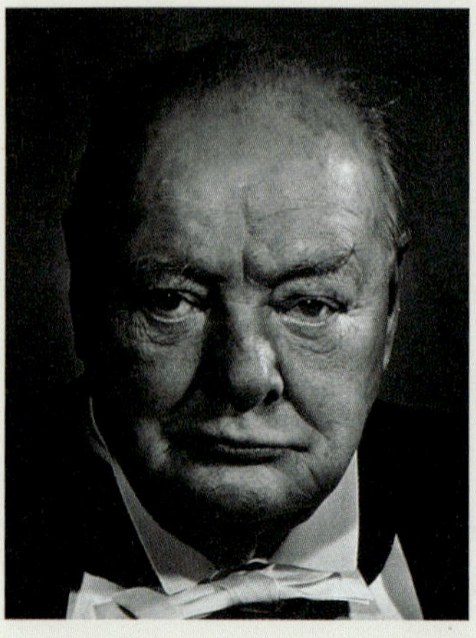

2002년 BBC 방송은 시청자들에게 전화와 인터넷으로 '위대한 영국인'이 누구냐고 물었다. 100만 명 넘게 참여한 조사에서 1위는 처칠이었다. 설문에서 처칠의 위대한 점으로 가장 많이 든 것은 '리더십'이었다. 처칠이 두 차례 총리로 재임한 기간은 영국이 매우 혼란스럽던 시기였다. 그는 유럽 대륙이 점차 독일 손에 넘어가고 있던 1940년 5월 총리가 돼 존망의 기로에 선 영국을 승전으로 이끌었다. 1945년 총선에서 패배해 물러났던 그는 1951년 다시 총리로 복귀해서는 '수정 보수주의'를 통해 오늘날 영국의 기본 틀을 다졌다. 처칠이 정부와 국가를 성공으로 이끈 방식은 리더십 연구자들의 단골 연구 주제다. 그리고 처칠의 리더십 바탕엔 국민의 애정이 있었다. 우편물에 '살아 있는 가장 위대한 영국인에게, 런던'이라고 쓰면 그에게 전달될 정도로 존경을 받았다.

2. 리더십 이론의 변천

이는 어떠한 사람이 리더(leader)가 될 수 있으며 또는 어떠한 경우에 리더십(leadership)이라고 하는 것이 형성되느냐에 관한 이론의 변천과정에 대한 내용이다. 이러한 이론의 발전은 개인으로서의 리더의 자질 또는 행태중심으로 설명한 것으로부터 그가 놓여 있는 상황, 즉 그의 임무, 조직 구성원들과의 관계를 중심으로 설명하는 것으로 변천해 오고 있다고 할 수 있다. 이를 주로 자질론, 행태론, 상황론 등으로 설명한다.

즉 학자들은 리더십의 원인변수를 밝히려고 애써 왔고 시대적으로 의견을 달리해 왔다. 자질론에 기초한 리더십유형은 리더의 특성이 결정한다고 본다. 리더 개인이 가진 성격이나 자질이 남다르기 때문에 성공할 수 있으며 훌륭한 리더가 되는 특성은 타고 난다는 것이다. 행태론은 리더가 부하들 앞에서 보여 주는 행동이 바로 리더십 스타일이다. 따라서 어떤 자질을 가졌는지가 중요한 것이 아니라 어떤 행동이 바람직한 행동인지를 찾아내면 된다. 상황론은 조직이 어떤 상황에 처해 있는지에 따라서 한 유형의 리더십은 좋은 것일 수도 있고 나쁜 것일 수도 있다. 상황에 맞는 리더가 훌륭한 리더이고 따라서 리더는 상황이 결정한다는 것이다.

> 위대한 리더는 우리가 스스로 결코 갈 수 없는 자리에 갈 수 있도록 만든다. 그리고 결코 우리 스스로는 생각조차 할 수 없었던 일을 시도하게 만든다.

1) 자질론(trait theory, 특성이론)

자질론은 기본적으로 사람이 지닌 자질을 중심으로 설명한 것으로 어떤 일정한 자질을 리더가 갖추고 있으면 효과적인 리더가 될 수 있다는 이론이다. Barnard는 이러한 자질에는 기술적 측면(체력, 기능, 기술, 지각력, 지식, 기억력, 상상력)과 정신적 측면(결단력, 지구력, 인내력, 용기)을 제시하였다. Stogdill은 지능, 지배력, 자신감, 추진력, 업무관련지식 등 다섯 가지로 리더의 특성을 정리하였다. Tead는 육체적 · 정신적 에너지, 목표의식과 지식능력, 친근감, 탁월한 품성, 기술적 우월성, 과단성, 높은 지능, 신념 등을 제시하였다.

이와 같은 자질이론은 초기에는 누구나 일정한 특성을 가지고 있으면 어떤 상황이 일어나더라도 리더십을 발휘할 수 있다고 주장되었지만, 나중에 이와 같은 자질론은 상당한 수정이 불가피하였다. 즉 자질이 고정된 것이 아니라 사람마다 처해있는 환경과 상황에 따라 달라진다는 것이었다. 이러한 특성이론의 비판에도 불구하고 최근에 다시 리더십 연구에 있어서 리더십을 결정하는 특성들이 매우 중요하게 논의되고 있으며 리더십 특성에 관한 자료들을 보다 발전된 연구방법들을 활용하여 분석한 결과 효과적인 리더십이 리더의 특성과 높은 상관관계가 있다는 점이 밝혀지고 있다.

2) 행태론(behavioral theory)

행태론은 1950년대 들어 리더십에 대한 자질론적 접근에서 벗어나 리더십을 관찰 가능한 과정이나 행동으로 보기 시작하였다. 즉 자질론에 대한 비판으로 등장한 행태론은 리더십의 중요한 측면은 리더의 자질이 아니라 다양한 상황에서 리더가 행동하는 것이며, 효과적인 리더는 그들의 특별한 리더십 행동유형에 의해 비효과적인 리더와 구별된다는 것이다. 행태론의 연구는 미국 미시간대학의 리더십연구, 오하이오 주립대학교의 리더십연구, Blake와 Mouton의 관리격자(managerial grid) 모형 등이 유명하다.

(1) 미시간(Michigan) 대학의 연구

미시간대학의 연구는 Likert의 주도하에 수행되었는데, 이 연구의 주된 목적은 집단성과를 높이는 리더의 유형을 밝히기 위해서였다.

이 연구결과 두 가지 유형의 리더십 행동유형이 발견되었는데, 첫째는 직무중심적 리더십유형(job-centered leadership style)과 둘째는 직원중심적 리더십유형(employee-centered leadership style)이었다. 직무중심적 리더십은 세밀한 감독과 합법적이고 강제적인 권력을 활용하며, 업무계획표에 따라 실천하고 성과를 평가하는데 중점을 둔다. 반면 직원중심적 리더십은 보다 인간지향적이며 권한과 책임의 위임과 구성원의 복지와 욕구, 승진, 개인적인 성장에 관심을 둔다. 미시간대 연구는 직무중심형과 직원중심형을 동일차원의 양극단으로 보고 있다는 점이다. 즉 어떤 리더가 직무중심 스타일을 갖고 있으면 그가 동시에 종업원중심의 스타일을 보여줄 수 없다는 관점이다. 연구결과 직원중심적 리더십이 보다 높은 생산성과 직무만족도를 보여준 반면, 직무중심적 리더십은 상대적으로 낮은 집단생산성과 낮은 직무만족도를 보여주었다.

(2) 오하이오(Ohio)주립대 연구

오하이오 주립대학교 연구는 미시간대학 연구와 비슷한 1940년대 후반부터 1950년대 초반에 걸쳐 수행되었다. 리더의 행동에 대하여 부하들이 어떻게 인식하고 있는가를 파악하기 위하여 설문지를 작성하였고 군대와 산업체에서 이에 대한 답변을 수집하였다.

도표 11-5 오하이오 주립대학교 리더십 유형

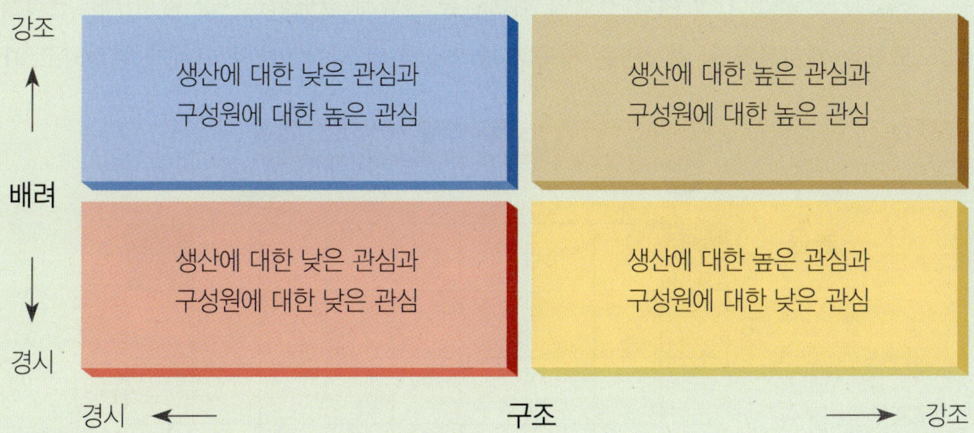

연구의 주된 목적은 리더의 행동유형과 이에 따른 조직성과 및 조직구성원들의 만족감 간의 관계를 분석하는 것이었다. 연구팀은 리더의 행동을 인정중심 또는 배려 중심(consideration)과 구조중심(initiating structure)의 두 가지 독립된 차원으로 보았다. 즉 미시간대 연구에서와는 달리 리더는 구조주도와 배려행위를 동시에 보일 수 있다는 관점이다. 이때 배려란 구성원들에게 우정 · 상호신뢰 · 존경 · 온정 등을 표시하는 행위를 나타내는 정도를 말하며, 구조중심은 각 구성원들의 역할을 정하고 직무수행의 절차를 정한다거나 지시 · 보고 등을 포함한 집단내의 커뮤니케이션 경로를 설정하는 등 직무나 구성원들을 조직화하는 것을 주도하는 행동을 나타내는 정도를 말한다. 리더십의 유형을 다음 4가지 형태로 분류하였다. 즉 일(구조)과 배려를 함께 중시하는 리더십 유형, 일은 강조하지만 배려를 경시하는 리더십 유형, 일과 배려 모두 경시하는 리더십 유형, 그리고 일은 경시하지만 배려, 즉 인간관계는 강조하는 리더십 유형이 있다는 사실을 경험적으로 정리하였다. 본 연구결과 가장 바람직한 리더십 유형은 생산에 대한 높은 관심과 구성원에 대한 높은 관심을 보이는 리더인 것으로 나타났다.

(3) 관리격자(managerial grid) 모형

오하이오 주립대학 연구는 Blake와 Mouton에 의해 관리격자 이론으로 발전하였다. 이 이론에서는 오하이오 연구와 미시간 연구의 리더십 행동연구에 기초를 두고 인간과 산출(생산)에 대한 관심이 리더십과 어떻게 관련되는가를 밝혀주는 관리격자 모형을 제시하였다. 격자망은 횡축과 종축을 따라 각각 9개의 위치가 설정되고 81종

도표 11-6 관리격자(managerial grid) 모형

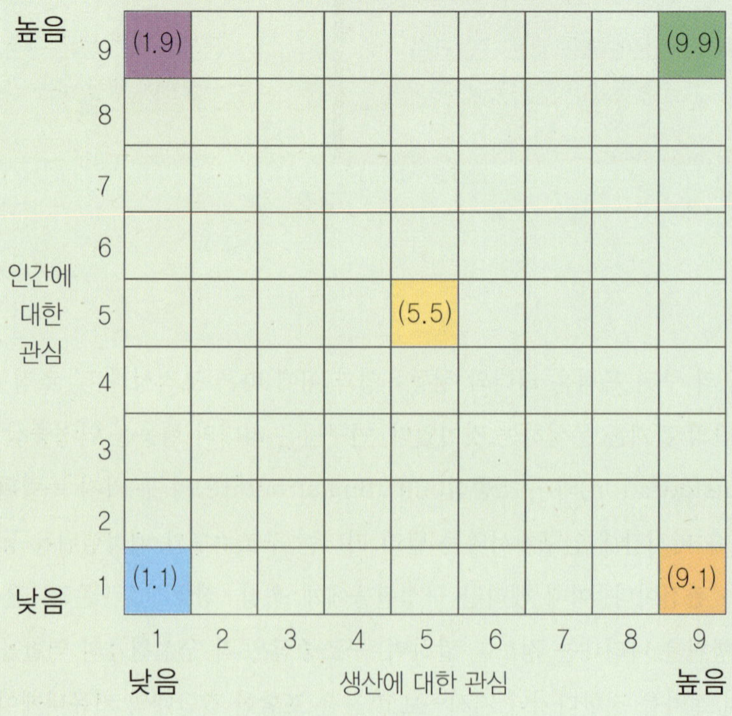

류의 리더십유형이 나오게 된다. 이 격자망은 수평축은 산출(생산)에 대한 관심을 보여주고 수직축은 인간에 대한 관심을 가리킨다. 각 축은 9점으로 나누어 1점은 최소한의 관심을 보여준다.

도표 11-6에서 관리의 격자망으로서 이 격자망에서 기본적인 5개의 리더십유형이 나타나는데 무관심형(1.1), 친목형(1.9), 과업형(9.1), 단합형(9.9), 중도 또는 타협형(5.5)으로 구분한다.

무관심형(1.1칸: impoverished management)은 생산 및 인간에 대한 관심이 모두 낮은 유형이다. 즉 리더가 생산 및 인간에 대한 관심을 기울이는 것은 최소의 수준이며, 주로 조직 내 자신의 직분을 유지하기 위한 최소의 노력만을 하는 유형이다. 불간섭, 자유방임을 신조로 삼으며 방임형, 무능형이라고도 한다.

친목형(1.9칸: country club management)은 인간에 대한 관심은 높고 생산에 대한 관심은 낮은 유형이다. 즉 리더는 주로 구성원의 욕구와 만족에 관심을 갖고 인간적인 분위기를 조성하는 데만 주력하는 인기형의 리더 유형이다. 부하들의 화합과 상사에 대한 신뢰, 부하칭찬 등으로 좋은 분위기만 신경 쓴다. 컨트리클럽형, 인간관계형으로도 불린다.

과업형(9.1칸: authority-obedience management)은 생산에 대한 관심은 높고 인간에 대한 관심은 낮은 유형이다. 즉 인간적인 요소는 최소화하고 과업에 대한 능력을 중시하는 유형이다. 혼자 다 계획하고 통제하고 명령일변도이며 부하를 생산도구로 여기며 업적달성에만 관심이 있고 부하에게는 따라만 오라는 식이다. 독재형이라고도 불린다.

타협형(5.5칸: organization man management)은 인간과 생산에 절반씩의 관심을 두는 유형이다. 즉 생산에서의 능률과 인간적 요소를 절충하여 적당한 수준의 성과를 지향하는 유형이다. 인간, 과업 양쪽에 관심을 갖되 일정양의 성과만 있으면 그것으로 만족하면서 더 재촉하지 않는 리더이다. 중간형이라고도 한다.

단합형(9.9칸: team management)은 생산 및 인간에 대한 관심이 높은 유형이다. 즉 조직의 목표달성을 위하여 조직과 조직 구성원들의 상호의존 관계와 공동체 의식을 강조함으로써 구성원들 간에 신뢰와 존경의 관계가 형성되고 조직목표달성을 위해 헌신하도록 유도하는 유형으로 이상형이라고도 한다. Blake와 Mouton은 이러한 다섯 가지 리더의 행동유형 중 단합형이 가장 이상적이라고 주장하였다.

3) 상황론(situation theory)

상황론은 1960년대 말부터 1970년대에 이르기까지 행동이론의 한계를 인식하고 새로운 리더십연구를 진행하면서 등장한 이론이다.

과업중심 리더가 좋은지, 인간중심 리더가 좋은지의 문제는 '리더십의 효율성은 리더에 달렸다'는 관점에서 본 것이다. 그러나 상황이론은 리더와 상황이 잘 맞아 떨어져야 성과가 높다는 관점에서 다룬다. 즉 이상적 리더의 유형이 독립적으로 존재하는 것이 아니라 상황에 알맞은 것이라면 독재적 리더십도, 방임형 리더십도, 과업중심 리더십도 높은 성과를 올릴 수 있다는 것이다. 예를 들어 복종에만 익숙한 아프리카 오지의 부족에게 민주적인 족장은 오히려 환영받지 못할 것이다.

상황론은 전술한 자질론에 대립되는 것이며 자질론을 비판하는 이유로는 ① 자질

도표 11-7 리더십 이론의 비교

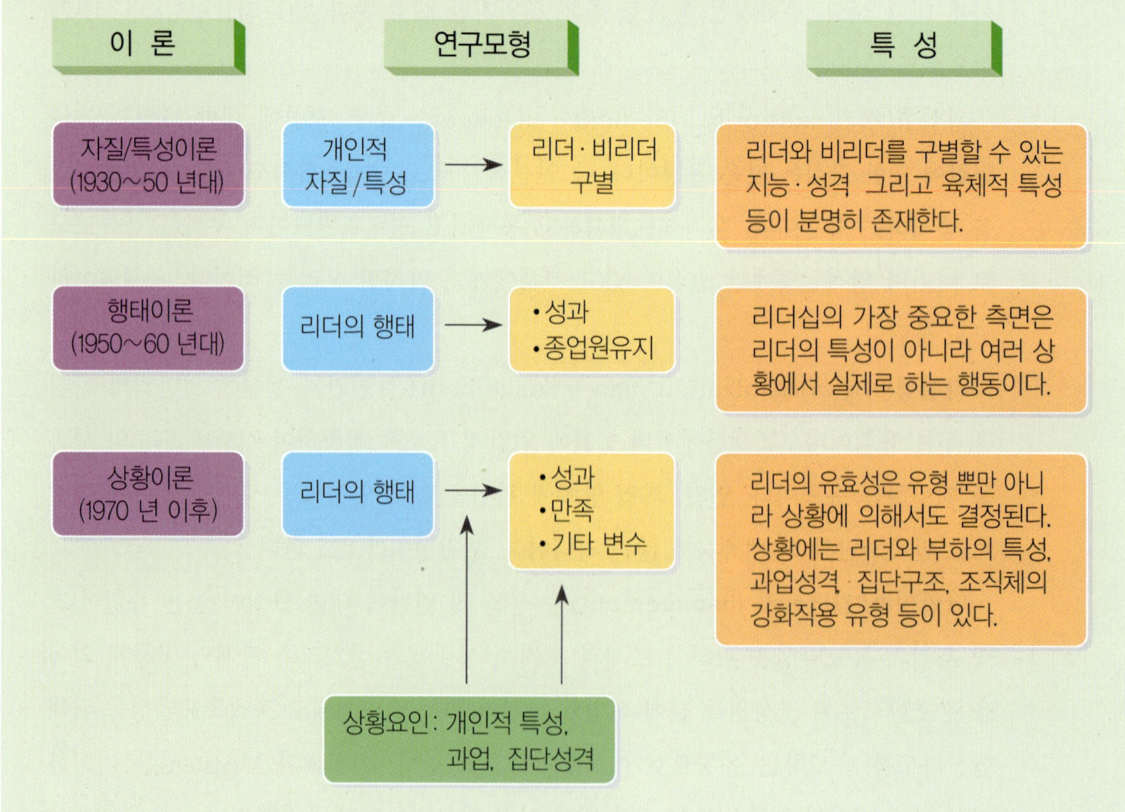

론에서 요청하는 자질이라고 하는 것이 상황, 그의 임무, 조직의 목표에 따라 너무나 달라 최소한도의 공통점도 발견하기 힘들다고 하는 것이며, ② 어떠한 사람이 구체적인 경우에 리더가 되는가 하는 것을 보면 일정한 자질의 소유자라기보다는 그가 속한 조직, 집단의 구성원들의 가치관, 규범에 일치된 행동을 하며 그들이 바라는 것을 충족 · 구현할 수 있는 사람이라고 하는 것이다.

이러한 뜻의 상황론을 환언하면 자신의 자질은 어떠하든 마치 연예인과 같이 그때 그때 그에게 맡겨진 역할을 잘 해내는 사람, 즉 폭넓게 연기를 해내는 사람이 유능한 연예인이 될 수 있는 것과 같이 리더도 자기의 본래의 자질은 어떠하든 그때 그때 그가 놓인 상황, 즉 그가 속하는 집단이나 조직의 목표 · 구조 · 임무 · 기대를 훌륭히 충족시킬 수 있어야만 한다는 것이다.

이와 같이 자질론과 상황론은 이론상으로 대립하고 있으나 최근에는 양자를 통합하려고 하는 입장이 나타나고 있어 개인의 성격 · 자질과 조직의 구조 및 상황(setting)을 아울러 고찰할 것을 제의하는 학자도 있다. 그러므로 크게 이를 결정하는 대변수로서 지도자 · 부하 · 상황 등을 들고 있으며 이 3자 간의 관계로서 구체적인 리더십이 탄생할 수 있다고 하는 것이다. 이 3자를 다시 세분하고 있는데 지도자의 가치관 · 성격 · 부하의 기대, 상황으로서는 조직의 목표, 직책, 권한, 시간성, 상하관계, 조직의 풍토 및 조직의 환경 등을 들 수 있으며 이와 같은 3자 간의 관계로서 결정된다고 보는 입장을 최근 소위 상황적 접근(situational or contingency approach)이라고 호칭하고 있다. 지금까지 살펴본 자질론, 행태론, 상황론을 요약, 정리하면 도표 11-7과 같다. 내용다지기 11-2

3. 리더십의 유형

리더십의 유형은 참여와 결정권을 기준으로 권위형, 민주형, 자유방임형으로 구분할 수 있다

1) 권위형

지도가가 주요한 결정을 홀로 내리고 부하로 하여금 이에 따르도록 하는 계층제적

내용다지기 11-2

LEADER에 대한 자질

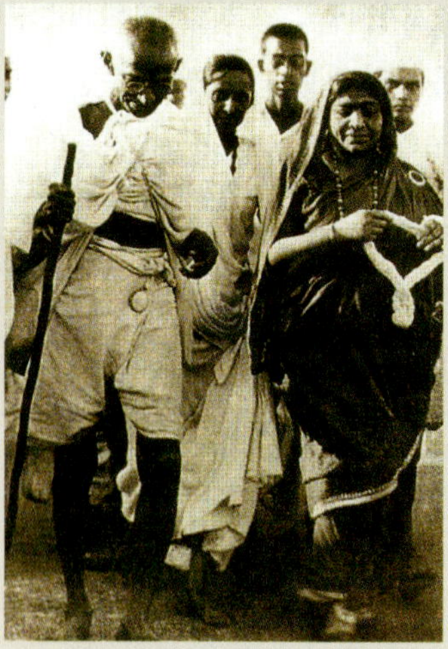

❖ General Electric사의 현대적 리더가 갖추어야 할 리더십 특성
- L(Listen : 부하의 말에 귀를 기울여라)
- E(Explain : 부하에게 잘 설명해 주어라)
- A(Assist : 부하를 적극적으로 도와주고 지원하라)
- D(Discuss : 부하와 자주 만나서 이야기를 나누고 토론하라)
- E(Evaluate : 부하를 공정하게 평가하라)
- R(Respond : 부하의 요구에 대해 책임있는 반응을 하라)

❖ 딕 버메일(팀 창단 이래 한 번도 우승한 적이 없었고, 미 프로풋볼계의 하위팀이었던 세인트루이스 램스가 1999년 슈퍼볼을 거머쥘 때 감독을 지낸 사람) 감독의 지도자론
- L(Like : 사람들을 좋아해야 한다, Loyal : 서로에게 진실해야 한다)
- E(Example : 직접 모범을 보여야 한다, Enthusiasm : 열정이 있어야 한다)
- A(Adversity : 역경을 도약의 기회로, Appreciate : 감사할 줄 아는 마음)
- D(Decisive : 결정은 빠를수록 좋다)
- E(Effort : 노력, 노력, 노력)
- R(Relationship : 내가 대접받고 싶은 대로 그들을 대하라)

인 행정기관에서 많이 볼 수 있는 유형으로서 명령과 복종을 강조한다. 지도자는 독선적이며 조직체 성원들을 보상과 처벌의 연속선에서 통제하고 관리한다. 권위형은 시간적인 여유가 없거나 부하들의 능력이 극히 보잘 것 없거나 또는 참여에 대한 기대가 적을 때는 불가피하게 필요한 경우가 있다. 하지만 이와 같은 권위형은 사람들이 통제받기를 싫어하기 때문에 사기를 저하시키고 조직원의 적대감과 소외감, 그리고 경직성을 초래할 수 있어 조직의 성과를 극히 저하시킬 우려가 있다.

2) 민주형

권위형과 자유방임형의 중간형태인 민주형은 결정을 함에 있어 부하직원들에게 의견을 묻고 이들을 결정과정에 참여시킨다. 따라서 부하직원들의 일에 대한 동기와 사명감이 증진될 수 있고 의사소통의 경로가 개방됨으로써 새로운 정보의 교환이 활발하게 이루어질 수 있다. 즉 민주형의 장점은 동기유발적이며 개인의 지식과 기술을 잘 활용한다. 또한 개인의 중요성을 강조함으로 인간의 가치관과 신뢰 및 개방성을 형성하고, 개방적 의사소통으로 보다 많은 정보를 얻고 참여를 통해 개인의 기술을 발전시킬 수 있다는 것이다. 하지만 단점은 참여에 시간이 걸리고 긴급한 결정을 할 경우에는 어렵다는 것이다. 또한 책임이 확산되어 활동성이 떨어지고 구성원 모두가 비슷한 지식과 지위가 있을 경우에라야 잘 이루어진다는 것이다.

3) 자유방임형

이는 대부분의 의사결정권을 부하직원들에게 위임하는 형태로서 위임적 리더십이라고 한다. 부하스스로 프로그램의 목표를 세우고 그에 따르는 계획을 수립하게 된다. 따라서 특정 과업해결을 위한 전문가 중심 조직에 적합할 수 있다. 즉 이러한 유형은 구성원의 능력이 골고루 우수하고 업무의 내용이 고도로 전문직업적인 성격을 가져 자율성이 있는 경우 이점을 발휘 할 수 있지만 그렇지 못한 경우 규율이 서지 못하고 일의 진전이 늦어져 성과가 저하되기 쉽다.

4) 수정론

과거 특히, 전후 정치이념으로서 민주주의가 최선의 것으로서 거의 절대시되던 시대에는 민주형이 최선의 것으로 당연시 되었으나, 어떠한 상황에서나 절대로 최선의 것이란 없다. 따라서 리더십을 3개 유형으로 구분하기 보다는 도표 11-8과 같이 연속적인 것으로 보는 것이 옳다는 견해가 있다. 어떤 유형의 리더십이 유효한지는 세 가지 상황요소, 즉 ① 리더에게 작용하는 힘(리더의 확신, 부하에게 거는 신뢰감), ② 부하에게 작용하는 힘(자율욕구, 책임의식, 목표이해도 등), ③ 상황에 관련된 힘(조직형태, 전통, 조직규모 등) 등의 요소가 복합적인 상황을 만들기 때문에 독재적인 리더십에서 민주적인 리더십까지의 연속선상에 있는 여러 가지 유형 중에서 가장 적합한 유형을 선택하는 것이 효율적이다.

구체적으로 보면 ① 위기시와 같이 시간적인 여유가 많지 않을 때, ② 권위주의적이며 전체주의적 문화의 전통이 강하므로 아직 사람들이 다른 사람의 지배만 받았지 자주 · 자결 · 자율의 경험이 적거나 직원들의 이러한 능력도 얕고 이러한 결정에의 참여를 높이 기대하지도 않는 경우, ③ 업무의 성격이 군대와 같을 경우에 언제나 민주형에만 따른다고 하는 것도 문제가 많다는 것이다. 내용다지기 11-3

도표 11-8 리더십유형의 연속선

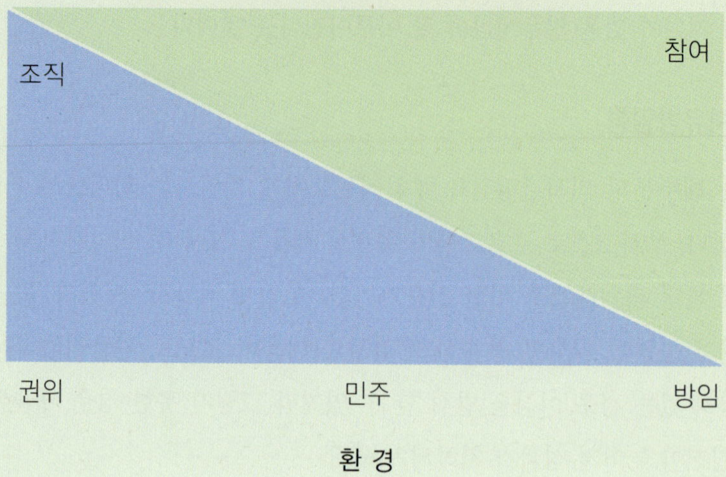

내용다지기 11-3

리더에게 가장 중요한 것

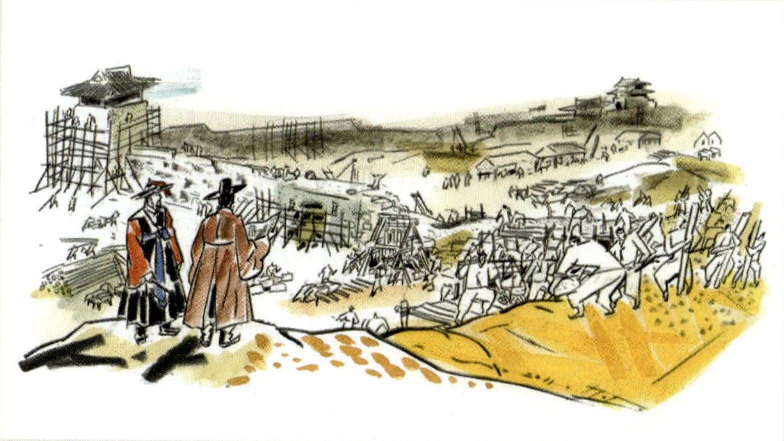

리더에게 가장 중요한 것은 두려워할 외(畏)자다.
벼슬살이에서 가장 중요한 점은 두려워할 외(畏) 한자뿐이다.
의(義)를 두려워하며 상관을 두려워하고 백성을 두려워하여
마음에 언제나 두려움을 간직하면,
혹시라도 방자하게 되지는 않을 것이니,
이로써 허물을 적게 할 수 있을 것이다.

III 갈등관리

갈등은 인간이 모여 사는 사회, 특히 조직사회에서는 어디든지 볼 수 있는 보편적인 현상이다. 갈등을 보는 관점도 학자마다 달라서 긍정적인 면과 부정적인 면을 보는 견해가 공존하고 있다. 특히, 보건관련 행정조직은 다양한 계층 및 욕구수준으로 인해 갈등 관리에 대한 중요성이 강조되고 있다.

갈등은 개인내부(이익과 손실, 선과 악, 양심과 비양심), 개인 대 개인(김계장과 이주임), 개인 대 집단(김과장과 병원), 집단 대 집단(영업팀과 생산팀), 조직 대 조직(노조와 기업, 병원과 병원) 간에 일어날 수 있는 현상이다. 갈등은 주체 간의 대립적 내지 적대적인 교호작용으로서 친근이나 화목이 아닌 충돌, 대립, 질시, 미움, 적개심의 관계이다. 갈등에는 긴장과 스트레스가 있고 초조와 불안이 있다. 따라서 갈등이 계속 유지 된다면 조직의 치명적인 저해요소가 될 수 있기 때문에 갈등의 원인을 파악하고 이를 해결하는 것이 조직의 생산성 향상 및 유지 · 발전을 위해 매우 중요한 몫이다.

1. 개요

1) 갈등의 정의

갈등이 발생하는 관계나 상황이 매우 복잡하고 다양하기 때문에 갈등에 대한 정의도 여러 가지로 규정될 수 있다. 일반적으로 갈등(conflict)이란 사람이나 집단 또는 조직과 같은 사회적 주체 간에 이해관계가 충돌하여 서로 적대시하거나 대립하는 과정이다. 우리가 갈등이라고 할 때는 상대방의 이해를 저해하는 행동을 하고자 하는 의도와 같은 비가시적인 것 뿐만 아니라 물리적 충돌 등과 같이 실제로 표출되는 행동까지 포괄한다.

현실적으로 인간의 결정에는 언제나 개인 간, 조직 간 갈등을 야기하게 되고, 따라서 이의 해결에 곤란을 겪게 되는 것은 흔한 것으로 생각된다. 점점 사회가 분화되고 교통통신이 발달할수록 이러한 갈등을 해결하는 능력 · 기술도 향상되지만 이러한 갈등이 야기될 가능성도 더욱 많아지고 있다. 내용다지기 11-4

내용다지기 11-4

성공적 갈등관리를 위한 101% 원리

성공적인 갈등 처리의 비결은 101% 원리에 따라 사는 것이다. 만일 당신과 갈등관계에 있는 고집스런 사람이 있다면 당신과 그 사람이 일치하는 1%를 찾아내라. 그리고 그 1%를 위해 당신의 100% 노력과 능력을 쏟아 부어라. 그 1%를 실마리로 해서 당신 두 사람을 함께 묶도록 하라.

– 존 맥스웰

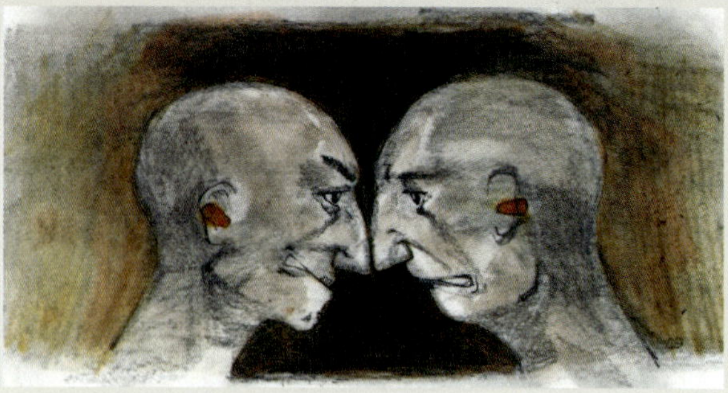

2) 갈등의 기능

갈등은 순기능과 역기능을 갖는다는 점에서는 많은 학자들의 의견의 일치를 보이고 있다. 갈등이 조직 및 집단에 미치는 순기능과 역기능을 살펴보면 다음과 같다.

(1) 순기능

① 건설적 갈등은 조직의 발전과 쇄신을 유도한다. 로빈스(S. Robbins)는 '건설적 갈등은 가치 있고 필요하다. 갈등이 없다면 새로운 도전이 없고, 그 곳에는 자극이 없다. 조직은 오로지 무관심해지고, 정체될 것이다'라고 했다.

② 조직내부의 갈등이 있은 후에는 조직의 내적 응집성과 조직구성원들의 충성심의 향상을 가져올 수 있으며, 새로운 조화와 통합력의 향상을 볼 수 있다.

③ 갈등이 존재하므로 건설적인 조직변동이 가능하며, 조직이 침체로부터 벗어나 생동력 있는 조직이 된다.

④ 조직의 안정성을 공고히 한다.

⑤ 갈등이 잘 관리되면 조직의 생산성을 향상시킨다는 점을 들 수 있다.

(2) 역기능

① 직원의 사기를 저하시킨다.

② 조직의 위계질서를 문란시키고 조직의 안정성을 파괴하며, 관리통제를 어렵게 한다.

③ 직원의 편협성을 조장한다.

④ 변화와 쇄신에 저항하기도 한다는 점을 들 수 있다.

도표 11-9 적정수준의 갈등과 집단 유효성

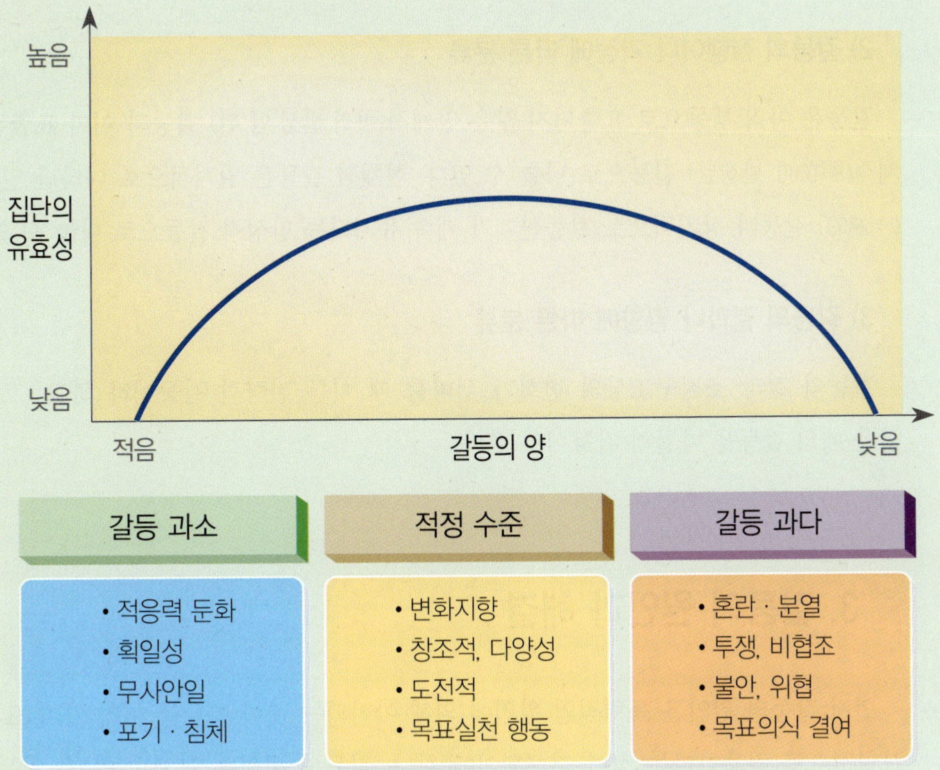

2. 갈등의 유형

갈등의 유형은 그 분류기준에 따라서 여러 가지로 분류할 수 있는데 세 가지로 구분하여 언급하면 다음과 같다.

1) 갈등의 주체에 따른 분류

갈등은 개인내부에서 개인 간, 집단 간, 개인 대 집단, 개인 대 조직, 집단 대 조직,

조직과 조직사이에서 일어 날 수 있다. 특히, 계층제의 상하 간의 갈등을 관료제적 갈등, 동일수준의 기관이나 개인 간의 갈등을 체제적 갈등, 노사 등 이해관계 당사자 간 갈등을 협상적 갈등이라고 한다. 그리고 개인은 의사결정을 할 때 결정을 위한 대안이 만족스럽지 못하거나, 그 결과를 비교할 수 없거나, 불확실할 때 갈등을 느낄 수 있다.

2) 갈등의 진행이나 과정에 따른 분류

갈등은 아직 행동으로 표출되지 않은 잠재적(아직 발생 안 된) 갈등과 이미 표출된 현재적(顯在的, 발생된) 갈등으로 나눌 수 있다. 현재적 갈등은 일시적으로 나타난 일과적(一過的) 갈등과 장기적으로 갈등관계가 계속 유지되는 만성적 갈등으로 나눌 수 있다.

3) 갈등의 결과나 영향에 따른 분류

갈등의 결과 조직구조상의 변화가 뒤따를 때 이를 전략적 갈등이라 하고, 그렇지 않을 때의 갈등을 마찰적 갈등이라 한다.

3. 갈등의 원인과 해결

먼저 갈등의 원인은 독립적인 원인에 의해 야기되는 것이 아니라 여러 가지 요인이 복합적으로 작용한다는 점이 전제되어야 한다. 갈등의 원인은 크게 개인 간 갈등, 집단 간 갈등으로 나누어 볼 수 있다. 따라서 개인 간의 갈등원인과 해결방법, 집단 간 갈등원인과 해결방법을 중심으로 기술하고자 한다. 엄격히 말해 개인적 갈등 해결방식이 꼭 개인 간에만 해당된다는 의미는 아니다. 상황에 따라 개인적 갈등의 해결방식이 집단 간에도 적용가능 하기도 하며 집단 간의 갈등해결 방식이 개인 간에도 적용가능하다.

1) 개인 간 갈등 원인과 해결

조직내에 존재하는 개인 간 갈등 원인들은 다양하다. 개인 간 갈등은 개인적 요인들, 업무상의 요인들, 조직상의 요인들로 구분해 볼 수 있으며, 개인 간 갈등원인들을 요약하여 정리하면 도표 12-2와 같다.

도표 11-10 개인 간 갈등의 원인

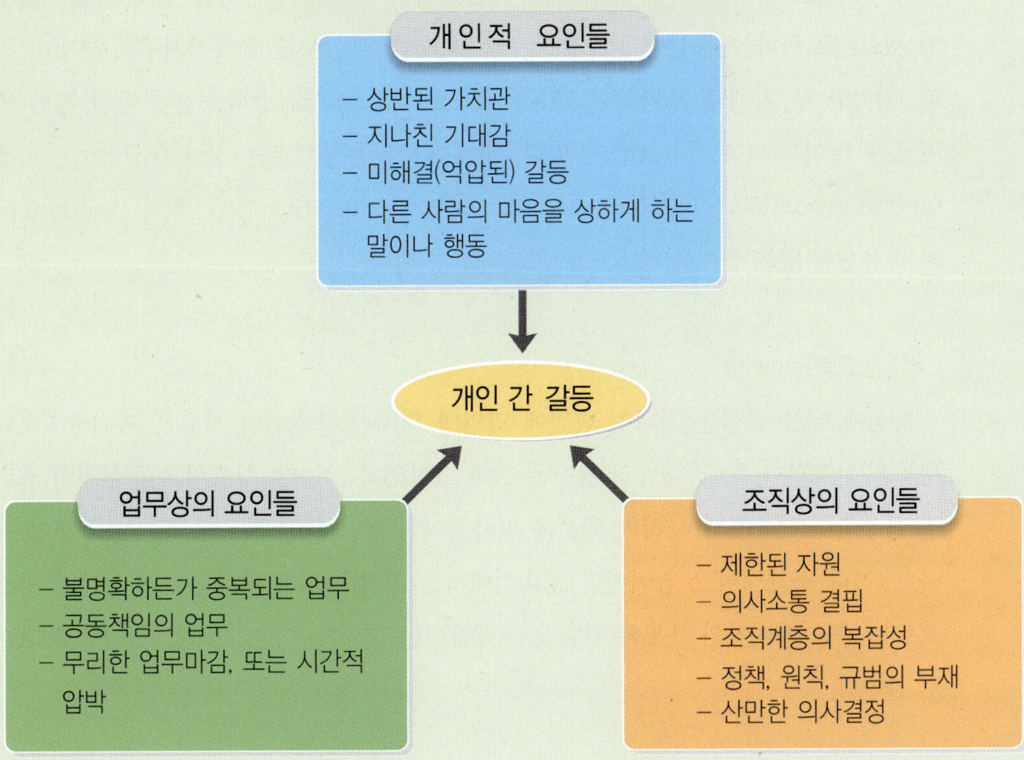

도표 11-11 갈등관리 방식의 다섯 가지 유형

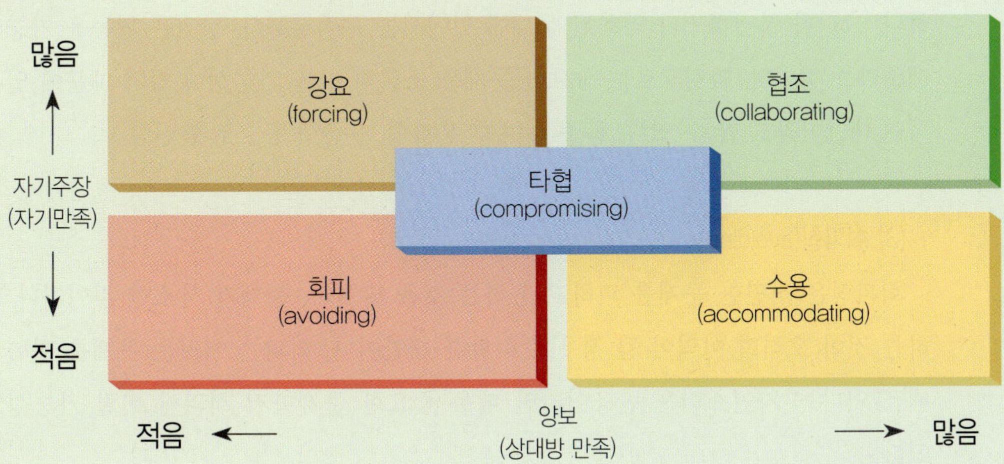

어떤 사람이 상대방과의 불일치에 직면했을때 취할 수 있는 방법은 두 가지 뿐이다. 하나는 끝까지 자기 주장을 하여 관철시켜 자신의 관심사를 충족시키는 방법이 있고, 또 하나는 자신이 양보를 하여 상대방의 관심사를 충족시켜주는 방법이 있다. 이러한 두 차원을 조합하여 5가지 유형으로 갈등관리 방식을 연구한 유명한 학자로는 레이힘(M.A. Rahim)이 있다. 다섯 가지 유형으로는 강요(forcing), 수용(accommodation), 타협(compromise), 협조(collaboration), 회피(avoidance) 등의 유형이 있는데 이를 중심으로 기술하고자 한다.

(1) 강요형(forcing)

자신에 대한 관심은 지나친 반면에 타인에 대해서 무관심한 사람은 자기중심적인 행동을 선호한다. 즉 상대방의 입장은 전혀 고려하지 않는다. 강요형은 공식적인 권위를 사용하여 복종을 유도하기 때문에 받아들이기 싫은 해결책이 제시될 때 주로 쓰인다. 그러나 공개적이고 참여적인 분위기에서는 부적합하다. 장점은 신속성이며 약점으로는 종종 상대방의 분노와 원망을 초래한다는 점이다. 이는 지배형, 강압형 등으로도 불린다.

(2) 수용형(accommodating)

수용형은 타인의 관심부분(이해, 이익)을 충족시켜 주기 위해서 자신의 관심부분을 양보(또는 포기)한다. 수용을 해준 후 무엇인가를 보답 받을 수 있을 때에는 매우 적절하다. 그러나 복잡하거나 악화된 문제에 있어서는 부적절하다. 장점은 협동을 가능케 해준다는 점이며, 약점으로는 중요한 문제를 소홀히 다룰 가능성이 있기 때문에 일시적인 대안이라고 할 수 있다. 종종 배려형, 온화형, 순종형 등으로 불린다.

(3) 회피형(avoiding)

회피형은 직면한 문제를 피하고자 하는 것을 말한다. 문제가 사소한 것이거나 피하는 것이 오히려 이익이 될 경우에 적합한 대안이나, 회피는 어려운 문제를 접했을 때 일어나는 자연스러운 반응이지만 매우 중요한 문제마저 회피해 버릴 가능성도 있다.

(4) 협조형(collaborating)

협조형은 갈등을 겪고 있는 양 당사자의 관심사를 모두 만족시키는 갈등해결방식이다. 이러한 해결방식은 당사자 간의 입장 차이를 해결하기 위해 노력하고 해결책을 찾아내어 갈등당사자 모두가 관심사를 만족시키도록 한다. 협조를 통한 갈등해결은 오히려 갈등해결을 통해 양 당사자는 모두 이득을 볼 수 있으며 장기적으로 더 좋은 관계를 맺게 된다고 가정함으로써 이루어진다. 협조를 통한 갈등해결은 갈등이 격화되지 않고, 갈등 당사자들이 상대방에 대해 충분한 정보를 갖고 있을 때 가장 효과적이다.

(5) 타협형(compromising)

타협형은 갈등상태에 있는 당사자가 상호교환과 희생을 통해 부분적 만족을 취하는 갈등해결방식이다. 즉 자신의 관심사만을 극대화하기보다는 자신의 관심사와 상대방의 관심사 모두를 동시에 부분적으로 만족시켜 주려는 갈등해결방식이다. 타협은 갈등해결에서 아주 흔하게 쓰이는 방식이다. 그러나 잦은 타협은 우유부단하다는 평가를 낳기도 하고 때로는 문제해결의 창조적인 방안을 도출하는데 방해가 되기도 한다.

이러한 다섯 가지 유형 중 어느 것을 택하는 것이 가장 효과적인지는 말할 것도 없이 상황에 의해 좌우된다. 즉 의사결정의 중요성, 시간적 압력, 조직에서의 직위와 권한에 따라 다르다.

2) 집단 간 갈등의 원인

모든 집단은 상호관련을 맺고 있는 다른 집단과 적어도 부분적으로는 갈등을 겪게 마련이다. 집단 간 갈등을 유발하는 원인으로는 집단이해의 차이와 인식의 차이를 들 수 있다.

(1) 집단 간 이해의 차이

조직내 하위집단들은 각기 다른 이해관계를 갖게 된다. 조직의 자원은 제한되어 있고 집단은 각기 자기 측의 이해를 먼저 실현시키고 싶어하므로 갈등이 발생한다.

(2) 인식의 차이

집단구성원들의 인식차이도 집단 간 갈등의 원인이 된다. 조직내 집단들이 현실에 대한 인식을 달리하게 되는 요인들은 많다. 주요 요인들로는 목표의 차이, 시간인식의 차이, 지위의 차이 그리고 부정확한 지각 등을 들 수 있다.

3) 집단 간 갈등의 해결

이러한 집단 간 갈등의 원인을 해결하기 위한 방안으로는 다음과 같은 것이 있다.

(1) 대면(confrontation)

집단 간 갈등의 가장 보편적인 해결방법으로서 집단들의 대면회합을 통해서 갈등요인이 되고 있는 문제들에 대한 상호 간의 입장을 밝히고 오해도 해소함으로써 상호 간의 이해를 증진시키고 갈등을 감소시키는 방법이다.

(2) 상위목표의 제시(superordinate goal)

갈등을 일으키고 있는 당사자들이 개별적 목표를 초월하여 공동으로 추구해야 할 상위목표를 제시함으로써 갈등을 완화시킬 수 있다. 예를 들면 노사 간의 갈등이 불황시에는 협조체제로 되는 것을 들 수 있다. 독재 권력을 행사하고 있는 지도자가 종종 내부 비판세력과의 갈등을 잠재우기 위해 외국을 침략(상위목표) 하거나 국민들의 관심을 쏟을 만한 사건을 일으키는 경우 등도 이에 해당된다.

(3) 자원의 확대(expansion of resources)

과자하나를 서로 먹으려고 아이 둘이 갈등관계에 있을 때 두 아이를 사이좋게 놀게 하려면 과자를 하나 더 사서 하나씩 나눠주면 되듯이 자원의 제약으로부터 발생되는 갈등, 예를 들면 노사 간의 임금갈등, 두 부서 간 예산확보, 두 중역 간의 승진갈등 등이 있을 때 자원의 확충을 통해 해결할 수 있다. 이러한 방법은 갈등 당사자 모두를 만족시켜 줄 수 있기 때문에 매우 효과적인 방법이며 갈등 당사자 모두가 승자이며 절대적인 패자는 존재하지 않는다. 문제는 조직 내의 자원이라는 것이 필연적으로 제한적일 수밖에 없으므로 이러한 방법을 사용할 수 있는 경우는 제한이 있을 수밖에 없다.

내용다지기 11-5

공동의 적을 만들어 한편이 된다

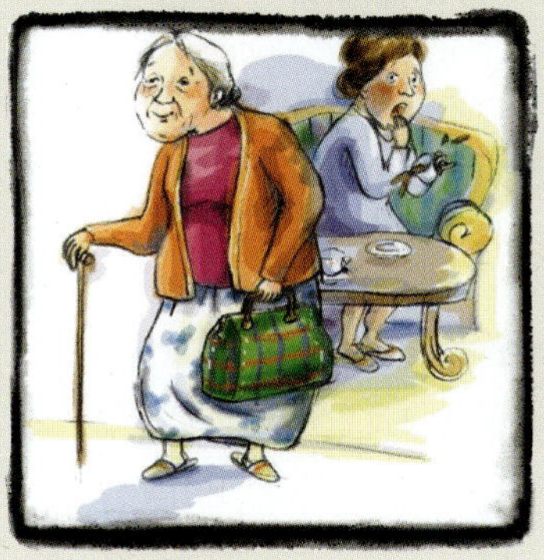

시어머니와 며느리는 집안의 경제권과 주도권을 놓고 다투기 마련이다. 어느 외교부 고위 관리는 며느리와 시어머니 사이를 좋게 하기 위해 일부러 두 사람에게 모질게 대했다. 고의로 두 사람에게 '미움 받는 역할'을 떠맡았다. 그의 의도대로 두 사람은 공동전선을 조직해 서로를 감싸게 되었다고 한다. 그 관리는 스스로 '공동의 적'이 되어 가정의 평화를 얻었다. 현명한 처세였다. 이는 사람의 심리 메커니즘에 들어맞는 방법이기도 하다. 치고받고 싸우던 형제들도 이웃집형제와 다투게 되면 언제 그랬냐는 듯이 똘똘 뭉치게 된다.

(4) 공동의 적 설정(common enemy)

이 방법은 갈등당사자들이 주의를 집중시킬 수 있는 공동의 적을 설정하는 방법으로서 갈등당사자들이 직면하게 되는 외부의 위협이나 적은 갈등집단들 간의 차이를 초월하게 한다. 예컨대 판매부와 생산부의 갈등을 해소하기 위해 외부 경쟁업체의 경영전략에 대처하도록 목표를 세워 집단 간의 공동협조를 유도하는 경우 등을 들 수 있다. 하지만 이는 갈등의 원인을 규명하지 못할 뿐 아니라 그 적이 조직내부에 있을 때는 강한 정서적 감정이 유발될 수 있다. 또 외부의 위협이나 적이 없어지게 되면 갈등의 재현 가능성이 있어 단기간의 처방에 불과하다는 단점이 있다. 내용다지기 11-5

(5) 커뮤니케이션의 활성화

일단 조직에서 정보소통이 잘된다면 오해의 소지가 줄고 갈등원인이 발생해도 초기에 진화할 수 있다. 이를 위해 구성원들을 교육 · 훈련시키는 방법도 있고 열린 분위기가 되도록 제도를 개편할 수도 있는데 모든 것이 동시에 이루어져야 한다.

(6) 구조적 요인 개편

구조적 요인에 변화를 야기함으로써 갈등을 보다 근본적으로 해소시킬 수 있다. 뚜렷한 규율과 책임한계가 없어서 갈등이 발생한다면 이를 더욱 제도화시키고 구체적인 규칙을 만들어 놓고 규칙에 의하여 움직이도록 한다면 그만큼 갈등이 줄 것이다. 또 조직구성원들을 갈등 부서끼리 인사교환을 한다든지 부서 간 갈등을 중재하는 상급조정자를 두는 것도 한 방법이다. 통합, 연락, 조정을 전담하는 상설기구도 설치 할 수 있다. 가능한 경우에는 두 개의 부서를 하나로 통합하여 상호교류를 빈번하게 만들든지 해당 부서의 구성원들을 완전히 맞바꾸는 방법도 있다.

IV 의사소통관리

1. 의사소통의 의의

1) 의의

일반적으로 의사소통(意思疏通)은 '말과 글을 주고받는 것'으로 이해될 수 있다. 의사소통을 영어로는 커뮤니케이션(communication)이라고 한다. 사회과학적 의미에 있어서 커뮤니케이션이란 '사회적 관계 속에서 목표달성을 위한 정보나 아이디어의 전달 및 이해의 과정'으로 특정 당사자인 송신인(sender)과 수신인(receiver)을 포함하고 있다. 송신인은 개인이나 집단 또는 조직을 말하며, 이들은 특정 형태의 메시지(message)나 정보(information)를 전달하게 된다. 조직에서는 송신인이 수신인에게 정보나 아이디어를 전달함으로써 의사결정이 이루어지게 되며, 의사결정이란 조직의 목표와 관련이 되어 있기 때문에 조직의 발전에 중요한 영향을 미친다. 좋은 의사결정이 이루어지기 위해서는 양질의 의사소통이 이루어져야 한다. 즉 환자가 의료기관에 다시 오도록 하기 위해서는 이해하기 쉽고 감동을 줄 수 있는 의사소통 능력을 가질 것이 요구된다. 사회에 대한 의료기관의 책무와 목적을 고려해보더라도 보건의료인들은 환자의 기분을 좋게 만들 수 있는 의사소통을 수행함으로써 환자의 질병치료와 심리적 안정에 기여해야 할 것이다.

이와 같은 의미에서 볼 때, 의사소통은 단순히 언어의 교환이나 의사의 전달을 초월하여 의미의 전달과 그에 대한 이해라고 보아야 한다. 의사소통의 가장 기본적 속성인 정보의 전달을 통하여 지식이 다음 세대까지 전승이 되고, 이처럼 축적된 지식을 통하여 문명이 발전하게 된다. 나아가 의사소통은 감정의 교환이다. 상대방과 공감을 나눌 수 있어야 진정으로 좋은 의사소통이 이루어지기 때문이다. 상대방에 대한 좋거나 좋지 않은 의사소통 욕구는 감정의 영향을 받아서 생겨난다.

• 타인을 상대할 때 우리가 가져야 할 태도

- 가장 덜 중요한 단어 : I (나)
- 가장 중요한 단어 : We (우리)
- 가장 중요한 두 단어 : Thank you(고맙습니다)
- 가장 중요한 세 단어 : All is forgiven(모두 용서했습니다)
- 가장 중요한 네 단어 : What is your opinion? (당신의 의견은 어떻습니까?)
- 가장 중요한 다섯 단어 : You did a good job (잘 하셨습니다)
- 가장 중요한 여섯 단어 : I want to understand you better (당신을 더 잘 이해하고 싶습니다)

2) 보건의사소통의 중요성

어떤 조사에 의하면 인간은 깨어있는 시간 중 70%이상의 시간을 읽고, 쓰고, 말하고 듣는 일에 할애하며 전 생애의 약 3분의 2에 달하는 시간을 어떠한 형태로든 조직과 관련을 맺고 살아간다고 한다. 또 다른 조사에 의하면 보통의 관리자들은 하루 시간의 69%는 회의에서, 6%는 전화로, 3%는 이동 여행으로, 22%는 사무실 책상에서

내용다지기 11-6

경영관리의 요체는 의사소통

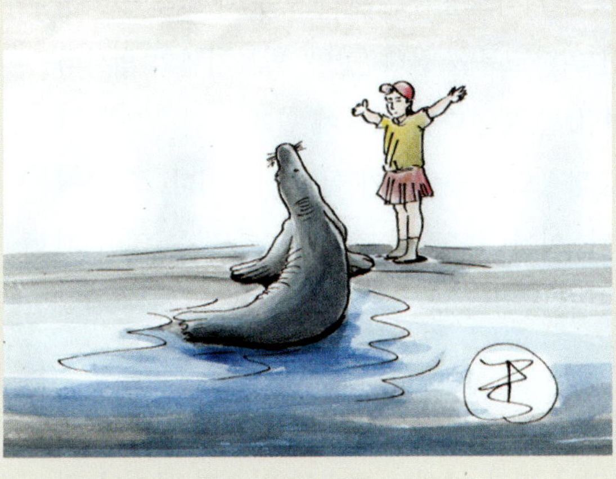

나는 재직 중 일과의 40%를 회사의 핵심가치와 믿음에 대해 직원들과 의사소통하는데 할애했다. 그 만큼 커뮤니케이션은 중요하다. 그 중에서 가장 중요한 것은 경청이다.

- 짐 버크: Jim Burke(존슨앤존슨 전 회장)

보낸다고 한다. 이러한 관점에서 볼 때 의사소통은 조직에서 가장 중요한 요소임에 틀림없다. 내용다지기 11-6

(1) 환자와의 관계에 영향

보건의사소통과 관련하여 언론에 해마다 기사화 되는 것 중에 '의료에 대한 국민의식조사'라는 것이 있다. 이 조사 결과에 의하면 의사의 행위 중 가장 불쾌한 것으로 '질문에 설명을 제대로 해주지 않는 것'이 53.5%, 다음으로 '건성으로 진료하는 태도'가 27.9%, '반말' 8.1% 등으로 나타나고 있다. 의료기관을 이용하는 고객들의 불편사항 중 많은 부분이 의료진의 의사소통과 깊이 관련이 되어 있다는 것을 알 수 있다. 따라서 의료기관이 고객들의 마음에 들기 위해서는 환자의 질문에 대하여 예의바른 태도로 성심껏 답변해주고, 최선을 다하여 진료하는 모습을 보이며, 진정으로 염려해주는 태도와 말을 사용하면 될 것이다. 그러나 이것이 말처럼 그렇게 쉬운 일이 아니다. 무엇이 환자가 요구하는 것에 부합하는 설명이며 최선을 다하여 진료하는 것인지, 그리고 어떻게 말하는 것이 환자가 반말이라고 받아들이지 않는지에 대한 세밀한 연구와 훈련이 필요하다고 하겠다. 대학에서부터 이미 철저한 커뮤니케이션 교육을 받는 미국 의사들은 환자의 유형에 따라 단어의 선택에도 세심한 주의를 기울여서 의사소통을 한다는 사실에 주목할 필요가 있다.

(2) 조직의 목표달성에 기여

의사들을 비롯한 병원내 각 분야 전문가들은 환자 치료라는 의료기관의 목표가 제대로 이루어질 수 있도록 역할과 상황에 맞는 의사소통을 수행하며, 교회 조직에서 성직자는 신앙 사업이 제대로 수행되기 위한 의사소통을 한다. 만약, 의료기관의 의사나 교회의 목사가 마치 군대조직의 지휘자처럼 말을 한다면 그들이 원래 추진하고자 하는 일(환자의 치료와 설교)이 상대방에게 긍정적으로 수용되기 어려울 것이다. 즉 조직 고유의 목표 달성에 실패할 가능성이 크다. 이처럼 조직이 추구하고자 하는 일이 제대로 수행되도록 하기 위하여 그 조직과 일의 특성에 맞는 의사소통을 사용하는 것이 중요하다.

이렇게 볼 때, 조직내 의사소통은 사람의 신체로 따지면 마치 신경계나 혈관과 같다. 사람의 몸에서 신경계통에 이상이 오거나 피가 제대로 흐르지 않으면 몸이나 정신이 목적에 맞게 제대로 기능하지 못하는 것처럼 조직에서 의사소통, 즉 말이 제대로 흐르지 못하면 많은 부작용이 발생하여 조직 운영에 어려움을 겪게 될 것이다.

(3) 조직의 성장과 발전에 기여

최근 사회의 민주화에 따른 참여경영의 발달로 지속적으로 성장하는 조직은 대부분 경영자와 모든 직원이 참여하고 여러 차례의 토의과정을 거쳐 경영목표를 수립한다. 수립된 목표는 다시 명령계통을 따르거나 일정한 의사소통 통로를 따라 경영자에서 중간 관리자를 거쳐 직접 수행할 담당자에게까지 정확하게 내용이 전달되게 된다. 경영자는 다양한 상황에 접하여 여러 종류의 의사소통을 수행하면서 대부분의 시간을 소요한다. 그들은 사업 관련 행정기관, 또 다른 경영자, 고객, 의뢰인, 거래처와 각각 다양한 의사소통을 수행할 뿐만 아니라 조직 내에서 실제 업무를 담당하고 있는 각 부서의 직원들과 의사소통을 수시로 수행한다. 경영자가 이와 같은 노력을 기울이는 이유는 우수한 품질의 제품과 서비스를 생산하고 관리함으로써 조직의 목표를 달성하려고 하기 때문이다.

(4) 조직의 경쟁력 강화 및 만족도 제고에 기여

의료기관을 찾는 환자의 만족을 극대화시키고 성공하는 의료기관이 되도록 하기 위해서는 차별화된 고객만족을 목표로 경영자와 모든 직원 사이에 원활한 의사소통이 이루어지는 것이 보장되어야 한다. 즉 의료기관에서 의료서비스 의사소통을 수행하는 보건의료인들은 가장 먼저 환자와의 의사소통의 목적을 분명하게 인지할 것이 요구된다. 그것은 환자의 치료이고 만족이다. 바꾸어 말하면, 환자의 치료와 만족에 부합하는 말만 해야 한다는 것이다. 그러기 위해서 보건의료인들은 어떤 경우에도 고객을 만족시켜야겠다는 욕구를 가지고 있어야 하며, 그 욕구가 제대로 발현될 수 있도록 동기부여가 이루어져야 한다. 다음으로는 환자들에 대한 깊은 이해와 개인적인 관심을 가지고 있어야 한다. 이와 같은 요소들이 충족되어질 때 병원에서 환자 만족적 의사소통이 성공적으로 이루어질 수 있다.

병원이 경쟁력을 갖추기 위해서는 단순히 과거와 같은 수준에서 서비스의 방법만 바꾸려는 시도가 아니라 나날이 인식과 욕구가 변화하는 환자 개개인을 감동시킬 수 있도록 세심한 배려와 아울러 고객의 입장에서 공감적 의사소통이 이루어지는 조직분위기를 형성해야 한다. 물론, 이와 같은 분위기 조성의 궁극적 책임은 경영자와 구성원 모두에게 있다. 최상의 목표를 달성하기 위해서는 우선, 경영자와 구성원 간 다양하고 자유로운 의사소통 통로가 형성되어야 하며, 다음으로 환자가 요구하기 전에 환자가 원하는 것을 충족시켜 줄 수 있는 환자 중심의 의사소통의 통로를 구축해야만 의료기관에 대한 환자의 공헌을 기대할 수 있다.

2. 의사소통 과정

의사소통은 기본적으로 수신자와 발신자가 있기 때문에 정의(定義)상 관계적인 과정이라고 할 수 있다. 의사소통 과정에서 발생하는 사회적 관계는 발신자와 수신자, 그리고 그들이 의사소통을 수행하는 과정에서 서로에게 미치는 상호적 영향과 관련된다. 만약 발신자가 보낸 메시지에 의하여 수신자가 위협을 받는다면, 메시지 그 자체와 메시지에 대한 해석은 충분히 왜곡될 수 있다. 위협이란 단순히 발신자와 수신자 관계를 붕괴시킬 수 있는 잠재력을 가지고 있는 많은 요인들 중의 하나이다. 조직 내

도표 11-12 의사소통의 전달과정

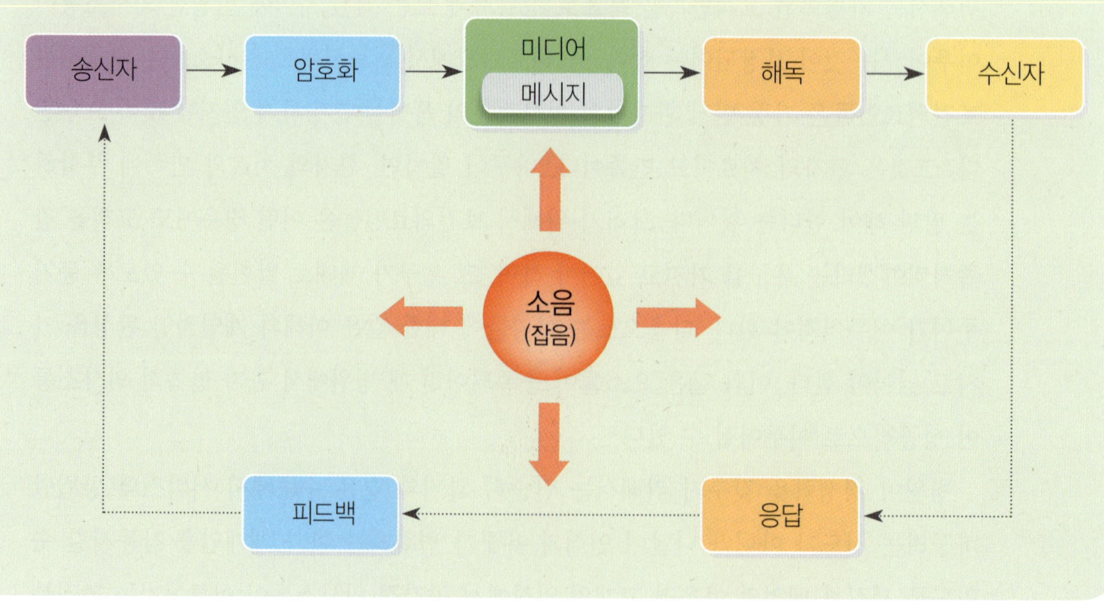

에서 흔히 존재하는 지위의 차이, 서로 다른 지각형태, 성별 등은 의사소통 과정에서 수신자와 발신자 관계를 언제든지 악화시킬 수 있다. 따라서 어떤 조직에서든지 매우 양호한 또는 지극히 정상적인 의사소통 과정이 존재하기란 쉽지 않다.

조직에서 의사소통이 일어나기 위해서는 우선 목적이 반드시 있어야 한다. 이 목적은 물론 전달할 수 있는 메시지로 구성이 가능한 것이어야 한다. 즉 목적은 메시지로 구성되어 하나의 정보원(情報源)으로서 송신자로부터 수신자에게로 발송이 되는 것이다. 이때 메시지는 기호의 형태로 바뀌어 반드시 일정한 경로를 따라서 수신자에게 전달되고 수신자는 일정한 법칙에 따라 그 메시지를 해독하게 된다. 이와 같은 경로를 거쳐서 송신자로부터 수신자에게로 의미가 전달되는 것이다.

보통 조직에서 일어나는 의사소통의 과정은 도표 12-3과 같은 모형으로 나타낼 수 있다. 의사소통 과정에 있어서 가장 중요한 역할을 하는 것은 송신자이다. 의사소통이 성공적으로 이루어지기 위하여 송신자는 수신자가 원하는 것이 무엇인지, 얻기를 원하는 답이 무엇인지를 잘 알고 있어야 한다. 그래야만 의사소통이 원래의 목적을 달성할 수 있다. 의사소통 과정에서 유의할 점은 과정상에 반드시 소음이 발생한다는 점이다. 소음은 송신자의 본래 생각이나 아이디어가 정확하게 전달되는데 방해를 하는 것으로 송신자나 수신자의 지각방어나 방어적 태도, 후광효과(halo effect, 後光效果) 및 주변의 불리한 환경 등이 있다.

1) 송신자(전달자, communicator)

의사소통에서 송신자는 아이디어를 제공한다든지, 정보를 전하는 등의 의사전달을 시도하는 사람을 말한다. 전달자의 전달의도가 의사소통의 시발점이 된다. 그 이후에는 송신자가 자신의 의도를 각색하고 부호화하여 수신자에게 정확히, 적시에 메시지가 전해지도록 하는 노력이 뒤따른다.

2) 부호화(암호화, encoding)

송신자는 전달하려는 내용을 부호화 하여 메시지를 만든다. 송신자가 전달하려는 내용을 전달 가능하고, 수신자가 가장 잘 이해할 수 있는 형태(예: 신호, 제스처, 그림, 숫자 등)로 변환시키는 과정을 부호화라고 한다. 진료 시에 의사가 간호사에게 지시를 할 때 우리말을 쓸 것인지, 아니면 영어를 쓸 것인지 또는 말로 할 것인지, 동작으로 할 것인지를 선택하는 것이 부호화이다. 자신의 생각을 정확하게 전달하기 위해서는 의사소통 시 상대방이 정확하게 이해할 수 있는 부호의 형태로 변환시킬 줄 알아야 한다.

3) 메시지 및 미디어/매체(message & channel)

메시지는 반드시 매체(미디어)를 통해서 송신자로부터 수신자에게 전달된다. 따라서 전송방법은 송신자가 선택한다. 전송의 방법은 구두, 문서, 편지, 전화, 이메일, 이동전화기 문자 등 그 형태가 다양하다. 이와 같은 매체는 전달하고자 하는 정보의 형태에 따라 달라질 수 있다. 부호화 된 메시지를 제대로 전송하기 위해서는 매체의 선정을 정확하게 해야 한다.

대부분의 직장에서 몇 분만 시간을 내서 상대방을 찾아가거나 대면하면 쉽게 해결될 일을 전화 통화를 통하여 시도하다가 오해를 불러일으키는 경우가 있다. 반면, 전화로 해도 될 의사소통을 일부러 찾아가서 대기하거나 대면함으로써 시간을 낭비하는 경우도 있다. 그 어떤 경우든 의사소통이 성공하고 그 결과 조직의 성과를 높이는 방향으로 전송이 이루어져야 한다.

즉 전달내용이 무엇이냐에 따라 매체선정을 달리해야만 정확하고 효과적인 의사소통이 이루어질 수 있다. 중요한 정보인 경우에는 직접대면을 통하여 전달하는 것이 충실도 측면에서 보다 효과적일 것이다. 의사소통의 경로와 전달내용이 조화를 이룰 때 정확하고 효과적인 의사소통이 이루어질 수 있다

4) 해독/해석 및 수신자(decoding & receiver)

수신된 메시지는 수신자에 의해 해석되고 그 의미가 제대로 받아들여져야 한다. 해독(해석)이란 어느 정도는 기술적인 문제로, 수신자의 해석능력과 관련된다. 해독이란 수신된 메시지의 의도된 의미를 해석하는 것이다. 송신자로부터 전해진 메시지를 수신자는 자신의 아이디어로 환원하게 되는데, 해독작업이 정확하게 이루어져야만 아이디어가 송신자가 의도한 대로 정확하게 전파될 수 있다.

수신자는 자신의 과거 경험이나, 준거의 틀(frame of reference)에 근거하여 부호화된 메시지를 해석한다. 이때 해석된 메시지가 전달자의 의도와 일치하면 할수록 의사소통의 효과는 증진된다고 볼 수 있다. 따라서 효과적인 의사소통을 위해서는 전달

자는 수신자 지향적(receiver oriented)이어야 하고 수신자는 전달자의 의미체계를 정확히 파악하려고 노력해야 한다.

5) 피드백(feedback)

의사소통의 마지막 과정은 피드백이다. 피드백은 송신자의 생각이나 아이디어가 원래의 의도대로 성공적으로 전달되고 이해되었는지를 점검하는 것이다. 좋은 의사소통이 이루어지기 위해서는 감상이나 비평 등의 응답을 청취할 수 있는 피드백 경로가 개발되어야 한다. 일방적인 의사소통에서는 전달하려는 내용과 수신자가 받아들이는 내용사이에 왜곡의 가능성이 높다. 그리고 수신자의 반응이 없다면 내용전달이 올바르게 이루어졌는지에 대하여 확인할 수 없게 된다. 그러므로 의사소통에서는 반드시 피드백이 있어야 하며 쌍방향 의사소통의 필요성이 더욱 중요하게 된다.

6) 소음(noise)

소음(잡음)이란 원활한 의사소통 과정을 방해하는 장애를 말한다. 소음은 물리적 소음 뿐만 아니라 잡념과 같은 심리적 소음도 포함된다. 일반적으로 물리적 방해물, 어의상의 문제점(semantic problems), 문화적 차이, 피드백 부재, 수신자와 발신자의 지위 차이 등이 효과적인 의사소통을 방해하는 잡음으로 작용할 수 있다.

의사소통을 잘 하기 위해서는 소음의 통제가 매우 중요하다. 실제, 진료를 받기 위해 의료기관을 찾는 환자들이 치료에 따르는 고통 다음으로 호소하는 불편 사항은 소음이라고 한다. 예를 들어, 청력이 약한 환자에게 의료기관 직원의 작은 목소리는 상호 간의 의사소통에서 소음으로 작용한다.

3. 의사소통 방법

1) 언어적 의사소통

언어적 의사소통은 언어를 이용한 의사소통이다. 이것은 구두(口頭)와 문서를 이용해서 상호 간에 의사소통을 하는 것으로 가장 기본적인 요소는 단어와 문맥이다. 환자들은 자기 생각에 매우 중요한 건강문제에 대하여 의사에게 속 시원한 대답을 듣기 위해 질문을 하는데, 의사는 그것에 아랑곳하지 않고 질문을 회피하거나 자신의 관심 사항에 대해서만 이야기한다면 환자는 의사에게 실망하고 말 것이다. 탁월한 의사소통 능력을 가진 의사라면 제한된 시간에 이해하기 쉬운 단어를 선택하여 정확한 문맥을 갖추어 설명함으로써 환자로부터 만족을 유도해내고 신뢰를 형성할 수 있을 것이다. 이처럼 언어적 의사소통이 효과를 보기 위해서는 목적에 맞는 단어의 선택과 문맥의 형성이 우선되어야 한다.

언어적 의사소통은 말과 글, 즉 구두(oral)의사소통과 문서(written)의사소통으로 구분할 수 있다.

구두에 의한 의사소통은 효율성과 즉각성의 장점 이외에도 본인의 생각을 양적으로 더 많이 표현할 수 있기 때문에 가장 많이 사용된다. 예를 들면 직접적인 대화, 전화통화나 집단토의 등과 같이 언어를 사용하여 정보를 교환하는 것이다. 일반적으로 직장인들은 사무실에서 하루 근무시간 중 60%는 타인의 이야기를 듣는데 소비하지만 대부분 수동적으로 듣고 있다고 한다. 그러나 능동적이고 적극적인 청취자라면 메시지에 몰입하고 다음의 이야기를 예측하고 규칙적으로 요약하며 행간에 숨어 있는 추가적인 의미를 청취하는 적극적인 경청자가 되어야 한다. 따라서 보건의료조직에서 환자와 그 가족들을 대할 때 단어의 선택이나 정확한 문맥선택을 통해 원활한 의사소통을 유지해 나가야 할 것이다.

구두의사소통의 대표적인 것으로는 음성메일(voice mail), 화상회의(video conference), 이동전화기(cellular phones) 등을 들 수 있다.

또한 의료기관을 비롯한 어떤 조직이든지 직무수행을 위해서는 문서를 사용하기 마련인데, 문서에는 보고서, 편지, 설득 메모지, 요청서 등이 있다. 최근에는 컴퓨터를 사용하여 문서를 효과적으로 작성할 수 있도록 다양한 도구가 많이 발달되어 있으므로 효과적인 의사소통을 위해서는 이것을 잘 익힐 필요가 있다.

2) 비언어적 의사소통

언어적 의사소통은 늘 비언어적 의사소통을 수반한다. 또는 비언어적 요소만이 유일하게 의사소통방법이 되는 경우도 있다. 일상대화 중 70%이상이 비언어적 의사소통에 의해 이루어진다는 보고도 있다. 송신자가 대화중에 하는 손짓과 몸짓은 바로 비언어적 요소이다. 이것은 의사소통을 하려는 모든 수준을 언어만으로 표현하는데 한

내용다지기 11-7

손짓언어

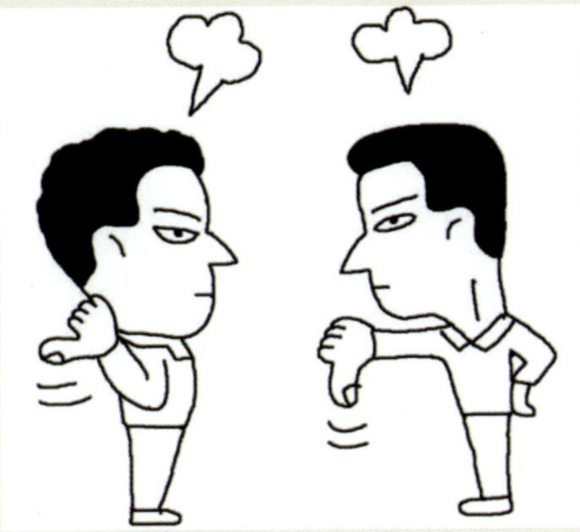

이탈리아 사람들은 말을 할 때 입만 쓰지 않는다. 다양한 '손짓언어'를 동원해야 의사소통이 제대로 이뤄진다. 이미 1832년 나폴리에서 손짓언어 사전이 나왔을 정도다. 한쪽 주먹으로 다른 손바닥을 세게 때리면 "아, 기억이 났다"를 뜻한다. 두 집게손가락을 맞붙여 손등이 보이게 하고 배꼽 부근에 갖다대면 "두 사람이 서로 이해했다"는 소리다. 손바닥을 수직으로 펴서 가슴 높이에서 흔들면 "못 참겠다"가 된다. 이탈리아 손짓언어에 얽힌 우스갯소리도 많다. "2차대전 때 영국 첩보부가 이탈리아 간첩을 체포했다. 모진 고문을 했지만 간첩은 아무 말도 못한 채 죽어 버렸다. 양손을 묶어놓은 채 고문을 했으니 손짓언어를 쓰지 못해 불고 싶어도 불 수 없었던 것이다." 이탈리아 사람과 휴대폰에 관한 농담도 있다. "이탈리아 사람들은 줄 달린 휴대폰을 얼굴 높이에 걸어놓고 두 손을 써 가며 통화한다." 손짓언어는 나라마다 다르다. 영국에선 승리의 V자 사인을 할 때 손바닥이 보여야 한다. 손등을 보인 V자는 쌍욕이다. 거꾸로 터키와 그리스에선 손바닥을 보인 V자가 욕설이다. 한국에선 새끼손가락만 꼽으면 '애인'을 뜻하지만 네팔에선 "화장실에 가고 싶다"는 뜻이다. 술을 마시자고 할 때 독일에선 맥주잔을 뜻하는 주먹을 입가에 올리지만, 보드카를 즐기는 러시아에선 손가락으로 목젖을 퉁긴다. 미국의 OK 사인은 다른 나라에서 통역이 필요할 때가 있다. 한국과 일본에서는 원래 돈을 의미한다. 프랑스에선 "별 볼일 없다"는 제스처다. 독일 · 브라질 · 아랍에선 아주 상스러운 신호가 된다. 몰타에선 동성애를 뜻하니 조심해야 한다.

계가 있기 때문이다.

이러한 비언어적 의사소통은 문화와 매우 밀접한 관계를 맺고 있다. 특징적인 비언어적 의사소통 행동은 관찰자의 문화적, 민족적, 인종적인 배경에 따라서 서로 다르게 해석될 수 있다는 의미이다. 예를 들어, 성인 남성 간의 입맞춤은 미국문화에서는 동성애 관계를 의미하는 것으로 이해되지만, 일부 유럽문화에서는 단지 인사습관이다. 미국문화에서 치마를 입고 있는 성인 남성은 이상한 시선을 받지만, 스코틀랜드 남성과 영국 군대의 스코틀랜드 부대에서는 흔한 일이다. 비언어적 의사소통은 크게 신체적 움직임, 억양이나 단어에 대한 강조, 얼굴표정, 송신자와 수신자의 거리, 복장과 차림새 등을 들 수 있다. 내용다지기 11-7

4. 의사소통 장애요인

의사소통 과정에 있어서 발생하는 장애는 메시지를 송신하는 사람이나 수신자의 개인적 능력이나 태도, 지식, 당시 처한 상황 및 제도 등의 원인에 의하여 나타난다.

1) 의사소통 능력의 부족

직장에서 보고서를 작성하고 그 결과를 상사에게 제대로 보고하기 위해서는 우선 보고서 작성자의 작문실력이 있어야 한다. 다음으로 상사가 원하는 방향에서 보고서의 핵심을 말로 표현할 수 있어야 한다. 또한 상사는 보고서를 해독하고 이해할 수 있는 능력과 성과를 향상시키기 위한 방향으로 피드백을 해 줄 수 있는 능력을 갖추고 있어야 한다.

2) 송신자 및 수신자의 태도

사람들은 제각각 지니고 있는 성격 특성과 지각, 가치관 및 그로 인하여 형성된 태도가 각자 다르기 때문에 의사소통 부호에 대하여 다르게 이해할 수 있다. 사람들은 흔히 선택적 지각 때문에 오류를 범하는 경우가 흔히 있는데, 직장내 의사소통에 있어서도 이와 같은 오류는 흔히 발생한다. 예를 들어, 평소 조용한 것을 좋아하는 성향의 환자는 습관적으로 크게 말하는 의료진을 실력이 없다고 생각하여 그의 설명을 신뢰하지 않을 수 있다.

3) 조직체계상의 차이

대학병원, 일반 종합병원, 중소병원 및 개인병원이 가지고 있는 상이한 시스템들은 의사소통에 다르게 영향을 미친다. 예를 들어, 개인병원에서 의사가 간호사에게 업무지시를 할 때 존댓말을 쓰지 않더라도 간호사는 그것을 정겹게 받아들일 수 있지만, 대학병원 같은 곳에서 그와 같은 의사의 언어 선택은 간호사들로부터 오해를 받을 수 있다.

4) 송신자와 수신자의 지식 부족

의료기관의 경우, 행정직원들은 의사의 메시지를 다 이해하지 못할 수 있고, 의사는 행정적 절차에 대하여 이해하지 못할 수 있다. 때문에 원활한 의사소통을 위해서는 어떤 주제에 대한 정확한 대화를 할 수 있는 기회를 만드는 것이 중요하다. 특히 환자들은 보건의료인들만이 사용하는 특수한 용어에 대하여 잘 알지 못하므로 함부로 사용하는 것은 오해를 불러일으키게 된다.

5) 상호 의사소통 욕구 간 시간 격차

의료기관을 찾거나 입원한 환자는 의료진과 되도록 많은 이야기를 나누어서 자신의 병에 대한 궁금증이나 불안감을 해소하려고 한다. 그러나 현실적으로 이것은 매우 어려운 일이다. 의료진들은 물리적으로나 개인의 특성에 따라 환자와 접촉하는 시간이 짧다. 이것은 환자들에게는 주요한 불만 중의 하나이다.

국내 모 의료기관의 경우 간호사 1인이 환자 2명을 담당하도록 하는 파격적인 환자존중 서비스 프로그램을 도입하여 운영하고 있다. 이것은 바로 환자와 의료진 간의 의사소통 욕구에 의한 시간 차이를 극복하려는 노력의 일환이다.

6) 시간과 정보량의 차이

의사소통이 일어나고 있는 상황이 여러 가지로 불리하여 시간이 촉박하다든지 전달해야할 메시지 양이 너무 많으면 송신자와 수신자의 한계 때문에 메시지내용을 부호화하고 해독하는 과정에서 정확성을 기하기 어렵다.

예를 들어, 의사소통을 해야 하는 당사자들이 시간적 압박을 받고 있다면 메시지를 잘못 이해할 가능성이 높다. 이처럼 시간이 부족하다든지, 정보량이 과중하다든지, 의사소통 발신이 시기적으로 부적절하든지, 또는 의사소통의 경로를 잘못 선택할 경우 의사소통 과정은 그 목표를 달성하지 못할 가능성이 크다.

5. 효과적인 의사소통관리

병원을 비롯한 모든 조직에는 의사소통을 이루는 것에 대한 다양한 장벽이 있다. 경영자는 이들 장벽을 극복하고 다른 사람들과 효과적으로 의사소통을 하기 위해 다양한 기술을 소유하거나 개발하여야 한다. 경영자는 의사소통의 장애요인을 제거하고 효과적인 의사소통을 구축함으로써 조직을 활성화시켜 조직의 목적을 달성해야 한다.

일반적으로 의사소통의 효과를 향상시키기 위해 사용할 수 있는 방법은 크게 발신자 측, 수신자 측 및 발신자와 수신자 양측에서의 관리방안 등을 들 수 있다.

1) 발신자 측 관리 방안

발신자는 의사소통의 효과를 증대시키기 위해 무엇보다 피드백에 관심을 가져야 한다. 또한 발신자는 수신자가 자신이 의도한 것과는 다르게 이해하거나 해석할 수 있는 용어에 대해서는 그 뜻을 자세히 설명하는 노력을 기울여야 한다. 이 밖의 선택 가능한 대안에 대해서는 발신자의 신뢰성을 제고하기 위한 조치와 함께 수신자의 입장을 이해하는데 관심을 가져야 한다.

2) 수신자 측 관리 방안

효과적인 의사소통을 위해 수신자가 취할 수 있는 방안은 무엇보다도 효과적인 청취자가 되려는 노력과 더불어 발신자의 입장을 이해하도록 하는 것이다. 발신자가 메시지를 완전히 전달하기도 전에 수신자가 그 내용을 성급히 판단해서는 안되며, 수신자는 발신자가 전달하는 메시지의 전반적인 의미를 능동적이고 주의 깊게 경청함으로써 신뢰와 이해의 분위기를 조성해야 한다. 또한 발신자의 메시지 내용을 수신자가 제대로 이해하고 있다는 사실을 발신자에게 일깨워 주는 반응을 보여주어야 한다.

3) 발신자와 수신자가 함께 사용 할 수 있는 방안

발신자와 수신자의 양측에서 사용 가능한 의사소통 개선방안은 우선 상호 간의 내용 확인을 들 수 있다. 또한 정보 흐름을 적절히 통제함으로써 한 번에 너무 많은 정보를 받아 효과적으로 대처하지 못하는 경우를 방지해야 한다. 그리고 의사소통을 위한 다양한 방법과 경로를 인식하여 이를 적절히 사용해야 한다.

조직의 경영층은 메시지의 발신자로서 분명하고 완벽한 메시지를 보내야 하고 메시지를 수신자가 이해 할 수 있는 심벌로 암호화해야 하며 메시지에 대한 적정 매체를 선정해야 한다. 또한 수신자에 의해 모니터링 되어야 하고 필터링과 정보 왜곡을 피해야 하며, 메시지에서 피드백 메카니즘을 포함해야 하고 오도된 루머가 확산되지 않도록 정확한 정보를 제공해야 한다. 메시지의 수신자로서의 경영자를 위한 의사소통 기술은 주의를 기울이는 좋은 경청자가 되고 감정이입이 되는 것을 포함한다. 언어 스타일의 이해 또한 경영자를 위한 중요한 의사소통 기술이다. 언어스타일은 지역, 성, 국

내용다지기 11-8

병원 의료서비스 높이려면 환자-의사 소통 개선 필요

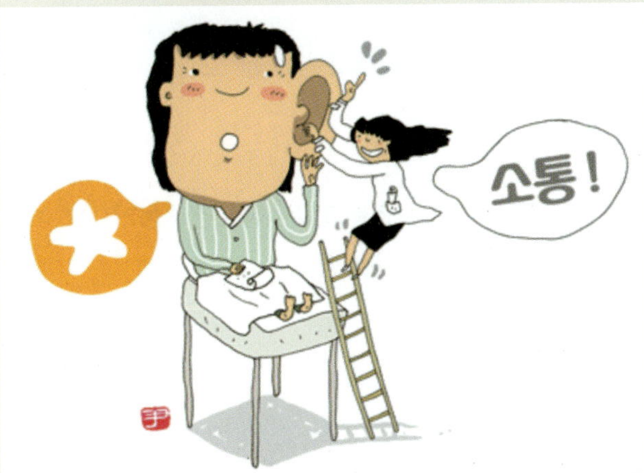

국내 병원 의료서비스 발전을 위해서는 환자와 의사 간 소통 개선이 필요한 것으로 조사됐다. 보건복지부와 건강보험심사평가원이 발표한 환자가 직접 참여한 '의료서비스 환자경험' 평가에서 환자와 의사간 소통이 평균 평가 점수에 못미치는 것으로 나타났다. 이번 조사 대상자는 상급종합병원 및 500병상 이상의 종합병원에 1일 이상 입원했던 만 19세 이상 성인 약 1만 5천명이다. 이들은 퇴원 후 2일에서 56일이 경과한 상태였다. 서비스 평가 부분은 간호사, 의사, 투약 및 치료과정, 병원환경, 환자 권리보장, 전반적 평가 등 6개 분야다. 평가 결과, 전반적인 평가 점수는 평균 83.2점이었다. 환자를 대하는 태도와 의사소통을 평가하는 '간호사 서비스' 는 88.8점으로 6개 영역 중 최고였다. 역시 환자를 대하는 태도와 의사와 환자간 소통을 평가한 '의사 서비스' 는 82.3점으로 낮았다. 환자를 대하는 태도는 높았지만 의사와의 상담 기회, 회진시간 정보 공개 등이 낮은 점수를 보였다. 진료 전 설명과 진료 후 부작용 설명, 통증조절 노력, 위로 및 공감을 평가하는 '투약 및 치료과정' 도 82.3점으로 낮았다. 위로와 공감 평가 분야에서 낮은 평가를 받았다. 깨끗하고 안전한 환경을 평가하는 '병원 환경'은 84.1점으로 높았다. 공평한 대우, 불만제기 용이성, 치료결정 과정에서 참여 기회 등을 평가한 '환자권리보장'은 82.8점이었다. 치료결정에 참여할 기회와 불만을 제기하는 분야에서 낮은 점수를 받았기 때문이었다. 심평원은 이번 조사에 대해 "최초로 환자가 직접 참여한 의료서비스 환자경험 평가 결과 공개는 환자 중심 의료서비스 제공에 의미있는 첫 걸음"이라면서 "의료계, 화자 및 소비자, 학계와 함께 지속적으로 보완하면서 평가할 계획"이라고 밝혔다. 환자경험 평가 조사는 해외에서는 이미 시행돼 왔다. 2006년 이 조사를 도입한 미국에서는 병원 별 평가 결과를 공개하고 성과지불요소로 활용하고 있다. 영국은 1997년에 시작해 2004년부터 매년 평가를 실시하고있으며 역시 병원별 평가 결과를 공개하고있다.

가 또는 문화에 따라 변화할 수 있다. 이들 차이가 이해되지 않을 경우 비효과적인 의사소통이 발생하게 된다. 내용다지기 11-8

학습내용

1. 동기부여관리가 왜 중요한지 이해하고 있어야 한다.
2. 마슬로우의 욕구단계이론, 맥그리그의 XY이론, 허즈버그의 위생요인과 동기요인, 아지리스의 미성숙-성숙이론을 설명할 수 있어야 한다.
3. 리더십의 정의와 중요성을 설명할 수 있어야 한다.
4. 리더십이론의 자질론을 설명할 수 있어야 한다.
5. 리더십이론의 행태론 중 미시간대학의 연구, 오하이오주립대 연구, 관리격자 모형을 설명할 수 있어야 한다.
6. 리더십이론의 상황론을 설명할 수 있어야 한다.
7. 갈등의 순기능과 역기능을 설명할 수 있어야 한다.
8. 갈등의 원인과 이를 해결하는 방안을 설명할 수 있어야 한다.
9. 의사소통 과정을 설명할 수 있어야 한다.
10. 언어적 의사소통과 비언어적 의사소통을 설명할 수 있어야 한다.
11. 의사소통의 장애요인을 설명할 수 있어야 한다.
12. 병원에서의 효과적인 의사소통 관리 방안을 설명할 수 있어야 한다.

병원인적자원관리

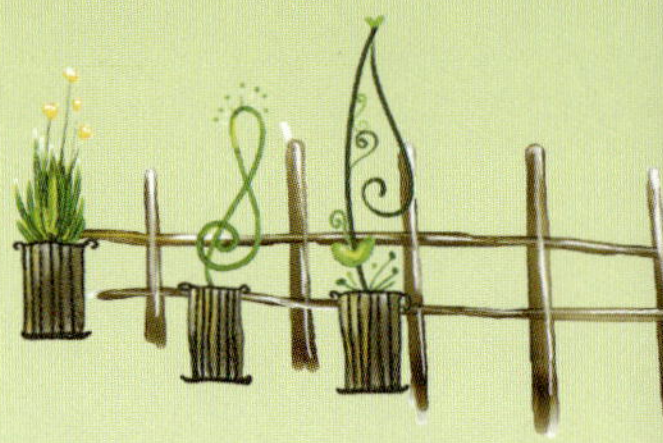

선물

나태주

하늘 아래 내가 받은
가장 커다란 선물은
오늘입니다

오늘 받은 선물 가운데도
가장 아름다운 선물은
당신입니다

당신 나지막한 목소리와
웃는 얼굴, 콧노래 한 구절이면
한아름 바다를 안은 듯한
기쁨이겠습니다.

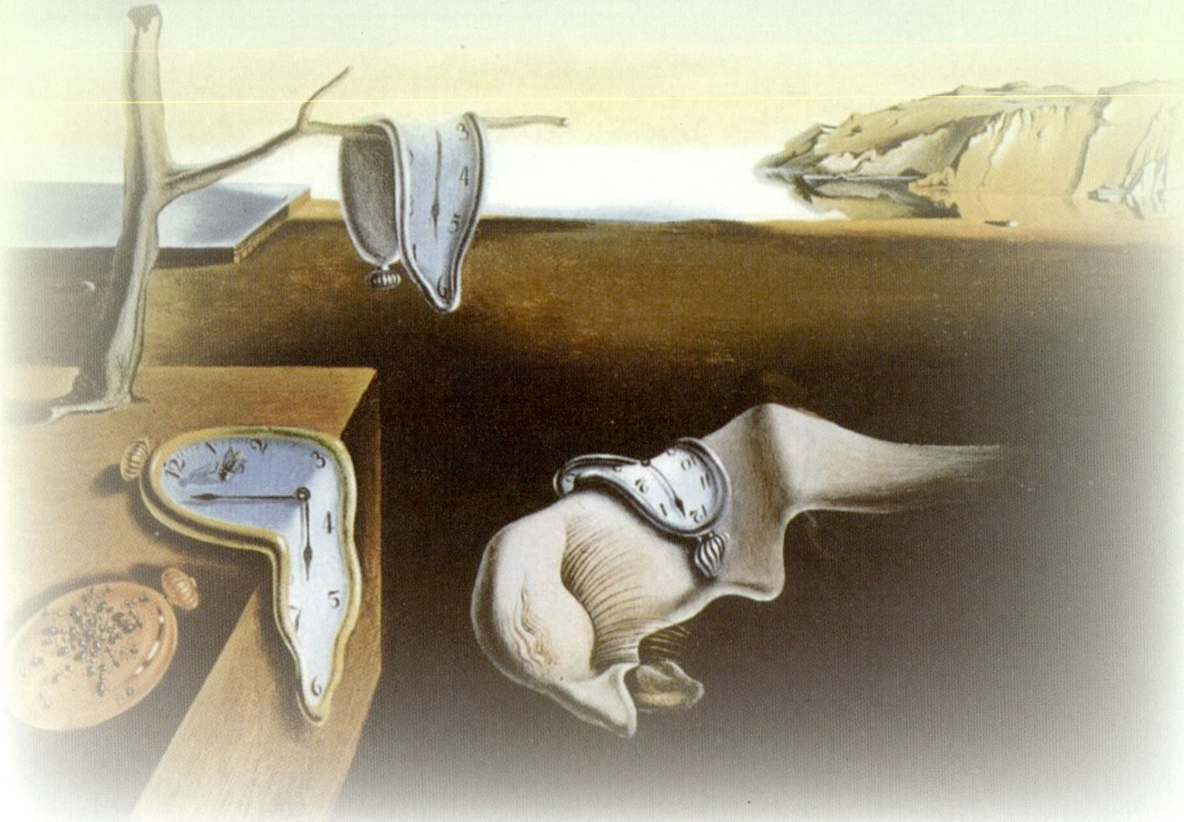

제12장
이직관리

이직은 이직결정의 주체가 종업원 자신인가, 아니면 조직인가에 따라 자발적 이직과 비자발적 이직으로 구분된다. 종업원의 자발적 이직은 이직자 자신, 병원에 남아 있는 잔류자 그리고 병원에 부정적 효과 뿐만 아니라 긍정적 효과도 가져온다. 이직관리가 효과적으로 이루어진다면 병원은 우수한 종업원이 병원에서 이탈하는 것을 방지하는 한편 이직관리를 통하여 조직의 신진대사를 활성화시킬 수 있다. 비자발적 이직은 정년퇴직, 명예퇴직, 통상해고, 징계해고, 경영상 이유에 의한 해고 등이 있으며 이의 관리방안으로는 근로시간 단축, 직무분배, 보상의 동결 또는 축소, 명확한 기준 선정 등이 있다.

I 이직의 개념

1. 이직의 의의

이직(separation)은 근로자와 사용자 사이에 체결된 근로관계의 종료, 즉 근로자와 병원 간의 관계가 끊어지는 것을 말한다. 평생직장으로서의 인식이 강했던 과거에는 한번 직장에 들어가면 큰 변동이 없는 한 병원에서 정년을 맞는다는 것을 당연한 것으로 받아들이는 경향이 있었으나, 최근 우리나라의 고용환경 변화는 자발적이든 비자발적이든 종업원들의 이직이 과거와 달리 매우 활발하게 이루어지고 있다.

이직은 이직결정의 주체가 종업원 자신인가, 아니면 병원인가에 따라 자발적 이직과 비자발적 이직으로 구분된다. 자발적 이직은 자신의 순수 의사에 의하여 종업원이 몸담았던 회사를 떠나는 경우를 의미하며, 비자발적 이직은 종업원의 의사와는 관계없이 사용자나 병원의 입장에서 강제되는 이직을 말한다. 하지만 이러한 구분은 그 경계선이 명확한 것은 아니다. 예를 들어 징계해고를 하기 전에 병원에서는 당사자에게 사직서를 내도록 강요한다. 사직서를 내고 퇴사를 하면 형식적으로는 자발적 이직이지만 내용으로 보면 비자발적 이직이 된다.

도표 12-1 이직의 유형

구분	내용
자발적 이직	– 전직 : 다른 직장으로 옮기기 위한 이직 – 사직(비전직) : 결혼, 임신, 출산, 질병, 가족의 이주 등으로 인한 이직
비자발적 이직	– 퇴직 : 종업원으로서 현직을 그만 두는 것(정년퇴직, 명예퇴직) – 해고 : 조직이 주도적으로 종업원과의 고용관계를 종료하는 것 (통상해고, 징계해고, 경영상 이유에 의한 해고, 즉 정리해고 등)

2. 이직의 원인과 영향

1) 이직의 원인

이직을 감소시키기 위해서는 이직의 원인을 제대로 밝혀 대처해야 하는데 이직의 원인을 살펴보면 다음과 같은 원인이 주된 요인이 될 것이다.

(1) 환경적 요인

외부노동시장에 인력수요가 많다든지 수평적 노동시장의 발달로 병원을 옮기는 것이 어렵지도 않고, 사회적 분위기가 이를 쉽게 용납하면 누구나 필요하면 옮기려는 경향이 강할 것이다.

(2) 병원조직 요인

병원의 임금수준이나 인사제도 등에 불만이 있거나 공정한 대우가 아니라고 판단되면 다른 병원으로 나가려고 시도할 것이다.

(3) 직무요인

적성에 맞지 않은 직무 혹은 장래발전성이 없는 직무를 맡았거나 지나친 업무량으로 스트레스가 높아져도 다른 병원으로 전직을 원할 것이다.

(4) 인간적 요인

상사, 동료와의 관계가 좋으면 다른 이유로 발생한 이직가능성을 낮추기도 하고, 인간관계가 나쁘면 다른 모든 장점을 뒤로하고 회사를 떠나기도 한다.

(5) 개인적 요인

장래가 많이 남은 젊은 사원일수록, 가족부양 책임이 적은 사원일수록, 교육수준이 높을수록 이직률이 높다는 조사가 있다. 또한 개인적 성격, 능력, 태도에 따라서 서로 다른 이직 성향을 보일 것이다. 내용다지기 12-1

내용다지기 12-1

병의원 간호인력 1년만에 3명중 1명꼴로 이직... 종합병원 '높고' 요양병원 '낮아'

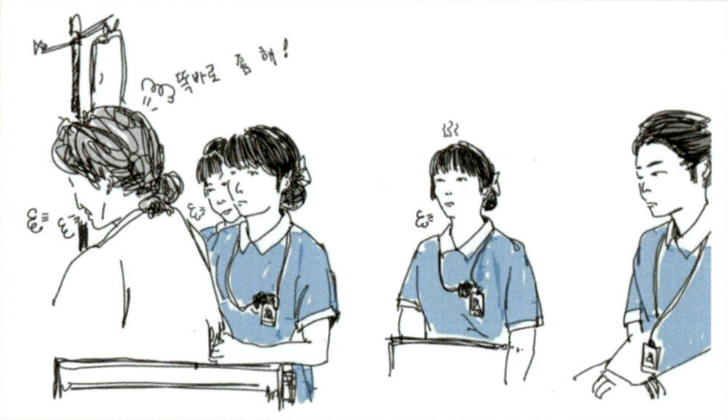

최근 개원가 병의원에 전문 간호인력난이 갈수록 심화되고 있는 것으로 나타났다. 또한 상급종합병원의 이직률은 낮은 반면 요양병원과 일반병원의 간호인력의 이직률이 두배 이상 높게 조사됐다. 특히 1년미만 경력의 간호인력의 이직률이 높았다. 이들의 주요 이직 사유는 힘든 노동에 비해 상대적으로 낮은 급여수준과 강도 높은 노동시간 등 열악한 근무여건이 큰 요인으로 분석됐다. 의료업계 등에 따르면 병원간호사회가 의료기관 종별 간호인력의 이직률을 조사한 결과 1년 미만 경력의 간호인력 이직률이 평균 33.9%로 가장 높았다. 특히 종합병원과 일반병원의 경우 경력이 1년 미만인 간호인력의 이직률이 각각 38.2%와 38.0% 로 조사돼 가장 높은 이직률을 나타냈다. 요양병원은 이직률이 25%로, 상대적으로 낮았다. 전체 간호인력 이직률에서는 일반병원이 21.4%, 요양병원이 21.7%로 가장 높았고, 상급종합병원이 8.4%로 가장 낮았다. 즉 병원규모가 작을 수록 이직률이 높게 나타난 셈으로, 노동강도와 급여수준 등 근무여건이 상대적으로 열악한 것 주요 원인으로 분석됐다.

◯ 의료기관 종별 간호인력 이직률

구분	평균	상급종합	종합병원	병원	요양병원
전체간호인력 이직률	12.4%	8.4%	17.2%	21.4%	21.7%
1년미만 간호인력 이직률	33.9%	29.8%	38.2%	38.0%	25.0%

자료: 병원간호사회

더구나 규모가 작은 개원가 병의원의 경우 간호조무인력의 나이는 보통 20대 초반에서 30대 초반으로 이제 막 간호조무사 자격증을 취득한 신입이 적지않은 것으로 알려졌다. 반면 개원가 병의원들은 신입인력 채용을 꺼리고 있어 모순된 기이한 현상이 벌어지고 있다. 의료업계 한 관계자는 "개원가 병의원 원장의 입장에서 경력이 아예 없는 신입을 뽑을 경우 전문성 향상 등 교육을 하는데 적잖은 시간이 요구되고, 특히 교육 중간에 그만두는 일도 빈번해 신입인력을 채용하기를 꺼리는게 사실"이라고 말했다. 이어 "반면 경력이 많은 인력을 채용할 경우 그에 상응한 급여 수준을 맞춰줘야 하는 만큼 병원 운영에 있어 금전적 부담이 적지않은 게 사실"이라며 "이런 저런 이유로 인력난이 갈수록 심화되고 있는 양상"이라고 전했다.

2) 이직의 영향

이직은 조직에 역기능만 있는 것이 아니다. 이직에는 긍정적인 면도 있고 부정적인 면도 존재하게 된다.

(1) 이직의 긍정적 효과

① 다양한 노동력 증가 기회로 인한 다양성과 혁신의 증가를 가져올 수 있다.

② 잔류사원의 이동과 승진의 기회를 제공한다.

③ 무능사원과 불만사원의 퇴직으로 조직에 긍정적 효과가 있다.

④ 인력 수급의 유연성을 제공한다.

⑤ 조직의 입장에서 노동 비용의 감소를 가져온다.

⑥ 과잉인력의 자연감소 효과를 가져올 수 있다.

(2) 이직의 부정적 효과

① 이직비용이 발생한다. 새로운 대체인력을 찾기 위한 모집, 선발, 훈련에 드는 비용, 신입직원의 훈련과 개발비용 등이 든다.

② 경력자 상실로 인해 조직의 생산성이 약화된다.

③ 조직에 위화감, 구성원의 사기저하, 불안감을 조성할 수 있다.

④ 잔류사원의 업무량이 증가한다.

⑤ 병원 이미지 악화, 종업원 모집의 어려움을 겪을 수 있다.

Ⅱ 이직의 유형과 관리

1. 자발적 이직과 관리

1) 전직(turnover)

전직은 종업원이 상사나 동료와의 불화, 병원의 급여나 승진, 기타 주로 병원에 대한 불만으로 인해 혹은 자신의 성장과 발전을 위해 보다 조건이 나은 다른 병원 또는 조직으로 옮기기 위한 이직을 말한다. 자발적 이직은 주로 이 전직을 의미한다.

내용다지기 12-2

이직 직장인 10명 중 6명 "후회 경험 있다"

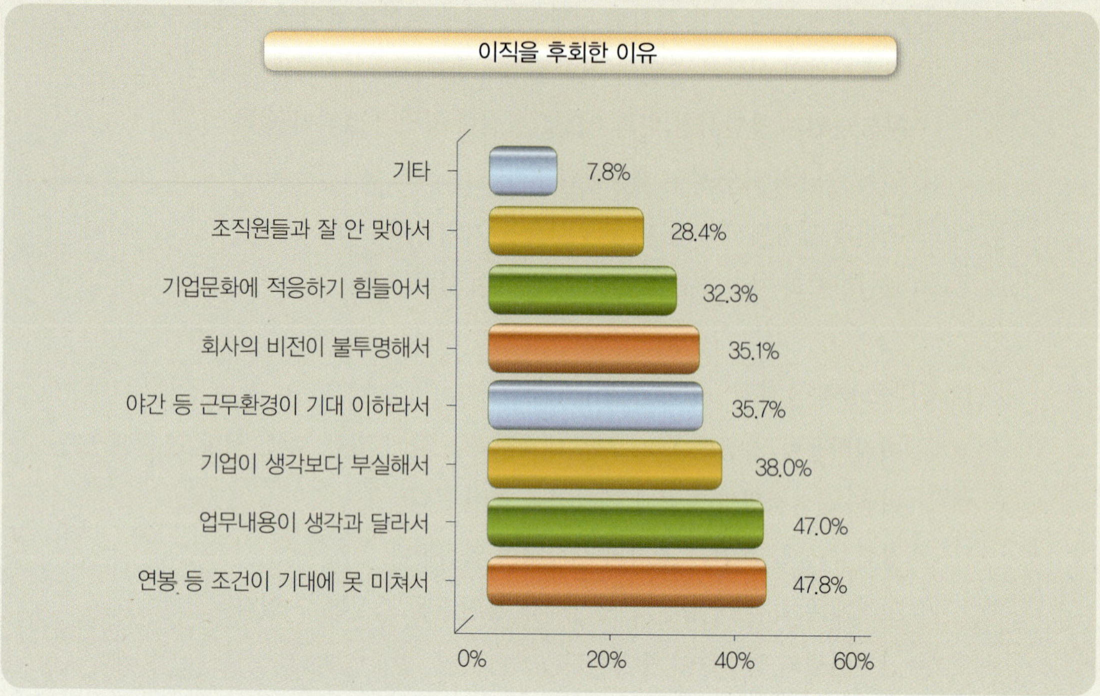

이직 직장인 10명 중 6명은 회사를 옮긴 것에 대해 "후회한 경험이 있다"는 조사 결과가 나왔다. 취업 포털 업체인 사람인에 따르면 최근 이직 직장인 663명을 대상으로 '이직 후회 여부'를 조사한 결과, 절반 이상인 58.4%가 '이직을 후회한 적 있다'라고 답했다. 이직을 후회한 이유로는 '연봉 등 조건이 기대에 못 미쳐서'(47.8%, 복수응답)를 첫 번째로 꼽았고, '업무내용이 생각과 달라서'(47%)가 바로 뒤를 이었다. 이밖에 '기업이 생각보다 부실해서'(38%), '야근 등 근무환경이 기대 이하라서'(35.7%), '회사의 비전이 불투명해서'(35.1%), '기업문화에 적응하기 힘들어서'(32.3%), '조직원들과 잘 안 맞아서'(28.4%) 등의 응답이 있었다. 이때, 이직을 후회하는 것은 '업무문제가 더 큰 원인'(58.9%)이라는 응답자가 '대인관계 문제가 더 큰 원인'(41.1%)보다 더 많았다. 이직 후회에 대응한 방법으로는 '일단 다니면서 다시 이직 준비를 했다'(69%, 복수응답)가 가장 많았다. 다음으로 '업무 적응을 위해 적극적으로 일했다'(30.5%), '동료들과 가까워지기 위해 노력했다'(18.1%), '취미 등 다른 데 집중했다'(15.2%) 등의 순으로 나타났다. 10명 중 4명(39.3%)은 이직을 후회해 입사 3개월 내 조기 퇴사한 경험이 있었다. 또, 63.8%는 이직을 후회해 전 직장으로 돌아가고 싶다는 생각을 해 본 적이 있다고 밝혔다. 한편, 직장인들이 말하는 성공적 이직을 위해 가장 필요한 것 1순위는 '뚜렷한 목표 설정'(30.6%)이었다. 계속해서 '옮길 자리를 정해놓고 이직'(29.3%), '경력관리에 따라 이직여부 결정'(18.1%), '성과 및 노하우 보유'(10.4%), '인맥 등 다양한 기회 확보 및 활용'(7.1%), '전 직장에서 원만한 마무리'(3.5%) 등이 있었다. 사람인 관계자는 "충분한 고민과 준비 없이 섣부른 이직을 선택했다가 후회하는 경우가 적지 않다"며 "잦은 이직은 경력에 마이너스 요소로 작용할 수 있는 만큼 본인의 역량에 대한 객관적인 진단을 바탕으로 본인이 생각하는 조건을 충족하는지 등을 꼼꼼히 따져보고 신중하게 결정하는 게 필요하다"고 말했다.

2) 사직(resignation)

사직은 결혼, 임신, 출산, 질병, 진학, 가족의 이동 등 개인의 사생활과 관련된 이유로 병원을 그만두는 것을 말한다.

3) 자발적 이직의 관리

경영자나 인사담당자는 종업원들의 이직과 관련하여 나름대로 체계적인 마스터플랜을 마련하고 그에 대처할 필요가 있다. 특히 자발적 이직은 인재의 선발과 교육과정에서 들인 많은 비용과 수고를 물거품으로 만들 수 있으며, 또다시 선발과 교육훈련과정을 필요로 하여 불필요한 인적자원관리 비용을 증가시키는 원인이 된다.

따라서 인사관리자의 입장에서 종업원들의 자발적 이직의 원인을 찾아내어 밝히고 이를 개선하고자 하는 노력을 해야 한다. 이를 위한 노력으로는 퇴직자 면접이나 종업원태도조사 등을 통하여 얻을 수 있다. 퇴직자면접은 이직의사를 밝힌 종업원들을 대상으로 이직사유와 관련된 체계적인 조사를 실시하는 것으로 직속상사보다는 인사담당자에 의해 이루어지는 것이 바람직하다. 직속상사는 이직사유와 직접적인 관련이 있을 수 있기 때문이다.

또한 이직은 태도가 실제 행동으로 이어진다는 점에서 이직과 관련된 요소들에 대한 종업원들의 태도조사를 주기적으로 실시하는 것이 효과적이다. 예를 들어, 종업원의 직무만족, 조직몰입, 임금만족도, 애사심, 이직의도 등과 같은 다양한 영향을 주는 요인들에 대하여 1년마다 주기적으로 태도조사를 실시하고 종업원들의 태도가 어떻게 변화하고 있는가를 살펴봄으로써 인사담당자나 경영자는 이직관리에 필요한 정보를 얻을 수 있다. 내용다지기 12-2

2. 비자발적 이직과 관리

1) 의의

비자발적 이직은 앞에서 본바와 같이 근로자의 의사와는 상관없이 사용자나 조직의 입장에서 종업원의 이직을 강제하는 것을 말한다. 따라서 기본적으로 계속적으로 근무의사를 지니고 있는 종업원들을 여러 가지 경영상의 이유로 인해 강제로 퇴출시킨다는 의미에서 비자발적 이직이 효과적으로 이루어지지 않을 경우 조직에 부정적인 결과를 가져올 수 있다. 비자발적 이직은 퇴직(정년퇴직, 명예퇴직)과 해고(통상해고, 징계해고, 경영상 이유에 의한 해고, 즉 정리해고)로 구분하여 살펴볼 수 있다.

2) 퇴직

퇴직은 말 그대로 종업원이 현직을 그만둔다는 것으로 크게 정년퇴직과 명예퇴직으로 나눌 수 있다.

(1) 정년퇴직

퇴직은 흔히 정년퇴직을 의미한다. 이는 조직구성원이 일정한 연령에 도달했을 때 조직체와 구성원 간의 고용관계를 단절하는 것을 말한다. 서구의 경우 우리나라 처럼 통상적으로 말하는 정년은 드물고 고령연금을 지급받게 되는 일정 나이가 되어 퇴직하는 것이 보통이나 우리나라 대부분의 조직에서는 취업규칙이나 단체협약을 통하여 정년을 규정하고 해당나이에 도달하면 퇴직하는 방식으로 정년제도를 운영하고 있다.

(2) 명예퇴직

명예퇴직은 일정연령에 도달한 조직구성원이 조기에 스스로 능력재개발을 하고 제2의 인생을 시작할 수 있도록 기회를 제공하는 동시에 조직의 경력적체 현상을 인원감소를 통하여 완화하려는 제도이다. 조기퇴직, 희망퇴직 등으로 불리기도 한다. 명예퇴직제도는 일정한 연령에 도달한 사람에게 명예퇴직신청서를 제출하고 병원에서 이를 인정함으로써 명예퇴직신청자에게 퇴직금 이외에 특별가산금을 지급하거나 그들이 전직 또는 독립을 지원하는 과정으로 이루어진다.

3) 해고

해고는 종업원의 의지와 상관없이 병원이 주도적으로 종업원과 고용관계를 종료하는 것으로 크게 통상해고, 징계해고, 정리해고(경영상 이유에 의한 해고)로 구분한다.

(1) 통상해고

통상해고는 근로자 측의 일신상의 사유에 의한 해고로서 예를 들면, 개인적인 사고 또는 장애로 인하여 근로능력이 결여되거나 저하됨으로써 근로계약의 유지가 어려울 경우 이루어지는 해고를 의미한다.

(2) 징계해고

징계해고(discharge)는 근로자가 직장의 질서 및 계약의무의 중대한 위반의 경우 그에 대한 제재로서 행하는 해고를 말한다. 사용자는 병원의 경영목적 달성을 위해 불가결하게 요청되는 병원질서를 정립하고 근로자의 병원질서 위반행위에 대하여 견책, 경고, 감봉, 정직, 해고 등 일정한 불이익조치를 취할 수 있는데 이러한 조치를 통상 징계(또는 징계처분)라고 한다. 이 가운데 징계해고는 징계 중 가장 효과가 강한 것으로 근로관계를 소멸시키는 사용자의 일방적 의사표시이다. 하지만 징계해고는 사용자에게는 병원의 원활한 운용을 위하여 필요한 것일 수도 있지만 근로자에게 불이익을 주는 것으로 양자의 이익을 조화하는 범위 안에서 행해져야 한다. 즉 규정된 사유가 적법한 것이어야 하고 사용자가 징계권을 사용할 때는 비례성과 형평성을 가지고 수행해야 한다.

징계해고의 사유로 들 수 있는 것은 무단결근, 인사명령 불응, 업무상 지시명령 위

내용다지기 12-3

정리해고를 감사하게 생각한 사람

조그마한 제재소에서 목공으로 일하던 윌리스 존슨이라는 사람은 마흔 살이 되던 해에 직장으로부터 해고를 당했다. 존슨은 하늘이 무너지는 듯한 충격을 받았다. 그때는 최악의 불황이라서 취직하기도 하늘의 별 따기만큼이나 어려웠다. 존슨은 절망적인 상황에서 이를 악물고 용기를 냈다. '이제부터 내게 새로운 기회가 주어진 거야. 집을 담보로 대출을 받아 건축사업을 시작하자'. 정리해고를 당한 존슨은 마음을 가다듬고 용기있게 건축사업에 뛰어들었다. 그는 곳곳에서 맘껏 재능을 발휘하여, 5년 후에는 수백만달러를 저축했다. 그리고 마침내 그는 건축회사를 설립하여 그 유명한 '홀리데인 인 호텔'을 건축하였다. 크게 성공을 이룬 존슨은 지난날을 회고했다. "나를 정리해고한 사람에게 감사를 드린다. 그날의 고통은 내게 있어 축복의 관문이었다".

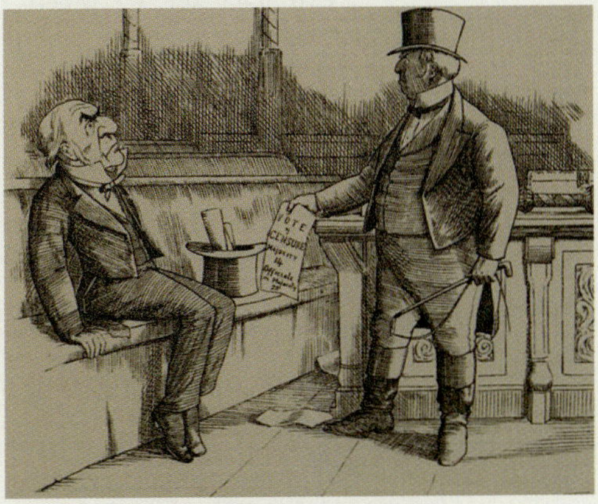

반, 동료직원에 대한 폭력, 중대사고(횡령, 절도 등)로 인한 사고발생, 사생활 비행 등을 들 수 있다.

(3) 경영상 이유에 의한 해고(일명 정리해고)

우리나라 근로기준법 제23조에 '사용자는 근로자에게 정당한 이유 없이 해고, 휴직, 정직, 전직, 감봉, 그 밖의 징벌(懲罰)을 하지 못한다'라고 규정하고 있다. 하지만 다음과 같은 긴급한 경영상의 필요가 있다면 조직에 근무하는 인원을 줄이기 위한 근로자 해고를 인정하고 있다.

- 긴박한 경영상의 필요가 있어야 한다.
- 사용자는 해고를 피하기 위한 방법과 해고의 기준 등에 관하여 그 사업 또는 사업장에 근로자의 과반수로 조직된 노동조합이 있는 경우에는 그 노동조합(근로자의 과반수로 조직된 노동조합이 없는 경우에는 근로자의 과반수를 대표하는 자)에 해고를 하려는 날의 50일 전까지 통보하고 성실하게 협의하여야 한다.
- 사용자는 해고를 피하기 위한 방법과 해고의 기준 등에 관하여 노동조합 또는 근로자대표와 성실하게 협의하여야 한다. 내용다지기 12-3

이와 같은 이유로 경영상 해고를 하고 나면 병원은 인건비 절감과 신규 인력 활용이 가능하고 무엇보다도 기존의 잔류 인력들의 승진 적체가 해소되어 일정기간 후에는 경영 상태가 정상화 된다. 병원에 새로 입사한 신규 인력은 혁신과 사기 향상에 익숙하여 조직에 새로운 바람을 일으키게 된다. 그러나 일단 경영상 해고가 있게 되면 잔류하고 있는 직원들도 언제 해고당할지 모르는 불안감 때문에 사기가 떨어지고 동요를 일으킬 수 있다.

4) 비자발적 이직의 관리

비자발적 이직관리는 퇴직관리와 해고관리로 구분해 볼 수 있다. 퇴직관리는 퇴직금 관리, 퇴직자 전직지원제도 등을 들 수 있다. 해고관리도 몇 가지로 구분해서 볼 수 있지만 여기서는 경영상 이유에 의한 해고를 중심으로 살펴보고자 한다. 경영상 이유에 의한 해고는 근로자가 근로의사가 있음에도 불구하고 병원이 그에 반하여 고용계약을 단절하는 것이므로 종업원에게는 커다란 경제적 · 정신적 문제를 야기할 수 있다. 따라서 종업원과 병원 모두에게 희생과 비용을 최소화시킬 수 있는 방향으로 이루어져야하며, 경영상이유에 의한 해고를 추진하기에 앞서 조직에서 취할 수 있는 모든 대책을 강구하는 것이 중요하다. 그리고 생산량의 감소나 조직의 축소 등 조직의 내·외적 상황의 변화에 따라 부득이한 인력의 감원조치가 이루어지는 경우에는 미리 근로시간단축, 직무의 분배, 보상의 축소 혹은 동결, 명확한 기준설정 등의 조치가 선행되어야 하겠다.

● 퇴직금(=최근3개월 평균임금×근무연수)에 대한 견해

- **임금후불설** : 떠나는 직원이 지금까지 재직하는 동안 병원에 공헌해준 대가로 매번 임금으로 모두 지급되었어야 했는데, 그 일부가 지급되지 않고 있다가 떠나는 시점에서 일괄적으로 청산하는 것이다.
- **공로 보상설** : 고용주가 직원의 그동안 공로에 대한 감사의 표시로 지급하는 것으로서 온정과 은혜의 차원에서 보아야 한다는 견해이다.
- **생활 보장설** : 직원이 퇴직을 하고 나면 수입원이 없어지므로 일상생활에 타격을 받을까봐 그와 그 가족의 경제생활을 보장해 주기 위한 보조금 형식으로 보는 견해이다.

(1) 근로시간 단축(work sharing)

인원감축을 하기 전에 고려해야할 대책은 근로시간의 단축을 들 수 있다. 즉 업무량의 감소로 인하여 어느 일부 종업원들을 희생하지 않고 모든 종업원들이 공동으로 조금씩 희생하는 원칙을 말한다. 예를 들어, 인원감축 대신 종업원들의 주당 근무일수를 4일로 줄이거나 근무조를 늘리고, 근무시간을 줄여주는 대책 등이 있다.

(2) 직무분배(job sharing)

업무량의 감소로 불필요해진 직무를 없애는 대신, 이에 영향을 받게 되는 종업원들을 다른 직무에 배치하여 몇 시간 동안 일하도록 하는 것으로서 경제 불황에 따른 인력조정의 방법으로 특히 선진국에서 많이 사용하는 방법이다.

(3) 보상의 동결 또는 축소

업무량의 감소가 일시적이라는 전제하에 일시적인 고난을 조직구성원들 모두가 공동으로 타개하려는 목적으로 자신의 임금을 희생해서라도 인력감축을 피하고 조직체를 되살리려는 대책을 말한다. 이는 평소에 온정적이고 가족적인 분위기를 유지해온 중소병원에서 주로 시행할 가능성이 높은 대책이다.

(4) 명확한 기준 설정

경영상이유에 의한 해고기준에는 연공, 능력 등이 있다. 연공을 기준으로 한다면 가장 우선적인 기준은 종업원들의 재직기간이 될 것이다. 연공기준은 기준의 객관성 확보가 가능하다는 장점을 바탕으로 재직기간이 오래된 사원이 대상이 되기도 하고 젊은 사원이 될 수도 있다. 젊은 사람이 대상이 되는 이유는 젊은 근로자일수록 나이든 근로자보다 새로운 일자리를 찾고 정리해고에 적응하기 쉽다고 보기 때문이다.

그러나 연공을 바탕으로 할 경우 개별근로자의 재능과 노력을 해고결정에 반영하지 못할 뿐 아니라 대부분의 조직에서는 재직기간이 오래될수록 높은 임금을 받는 경우가 많아 정리해고의 목적을 제대로 반영하지 못하는 단점을 지니게 된다. 반면 능력을 기준으로 할 경우 병원의 입장에서는 능력 있는 종업원들을 보유하고 무능한 직원들을 퇴출시킬 수 있으나 그 기준의 자의적 해석과 적용으로 인하여 객관성을 확보하기가 쉽지 않아 자칫 큰 혼란과 갈등을 야기 시킬 수 있다. 병원의 인원감축은 정리해고 보다는 근무시간단축, 보수의 동결 및 삭감, 신규채용억제, 일시휴무제 등을 효과적으로 활용해야 할 것이다. 또한 부득이하게 정리해고 할 시 명확한 기준을 설정하고 다양한 보완 프로그램을 도입하여 원활한 이직으로 퇴직자와 병원 간에 지속적인 우호관계를 유지하도록 해야 한다.

학습내용

1. 이직의 원인과 영향(긍정적, 부정적)을 설명할 수 있어야 한다.
2. 자발적 이직과 관리방안을 설명할 수 있어야 한다.
3. 비자발적 이직을 설명할 수 있어야 한다.
4. 비자발적 이직을 관리하기 위한 방안을 제시하고 설명할 수 있어야 한다.

누구나 그렇게 서른이 된다

편채원

세상에 당연한 건 없었다.
고된 시간을 견뎌낸 꽃이라 해서
모두가 제때 열매를 맺는 것은 아니었으니까.

조금 느리고 서투르면 어때.
우리의 서른은, 아직 피어나는 중인 걸.

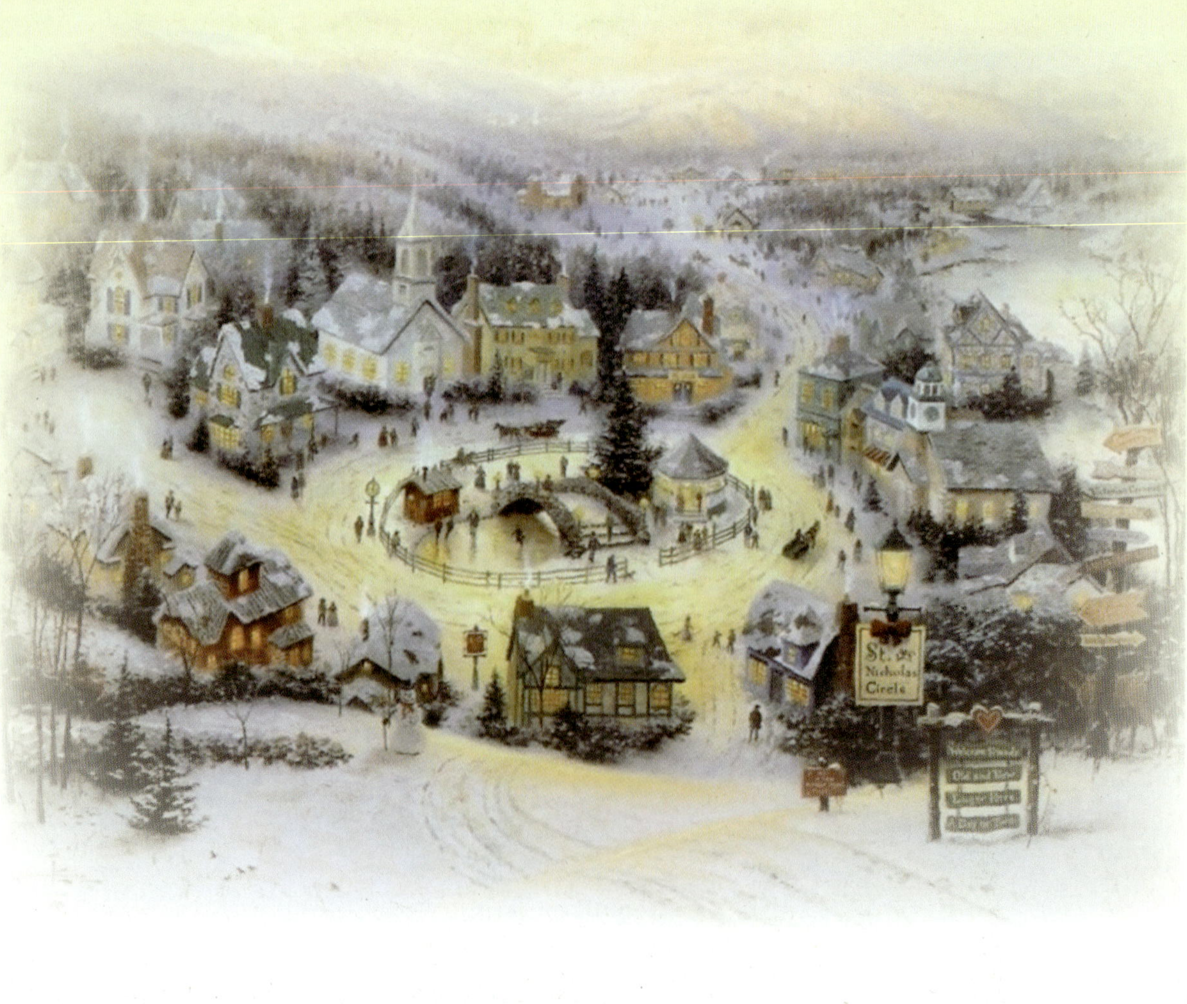

제13장

노사관계관리

노사관계는 사용자, 근로자 및 정부와의 상호작용의 복합체라고 할 수 있으며, 전제적 노사관계, 온정적 노사관계, 완화적 노사관계, 민주적 노사관계로 발전되어 왔다. 노동조합의 기능으로는 경제적 기능, 공제적 기능, 정치적 기능, 부가적 기능 등으로 구분해 볼 수 있으며, 조직형태로는 직업별 노동조합, 일반 노동조합, 산업별 노동조합, 기업별 노동조합이 있다. 단체교섭의 유형으로는 기업별 교섭, 통일교섭, 대각선교섭, 공동교섭, 집단교섭이 있다. 단체교섭에 의해 문제점이 해결되지 않으면 노사당사자는 자신의 주장을 관철하기 위하여 실력행사에 들어가는데 파업, 태업, 불매운동, 피케팅, 직장폐쇄 등이 있다. 병원은 공익사업체로서 다른 일반사업장과 다른 특성이 있으며 병원에서의 복잡한 노사문제를 해결하기 위한 노사당사자의 노력이 무엇보다 더욱 요구된다 하겠다.

I 노사관계의 의의와 발전과정

1. 노사관계의 의의

1) 노사관계의 개념

일반적으로 노사관계(Labor Relations)라 하면 노동력을 고용 · 지휘하는 사용자 또는 경영자와 종업원들의 단체로서의 노동조합 또는 일반적인 종업원들과의 관계를 말한다. 구체적으로는 생산현장에서 고용기간 · 고용조건을 결정하기 위해 종업원과 사용자 간에 상호작용하는 과정 또는 종업원 및 노조가 특정 기간 동안 임금 · 노동시간이나 기타 고용조건을 협상하는 절차를 지칭한다. 본서 노사관계에서 사용된 '종업원, 피고용자, 근로자, 노동자'라는 용어는 같은 의미로 사용하고자 한다.

경영주는 사용자의 입장에 있고 종업원은 피고용자의 입장에 있기 때문에 대립적인 면이 있다. 그러나 공통적인 경영목적 달성을 위한 업무활동시 경영관리자와 종업원 간에는 지휘, 명령과 복종이라는 질서관계에 있다. 이와 같은 대립과 질서유지의 두 가지 측면을 잘 조화시켜 노사분규의 원인을 사전에 제거하는 일이 노사관계의 가장 중요한 과제이다.

그런데 오늘날에 이와 같은 두 가지 주체와 아울러 노사관계의 당사자로서 정부의 존재를 매우 중요하게 여기고 있다. 정부의 역할이 양자 간의 관계에 있어 중요시된 것은 무엇보다도 노사관계가 국가경제에 미치는 영향이 점차 커져가고, 경우에 따라 양자 간의 게임상 불공정이 문제가 되는 사례가 많아짐에 따라 정부가 어떠한 형태로든 양자 간의 관계에 개입할 필요성이 높아졌기 때문이다. 따라서 노사관계의 당사자의 범위에는 노동조합과 사용자 뿐만 아니라 정부가 포함되며, 정부는 양자 간의 관계를 조율하고 조정하는 역할을 수행한다.

2) 노사관계의 중요성

현대 사회에서 노사관계문제는 종업원 개인의 발전에 심각한 영향을 줄 뿐만 아니라 병원의 생산성과 효율성, 나아가 사회전체의 안정 및 발전과도 직결되는 문제라는 점에서 그 중요성이 매우 크다. 만약 어떤 병원장이 노사 간 갈등상태에서 병원경영활동을 열심히 수행하지 않는다면, 협력적인 노사관계를 형성한 다른 병원에 뒤지게 될 것이다. 일반적으로 노사관계는 다음과 같은 중요성을 가지고 있다.

첫째, 병원의 경영환경으로서 종업원 및 노동조합과 관련된 환경은 과거와 달리 병원경영에 매우 큰 영향력을 행사하는 요인으로 부각되고 있다. 예를 들어 국제노동기구(ILO: International Labor Organization) 등을 중심으로 세계 모든 근로자의 권익을 보호하려는 노력이 전 세계적으로 전개되어 왔는데, 최근에는 세계경제와 새로운 질서를 형성하고자 하는 과정에서 근로자의 노동조건과 무역규제를 연계하는 움직임이 구체화되고 있다.

둘째, 노사관계는 병원경영의 차원에서 뿐만 아니라 작게는 근로자 개인의 삶의 질로부터, 크게는 국가사회의 성장과 발전에 지대한 영향을 미친다. 예를 들어, 서울의 한 대학병원이 노사관계가 악화되어 파국으로 치닫게 되면 노사 양 당사자는 물론 시민, 타의료기관 등 관련된 많은 사람들에게 심리적 부담과 고통을 안겨주게 된다.

셋째, 노사관계에서 발생하는 문제해결을 통해 현대산업사회에서 발생하고 있는 근로자의 노동소외 또는 인간소외 현상을 해결하는데 실제적인 도움을 줄 수 있으며, 더 나아가 근로자들의 질적 · 양적 변화에 대해 대응해 나갈 수 있다. 최근 들어 경제적 풍요와 문화의식의 향상, 교육수준 및 의식수준의 향상으로 근로자들의 참여능력이 향상되고 경영활동에 주체적으로 참여하고 평등한 기회를 제공받으며 보다 나은 대우에 대한 관심이 커져 가고 있다.

넷째, 노사관계는 병원경쟁력, 나아가 국가경쟁력의 중요한 기반이 된다. 대립과 갈등의 불안정한 노사관계 하에서는 병원의 경쟁력 뿐만 아니라 병원의 생존까지도 위협받을 수 있다. 반면 협력적 노사관계 하에는 경영혁신의 원활한 추진과 성공가능성을 높이는 등 병원경영 성공의 원동력이 된다. 아무리 경영진들이 새로운 경영혁신을 추진하려 할지라도 노조가 소극적이거나 오히려 방해를 한다면 경영혁신은 성공하기가 곤란하다.

3) 노사관계의 특징

노사관계의 당사자는 근로자와 사용자이지만 실제 노동조건을 놓고 타협하고 협상하는 노사관계의 주도자(협상 담당자)들은 노동조합의 간부들과 경영진(혹은 그들을 대표하는 중간 간부)들이다. 노사관계는 다음과 같은 이중적인 특징을 가지고 있다.

(1) 협력적 관계와 대립적 관계

노사관계가 갖는 가장 중요한 본질중의 하나는 협조적 관계와 대립적 관계가 동시에 성립되는 것이라고 할 수 있는데, 이를 노사관계의 이중성이라고 한다. 생산측면만 보면 노사가 서로 협조해야 하지만 생산의 성과를 배분할 때는 서로 많이 가지려고 대립하는 관계이다.

(2) 경제적 관계와 사회적 관계

노사관계는 기본적으로 임금 등의 경제적 문제로 협상을 벌이기도 하지만, 다른 한편으로는 구성원들이 직무를 수행하기 위해서 집단으로 생활하면서 발생하게 되는 갈등을 최소화하는 동시에 동기를 부여하는 인간관계가 중요하게 되는데, 이 관계에 따라 나타나는 결과가 사회적으로 큰 영향을 끼치게 되므로 사회적 관계를 가지고 있다.

(3) 개별적 관계와 집단적 관계

개별적 관계는 개별적인 고용계약에 바탕을 두는 종업원 개인과 경영자와의 관계이고, 집단적 관계는 집단적인 고용계약, 즉 단체협약에 바탕을 둔 노동조합과 경영자와의 조직적인 관계를 가지고 있다. 흔히 노사관계라 하면 노동조합과 사용자와의 집단적 관계를 지칭하지만 기본적으로 집단적 노사관계는 개별적 노사관계를 전제로 출발하고 있다.

(4) 종속관계와 대등관계

생산이란 측면에서 보면 근로자는 종업원 신분으로서 경영자의 지휘 · 명령을 받기 때문에 이해당사자 사이에 종속관계가 성립된다. 그러나 노동력을 제공하는 주체로서의 노동자는 노동조합을 결성하고 대표자를 통하여 사용자측과 대등한 입장에서 집단적 근로조건을 결정하거나 운영 방법을 협상할 수 있는 대등한 관계도 갖고 있다고 할 수 있다.

2. 노사관계의 발전과정

노사관계는 18세기 중엽에 시작된 영국의 산업혁명 이후 오늘날까지 각국에서 추진되어 온 공업화 과정을 배경으로 성립되었다. 따라서 노사관계는 그 시대와 사회에 따라 독특한 형태를 보이게 되는데 고용조건을 결정하는 기구의 역사적 성질에 따라 분류하면 다음과 같다.

1) 전제적 노사관계

자본주의 초기에는 자유로운 자본시장이나 근대적 노동시장이 형성되지 못하였다. 그 결과 기업의 경영은 소유자에 의한 경영의 단계에 있었던 까닭에 경영은 전제적 또는 독재적 성질을 갖는 것이 일반적이었다. 근로자의 근로조건은 자본가의 일방적인 의사로서 결정되고 자본가와 근로자관계는 절대명령과 복종 그리고 종속의 관계로서 인간적 요소는 무시되었다. 이러한 시기의 노사관계는 노동자의 착취로 나타나 노동자의 저항의식으로 변화되었으며 점차 노동조합 생성의 기초가 되었다.

2) 온정적 노사관계

생산방식의 발달과 함께 정착노동이 증대되어 감에 따라 전제적 노사관계로는 노동자의 협조를 얻을 수 없고, 생산성이 떨어지는 단계에 이르면 사용자도 이에 대응해서 노동자에게 주택, 의료 등 가부장적 온정주의에 입각한 복리후생시설을 제공하게 된다. 이것은 19세기 초 영국의 사회주의자이며 산업자본가였던 오웬(Owen)에 의해 비롯되어 거의 1세기에 걸쳐 일반화되었던 노사관계의 한 형태이다. 이 시대에는 노사관계가 주종관계 내지 종속관계가 팽배하지만 사용자는 근로자에게 임금을 비롯한 일체의 지급형태가 은혜에 보답하는 온정주의적 사상이 지배하는 이념으로 발전하였다. 이를 친권적 노사관계라고도 한다.

3) 완화적 노사관계

산업혁명이 거의 끝나갈 19세기말에 나타난 완화적 노사관계는 그 시대적 특징이 자본집중화가 시작되면서 주식회사가 등장하였다. 따라서 경영의 규모도 종래보다 확대되었으며 특히, 이 시기에는 테일러(Taylor)나 페이욜(Fayol) 등에 의한 과학적관리법, 경영관리법의 등장으로 경영합리화가 이룩되었다. 한편, 노동에 있어서도 고용의 정착, 노동의 전문화 그리고 숙련의 객관화 등으로 근대적 노동시장이 형성되었으며 이러한 노동력은 직종의 전문화로 직업별 노동조합(craft union)을 생성시켰다.

여기에서 자본과 노동과의 관계는 필연적으로 종래와 같은 자본의 전제적 성질에서 어느 정도 완화되는 변화를 가져오게 된다. 그러나 근로자의 종속적인 성격은 여전히 강하게 남아 있을 수 밖에 없었으며, 단체교섭에 있어서도 노동조합의 힘은 여전히 미약하고 자본가측은 종래의 강력한 힘의 전제를 어느 정도 완화시키는 시기였다. 이러한 노사관계는 합리주의를 지향하면서도 온정주의적 관리가 잔존하는 상태의 노사관계이다.

4) 민주적 노사관계

1929년 세계대공황 이후 자본의 집중과 독점화는 계속해서 더욱 심화되었고 경영규모도 더욱 확대되었다. 그 결과 소유와 경영이 분리되고 전문경영자를 중심으로 하는 경영자단체의 조직화가 일반화 되었다. 이처럼 기업규모가 확대되면서 노동자의 고용형태도 달라지고 기계화와 표준화의 발달로 인해 미숙련노동자, 여성노동자가 대량으로 진출함으로써 노동조합의 조직면에서도 직업별 노동조합에서 산업별 조직으로 변천하게 되었다. 이와 같이 새로운 단계의 노동과 자본의 관계는 각 나라마다 다소 간의 차이는 있지만 언제나 노동관계법을 전제로 하게 되며 노동조건을 결정하는 단체교섭과정에서 노사는 대등한 사회적 지위를 인정받게 되었다. 따라서 오늘날 가장 바람직한 노사관계는 민주적 노사관계라 볼 수 있다.

Ⅱ 노동조합

1. 의의

노사관계라는 의미에서 알 수 있듯이 노사관계에는 양 당사자가 있다. 그런데 이것은 개별적인 인간관계가 아니라 집단 간 관계를 말한다. 이러한 노사관계 당사자는 노동조합과 사용자집단이라고 할 수 있다. 노사관계를 산업관계 차원으로 확장할 경우에는 정부도 중요한 노사관계의 당사자로 포함시키기도 하지만 병원경영차원에서는 주로 사용자와 노동조합에 초점을 둔다.

노동조합이란 생산조직에서 일 또는 노동과 관련된 조건에 대해 사용자 측과 협상을 벌일 목적으로 형성된 근로자 집단이다. 즉 사용자에 대하여 상대적으로 약자의 위치에 있는 근로자들이 사용자와의 관계에서 교섭력을 강화하기 위해 여러 근로자들이 모여 자신들의 권익향상을 위해 지속적으로 활동하는 단체를 말한다. 우리나라 '노동조합 및 노동관계조정법'에서는 "노동조합 이라 함은 근로자가 주체가 되어 자주적으로 단결하여 근로조건의 유지 · 개선 기타 근로자의 경제적 · 사회적 지위의 향상을 도모함을 목적으로 조직하는 단체 또는 그 연합단체를 말한다"라고 정의하고 있다. 이러한 노동조합은 조합원의 경제적 · 사회적 지위의 향상을 위해 경제적 기능(임금협상, 근로조건 향상), 공제적 기능(조합원 상호 간의 상호부조), 정치적 기능(노조의 정치활동) 등을 수행한다.

2. 노동조합의 기능

노동조합의 활동은 경제 · 사회의 변동에 따라 점차 다양화되어가고 있는데, 그것은 대체로 경제적 기능, 공제적 기능, 정치적 기능의 세 가지로 대별해 볼 수 있다. 역사적으로는 공제적 기능을 중심으로 노동조합이 태동하였으므로 초기에는 공제적 기능이 가장 중요하였다. 그러나 이러한 기능 중에서 노동조합 고유의 가장 기본적인 기능은 경제적 기능이다. 공제적 기능이나 정치적 기능은 노동조합의 경제적 기능을 보완하는 역할을 하고 있다.

1) 경제적 기능

노동조합의 기능 중 가장 기본적인 기능인 경제적 기능은 주로 조합원의 경제적 이익과 권리를 유지 · 개선하는 기능을 말한다. 예를 들면 근로시간의 단축, 임금인상, 작업환경 개선과 복리후생 등을 들 수 있다. 노동조합은 자주적으로 조직근로자들의 경제적인 권익신장을 위하여 노동 3권(단결권, 단체교섭권, 단체행동권)을 이용하여 노사가 자율적이며 대등한 입장에서 단체교섭에 임한다. 만약 협상이 결렬될 경우에는 쟁의행위인 파업, 태업 등을 행하게 되는데 이러한 쟁의행위는 비용이 수반되기는 하지만 교섭력을 높이고 단체교섭기능을 강화시켜 주는 역할을 하게 되는 것이다.

2) 공제적 기능

노동조합의 공제적 기능은 조합원이 질병, 재해, 노령, 사망, 실업 등으로 노동력을 일시적 혹은 영구적으로 상실할 때를 대비하여 조합이 기금을 설치하여 상호 공제하는 활동을 말한다. 공제적 기능은 노동조합의 역사와 함께 시작된 가장 오래된 기능이다. 초기에는 주로 조합원의 경조사 때에 부조를 하는 경우가 주된 공제적 기능이었으나, 오늘날에는 노동조합이 조합원을 위하여 병원이나 진료소를 건립 · 운영하는 것을 비롯하여 주택공급사업, 요양소, 오락시설, 숙박 또는 급식시설, 장학제도, 퇴직위로금이나 연금의 지급, 사고에 대한 위로금과 생활원조 등의 여러 가지 공제적 · 복리후생적 활동을 광범위하게 전개하고 있다.

3) 정치적 기능

정치적 기능은 임금과 근로조건의 개선을 둘러싼 노사 간의 교섭과 분쟁을 조정하고 해결하는 측면 뿐만 아니라, 노동관계법을 비롯한 모든 법령의 제정 및 개정, 세제, 물가정책, 사회보험제도, 기타 사회복지정책 등 경제 · 사회정책에 관한 노동조합의 정치적 활동과 주장 등을 근로자의 생활향상을 위해 활동하는 것을 말한다.

최저임금제의 입법화 운동이라든가, 근로시간의 단축 또는 사회보험이나 사회보장의 요구 등은 노동조합의 정치적 기능을 통해 국가에 대한 요구로 나타나고 있다. 그

뿐만 아니라 노동조합의 단결권, 단체교섭권, 쟁의권을 금지하거나 제한하고자 하는 등의 입법 때문에 노동조합은 정치적 기능을 강화하지 않을 수 없다.

4) 부가적 기능

위의 3가지 기능을 수행하기 위해서는 또 다른 부차적인 활동이 필요한데 이러한 부가적 기능으로는 다음과 같은 것이 있다.

(1) 확보·유지활동

사용자에 대응하는 노동조합의 힘을 키우려면 우선 노동조합 가입자 수가 많아야 하며, 이미 가입한 조합원의 탈퇴를 막아야하는데 이를 위해 노동조합은 많은 활동을 한다.

(2) 교육활동

단체교섭력을 기르기 위한 노동조합 집행부의 협상력과 경영환경 분석능력, 노동조합의 조직, 확장, 유지를 위한 리더십 능력, 그리고 노동조합원의 지식향상을 위한 교육을 한다.

(3) 홍보·선전활동

사용자에 대한 힘의 과시, 노동조합원에 대한 노동조합 집행부의 홍보, 비노동조합원에 대한 가입권유, 타 노동조합에 대한 비교우위 등에 대한 많은 홍보와 선전을 하여 조직의 위력을 널리 알린다.

(4) 조사·연구활동

사용자에 대한 타당한 요구를 하기 위해 생계비 조사, 조직의 실적, 경쟁조직과의 비교, 사업전망, 국제현황 파악 등 각종 조사 · 연구 활동을 벌인다.

(5) 지역사회 활동

병원이 속한 지역사회는 근로자와 그 가족의 생활과 밀접한 관계가 있으므로 지역봉사, 휴양 · 오락시설, 학교, 주택 등과 관련한 지원활동을 벌이며 지역주민의 선거활동 등에 참여하기도 한다.

3. 노동조합의 가입방법

숍제도는 노동조합에 대한 근로자의 가입방법을 의미하며, 노동조합의 세력과 안정을 확보·유지하기 위한 제도이다. 이러한 숍제도는 오픈 숍, 유니온 숍, 클로즈드 숍 세 가지를 들 수 있으며 이들의 기본형태에다 변형된 형태들도 있다.

1) 오픈 숍(open shop)

오픈숍은 고용관계에 있어서 고용주가 노동조합에 가입한 조합원 뿐만 아니라 조합에 가입하지 않은 노동자까지도 자유롭게 고용할 수 있는 제도이다. 따라서 노조가 노동력의 공급을 독점할 수도 없고, 조합기반을 확보하기 어렵기 때문에 가장 약한 조직형태라고 할 수 있다. 오픈숍은 노조가입 및 탈퇴의 자유가 보장된다는 점에서 가장 민주적인 숍제도라 할 수 있으나 비노조원의 경우 노조의 단체교섭에 의한 성과를 향유하는 무임승차(free riding)의 문제를 발생시킨다. 따라서 경우에 따라서는 단체협약안에 단체협약의 효력이 노동조합원에게만 미치도록 하는 규정을 두기도 한다. 우리나라는 노동조합 및 노동관계조정법에 "근로자가 어느 노동조합에 가입하지 아니할 것 또는 탈퇴할 것을 고용조건으로 하거나 특정한 노동조합의 조합원이 될 것을 고용조건으로 하는 행위"를 사용자의 부당노동행위로 금지하고 있어 오픈숍 제도를 원칙으로 하고 있고 이 제도가 주종을 이루고 있다.

2) 클로즈드 숍(closed shop)

이는 조합원 자격이 있는 근로자만 채용하고 일단 채용된 근로자도 조합원의 자격을 상실하면 종업원이 될 수 없도록 하는 제도이다. 따라서 노동조합은 노동력의 공급권을 장악할 수 있기 때문에 가장 강력한 교섭력을 지닐 수 있으나 우리나라에서는 이를 법으로 금지하고 있다. 이 경우 조합간부가 채용을 미끼로 한 부정을 저지를 수 있고 노동자유를 침해할 가능성도 있다. 우리나라에선 부두의 하역작업 등을 담당하는 항운노조가 유일했다.

3) 유니온 숍(union shop)

이는 오픈 숍 제도와 클로즈드 숍 제도의 중간 형태로서 고용주는 조합원 여부에 관계없이 자유롭게 노동자를 고용할 수 있지만 고용된 노동자는 일정한 기간내(보통은 30일 이내)에 반드시 노동조합에 가입해야 된다는 제도이다. 클로즈드 숍에 비하여 약간 약한 제도라 할 수 있으나 이 제도가 실시되면 노조가 대상이 되는 모든 근로자를 노조에 가입시킬 수 있기 때문에 노조의 교섭력과 재정기반이 튼튼해진다는 장점이 있다.

4) 기타제도

이와 같은 세 가지 유형 이외에도 노조의 가입과 관련된 제도로는 조합원이 아니더라도 모든 종업원에게 조합비를 징수하는 에이젼시숍(agency shop), 조직에서 근로자를 채용시 노동조합원에게 우선순위를 주는 프리퍼렌셜숍(preferential shop), 일단 조합원이 되면 일정기간 동안 조합원의 탈퇴를 금지하는 메인터넌스숍(maintenance shop)제도가 있다.

이상에서 다양한 숍제도를 보았으나 일반적으로 사용자는 오픈숍을, 노동조합은 클로즈드숍이나 유니온숍을 선호하게 된다. 우리나라의 경우는 오픈숍을 가장 많이 시행하고 있고 다음이 유니온숍을 시행하고 있는 것으로 나타나고 있다. 내용다지기 13-1

4. 노동조합 형태

노동조합의 조직형태로는 직업별 노동조합, 일반 노동조합, 산업별 노동조합, 기업별 노동조합 등이 있다.

1) 직업별 노동조합(craft labor union)

직업별 노동조합은 가장 먼저 발달한 노동조합의 조직형태로서 특정기업이나 산업에 고용되는 것과는 상관없이 직종 또는 직업을 같이하는 근로자들로 조직된 노동조

내용다지기 13-1

노조 200만명 시대…내리막 걷던 노조조직률 10년만에 최고

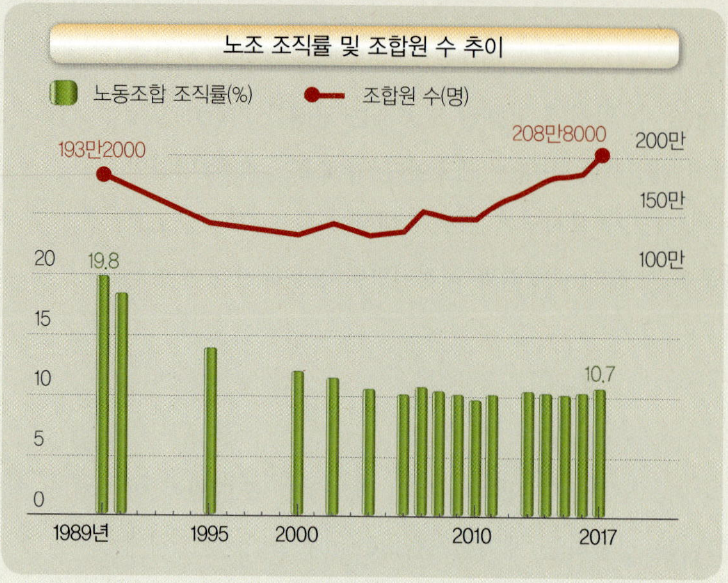

노조에 가입한 근로자 수가 200만명을 넘어섰다. 지난해 말 기준이다. 1965년 관련 통계를 작성한 이래 최고치다. 전국 사업장 근로자 가운데 10.7%가 노조에 가입했다. 이같은 노조조직률도 2007년(10.8%) 이후 10년만에 가장 높다. 공무원은 노조 가입 대상 10명 중 7명이 노조 조합원이었다. 정부가 노조조직률을 높이는 정책을 펴온데다 공무원을 대폭 증원한 것이 영향을 미친 것으로 보인다. 고용노동부는 19일 이런 내용의 '2017년 전국 노동조합 조직현황'을 발표했다. 고용부와 지방자치단체에 설립 신고된 노조 관련 자료를 취합한 결과다. 현 정부 출범 첫 해인 지난해 말 기준으로 전체 조합원 수는 208만8540명으로 집계됐다. 2016년에 비해 12만1659명(6.2%) 늘었다. 2007년 이후 10만명 이상 증가한 것은 이번이 처음이다. 노조조직률은 10.7%로 전년보다 0.4%포인트 증가했다. 이또한 2007년 0.5%포인트 증가 이후 가장 높은 증가폭이다. 이는 문재인 정부 들어 노조 결성을 적극 독려한 결과라는 분석이다. 문재인 대통령은 지난해 8월 17일 "중요 국정 목표 중 하나가 노동의 가치가 제대로 존중받는 세상을 만들겠다는 것"이라며 "노조 조직률을 높여가겠다는 게 대선 공약이기도 했고, 정부도 정책적 노력을 기울일 것"이라고 말했다. 내년에 정부가 추진하는 국제노동기구(ILO) 핵심 협약을 비준하게 되면 노조조직률은 급속히 팽창할 전망이다. ILO 핵심 협약은 소방관과 같은 노조 가입이 허용되지 않는 직종의 공무원과 해고자에게도 노조 설립과 가입의 자유(단결권과 결사의 자유)를 전면 허용하는 내용이다. 노동계가 주장하는 "누구나 노조할 권리"를 보장하는 협약이란 얘기다. 노동조합 수는 75개(1.2%) 늘어나는데 그쳤다. 283개 노조가 해산하고, 358개의 새로운 노조가 생겼다. 이같은 증가 수치는 2016년 증가 규모(370개)의 20.3%에 불과하다. 노조조직률과 조합원 수가 불어나는 데 비해 노조 수가 적은 것은 금속노조와 같은 산별노조의 영향력이 커졌다는 뜻이다. 실제로 노조원 수 가운데 56.5%(118만1533명)가 초기업노조원이다. 전년(55.3%)에 비해 그 비중이 1.2% 포인트 높아졌다. 인원 수로는 9만3183명이 늘었다. 반면 기업별 노조 조합원 수는 2만8476명 늘어나는데 그쳐 비중은 1.2%포인트 감소했다.

합을 말한다. 이는 주로 숙련공들의 기술이 필수적으로 요구되던 종래의 생산방식 하에서 숙련근로자가 조직을 통해 노동시장을 배타적으로 독점하여 교섭력을 높이는 것을 주목적으로 하였다. 대표적인 예로 19세기 말, 20세기 초 미국과 영국 등에서 인쇄공, 봉제공, 제화공이 자신들의 기술과 노동을 보다 유리한 위치에서 공급하기 위하여 집단적 세력을 형성하여 임금협상에 영향력을 행사하기 시작한 것이 노동조합의 설립배경이라고 할 수 있다.

그러나 기계에 의한 생산이 급속히 진전됨에 따라 기술이 단순화되고 노동에 있어서의 숙련도와 미숙련도의 차이가 좁혀지는 한편 새로운 생산시설의 등장으로 인하여 직종구분도 재편성되어 직업별 조합의 주도적 지위는 점차 약화되었다. 현재 우리나라의 직업별 노동조합은 한국교원노동조합, 전국교직원노동조합 등이 있다.

2) 일반노동조합(general labor union)

일반노동조합은 숙련이나 직능, 산업과는 관계없이 모든 피고용자들이 가입할 자격을 가지고 있으며 전국에 걸쳐 조직하는 단일노동조합을 말한다. 초기 단계에서는 직업별조합에서 배제되었던 미숙련공들과 기타 노동에 종사하는 피고용자들이 중심이 되어 단일조직으로 결성되었다가 산업화의 진전에 따라 종래의 개인적 기능이나 숙련노동을 필요로 하지 않고 생산 작업이 분업화 · 단순화 · 표준화됨에 따라 특정 대상집단을 정하지 않은 일반조합이 결성된 것이다. 일반노동조합은 주로 미숙련자들이 중심인 조직이므로 지켜야 할 기득권도 없으며, 노동력의 과잉 때문에 노동력의 공급을 제한하는 것도 불가능하다. 그러므로 일반조합에서는 안정된 고용의 확보, 노동시간의 최고한도 규제, 임금의 최저한도 규제 등을 중요한 요구조건으로 하며 이를 실현시키기 위해 입법 활동을 중요시한다. 일반조합은 조합구성원의 이질성으로 인해 단결력이 약하고, 양적으로만 팽창했기 때문에 유동적이며, 의견종합의 곤란 등으로 인해 단체교섭기능이 약화될 가능성이 크다. 우리나라의 경우는 종래 한국노총산하의 연합노조연맹이 이에 해당된다고 할 수 있다.

3) 산업별 노동조합(industrial labor union)

산업별 노동조합은 직종이나 계층에 관계없이 조직을 초월하여 동일산업에 종사하는 모든 근로자가 하나의 노동조합을 구성하는 조직 형태이다. 이것은 20세기에 철강, 전기, 화학, 자동차 등의 대량생산공업이 발달하고 그와 같은 산업에서 미숙련공, 반숙련공, 숙련공 등이 복합적으로 존재함에 따라 과거 직종별 조합의 노동공급 제한방법과는 다른 방법이 필요한데서 발생하였다. 즉 산업별 노동조합에서는 하나의 산업 또는 하나의 기업전체의 근로자가 일시에 파업을 통하여 노동을 중지시키는 것이 교섭상 유리한 방법으로 됨에 따라 노동조합도 그와 같은 산업 또는 기업내의 전 근로자를 단위로 조직하게 된 것이다. 따라서 사용자에 대한 교섭력이 가장 강한 형태이다. 산업별 노동조합의 장점으로는 기업과 직종을 초월한 거대한 조직으로서 정책활동 등에 의해 압력단체로서의 지위를 가지며, 산업구조의 변화와 그에 따른 자본의 집중화에 대응하여 해당산업에 있어서 교섭력의 통일화를 유지할 수 있다는 점을 들 수 있다. 반면 직종 간이나 단위기업 간의 이해차이로 조직의 응집력이 약해질 가능성도 있으며, 산업내의 다양한 직종들의 특수성에 부합한 임금 및 근로조건의 결정에는 문제가 있다. 우리나라의 경우 IMF 구제금융 이후 종래의 기업별노조에서 산업별 노조로의 전환이 활발하게 이루어 졌다. 전국철도노동조합, 전국전력노동조합, 전국금융산업노동조합, 전국체신노동조합, 전국대학노동조합, 보건의료산업노조 등이 그것이다.

4) 기업별 노동조합(company labor union)

기업별 노동조합은 동일기업에 종사하는 근로자들로 조직되는 형태로서 직장별 조합이다. 즉 한 개의 업체를 단위로 하며 직종이나 산업은 노조원의 자격으로 고려되지 않는다. 기업별 노조는 개별업체를 존립기반으로 하기 때문에 노동시장에 대한 지배력은 거의 없고 노조로서의 역량도 약한 편이다. 기업별 조합은 우리나라의 경우 가장 대표적이며 전통적인 노동조합조직화의 형태이다.

우리나라의 경우 노동조합 설립이 기업별, 산업별, 직종별 및 지역별로 자유롭게 되어 있으나, 기업별 노동조합 전통이 강하며 대부분이 기업별 단위노동조합이며, 현재 중앙조직으로는 한국노총과 민주노총 등이 있다. 그러나 산업별 노동조합 연맹이나 전국적 중앙조직으로서의 한국노총과 민주노총이 어느 정도 영향력이 있는지는 개별 단위인 기업별 노동조합과 산업별 노동조합들이 한국노총과 민주노총에 얼마나 의지하는가에 달려 있다고 볼 수 있다.

Ⅲ 단체교섭과 단체협약

1. 단체교섭(collective bargaining)

1) 의의

단체교섭이란 노동조합과 사용자 또는 사용자 단체가 근로자의 임금이나 근로시간, 그 밖의 근로조건에 관한 협약의 체결을 위해 집단적 타협을 모색하고 또 체결된 협약을 관리하는 절차와 행위를 말하는 것이다. 근로자의 입장에서 교섭을 진행하는 주체는 노동조합이라는 하나의 '단체'이며, 교섭은 노사당사자 사이의 개별 비밀교섭이 아닌 다수의 대표자들에 의한 공개교섭이라는 점에서 '단체교섭'이라고 불린다.

좁은 의미의 단체 교섭은 서로의 입장을 확인하는 것 이상의 의미는 없는 것이므로 넓은 의미로는 단체협약을 체결하는 법률행위까지를 포함한다. 그러나 단체교섭에 의제로 대두되었던 모든 내용이 그대로 단체협약 내용이 되는 것은 아니므로 단체 교섭권과 단체 협약권이 동일한 것은 아니다. 단체교섭은 노동조합의 대표자가 교섭권한뿐만 아니라 '노동조합 및 노동관계조정법' 제 29조에 협약체결도 가질 수 있는 것으로 규정하고 있고, 노동조합은 단체교섭권을 위임할 수 있으며, 사용자는 단체교섭의 중요한 내용인 단체협약의 체결을 정당한 이유 없이 거부 또는 해태 할 수 없다는 법적 근거에 의해 진행되는 것이다.

우리나라에서 단체교섭은 주로 기업별 노조와 개별 사용자 간의 기업별 교섭형태로 이루어져 왔으며, 노동조합 및 노동관계조정법에 유효기간은 2년을 초과할 수 없도록 되어있다. 그러나 일반적으로 임금교섭은 매년 이루어지며, 임금교섭을 제외한 단체교섭은 2년을 주기로 이루어지는 것이 일반적이다.

2) 단체교섭의 주체와 대상

자신의 명의로 단체교섭을 수행하는 당사자를 단체교섭의 주체라고 하는데, 헌법 제33조 제 1항에 의하면 근로자 개인과 노동조합이 주체로 규정되어 있다. 또한 단체교섭을 실제로 수행할 수 있는 법적 자격이 있는 사람, 즉 단체교섭의 권한을 갖고 있는 사람을 단체교섭 담당자라고 한다. 따라서 노동조합의 대표자와 사용자의 대표자가 단체교섭에 나선 경우, 단체교섭 담당자는 노사양측의 대표자이고 단체교섭의 주체는 노동조합과 사용자가 되는 것이다. 이렇게 단체교섭 담당자가 상대방과 교섭할 수 있는 법적 자격은 '노동조합 및 노동관계조정법' 제 29조에 규정하고 있는 단체교섭 권한을 근거로 하는 것이다.

노사가 단체교섭에서 다루게 되는 주제(subject)로는 임금 및 근로시간과 같이 근로조건과 관련이 있거나, 집단적 성격이 있는 문제를 대상으로 하고 경영권과 같은 사용자의 처리 또는 처분 권한에 속하는 사항 등도 포함된다. 인사 · 경영권은 단체교섭의 대상에 포함될 수 없는 사용자의 고유 영역이었으나, 최근에는 '근로자 참여 및 협력증진에 관한 법률'이 허용하는 범위 내에서 노사 협의 및 고충처리 대상으로 포함하여 확대하는 경향이 나타나고 있다.

단체교섭의 내용은 단체협약에서 제시되는데 이를 좀 더 구체적으로 살펴보면 다음과 같다.

① 총칙에 포함되는 내용 : 유일단체교섭조항, 숍제도 등
② 조합 활동에 관한 규정 : 전임자, 근무시간 중 조합 활동, 조합비 공제, 사내홍보활동, 조합원교육 등
③ 인사에 관한 규정 : 인사, 인사위원회, 임금, 근로조건, 징계 및 해고, 인원정리, 승계의무, 고용보장 등
④ 근로조건과 복리후생 규정 : 근로시간, 휴일 및 휴가, 임금, 상여금, 퇴직금, 복리후생, 교육훈련, 산업안전 및 보건 관련 등
⑤ 단체교섭 및 노동쟁의에 관한 규정 : 단체교섭, 평화의무조항, 쟁의조항, 단체협약의 관리 등

3) 단체교섭의 기능

단체교섭은 오늘날 노사관계제도에 있어서 다음과 같은 세 가지 중요한 기능을 지니고 있다.

① 단체교섭은 작업장의 많은 규칙을 제정하고 수정하며 관리하는 기능을 갖는다.
② 단체교섭은 근로자의 보상의 정도를 결정하는 과정으로서의 기능을 갖는다.

③ 단체교섭은 협약기간 중이나 만료시 또는 재 연장시 제기되는 분규를 해결하는 방법으로서의 기능을 갖는다.

2. 단체교섭의 유형

현행 노동조합 및 노동관계조정법은 단체교섭 자체의 방식에 대해 아무런 규정을 두고 있지 않으나 대체로 기업별교섭, 통일교섭, 대각선교섭, 공동교섭, 집단교섭 등과 같은 5가지 경우로 분류할 수 있다.

도표 13-1 단체교섭의 유형

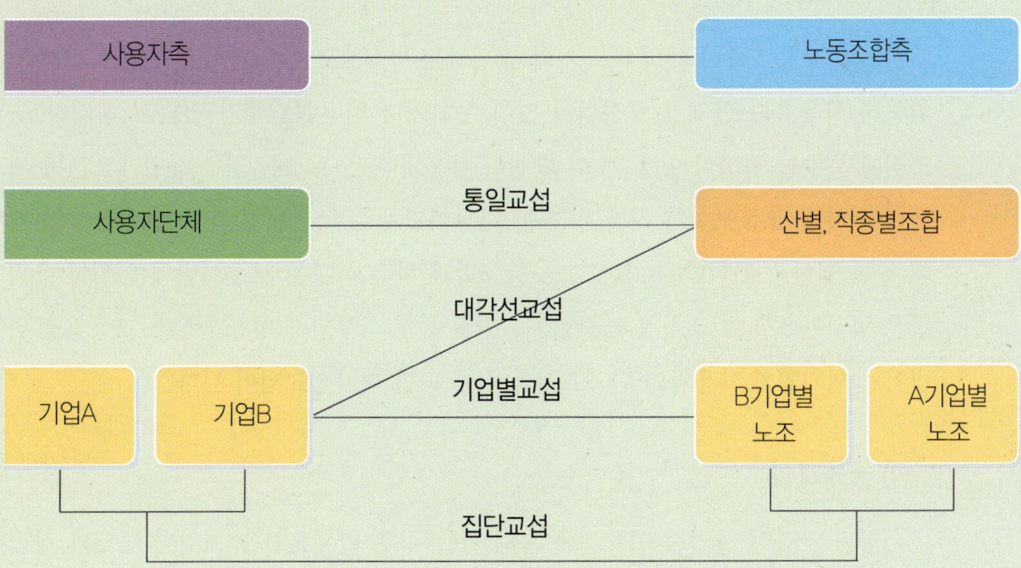

1) 기업별 교섭

기업별교섭은 1사업장 또는 기업을 단위로 1사용자와 1노조가 교섭하는 형태로서 우리나라 및 일본과 같이 기업별노조가 전형적인 노동조합형태를 보이는 경우 가장 대표적인 교섭유형이다. 이러한 방식은 교섭의 양 당사자는 사용주와 종업원이라는 종속관계 때문에 대등한 입장에서 교섭하기 어렵다는 점이며, 회사사정에 익숙하여 무리한 요구나 노사분규 방지에 유리하다는 장점이 있다.

2) 통일교섭

전국적 또는 지역적인 산업별 또는 직종별 노동조합과 이에 대응하는 전국적 또는 지역적인 사용자단체 사이에 행해지는 교섭을 말한다. 산별노조가 일반적인 독일이나 미국, 영국, 유럽의 경우는 일반적으로 이러한 통일교섭을 하고 있다. 이는 노조 측이 교섭력이 강화되는 장점이 있으나 협상이 결렬될 경우 파업이 발생하면 관련 산업의 전체조합원이 파업에 가담케 되기 때문에 분규가 대형화됨으로써 국민경제전반에 끼치는 손실이 매우 클 수 있다는 단점이 있다.

3) 대각선 교섭

산업별 노동조합이 개별 사용자와 교섭하는 방식으로 노동조합은 산별로 구성되어 있는데 사용자는 단체가 구성되어 있지 못하거나 사용자단체가 있다고 하더라도 각 조직에 특수한 사정이 있을 때 이 방식이 사용된다. 노동조합 및 노동관계조정법 제29조에 의하면 노동조합과 사용자 또는 사용자단체로부터 교섭 또는 단체협약의 체결에 관한 권한을 위임받은 자는 그 노동조합과 사용자 또는 사용자단체를 위하여 위임받은 범위안에서 그 권한을 행사할 수 있다. 특정 상부단체(연합단체)가 교섭권을 위임받아 개별기업의 사용자와 단체교섭을 하게 되면 대각선교섭이 된다.

4) 공동교섭

기업별 조합이 산업별 연합체에 속해 있는 경우 단체교섭을 기업별 노조와 상급단체인 연합체가 공동으로 사용자와 교섭하는 방식이다. 우리나라의 경우 현행법상 산업별 연합단체와 단위노조 산하의 지부도 단체교섭 당사자가 될 수 있으므로 단위노조가 참여하는 공동교섭이 가능하다. 우리나라에서는 단위노조가 상급단체에 교섭권을 위임한 후 상급단체의 이름으로 교섭을 행하되 실제로는 상급단체의 간부와 단위노조의 간부가 함께 교섭에 참가하는 경우가 많다. 이 경우 단위노조로서는 자신의 취약한 교섭력을 연합단체의 힘을 빌려 보완할 수 있고 동시에 단위노조도 교섭에 참여하므로 단위기업의 특수한 사정을 반영하는데 어려움이 없을 뿐 아니라 단위노조의 자주성을 지킬 수 있다는 장점을 지니고 있다.

5) 집단교섭

집단교섭은 수개의 노동조합 지부가 공동으로 수개의 기업집단과 집단적으로 교섭하는 형태이다. 노동조합측이나 사용자측이 산업별로 연합전선을 형성하여 교섭하기 때문에 연합(聯合)교섭이라고도 하며 유럽국가에서 많이 볼 수 있는 형태이다.

일반적으로 노동조합이 상부단체에 소속되어 있지 않거나 상부단체가 없는 경우 또는 기업별 교섭의 약점을 보완하기 위하여 이와 같은 교섭방식을 취하게 되지만, 상부단체가 있고 또 이에 소속되는 경우에도 상부단체의 통제 혹은 지도하에 단위노동조합이 결합하여 상부단위노조에 위임하지 않고 교섭할 경우도 있다.

지금까지 살펴본 교섭 유형가운데 우리나라의 교섭구조는 산업별로 다양한 양상을 보이고 있는 미국의 경우와는 달리 기업별 노조와 개별 사용자 간에 이루어지는 기업별 교섭이 중심이 된 분권화된 교섭구조를 가지고 있는데, 이는 무엇보다도 우리나라의 가장 대표적인 노조의 형태가 기업별 노조를 근간으로 하고 있기 때문이다.

3. 단체교섭 절차

1) 예비교섭

교섭위원회의 상견례로부터 시작된다. 노동조합 측에서는 교섭요구안을 사용자측에 제시하고 입장을 설명한다. 여기에 대하여 경영자 측에서는 경영 여건, 노사관계에 대한 평가와 향후 진로 등에 대하여 설명한다. 교섭의 효율성을 위하여 노조는 사전에 교섭요구안을 서면으로 사용자 측에 제시하는 것이 관례이다. 예비교섭에서는 본 교섭의 일정, 교섭장소, 본 교섭에서 다룰 안건들의 우선순위, 쟁의조정제도 활용 등에 대한 합의가 이루어지게 된다. 교섭사항이 많은 경우에는 소위원회를 구성하여 운영하기도 한다. 또한 교섭은 금전적인 사안과 비금전적 사안으로 구분되는데 예비교섭에는 비금전적인 것들부터 다루는 것이 좋다. 금전적인 사안을 먼저 제시하여 상호 간에 감정이 상하게 되면 교섭이 교착상태에 빠지기도 한다.

2) 본 교섭

본 교섭은 사용자 측에서 노조의 요구안에 대하여 처음으로 교섭을 시작할 것을 제안함으로써 시작되는 것으로 볼 수 있다. 본 교섭은 예비교섭에서 상대방의 입장을 어느 정도 파악한 다음에 시작되기 때문에 상호 간에 치열한 전술전략이 구사된다. 이때 어느 한쪽이 비현실적인 제안을 하게 되면 계속해서 비현실적인 회의만 이어지기 때문에 진정으로 교섭을 원한다면 현실적인 제안을 하는 것이 필요하다. 또한 교섭 안을 제시할 때는 상대방의 입장과 병원이 처한 상황을 철저하게 분석해야 한다. 사전 준비가 철저히 되지 못한 상태에서 계속 수정제안을 하거나 새로운 것들을 연이어 제시하게 되면 신뢰를 쌓지 못해 교섭은 파행으로 치닫게 된다.

3) 마무리 교섭 및 타결

마무리 교섭에 있어서는 쟁점사항에 대해 노사가 마지막으로 입장을 정리하고, 상대방에게 최종안을 받아들일 것을 제안하게 된다. 노사는 교섭 안건에 대하여 하나하나 타결하는 경우도 있지만 시간적 제약 때문에 일괄적으로 타결하는 경우도 있다. 때문에 마무리 교섭의 시점에서는 교섭위원들의 냉철한 판단이 요구된다고 하겠다. 필요에 따라서는 노사 양측에서 대표가 단독으로 담판을 짓거나 두세 명의 교섭위원과 함께 막후교섭을 전개하기도 한다. 막후교섭은 매우 민감한 사안 또는 외부적으로 공개하기 어려운 사안을 다룰 때에도 활용된다. 그러나 막후교섭에 대한 비밀은 끝까지 지켜져야 교섭 후에 오는 혼란을 막을 수 있다. 노조원들은 막후교섭에 대하여 어느 정도는 인정하는 것으로 조사되고 있다.

4) 조합원의 인준

단체교섭에서 타결된 교섭 안에 대하여 조합원 총회나 대의원회에서 인준과정을 거치게 되어 있으면 최종합의를 위해 인준과정을 거쳐야 한다. 인준과정은 보통 조합원 총회에서 보고하는 형식으로 이루어지나 사안이 예민할 때에는 총회 투표나 대의원회 투표를 거치기도 한다. 노조의 교섭 대표들이 성실 교섭을 했다고 하더라도 인준과정에서 부결되는 경우가 있기 때문에 노조 집행부에서는 인준절차가 원만하게 이루어지도록 홍보에 최선을 다해야 한다.

4. 단체협약의 체결

단체교섭의 과정을 거쳐서 노동조합과 사용단체가 근로조건의 기준 및 기타 사항에 관하여 협정을 체결하였을 때 그 협정을 단체협약(collective agreement)이라고 한다. 그러므로 단체협약은 집단적인 근로계약으로서 일단 성립되고 나면 그것이 법률에 저촉되지 않는 한 개별근로계약이나 사용자가 일방적으로 결정한 취업규칙에 우선하여 획일적으로 적용되는 강력한 효력을 가지게 되므로 협약작성에는 상당한 요식성이 요구되고 있다. 첫째, 단체협약은 서면으로 작성되어야 하고, 둘째, 반드시 당사자 쌍방이 서명 또는 날인하여 합의한 사실을 증거로 남겨야 하며, 셋째, 단체협약의 당사자는 단체협약의 체결일부터 15일 이내에 이를 행정관청에게 신고하여야 한다. 또한 단체협약에는 2년을 초과하는 유효기간을 정할 수 없다.

Ⅳ 노동쟁의와 쟁의행위

1. 의의

노동쟁의(labor dispute)라 함은 임금, 노동시간, 후생, 해고, 근로조건에 관하여 노사 간의 주장의 불일치로 인한 분쟁상태를 말하는데 노사분쟁이라고도 표현한다. 반면 쟁의행위는 노동쟁의와는 다르다. 즉 쟁의행위는 그와 같은 분쟁상태가 파업·태업·직장폐쇄와 같은 양자의 실력행사라는 구체적인 행위로 실제로 나타난 경우를 의미한다. 노사측의 의견차이에서 발생되는 노동쟁의는 자주적으로 해결되는 것이 바람직하지만 이를 당사자의 자주적 해결에 맡겨둘 경우에 실제 쟁의행위로 이어질 수 있는 가능성이 매우 높아진다. 노동쟁의와 쟁의행위와의 차이점은 분쟁상태이냐 아니면 실제행위이냐에 있다. 사실적인 상태를 노동쟁의라 한다면 이러한 상태를 전제로 한 실제행동은 쟁의행위라 할 수 있다.

2. 우리나라 쟁의조정제도

관련당사자들의 의견차이에서 발생하는 노동쟁의는 자주적으로 해결되는 것이 가장 바람직하지만, 당사자들의 자주적 해결에 일임할 경우 쟁의행위가 자주 발생하고, 또한 장기간에 걸쳐 계속될 가능성이 크므로 국가적인 차원에서는 바람직한 일이라 할 수 없다. 이에 국가에서는 노동쟁의에 대하여 제한을 가하고 있으며, 노동쟁의 조정을 위하여 관계법을 제정하는 동시에 특별기관을 설치하여 쟁의의 사전적 · 평화적 해결을 도모하고 있다. 즉 노동쟁의조정제도를 통하여 노동쟁의의 평화적 해결을 도모하는 한편 노동위원회로 하여금 그 조정을 담당토록 하고 있다.

1) 조정(mediation)

조정이란 제3자가 노사 간에 서로 합의할 수 있는 안을 만들어 권고하고 유도하는 과정이다. 권고가 강제가 아니라는 점에서 노사당사자의 자주적 해결정신에 기초하고 있다고 볼 수 있다. 우리나라의 경우 쟁의행위는 사전에 조정절차를 거치지 않으면 쟁의행위를 할 수 없도록 조정전치주의를 도입하고 있다. 이러한 조정전치주의에 따라 조정절차를 거치지 아니하거나 조정기간이 만료되기 전까지는 쟁의행위가 금지된다. 즉 노사당사자는 노동위원회의 조정안을 거부할 수 있으나 조정기간에는 조정행위가 금지된다. 조정신청이 있으면 노동위원회에서는 일반사업의 경우는 조정위원회(근로자대표, 사용자대표, 공익대표 등 3인으로 구성)를, 공익사업의 경우에는 특별조정위원회(3인으로 구성)를 구성하여 조정에 들어간다. 조정기간은 일반사업장은 10일, 공익사업장은 15일이며 당사자 간의 합의로 각각 10일, 15일 이내에서 연장할 수 있다.

2) 중재(arbitration)

중재란 가장 강력한 노동쟁의 조정방법으로 노사 양당사자는 제3자인 노동위원회의 결정 안을 일단 수용할 의무가 있다. 다음과 같은 경우에는 노동위원회가 중재를 하게 되는데, 중재 중에는 쟁의행위가 금지된다.

- 관계당사자의 쌍방이 함께 중재신청을 했을 때
- 관계당사자의 일방이 단체협약에 따라 중재를 신청할 때

중재를 하게 된 때에는 지체 없이 이를 서면으로 관계당사자에게 각각 통지하여야

하며, 중재절차가 개시되면 냉각기간이 경과한 경우라도 그날로부터 15일간은 쟁의행위를 할 수 없다.

3) 긴급조정(emergency adjustment)

쟁의행위가 공익사업에 관한 것이거나 그 규모가 크거나 그 성질이 특별한 것으로서 현저히 국민경제를 해하거나 국민의 일상생활을 위태롭게 할 위험이 있다고 판단될 때 고용노동부 장관이 중앙노동위원회 위원장의 의견을 들어 긴급조정 결정을 할 수 있다. 긴급조정결정이 공표되면 공표일로부터 30일간 쟁의행위가 금지된다. 긴급조정에 의해 조정안이 관계당사자에 의하여 수락되거나 또는 중재 결정이 내려지면 조정안과 중재재정(仲裁裁定)은 단체협약과 동일한 효력을 지니게 된다.

3. 쟁의행위

쟁의행위는 노동쟁의와는 달리 노사 간의 분쟁상태가 실제적 실력행사라는 실제행위로 나타난 경우를 의미한다. 노동조합 측의 쟁의행위에는 파업, 태업, 불매운동, 피케팅, 준법투쟁 등이 있고, 이에 대응하는 사용자측의 행위로는 직장폐쇄 등이 있다. 쟁의행위는 조합원의 직접 · 비밀 · 무기명투표에 의한 조합원 과반수의 찬성으로 결정하지 아니하면 이를 행할 수 없다. 또한, 쟁의행위를 하고자 할 경우에는 행정관청과 관할노동위원회에 쟁의행위의 일시 · 장소 · 참가인원 및 그 방법을 미리 서면으로 신고하여야 한다. 쟁의신고를 받은 특별시장 · 광역시장 · 도지사 · 특별자치도지사 또는 시장 · 군수 · 구청장은 쟁의행위의 신고를 받은 경우에는 그 사본 1부를 지체 없이 해당 노동조합의 주된 사무소의 소재지를 관할하는 지방고용노동관서의 장에게 송부하여야 한다.

1) 파업(strike)

파업은 근로자의 쟁의행위 중 가장 오랜 역사를 가진 전형적 분규형태이다. 파업은 다수의 근로자가 근로조건의 유지 또는 개선이라는 목적을 쟁취하기 위하여 조직적인 방법을 공동적으로 노무제공을 거부하는 행위이다. 이는 가장 강력한 쟁의행위 수단으로 활용된다.

2) 태업(sabotage)과 준법투쟁(work-to-rule)

태업은 근로자들이 집단적으로 그리고 고의적으로 작업능률을 저하시킴으로써 사용자에게 경제적 손실을 발생시키도록 하는 쟁의행위를 말한다. 태업과 유사한 쟁의행위 중 준법투쟁이 있다. 이것은 일반적으로 준수하게 되어 있는 보안규정이나 안전규정을 필요 이상으로 엄정하게 준수함으로써 작업능률을 의식적으로 저하시키는 행위이다. 또 준법투쟁은 종전의 관행을 부정하고 노동조합에 의해서 잔업거부 또는 정시 출퇴근, 시간외 초과근무 거부, 규칙이행(예: 안전운행을 핑계로 한 운행속도의 지나친 서행), 일제휴가신청 등의 행위를 함으로써 업무의 정상적인 운영을 저해하는 것을 말한다. 내용다지기 13-2

내용다지기 13-2

준법투쟁

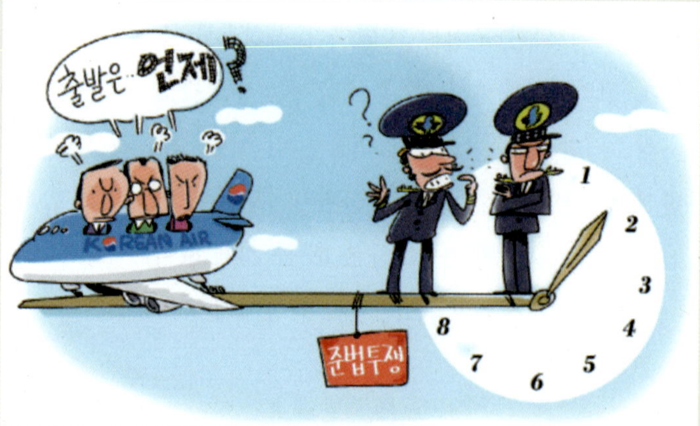

준법투쟁이 왜 쟁의행위가 될까? 준법투쟁이 쟁의행위가 된다 안된다 이견이 있지만 오죽했으면 법을 지키는 것이 쟁의행위가 될까. 준법투쟁이 법규를 규정대로 지키면서 사용자에게 손해를 주는 노동쟁의 방법이니 만큼, 결국 평소에는 법을 지키지 않는 것이 손해를 끼치지 않는다니 역설적이다. 예를 들면, 지하철 운행에서 기관사는 열차에 위험할 정도로 근접해 있는 승객은 없는지 끼인 사람은 없는지 불안한 행동을 보이는 사람은 없는지 등등을 자세히 확인한 다음에 열차를 출발시키도록 되어 있다. 그래서 준법투쟁 시 이러한 행위를 모두 지키게되므로 열차 운행시간이 매 역마다 1~2분 지연되게 되고 승객들은 불만이 고조되고 그 불만이 정부나 시 당국에 압력으로 작용하여 협상을 유리하게 이끈다. 운수노조도 평소에는 영업수익을 위해 법과 규정에 의한 정차시간, 지정속도 등을 지키지 않다가 준법투쟁을 하면 법정 정차시간 준수, 지정속도 준수(예: 80km)나 지정속도보다 느린 운행을 하니 편의성에 빠져버린 시민들은 불편을 느끼고 참지 못하고 아우성을 치게 만들어 관계당국과의 협상에서 유리한 고지를 점하게 된다. 불법에 익숙한 시민의 문제인지, 불법을 조장하는 제도적 장치가 문제인지 알다가도 모를 일이다.

3) 불매운동(boycott)

불매운동은 파업의 대상이 되는 회사의 제품이나 서비스의 구매 또는 사용을 하지 않을 것을 노동조합원 사이에 협정하는 것을 말한다. 이 경우 노동조합원들이 회사의 제품을 불매하도록 동맹하는 것을 1차적 보이콧(primary boycott)이라 하며, 노동조합원 이외의 사람들에게 회사의 제품을 불매하도록 동맹하는 것을 2차적 보이콧(secondary boycott)이라고 한다.

4) 피케팅(picketing)

이는 파업을 효과적으로 수행하기 위하여 근로희망자들의 사업장 또는 공장의 출입을 저지하고 파업참여에 협력할 것을 호소하는 행위이다. 흔히 사업장의 출입구 또는 작업현장에서 피켓을 들고 시위하거나 확성기를 사용해 설득하는 것을 볼 수 있는데 이것이 바로 피케팅이다.

5) 직장폐쇄(lock-out)

직장폐쇄는 사용자의 입장에서 취할 수 있는 거의 유일한 쟁의행위이다. 근로자 또는 노동조합이 중심이 되어 집단적으로 노무의 제공을 거부하는 파업과는 달리 직장폐쇄는 사용자의 입장에서 노조의 쟁의행위에 대응하기 위하여 근로자의 노무수령을 집단적으로 거부하고 임금을 지급하지 않는 것을 의미한다. 직장폐쇄는 반드시 노조가 쟁의행위를 개시한 이후에만 방어적으로 사용할 수 있다.

시 · 도지사 또는 시장 · 군수 · 구청장은 직장폐쇄의 신고를 받은 경우에는 그 사본 1부를 지체 없이 쟁의행위의 당사자인 노동조합의 주된 사무소의 소재지를 관할하는 지방고용노동관서의 장에게 송부하여야 한다.

V 부당노동행위

1. 의의

부당노동행위(unfair labor practice)는 사용자가 노동조합의 정당한 권리를 침해하거나 반대로 노동조합이 사용자의 정당한 권리를 침해할 때 나타나는 일체의 행위를 말한다. 사용자가 노조의 단체교섭행위를 방해한다거나 노조가 회사의 재산을 파괴하는 폭력행사 등이 그 예가 된다. 그러나 우리나라는 현행 노동조합 및 노동관계조정법을 통해 사용자의 부당노동행위만을 규율하고 있다.

2. 부당노동행위의 유형

노동조합 및 노동관계조정법 제6장에는 부당노동행위에 대하여 규정하고 있는데 5가지 유형으로 열거하고 있다.

1) 불이익 대우

노동조합 및 노동관계조정법 제81조 1항에 '근로자가 노동조합에 가입 또는 가입하려고 하였거나 노동조합을 조직하려고 하였거나 기타 노동조합의 업무를 위한 정당한 행위를 한 것을 이유로 그 근로자를 해고하거나 그 근로자에게 불이익을 주는 행위'를 불이익 대우로 규정하고 있다. 불이익 대우의 대표적인 사례는 해고, 전근, 배치전환, 출근정지, 휴직, 복직거부, 계약갱신 거부, 감봉 등이 있다.

2) 황견계약

노동조합 및 노동관계조정법 제81조 2항에 '근로자가 어느 노동조합에 가입하지 아니할 것 또는 탈퇴할 것을 고용조건으로 하거나 특정한 노동조합의 조합원이 될 것을 고용조건으로 하는 행위'를 부당노동행위로 금지하고 있다. 이와 같은 행위를 황견계약(yellow dog contract)이라고 한다.

3) 단체교섭 거부

노동조합 및 노동관계조정법 제81조 3항에 '노동조합의 대표자 또는 노동조합으로부터 위임을 받은 자와의 단체협약체결 기타의 단체교섭을 정당한 이유 없이 거부하거나 해태하는 행위'를 부당노동행위로 규정하고 이를 금지하고 있다. 단체교섭은 노동조합의 본래적이고 핵심적인 기능이기 때문에 사용자에게 성실교섭의무를 부담시키는 것이다.

4) 지배 · 개입 및 경비원조

노동조합 및 노동관계조정법 제81조 4항에 '근로자가 노동조합을 조직 또는 운영하는 것을 지배하거나 이에 개입하는 행위와 노동조합의 전임자에게 급여를 지원하거나 노동조합의 운영비를 원조하는 행위'를 부당노동행위로 규정하고 이를 금지하고 있다. 이 규정은 노동조합의 자주성과 독립성을 보호하기 위하여 마련된 것이다.

5) 정당한 단체행동 참가에 대한 해고 및 보복적 불이익 취급

노동조합 및 노동관계조정법 제81조 5항에 '근로자가 정당한 단체행위에 참가한 것을 이유로 하거나 또는 노동위원회에 대하여 사용자가 이 조의 규정에 위반한 것을 신고하거나 그에 관한 증언을 하거나 기타 행정관청에 증거를 제출한 것을 이유로 그 근로자를 해고하거나 그 근로자에게 불이익을 주는 행위'를 부당노동행위로 규정하고 이를 금지하고 있다.

3. 부당노동행위의 구제

부당노동행위로 인하여 권리를 침해당한 근로자 또는 노동조합은 노동위원회에 구제신청을 할 수 있도록 법제화되어 있다(노동조합 및 노동관계조정법 제82조~제86조). 우선 구제의 신청은 부당노동행위가 있은 날로부터 3개월 이내에 노동위원회에 할 수 있도록 되어 있으며, 구제신청을 받은 노동위원회에서는 심사를 통하여 부당노동행위가 성립한다고 판정한 때에는 사용자에게 구제명령을 내리게 된다. 만약 구제명령이나 기각결정에 관계당사자가 불복할 경우 중앙노동위원회에 재심을 신청할 수 있으며, 이에도 불복할 경우에는 행정소송을 제기할 수 있다.

4. 병원노무진단 주요 점검내용

법령	점검내용	주요내용
근로기준법	근로계약	- 근로계약서 명시 의무 - 근로자명부 작성 - 18세 미만 근로자 동의서 등 서류
	근로시간	- 법정근로시간 준수여부 - 연장근로시간 제한 및 동의여부 - 여성근로자 야간 · 휴일근로 동의서
	임 금	- 통화 · 직접 · 전액 · 정기불 원칙 준수 - 연장 · 야간 · 휴일근로가산금 지급여부 - 최저임금 준수 여부
	휴일 · 휴가 · 휴직	- 주휴일 지급 여부 - 연차유급휴가 지급 여부 - 산전 · 후 휴가 부여 여부 - 육아휴직 부여 여부 - 생리휴가 부여 여부
	퇴직금	- 퇴직자 14 일 이내 금품 청산 여부 - 해고사유와 해고시기 서면통지 의무
남녀고용평등법(남녀고용평등과 일 · 가정 양립 지원에 관한 법률)	직장내성희롱	- 근로자 모집 · 채용 시 남녀의 차별 여부 - 직장내 성희롱 예방 교육 실시 여부
근참법(근로자 참여 및 협력증진에 관한 법률)	노사협의회	- 정기회의 개최 여부 - 고충처리위원 선임 여부
파견법 (파견근로자보호 등에 관한 법률)	허가기준	- 근로자파견사업 대상 업무 관련 - 사내 하도급 관련
비정규직법 (기간제 및 단시간근로자 보호 등에 관한 법률)	차별시정	- 차별시정명령 준수여부 - 비정규직근로자 차별 처우 여부 - 비정규직근로자 근로계약서 작성 여부
노조법 (노동조합 및 노동관계 조정법)	-	- 노동조합의 서류 및 활동 현황 - 파업시 파업일지 - 사용자의 대체근로금지 의무

VI 병원조직의 노사관계

1. 병원노사관계의 특성

1) 공익사업체로서의 특성

노사관계는 병원의 안정과 질서유지의 제일 중요한 요소이다. 병원은 인간의 생명을 보호하고, 건강을 유지 · 증진시키기 위해 치료와 예방을 통해서 보건의료를 제공하는 곳으로서 사회생활속에서 중요한 역할을 하는 기관이다.

병원은 공익사업체로서의 특성을 가지고 있다. 노동조합 및 노동관계조정법(제71조)에 의하면 '공중위생 및 의료사업'은 공익사업으로 정의하고 있다. 즉 '공익사업'이라 함은 공중의 일상생활과 밀접한 관련이 있거나 국민경제에 미치는 영향이 큰 사업으로서 ① 정기노선여객운수사업, ② 수도 · 전기 · 가스 · 석유정제 및 석유공급사업, ③ 공중위생 및 의료사업, ④ 은행 및 조폐사업, ⑤ 방송 및 통신사업 등으로 규정하고 있다.

또한 공익사업으로서 그 업무의 정지 또는 폐지가 공중의 일상생활을 현저히 위태롭게 하거나 국민경제를 현저히 저해하고 그 업무의 대체가 용이하지 아니한 사업을 '필수공익사업'으로 구분하고 있는데 이러한 필수공익사업으로는 ① 철도사업, 도시철도사업 및 항공운수사업, ② 수도사업, 전기사업, 가스사업, 석유정제사업 및 석유공급사업, ③ 병원사업 및 혈액공급사업, ④ 한국은행사업, ⑤ 통신사업으로 구분하고 있다. 이러한 이유 때문에 일반사업장과는 달리 병원은 제약이 따르게 마련이다. 노동쟁의 발생을 신고한 후에 일정기간 쟁의행위를 제한하는 냉각기간이 일반사업체는 10일인데 비해 병원(공익사업)은 15일이다.

병원의 필수유지업무는 ① 응급의료에 관한 법률」 제2조제2호에 따른 응급의료 업무, ② 중환자 치료 · 분만(신생아 간호를 포함한다) · 수술 · 투석 업무, ③ 앞의 ①과 ②의 업무수행을 지원하기 위한 마취, 진단검사(영상검사를 포함), 응급약제, 치료식 환자급식, 산소공급, 비상발전 및 냉난방 업무 등을 의미한다.

2) 쟁의행위의 제한

병원은 긴급조정의 대상이 된다. 즉 고용노동부장관은 쟁의행위가 공익사업에 관한 것이거나 그 규모가 크거나 그 성질이 특별한 것으로서 현저히 국민경제를 해하거나 국민의 일상생활을 위태롭게 할 위험이 현존하는 때에는 긴급조정의 결정을 할 수 있다. 긴급조정의 결정이 공표된 때에는 즉시 쟁의행위를 중지하여야 하며, 공표일로부터 30일이 경과하지 아니하면 쟁의행위를 재개할 수 없다. 이와 같이 병원의 노사관계는 노동쟁의가 일반사업체에 비해 제한적인 특성을 가지고 있다. 병원의 노사 양 당사자의 의지와 무관하게 쟁의행위가 규제될 수 있다. 따라서 병원의 노사관계는 분규이전에 스스로 해결하는 것이 최선의 과제인 것이다.

3) 노사의 입장차이

노조와 사용자단체의 노사관계관(勞使關係觀)의 격차가 크다. 병원노조는 1998년 산별노조의 전환 이후 지속적으로 산별교섭을 요구해 왔으나 사용자단체로 볼 수 있는 병원협회의 반응은 냉담했다. 다수의 병원장들은 산별교섭에 대해서는 긍정적인 입장을 견지하고 있다. 사용자 단체인 병원협회 측에서는 병원 간 경영체제나 임금 및 운영방식에 있어서 질적인 차이가 크기 때문에 산별교섭은 무의미하다는 입장을 취해 왔다. 그러나 시대변화에 따라 2006년의 경우에는 15차례의 교섭을 거쳐 병원노사는 임금인상을 비롯한 주요 10개 쟁점에 대하여 산별협약을 타결함으로써 산별교섭의 시대를 열었다. 그러나 이 산별교섭 역시 노조의 총파업투쟁 이후에 얻어진 것이어서 능동적 산별교섭이 정착되는 시점이라고 보기는 어렵다.

4) 규모에 따른 노조활동의 차이

병원규모에 따른 노조활동의 격차가 존재한다. 자금력이 높고 조합원 숫자 면에서 우세한 대학병원을 비롯한 대형병원의 노조는 막강한 파워를 내세워 사용자 측을 압박하여 일방적인 항복을 받아내는 경우가 많다. 반면에 규모가 작은 중소병원들의 노조는 아직도 권위주의적 조직문화의 지배를 받기 때문에 사용자 측에 의해 무력화되는 경우가 많다. 이에 따라 노동조합에 대한 조합원들의 만족도에 있어서도 대학병원을 비롯한 대형병원이 중소병원에 비하여 높은 것으로 나타났다.

임금교섭에 있어서도 병원의 유형별 또는 지역별 패턴교섭이 이루어지고 있다. 대학병원을 중심으로 한 대형병원에서 교섭이 먼저 이루어지고, 그 타결 기준에 따라서 중소병원들이 뒤따라가거나 동일 지역에서 다른 병원의 교섭 결과에 따라서 유사한 교섭이 이루어지기도 한다. 말하자면, 각 병원들이 자신들의 조건과 특성에 부합하는 독자적 교섭을 이루어내지 못하고 있다고 볼 수 있다.

5) 이중적인 갈등관계

근로자와 사용자 간, 또 계층 간 갈등이 중복해서 존재한다. 병원조직의 노사관계에 있어서 사용자는 전체 중 약 30%를 차지하는 비 의사들을 제외하고는 대부분 설립자인 의사들이다. 의사들은 설립자이며 동시에 최고경영자로서 간호사를 비롯한 의료전문 기술자들의 도움을 받아 의료서비스를 제공하는 당사자로 활동하고 있다. 병원의 경영자로서 의사들은 조직위계상 최고 계층에 속하여 다른 직종의 전문가들을 지휘 및 통솔한다. 따라서 병원에서는 사용자와 근로자 간, 또 상위 계층의 상사와 부하의 관계로서 이중적인 갈등관계에 있다. 이와 같은 갈등구조의 중복현상은 상황에 따라서 전문가집단 간 이해관계에 의해 극한대립으로 치닫는 요인이 되기도 한다.

2. 병원노사분규의 원인

첫째, 병원조직의 특수성과 관련된 구조적 요인을 들 수 있다. 병원은 다양한 직종의 직원으로 구성되어 있기 때문에 직급 · 보수체계에 대해 직종 간 갈등이 상존해 있는데 이를 조정 · 수렴할 수 있는 합리적이고 공정한 관리체계가 편성되어 있지 않다는 구조적인 문제점을 가진다. 병원분규 과정에서 발생한 양 당사자의 괴리현상은 표면적인 이유에 불과하며 오히려 병원 조직특수성에 기인한 구조적인 문제점들이 대부분의 병원에 내재되어 있다가 이들이 노사분규 과정에서 감정적 요인으로 작용한다.

둘째, 병원내적인 요인을 들 수 있다. 비합리적인 병원관리, 임금산정 · 지불에 있어서의 비합리성, 무원칙한 인사행정, 효율적인 노무관리의 미비, 유능한 관리층 직원의 부족 등을 들 수 있다.

셋째, 병원경영측면에서 본 노사분규요인을 들 수 있다. 일반환자의 수입감소와 외

내용다지기 13-3

빅7' 중 한국 노사관계 꼴찌

2018 노동시장 효율성 지표 순위 · 점수

구분	순위	점수
임금 및 생산성	16	63.4
적극적 노동정책	30	58.0
노동세율	56	92.4
전문경영진 의존도	61	55.9
임금결정의 유연성	63	66.1
내부노동 이동성	75	56.7
고용 및 해고관행	87	44.2
여성의 경제활동 참가율	90	0.73
외국인근로자 채용의 용이성	104	45.2
노동자 권리	108	58.8
정리해고 비용	114	51.3
노사 간 협력	124	43.5

자료 : 한국경제연구원

노사협력을 포함한 한국 노동시장을 상징하는 지표가 10년 전과 비교해 하락했다는 조사 결과가 나왔다. 노동시장을 상징하는 지표 중에서 10년 전과 비교해 하락 폭이 가장 큰 건 노사협력 지표였다. 한국경제연구원에 따르면 올해 한국 노사협력 지표는 2008년과 비교해 29계단 하락한 124위를 기록했다. 조사 대상 140개 국가 가운데 최하위권이다. 대화 없이 투쟁만 일삼는 한국의 노동시장 현실을 반영한 결과다. 광주형 일자리 협상을 주도한 이병훈 광주광역시 문화경제부시장은 "회사와 노조 사이의 벽이 이렇게 높은지 몰랐었다"고 하소연했다. 국가별 경제 규모를 고려한 지표 분석에서 한국의 노사협력 지표는 꼴찌를 기록했다. '20-50클럽' 7개 국가(미국 · 영국 · 프랑스 · 일본 · 이탈리아 · 독일 · 한국)의 노사협력 지표를 비교한 결과, 한국이 7위를 기록했다. '20-50클럽'은 1인당 국민소득이 2만 달러 이상이면서 인구가 5000만명 이상인 국가를 말한다. 10년 전과 비교해 20-50클럽 국가 중에서 노사관계 지표 순위가 하락한 곳은 한국이 유일했다. 노사관계 지표와 함께 고용 · 해고 관행, 정리해고 비용, 임금 결정 유연성, 전문경영인 의존도 지표도 10년 전보다 하락했다. 유연한 고용 · 해고가 얼마나 허용되는지를 평가하는 '고용 · 해고 관행' 지표에서 한국은 45위를 기록한 2008년과 비교해 42단계 하락한 87위를 기록했다. 이는 20-50클럽 7개 국가의 모든 노동시장 평가 지표 중 하락 폭이 가장 컸다. 반면 상승한 지표도 있었다. 15~64세 임금 근로자 중 여성 비율을 평가하는 여성 경제활동참가 지표에서 한국은 2008년(80위)보다 순위가 상승해 53위를 기록했다. 하지만 영국(17위), 프랑스(21위), 독일(29위)보다는 낮은 수준이었다. 임금과 생산성의 상응도에 따라 점수를 매기는 '임금 및 생산성' 지표는 10년 전과 비교해 순위는 하락했지만 140개국 중에서 16위를 기록해 상위권에 머물렀다. 이번 조사는 세계경제포럼(WEF)이 매년 발표하는 국가 경쟁력 보고서(The Global Competitiveness Report)를 기반으로 조사됐다. WEF는 2007년부터 140개 국가의 노동시장 지표를 보고서에 포함했다. 통계와 설문조사를 기반으로 노동시장 지표를 매기고 이에 따라 순위를 매기는 식이다. 한국경제연구원은 영국 정부가 이끄는 노사관계 모델을 벤치마킹할 것을 제안했다. 영국은 20-50클럽 7개 국가 중에서 유일하게 노동시장을 평가하는 지표가 10년 전과 비교해 모두 상승했다. 영국 정부는 엄격한 제도적 장치를 마련해 노사관계 개선에 적극적으로 개입하고 있다. 노조의 경영 판단 개입 불가 원칙이 대표적이다. 노조가 경영 판단에 간섭하지 못하게 규제하는 한편 정부가 파업을 위한 무기명 찬반투표를 주도하는 방식으로 노동자의 권리를 보호한다.

래처방 제한으로 인한 수입감소, 첨단장비의 구입 및 시설확대의 필요 등의 요인을 들 수 있다. 그리고 노동조합의 무리한 요구와 과격한 협상태도에 따른 요인도 노사분규의 요인으로 볼 수 있다.

3. 병원조직에서의 노사관계 방향

병원조직에 있어서 조직체제, 전략, 관리과정, 조직문화 등이 조직의 목표달성에 기여할 수 있도록 기능하기 위해서는 노사관계라는 또 다른 하위시스템과 유기적인 상호작용을 하도록 해야 한다. 이때 노사관계는 사용자와 근로자의 집단적인 관계이기 때문에 전체 시스템의 목적 달성에 기여하고, 그 결과 종합적인 생산성의 향상으로 이어질 수 있기 위해서는 노사가 서로 공동체의식을 가지고 상호협조적일 것이 요구된다. 즉 노사 간 협력을 통한 공동체적 운명의식 확립은 사용자나 근로자의 일방의 노력만으로 이루어지는 것은 아니며, 양자의 긴밀한 이해와 협조 및 정부의 제도적 지원 속에서 이루어지는 것이다. 이러한 관점에서 병원에서의 바람직한 노사관계형성을 위한 노력으로는 다음과 같은 것을 들 수 있다. 내용다지기 13-3

1) 노사분규 요인의 해소

노사관계가 바람직하다는 것은 적어도 노사 간에 노동쟁의가 없이 교섭과 협약이 이루어지는 관계이고 노동쟁의가 발생했을 때 자율적으로 조정하는 관계라는 의미를 갖는다. 게다가 노사 간 협력하여 생산성을 향상시키면서 근로자의 직업생활의 질을 개선하는 관계라면 더욱더 바람직하다고 볼 수 있다. 병원의 노사관계가 바람직하게 형성되자면 무엇보다도 병원조직에 내재되어 있는 노사분규 요인을 최소화하는데 주력해야 할 것이다.

병원에 따라서 차이는 있지만 많은 병원들의 쟁점이 되고 있는 인사, 보수, 근무조건과 차별대우 등이 주된 노사분규의 요인이라 할 수 있겠다. 이러한 분규요인의 해소를 위해 특채의 범위를 적정수준으로 제한하고 인사위원회에 다양한 대표자를 참여시켜 인사의 공정성과 객관성을 유지하도록 하여야 한다. 승진임용도 인사고과를 통해 공정한 심사를 통해 합리적 인사를 단행한다. 또한 직무분석과 직무평가를 통해 직무와 직급을 최대한 일치시키고 직원 간의 차별적 대우요소를 최대한 없애도록 노력해야 한다.

2) 주체적 노사관계 확립

전통적으로 경영자들의 정부 의존적 태도는 노조로 하여금 오히려 정부에게 강한 압박전략을 가하도록 하는 원인이 되어 노사관계를 더욱 어렵게 만들고 있다. 외부 세력에 의존하는 노사관계는 상호불신으로 이어져 조직의 효과성에 부정적 영향을 미친다. 조직은 주체적 노사관계를 확립해야 상대방의 고유한 권리를 인정하고 자율적으로 협상이나 타협을 활성화하는 풍토를 조성할 수 있다. 때문에 사용자들은 노사관계관의 전환과 아울러 노사관계에 주도권을 확보함으로써 노사 간 파트너십을 형성하도록 해야 한다.

또한, 우리나라 병원들은 그 동안의 무조건적인 외형성장 전략을 지양하고 내실 위주의 경영을 해야 한다. 병원 경영에 있어서 내실화란 진료의 질을 높이고 고정고객의 유지와 신규 고객을 확장하는 것이다. 이를 위해서는 중장기적인 관점에서 변화에 대하여 신중하게 접근하고 주도면밀한 계획 하에 업종의 전문화 및 첨단화가 요구된다고 하겠다. 왜냐하면, 조직의 중장기적 전망은 근로자들에게 심리적으로 자신감과 안정감을 갖게 해줌으로써 협력적이 되도록 한다.

3) 중장기 계획수립을 통한 상호신뢰 구축

우리나라 병원에는 구조적인 측면에서 관리시스템(management system)보다는 세부적인 운영방법(operation method)이 발달되어 있다. 이에 따라 투자도 3년 이상의 장기적 비전에 의하여 이루어지는 것은 보기가 어렵고 1년 이내의 단기 투자에 집중되어 있다. 수익모델을 일시적으로 유행하는 질병이나 진료 외적인 서비스형태로부터 찾으려고 하기 때문에 유행에 민감하고 임기응변식의 대응방식이 관행처럼 되고 있다. 이와 같은 단기성과 위주의 운영방식은 노사관계에 있어서도 근본적인 문제의 해결을 위한 접근보다는 상황변화에 종속적인 땜질식 처방이 주종을 이루어 근로자들의 직무불안감을 확산시키고 경영자에 대한 신뢰를 저하시켜 협력적 노사관계를 악화시키는 요인으로 작용하고 있다. 이것은 병원 경영환경이 어려움에 처하더라도 근로자들의 이해를 구하기가 어렵게 만든다. 따라서 병원이 좀 더 생산적인 조직으로 변화하기 위해서는 조직의 관리과정에 있어서 중장기적 관점과 의사결정이 요구된다. 장기 비전에 의한 안정된 인사관리는 직원들의 감정을 안정시킬 수 있고 이것은 노사관계를 안정시키는데 기여하게 된다.

4) 성실한 교섭과 협약의 준수

병원의 노사관계가 악화되는 큰 요인의 하나는 단체교섭에 임하는 노사대표자들의 부적절한 태도와 단체협약의 불이행이다. 단체교섭이 순조롭게 진행되고 합의된 사항들이 준수된다면 노동쟁의가 발생하지 않을 것이다. 병원노사 간 단체교섭이 순조롭게 진행될려면 ① 노동조합이 단체교섭의 요구사항으로서 교섭이 가능한 사항들을 근로자의 관심도에 따라 선정하여 명확히 제시하도록 노력해야 한다. ② 단체교섭은 사실을 토대로 한 자료에 따라 사무적으로 진행하도록 노력해야 하며, 감정적 대응을 자제하고 인내하는 것이 필요하다. ③ 단체교섭에 임하는 노사 양 당사자의 대표들은 상호 존중하는 태도를 견지해야 하며, 합의가 도출되지 않은 상태에서 단체교섭을 중지 또는 종료하게 되는 상황에서는 반드시 다시 만날 수 있는 근거를 남기도록 노력하여야 한다. 물론 단체교섭을 통해 얻어낸 합의사항을 성문화하여 단체협약서를 작성할 때에는 최대한 구체적으로 명확하게 기술하여야 한다. 단체협약은 어떠한 어려움이 있더라도 준수해야 한다. 합의된 사항은 지켜진다는 신뢰가 노사관계 정립의 필수적 요소이기 때문이다.

■ 근로기준법 관련 중요부분 요약

1) 노동관련 법령

(1) 개별적 근로관계법

근로기준법, 남녀고용평등과 일 · 가정양립지원에 관한법률, 최저임금법, 산업안전보건법, 산업재해보상보험법, 고용보험법, 기간제 및 단시간근로자보호 등에 관한법률, 국민연금법, 파견근로자보호등에 관한 법률 등이 있음.

(2) 집단적 노사관계법

노동조합 및 노동관계 조정법, 교원의 노동조합설립 및 운영 등에 관한법률, 공무원의 노동조합 설립 및 운영 등에 관한 법률 등이 있음.

(3) 협력적 근로관계법 및 노동행정 관련 법령

근로자참여 및 협력증진에 관한 법률, 공무원 직장협의회 설립운영에 관련 법률 등이 있고, 노동행정 관련 법령에는 노동위원회법, 근로감독관규정, 각종고시가 있음.

2) 근로기준법 내용

(1) 근로기준법에서 사용되는 용어 정의는 다음과 같다.

① "근로자"란 직업의 종류와 관계없이 임금을 목적으로 사업이나 사업장에 근로를 제공하는 자

② "사용자"란 사업주 또는 사업 경영 담당자, 그 밖에 근로자에 관한 사항에 대하여 사업주를 위하여 행위하는 자

③ "근로"란 정신노동과 육체노동을 말함.

④ "근로계약"이란 근로자가 사용자에게 근로를 제공하고 사용자는 이에 대하여 임금을 지급하는 것을 목적으로 체결된 계약을 의미함.

⑤ "임금"이란 사용자가 근로의 대가로 근로자에게 임금, 봉급, 그 밖에 어떠한 명칭으로든지 지급하는 일체의 금품을 말함.

⑥ "평균임금"이란 이를 산정하여야 할 사유가 발생한 날 이전 3개월 동안에 그 근로자에게 지급된 임금의 총액을 그 기간의 총일수로 나눈 금액을 말함. 근로자가 취업한 후 3개월 미만인 경우도 이에 준함.

⑦ "1주"란 휴일을 포함한 7일을 말함.

⑧ "소정(所定)근로시간"이란 근로시간의 범위에서 근로자와 사용자 사이에 정한 근로시간을 말함.

⑨ "단시간근로자"란 1주 동안의 소정근로시간이 그 사업장에서 같은 종류의 업무에 종사하는 통상 근로자의 1주 동안의 소정근로시간에 비하여 짧은 근로자를 말함.

(2) 근로기준법 적용범우: 상시 5명 이상의 근로자를 사용하는 모든 사업 또는 사업장에 적용함. 다만, 동거하는 친족만을 사용하는 사업 또는 사업장과 가사(家事) 사용인에 대하여는 적용하지 아니함.

(3) 근로계약

① 근로기준법에서 정한 기준에 미치지 못한 근로계약은 해당부분에 대해서 무효

② 근로계약은 기간을 정하지 아니한 것과 일정한 사업의 완료에 필요한 기간을 정한 것 외에는 그 기간은 1년을 초과하지 못함.

③ 근로계약서에 명시할 사항으로는 임금, 소정근로시간, 주휴일, 연차유급휴가, 취업의 장소와 종사하여야 할 업무, 기숙사 규칙에서 정한 사항, 업무의 시작과 종료 시각, 휴게시간, 휴일, 휴가 및 교대 근로, 임금의 결정 · 계산 · 지급 방법, 임금의 산정기간 · 지급시기 및 승급(昇給), 가족수당의 계산 · 지급 방법, 퇴직급여, 상여 및 최저임금, 식비, 작업 용품 부담, 근로자를 위한 교육시설, 안전과 보건, 특성에 따른 사업장 환경의 개선, 업무상과 업무 외의 재해부조, 표창과 제재, 사업 또는 사업장의 근로자 전체에 적용될 사항 등을 명시함.

④ 명시된 근로조건이 사실과 다를 경우에 근로자는 근로조건 위반을 이유로 손해의 배상청구와 즉시 근로계약을 해제할 수 있고, 손해배상 청구는 노동위원회에 신청

⑤ 해고의 예고는 적어도 30일 전에 예고를 하여야 하고, 30일 전에 예고를 하지 아니한

경우는 30일분 이상의 통상임금을 지급해야 하며, 근로자를 해고하려면 해고사유와 해고시기를 반드시 서면으로 통지

⑥ 위약 예정의 금지, 전차금 상계금지, 강제 저축금지

⑦ 부당해고 구제신청은 부당해고가 있는 날로부터 3개월 이내에 지방노동위원회 구제를 신청할 수 있으며, 지방노동위원회의 결정에 불복하는 사용자나 근로자는 구제명령서나 기각결정서를 통지받은 날부터 10일 이내에 중앙노동위원회에 재심을 신청할 수 있고, 중앙노동위원회의 재심판정에 대하여 사용자나 근로자는 재심판정서를 송달받은 날부터 15일 이내에 「행정소송법」의 규정에 따라 소(訴)를 제기할 수 있고, 구제명령 이행은 구제명령을 한 날로부터 30일 이내로 함.

⑧ 근로자가 사망 또는 퇴직한 경우에는 지급 사유가 발생한 일로부터 14일 이내에 임금, 보상금, 그 밖에 일체의 금품을 지급해야 하며, 임금과 재해보상금은 다른 채권에 비해 우선 변제되어야 함.

⑨ 경영상의 이유에 의한 해고 계획의 신고: 근로기준법 제24조제4항에 따라 사용자는 1개월 동안에 다음 각 호의 어느 하나에 해당하는 인원을 해고하려면 최초로 해고하려는 날의 30일 전까지 고용노동부장관에게 신고하여야 함.
- 상시 근로자수가 99명 이하인 사업 또는 사업장 : 10명 이상
- 상시 근로자수가 100명 이상 999명 이하인 사업 또는 사업장 : 상시 근로자수의 10퍼센트 이상
- 상시 근로자수가 1,000명 이상 사업 또는 사업장 : 100명 이상

⑩ 근로자 명부 기재사항
- 성명, 성별, 생년월일, 주소, 이력, 종사하는 업무의 종류
- 고용 또는 고용갱신 연월일, 계약기간을 정한 경우에는 그 기간
- 해고, 퇴직 또는 사망한 경우에는 그 연월일과 사유

⑪ 근로 계약과 관련된 서류는 3년간 보관

(4) 임금

① 임금은 통화(通貨)로 직접 근로자에게 그 전액을 지급하여야 함. 다만, 법령 또는 단체협약에 특별한 규정이 있는 경우에는 임금의 일부를 공제하거나 통화 이외의 것으로 지급할 수 있음.

② 임금은 매월 1회 이상 일정한 날짜를 정하여 지급하여야 함. 다음의 경우는 예외
- 1개월을 초과하는 기간의 출근 성적에 따라 지급하는 정근수당
- 1개월을 초과하는 일정 기간을 계속하여 근무한 경우에 지급되는 근속수당
- 1개월을 초과하는 기간에 걸친 사유에 따라 산정되는 장려금, 능률수당 또는 상여금
- 그 밖에 부정기적으로 지급되는 모든 수당

③ 임금대장의 기재사항
- 성명, 주민등록번호, 고용 연월일, 종사하는 업무, 임금 및 가족수당의 계산기초가 되는 사항, 근로일수, 근로시간수
- 연장근로, 야간근로 또는 휴일근로를 시킨 경우에는 그 시간수

- 기본급, 수당, 그 밖의 임금의 내역별 금액
- 임금의 일부를 공제한 경우에는 그 금액

④ 사용자의 귀책사유로 휴업하는 경우 평균임금의 100분의 70 이상의 휴업수당을 지급

⑤ 임금의 시효는 3년간 행사하지 아니하면 소멸

(5) 근로시간과 휴식

① 1주 간의 근로시간은 휴게시간을 제외하고 40시간을 초과할 수 없으며, 1일의 근로시간은 휴게시간을 제외하고 8시간을 초과할 수 없음. 그리고 작업을 위하여 근로자가 사용자의 지휘 · 감독 아래에 있는 대기시간 등은 근로시간으로 봄.

② 탄력적 근로시간제

- 사용자는 취업규칙에서 정하는 바에 따라 2주 이내의 일정한 단위기간을 평균하여 1주 간의 근로시간이 40시간을 초과하지 아니하는 범위에서 특정한 주에 40시간을, 특정한 날에 8시간을 초과하여 근로하게 할 수 있음. 다만, 특정한 주의 근로시간은 48시간을 초과할 수 없음.
- 사용자는 근로자대표와의 서면 합의에 따라 '대상 근로자의 범위', '단위기간(3개월 이내의 일정한 기간으로 정하여야 함)', '단위기간의 근로일과 그 근로일별 근로시간 등'의 사항을 정하면 3개월 이내의 단위기간을 평균하여 1주 간의 근로시간이 40시간을 초과하지 아니하는 범위에서 특정한 주에 40시간의 근로시간을, 특정한 날에 8시간을 초과하여 근로하게 할 수 있음. 다만, 특정한 주의 근로시간은 52시간을, 특정한 날의 근로시간은 12시간을 초과할 수 없음.
- 15세 이상 18세 미만의 근로자와 임신 중인 여성 근로자에 대하여는 적용하지 아니함.
- 사용자는 탄력적 근로를 시킬 경우에는 기존의 임금 수준이 낮아지지 아니하도록 임금보전방안을 강구하여야 함.

③ 선택적 근로시간제

- 사용자는 취업규칙에 따라 업무의 시작 및 종료 시각을 근로자의 결정에 맡기기로 한 근로자에 대하여 근로자대표와의 서면 합의에 따라 '대상근로자의 범위(15세상 18세미만 제외)', '정산기간(1개월 이내의 일정한 기간)', '정산기간의 총 근로시간', '근로시간대의 시작 및 종료시각' 등의 사항을 정하면 1개월 이내의 정산기간을 평균하여 1주간의 근로시간이 40시간의 근로시간을, 1일에 8시간의 근로시간을 초과하여 근로하게 할 수 있음.

④ 연장근로는 주 12시간까지 가능

⑤ 휴게시간은 4시간 마다 30분 이상 , 8시간인 경우 1시간이상 휴게시간 부여

⑥ 연장근로와 야간근로(오후 10시부터 오전 6시까지 사이의 근로) 또는 휴일근로에 대하여는 통상임금의 100분의 50 이상을 가산하여 지급

⑦ 연차 유급휴가

- 사용자는 1년간 80퍼센트 이상 출근한 근로자에게 15일의 유급휴가를 주어야 함.
- 사용자는 계속하여 근로한 기간이 1년 미만인 근로자 또는 1년간 80퍼센트 미만 출

근한 근로자에게 1개월 개근 시 1일의 유급휴가를 주어야 함.

(6) 여성과 소년

① 최저연령과 취직인허증
- 15세 미만인 자(중학교에 재학 중인 18세 미만인 자 포함)는 근로자로 사용하지 못함.
- 다만, 고용노동부장관이 발급한 취직인허증(13세 이상 15세 미만)을 지닌 자는 근로자로 사용할 수 있음. 또한 예술공연참가자의 경우 13세미만도 취직인허증 발급가능

② 15세 이상 18세 미만인 자의 근로시간은 1일에 7시간, 1주에 35시간을 초과하지 못함. 다만, 당사자 사이의 합의에 따라 1일에 1시간, 1주에 5시간을 한도로 연장할 수 있음.

③ 야간근로와 휴일근로의 제한
- 사용자는 18세 이상의 여성을 오후 10시부터 오전 6시까지의 시간 및 휴일에 근로시키려면 그 근로자의 동의를 받아야 함.
- 사용자는 임산부와 18세 미만자를 오후 10시부터 오전 6시까지의 시간 및 휴일에 근로시키지 못함. 다만, 다음 어느 하나에 해당하는 경우로서 고용노동부장관의 인가를 받으면 가능함.
  - 18세 미만자의 동의가 있는 경우
  - 산후 1년이 지나지 아니한 여성의 동의가 있는 경우
  - 임신 중의 여성이 명시적으로 청구하는 경우

④ 사용자는 산후 1년이 지나지 아니한 여성에 대하여는 단체협약이 있는 경우라도 1일에 2시간, 1주에 6시간, 1년에 150시간을 초과하는 시간외근로를 시키지 못함.

⑤ 사용자는 여성 근로자가 청구하면 월 1일의 무급 생리휴가를 부여하여야 함.

⑥ 사용자는 임신 중의 여성에게 출산 전과 출산 후를 통하여 90일(한 번에 둘 이상 자녀를 임신한 경우에는 120일)의 출산전후휴가를 주어야 함. 이 경우 휴가 기간의 배정은 출산 후에 45일(한 번에 둘 이상 자녀를 임신한 경우에는 60일) 이상이 되어야 함.

⑦ 생후 1년 미만의 유아(乳兒)를 가진 여성 근로자가 청구하면 1일 2회 각각 30분 이상 의 유급 수유 시간 부여

(7) 재해보상

① 요양의 범위 : 진찰, 약제 또는 진료 재료의 지급, 의지 및 보조기의 지급, 처치, 수술, 그 밖의 치료, 입원, 간병, 이송

② 휴업보상 : 요양 중에 있는 근로자에게 그 근로자의 요양 중 평균임금의 100분의 60 지급

③ 장해보상 : 신체장해등급 기준 평균임금으로 지급

장해등급	지급액	장해등급	지급액
1급	1,340일	8급	450일
2급	1,190일	9급	350일
3급	1,050일	10급	270일

4급	920일	11급	200일
5급	790일	12급	140일
6급	670일	13급	90일
7급	560일	14급	50일

④ 유족보상 : 근로자가 업무상 사망한 경우 지체 없이 그 유족에게 평균임금 1,000일분 지급

⑤ 장의비 : 근로자가 업무상 사망한 경우에는 사용자는 근로자가 사망한 후 지체 없이 평균임금 90일분 지급

⑥ 일시보상금 : 요양 2년이 지나도 부상 또는 질병이 완치되지 아니하는 경우 평균임금 1,340일분의 일시보상금 지급

(8) 취업규칙

① 취업규칙 작성 신고: 상시 10명 이상의 근로자를 사용하는 사용자는 취업규칙을 작성하여 고용노동부장관에게 신고

② 취업규칙 내용

- 업무의 시작과 종료 시각, 휴게시간, 휴일, 휴가 및 교대 근로에 관한 사항
- 임금의 결정 · 계산 · 지급 방법, 임금의 산정기간 · 지급시기 및 승급(昇給)에 관한 사항
- 가족수당의 계산 · 지급 방법에 관한 사항
- 퇴직에 관한 사항
- 「근로자퇴직급여 보장법」제4조에 따라 설정된 퇴직급여, 상여 및 최저임금에 관한 사항
- 근로자의 식비, 작업 용품 등의 부담에 관한 사항
- 근로자를 위한 교육시설에 관한 사항
- 출산전후휴가 · 육아휴직 등 근로자의 모성 보호 및 일 · 가정 양립 지원에 관한 사항
- 안전과 보건에 관한 사항
- 근로자의 성별 · 연령 또는 신체적 조건 등의 특성에 따른 사업장 환경의 개선에 관한 사항
- 업무상과 업무 외의 재해부조(災害扶助)에 관한 사항
- 표창과 제재에 관한 사항
- 그 밖에 해당 사업 또는 사업장의 근로자 전체에 적용될 사항

학습내용

1. 노사관계의 개념과 중요성, 특징을 설명할 수 있어야 한다.
2. 노사관계의 발전과정을 설명할 수 있어야 한다.
3. 노동조합의 기능을 설명할 수 있어야 한다.
4. 노동조합의 가입방법을 설명할 수 있어야 한다.
5. 노동조합의 형태를 제시하고 이들의 차이점을 설명할 수 있어야 한다.
6. 단체교섭의 내용을 제시하고 단체교섭의 유형을 설명할 수 있어야 한다.
7. 단체교섭의 절차를 설명할 수 있어야 한다.
8. 쟁의행위의 종류와 차이점을 설명할 수 있어야 한다.
9. 부당노동행위의 유형을 설명할 수 있어야 한다.
10. 병원노사관계의 특징과 바람직한 노사관계를 형성하기 위한 전략들을 설명할 수 있어야 한다.

참고문헌

NCS 국가직무능력표준(http://www.ncs.go.kr)

강성철 외(2014), 새인사행정론, 대영문화사

강정대 · 황호영(2003), 현대인적자원관리, 박영사

권순창(2015), 병원인사관리, 장솔출판사

김기혁(2012), HRD가 경쟁력이다, 북갤러리

김명학(2010), 경영학콘서트, 학현사

김성국(2002), 조직과 인간행동, 명경사

김성수(2015), 혁신적 인적자원관리, 탑북스

김식현(2005), 인사관리론, 무역경영사

김영재, 김성국, 김강식(2015), 신인적자원관리, 탑북스

김영훈(2013), 병원인적자원관리, 수문사

김재수, 김영훈, 안태현(1998), 병원인사관리, 수문사

김종재, 박성수, 정중부(2004), 인적자원관리, 법문사

김종표(2016), 기업교육론, 양서원

김종표 외(2016), NCS기반 교수법, 양서원

김한중 외 공역(2005), 병원조직관리론, 가톨릭대학교출판부

문상식 외(2015), 보건행정학, 보문각

박경규(2016), 신인사관리, 홍문사

박내회(2006), 조직행동론, 박영사

박내회(2007), 인사관리, 박영사

박동서(1991), 인사행정론, 법문사

박동서(2002), 한국행정론, 법문사

박성수 외(2016), 디지로그시대의 인적자원관리, 박영사

박창식 외(2005), 병원인사조직, 대학서림

백기복(2014), 조직행동연구, 창민사

백삼균 · 정범구(2016), 인적자원관리, 한국방송통신대학교

법제처(http://www.moleg.go.kr)

병원경영전략개발원 편저(2006), 병원경영학, 신광출판사

봉경종(1996), 의료서비스조직의 직무특성과 조직몰입에 관한 연구, 서강대 경영대학원 석사학위논문

손원준 · 한만용(2014), 인사관리와 노무관리, 지식만들기

신유근(2005), 인간존중경영, 다산출판사

신유근(2011), 경영학원론, 다산출판사

신재환(2016), 교육프로그램의 이론과 실제, 교육과학사

안상윤(2010), NEW 병원조직인사관리, 보문각

안상윤, 문상식(2010), 보건의사소통, 보문각

안상윤, 문상식, 최만규(2009), 전략적 병원인사관리, 보문각

양창삼(2004), 인적자원관리, 법문사

원융희(2002), 병원인적자원관리, 대학서림

유기현(2007), 인적자원관리론, 무역경영사

유민봉 · 박성민(2015), 한국인사행정론, 박영사

유종해(2015), 현대조직관리, 박영사

윤대혁, 정형일(2006), 글로벌 시대의 인적자원관리, 삼영사

이선우 · 오성호(2016), 인적자원관리론, 한국방송통신대학교

이원희(2016), 3일 인사관리, 중앙경제

이학종(2012), 전략적 인적자원관리, 오래

이학종, 박헌준(2011), 조직행동론, 법문사

이학종, 양혁승(2010), 전략적 인적자원관리, 박영사

이홍민(2013), 핵심인재 역량개발, 중앙경제

임창희(2010), 조직론, 학현사

임창희(2013), 조직행동, 비앤엠북스

임창희(2014), 인적자원관리, 비앤엠북스

임철일 연은경(2015), 기업교육 프로그램 개발과 교수체제설계, 교육과학사

장수용 편저(2013), 인사평가 가이드북, 전략기업컨설팅

장수용(2014), 직무분석과 직무평가 실무, 예스폼

전상길(2016), 창조경영을 위한 인적자원관리, 창명

정동양(2000), 병원조직인사론, 현문사

정수진, 김양호(2005), 현대조직행동론, 삼우사

정수진 · 고종식(2016), 실무지식을 위한 인적자원관리, 피앤씨미디어

정재훈(2015), 인적자원관리, 북넷

정종태(2013), 인사관리-기본과 실제, 시그마프레스

정진철 외 공역(2014), 인적자원관리론, 한국맥그로우힐

지역보건연구회 역(212), 보건교육방법론, 보문각

최만규, 문상식, 노운녕 외(2008), 병원인사관리, 지구문화사

최종태(2008), 현대인사관리론, 박영사

최중락(2014), 인사관리특강, 법문사

최중락(2015), 인사관리개론, 상경사

홍용기(2017), 인간관계론, 한올출판사

Anthony, W. P., Kacmar, K. M., Perrewe, P. L.(2002), Human Resource Management: A Strategic Approach, Mason, OH: Thompson.

Belcher, D. W.(1974), Compensation Administration, Prentice-Hall, Inc.

Denisi, A. S., Griffin, P. W.(2005), Human Resource Management, Houghton Mifflin Company.

Fisher, C., Schoenfeldt, L., Shaw, J.(2003), Human Resource Management, Houghton Mifflin Company.

Hackman, J. R., Oldham, G. R.(1980), Work redesign, Reading, Mass.: Addison-Wesley.

Hall, D., Moss, J. E.(1998), The New Portean Career Contract: helping organizations and employees adapt, Organizational Dynamics, 26(3).

Kanter, Rosabath Moss(1977), Men and Women of the Corporation, New York: Basic Books.

Mathis, R. L., Jackson, J. H.(2000), Human Resource Management,

South-Western College Publishing.

Mills, D. Q.(1986), Labor-Management Relations, McGraw-Hill.

Noe, R. Hollenbeck, J. Wright, P.(2006), Human Resource Management, McGraw-Hill.

Phillips, J. J.(1991), Handbook of Training Evaluation and Measurement Methods, Gulf Publishing Company.

Pigors, P., Myers, C.A.(1981), Personnel Administration: A Point of View and a Method, McGraw-Hill.

Raymond A. Noe, John R. Hollenbeck, Barry Gerhart, Patrick M. Wright(2009), Fundamental of Human Resource Management, McGraw-Hill.

Rothwell, W. J.(1996), Beyond Training and Development, AMACOM.

Sibson, R. E.(1974), Compensation, AMACOM.

Walter J. Flynn, Robert L. Mathis, John H. Jackson(2008), Healthcare Human Resource Management(2nd Edition), Cengage Learning

내용다지기 출처

❖ 출처가 없는 것은 다양한 곳에서 인용되어 특정출처를 밝히기 힘든 경우이며, 본문의 내용은 필요에 따라 임의로 일부 삭제하거나 첨가하였음.

1-1 : 99%와 1%(차동엽, 무지개원리, 위즈앤비즈, 2009)

1-2 : 조직특성

1-3 : 아담스미스의 분업론

1-4 : 무기력한 조직이 내리는 열가지 명령(한스 핀젤 지음, 조기현 옮김, 리더가 저지르기 쉬운 10가지 실수, 프리셉트, 2002)

1-5 : 테일러의 삽 실험

1-6 : 성공하는 사람의 스트레스 대처법 7(코메디닷컴, 2019. 1. 7)

1-7 : 페이스북으로 '케빈 베이컨 법칙' 더 좁혀져(키뉴스, 2016. 2. 5)

1-8 : 서울성모병원 '스마트병원' 조직 신설…앱 · AI · 빅데이터 활용 본격화(조선비즈, 2018. 8. 2)

2-1 : 미래인재의 6가지 조건(다니엘 핑크, 새로운 미래가 온다 : A Whole New Mind), 2007)

2-2 : 당신의 조직에서 매일 빠져나가는 것(이지훈, 혼창통-당신은 이 셋을 가졌는가?, 쌤 앤 파커스, 2010)

2-3 : 고개를 숙이면 부딪히는 법이 없다

2-4 : 부모 학력 vs 소득, 아이 건강에 더 영향 미치는 건?(헬스조선, 2018. 10. 19)

2-5 : '세대 갈등의 골' 더 깊어진 한국(한국일보, 2019. 1. 1)

2-6 : 방한 외국인, 한국 도착 순간부터 한국 의료관광과 만난다(파이낸셜뉴스, 2018. 12. 18)

2-7 : 로버트 오웬(유시민, 유시민의 경제학카페, 돌베개, 2002)

2-8 : 벼랑 끝에 섰을때 잠재력이 샘솟는다(이범기, 내인생을 바꾸는 한톨의 지혜, 아이템북스, 2010)

2-9 : 인사담당자 10명 중 7명 '애매한 이력서? 서류부터 탈락'(이데일리, 2018. 10. 25)

3-1 : 감정 숨기는 직장인, 신체 건강 빨간불(코메디닷컴, 2018. 11. 29)

3-2 : "대기업 블라인드 채용 확산…스펙 대신 직무 관련 구체 경험 쌓아야"(뉴시스, 2018, 10, 17)

4-1 : 육정(六正)과 육사(六邪)

4-2 : 세상에서 가장 오래된 직업은?

4-3 : 올해 인턴 정규직 전환율 72%, "신입사원 인턴으로 뽑는다"(아웃소싱타임스, 2018. 12. 11)

4-4 : 경력직 이직? "헤드헌터는 직장인 3~4년차를 선호한다"(일간투데이, 2018. 10. 18)

4-5 : 기업들 직원 한명 채용에 평균 24일 소요… 60% "영업-기술직 인력 확대 필요"(한국경제, 2017. 4. 27)

4-6 : 신입사원 평균 14.4개 자기소개서 쓰고 최종 합격(EBN, 2018. 9. 26)

4-7 : 최초의 지능검사표(매일신문, 2010. 7. 8)

4-8 : 스트레스 면접(월간인사관리, 2004년 4월호)

4-9 : 면접 전 가벼운 잡담이 합격 좌우할 수 있다(코메디닷컴, 2016. 2. 20)

4-10 : 적재적소배치(www.happyceo.co.kr)

5-1 : 배우는 자의 태도(홍자성 지음, 박정수 엮음, 채근담, 매월당, 2009)

5-2 : 참스승의 모델

5-3 : 하버드 대학의 놀라운 연구결과(차동엽, 무지개원리, 위즈앤비즈, 2007)

6-1 : 칭기즈칸의 나를 극복하는 방법

6-2 : 직업별 평균수명(한국경제, 2011. 4. 4)

6-3 : 꿈이 있는 사람(짐 스토벌, 정지운 역, 최고의 유산 상속받기, 2001)

6-4 : 자유가 아니면 죽음을 달라(헤럴드경제, 2010. 4. 5)

6-5 : 한국 중년 위기, 30대부터 시작해 오래간다(머니투데이, 2015. 3. 4)

6-6 : '세계 최고 직장' 국내기업 9개뿐…'반토막'(아시아경제, 2018. 10. 21)

7-1 : 직장인 87.5% "사내 인사 평가에 문제 있다"(한국일보. 2017. 3. 28)

7-2 : 인사평가 오류에 빠진 흔한 상사 유형 TOP5 (비즈앤, 2018. 8. 18)

7-3 : 양병무의 행복한 로마읽기: MBO의 원조, 철저한 목표 관리(IFS, 2018. 5. 10)

7-4 : 인사담당자 70%, 인사평가 기간 아부하는 직원 '싫어'(이투데이, 2019. 1. 9)

7-5 : "호칭 대수냐" 직급 · 연공서열 파괴…"승진 맛안나" 부작용도(이투데이, 2016. 3.

24)

8-1 : 적재적소(適材適所)(전남일보, 2019. 1. 7)

8-2 : 종신고용제도

8-3 : 임원이 되는 사람에겐 '승진 DNA' 따로 있다?(시사저널, 2011. 4. 27)

8-4 : 호랑이 잡아 승진한 사람(연합뉴스, 2010. 1. 1)

8-5 : 부엉이 걷어찬 축구 선수 징계(일간스포츠, 2011. 3. 3)

9-1 : "한국 대 · 중기 임금격차, 선진국보다 크다"(한겨례신문, 2018. 11. 27)

9-2 : 최저임금

9-3 : 상용-임시직 임금 격차, 月 215만원 사상 최고… 대기업 강성노조 때문(문화일보, 2017. 2. 28)

9-4 : 호봉제로 임금격차 더 확대… 노동계도 보완 필요성 인정(중앙일보, 2017. 3. 22)

9-5 : 연봉 9100만원 국민銀 노조 "성과급 더 달라, 피복비도 지급하라"(조선일보, 2018. 12. 27)

9-6 : 외모와 연봉과의 관계(코메디 닷컴, 2009. 9. 28)

9-7 : "연봉협상요?" 기업 10곳 중 8곳은 협상 아닌 '통보'… 올해 평균 인상률은 8.9%(파이낸셜뉴스, 2018. 4. 12)

10-1 : 직장인이 원치 않는 복리후생 1위는? (한라일보, 2016. 7. 31)

10-2 : "남들만큼 일하고, 받고, 쉬고"… 직장인 소원 1위는 '사내복지증대'(경향신문, 2017. 5. 1)

10-3 : 하인리히 법칙(Heinrich's Law, 네이버 백과사전)

10-4 : 카네기와 도서관(조선일보, 2011. 3. 22)

10-5 : SK케미칼, 선택적 복리후생 'My Choice 포인트' 제도 시행(아시아경제, 2016. 7. 1)

10-6 : '神의 직장' 위에 '신나는 직장'(이데일리, 2015. 3. 4)

11-1 : 처칠의 리더십(조선일보, 2008. 7. 24)

11-2 : LEADER에 대한 자질

11-3 : 리더에게 가장 중요한 것(정약용 목민심서, '치현결(治縣訣)'에서 재인용)

11-4 : 성공적 갈등관리를 위한 101% 원리(www.happyceo.co.kr)

11-5 : 공동의 적을 만들어 한편이 된다(타고 아키라 지음, 정유선 옮김, 프로들의 말

의 법칙, 바른지식, 2005)

11-6 : 경영관리의 요체는 의사소통(http://www.happyceo.co.kr)

11-7 : 손짓언어(조선일보, 2010. 12. 13)

11-8 : 병원 의료서비스 높이려면 환자-의사 소통 개선 필요(메디칼트리뷴, 2018. 8. 9)

12-1 : 병의원 간호인력 1년만에 3명중 1명꼴로 이직...종합병원 '높고' 요양병원 '낮아'(FETV, 2018. 9. 28)

12-2 : 이직 직장인 10명 중 6명 "후회 경험 있다"(한국일보, 2017. 5. 2)

12-3 : 정리해고를 감사하게 생각한 사람(이범기, 내인생을 바꾸는 한톨의 지혜, 아이템북스, 2010)

13-1 : 노조 200만명 시대…내리막 걷던 노조조직률 10년만에 최고(중앙일보, 2018. 12. 20)

13-2 : 준법투쟁

13-3 : '빅7' 중 한국 노사관계 꼴찌(중앙일보, 2018. 12. 20)

찾아보기

ㅁ

ㅂ

ㅅ

ㅇ

ㅊ

ㅋ

저자약력

문상식

- 서울대학교 보건학석사, 박사
- 보건복지부 사무관(5급)
- 한국보건사회연구원 주임연구원
- 인사혁신처 시험위원
- 서울특별시 · 경기도 · 강원도 · 경상북도 · 충청북도 · 충청남도 · 전라북도 · 대구광역시 · 울산광역시 · 인천광역시 · 대전광역시 보건직공무원 시험위원
- 서울특별시교육청 · 경기도교육청 · 전남교육청 보건직 시험위원
- 의무기록사시험 문항개발 위원, 병원행정사, 의료보험사 시험위원
- 고려대학교, 한양대학교, 경원대학교, 삼육대학교 등 강의
- 보건교육건강증진학회, 한국알코올과학회 이사
- 현재 한양여자대학교 보건행정학과 교수

최만규

- 서울대학교 보건학박사
- 서울대학교 보건학석사
- 서울대학교 보건환경연구소 특별연구원
- 병원경영학회, 알코올과학회 이사 및 편집위원
- 현재 고려대학교 보건정책관리학부 교수

정상진

- 조선대학교 보건학박사
- 한양대학교 행정학(병원행정)석사
- 조선대학교병원 인사 · 노무, 교육연구, 기획팀장
- 보건직공무원 시험위원
- 시도교육청공무원 시험위원
- 병원행정사, 건강보험사 시험위원
- 보건의료산업학회 이사 및 전략기획위원
- 한국보건행정학회 편집위원
- NCS 학습모듈 집필진
- 한려대학교, 동아인재대학교 등 강의
- 현재 광주보건대학교 보건행정과 교수